神经外科典型病例手术图解

主 编 许民辉 徐伦山

科学出版社

北 京

内 容 简 介

本书共收集神经外科典型、疑难、罕见、少见病例160例，内容涉及脑血管病、颅内肿瘤、颅脑外伤、功能神经外科、脊柱脊髓病变、脑积水、先天性疾病、颅内感染等。每个病例包括病史简介、术前影像资料、术前诊断、拟行手术方式、麻醉及体位、手术过程（重要手术步骤）、术后影像资料及点评，阐述每个病例诊疗全过程。手术步骤以术中清晰的显微镜和内镜照片及相关文字说明展现，使读者能够清楚了解整个手术过程及术中所涉及的重要解剖关系，为开展同类手术提供借鉴和参考。本书图文并茂、通俗易懂，可供神经外科、神经内科及临床医师学习参考。

图书在版编目（CIP）数据

神经外科典型病例手术图解 / 许民辉，徐伦山主编 . —北京：科学出版社，2021.3

ISBN 978-7-03-068277-2

Ⅰ.①神… Ⅱ.①许… ②徐… Ⅲ.①神经外科学－病案－图解 Ⅳ.① R651-64

中国版本图书馆 CIP 数据核字（2021）第 040114 号

责任编辑：程晓红 / 责任校对：张 娟
责任印制：赵 博 / 封面设计：吴朝洪

科 学 出 版 社 出版

北京东黄城根北街 16 号
邮政编码：100717
http://www.sciencep.com

三河市春园印刷有限公司 印刷

科学出版社发行 各地新华书店经销

*

2021 年 3 月第 一 版 开本：889×1194 1/16
2021 年 3 月第一次印刷 印张：36 3/4
字数：1 180 000

定价：298.00 元
（如有印装质量问题，我社负责调换）

编者名单

主　　审　邹咏文

主　　编　许民辉　徐伦山

副 主 编　（按姓氏笔画排序）

　　　　　王　昊　王旭辉　任明亮　许明伟　周　椿　梁　鸿

主编助理　贺绪智　张承蕖　董　倩

编　　者　（按姓氏笔画排序）

　　　　　王　昊　王　政　王旭辉　任明亮　许民辉　许志强　许明伟

　　　　　李　兵　杨　伟　杨东虹　杨华江　邹咏文　张　楠　张承蕖

　　　　　张景宇　张溢华　陈　军　陈广鑫　陈立朝　欧阳庆　易　良

　　　　　周　椿　贺绪智　徐伦山　梁　鸿　董　倩　曾　实　黎天尊

神经外科学发展迅速、专业性强、技术要求高。随着医学科学技术飞速进展，现代神经外科专科医师需要不断提高诊疗水平，方能更好地面对全新的微创神经外科时代，满足神经外科患者对疾病诊疗的需求。

神经外科医师的成长主要依赖不断积累、更新神经外科理论知识和技术水平，需要长期在临床实践中磨炼。神经外科医师不仅需要阅读国内外专著，同时从日常经管的病例和一些典型个案报道中，也可学到更加切合实际的相关知识，提高诊疗水平。鉴于此，陆军军医大学（原第三军医大学）大坪医院神经外科许民辉、徐伦山教授团队组织编写了《神经外科典型病例手术图解》一书。该书的特点是，选择有代表性的神经外科临床实例为素材，提供简要病史，对比术前和术后影像学资料，根据作者对该病例的理解制订手术计划，介绍体位、手术入路选择和手术的关键技术，利用术中采集的手术显微镜下或神经内镜截图照片展示重要的手术步骤，结合每例患者疾病的相关解剖生理和临床问题展开"点评"，便于年轻医师从中学到临床逻辑思维方法和相关手术操作技能。

本书共收集160例病例，是作者多年从事神经外科临床工作的积累，涉及脑血管病、颅内肿瘤、颅脑外伤、功能神经外科、脊柱脊髓病变、先天性疾病和脑积水、颅内感染等，基本涵盖神经外科各领域疾病，内容较为丰富、翔实，图文并茂，相信本书的出版将为神经外科医师的学习提供一本有价值的参考书。

赵继宗

中国科学院院士
国家神经系统疾病临床医学研究中心主任
首都医科大学神经外科学院院长
北京天坛医院神经外科教授、主任医师
2020年11月

众所周知，微信中有个"朋友圈"，借助这个功能人们可以发布各种信息、照片、视频等，通过它可以了解到各种各样的信息，所以被称为"万能的朋友圈"。作为一名资深的神经外科医师，在日常医疗工作中，每每遇到一些经典的病例、精彩的手术，我习惯用图片记录下来，慢慢积累了不少的资料，闲来无事之时把它们发到朋友圈。观看的既有同行朋友，也有不学医的朋友或患者及家属，他们都很感兴趣，除了点赞之外还有各种询问，比如说为什么会长脑血管瘤？血管瘤为什么会破裂？肿瘤是怎么生长起来的？什么肿瘤可以治好等诸多问题。这些内容对同行朋友来说是一种分享、互动，对不学医的朋友来说是一个小小的科普园地。一次偶然的机会，一位从事医学图书编辑出版的老同学看了我的朋友圈之后，问我为什么不把这些精彩的病例、精美的图片整理出来编辑成书呢？同学这么一问倒是提醒了我，如能将科室每年遇到的一些经典和疑难病例收集起来，图文并茂地编写成册，既是对自己工作的总结，也是一次再学习，还可以与同行分享并得到同行指正以提高自己。我把这个想法告诉科室的技术骨干，大家一致同意参与编写，经过全科人员一年的努力，今天终于完稿交付出版社。

本书按照脑血管病、颅内肿瘤、颅脑外伤、脊柱脊髓病变、脑积水、功能神经外科、先天性疾病、感染性疾病及其他分病种编排，共收录160例，这些病例都是我科近年来收治的。同一种疾病尽可能编排在一起，不管其采取什么治疗手段，如脑血管疾病中的颅内动脉瘤不管是采取开颅夹闭还是介入治疗都归入动脉瘤中。每个病例按照病史简介、术前影像、术前诊断、麻醉方式、手术体位、手术名称、手术过程（步骤）、术后影像及点评框架编写。少数病例为体现术者对该手术的思考和理解，增加了术前讨论一项；有些编者附有参考文献，也予保留便于参考查阅。因此，在格式上有所差异。手术过程尽量做到体现重要手术步骤和重要结构的显示（有些用箭头标识进一步说明），由于每个病例手术难易程度不同，显示手术过程的术中照片幅数也不同，这些照片都是从手术录像中直接截图而来。点评部分主要涉及该疾病的简要介绍和病例特点、手术步骤的解释说明、术中注意事项及围术期处理等问题；由于各位编者对手术的理解和认识不尽相同，学识水平也不同，再加上采取同一疾病归入一起，有些内容存在着交叉、重复现象。因此，点评这部分内容仅供读者参考。

本书收录的病例都具有一定代表性或特殊性，例如病变大或巨大、病变部位难以到达、病理性质术前难以判断、病变罕见或少见、手术难度大风险高等。每一病例的"代表性"或"特殊性"尽可能体现在每一病例的题目中，使之一目了然。在编写中首先遇到的难题是病例的选择，收录的既要是"典型"病例又要各种资料完整（包括术前、术后影像资料、术中录像资料等），故病例的选择并非易事。即便如此，在本书编写过程中我们仍力求对每个病例都能真实地反映出其治疗的全过程，如对术中出血或术后发生手术部位或邻近远隔部位的出血，术中副损伤和术后并发症等都如实展现，目的是总结经验教训，在今后工作中减少或避免类似情况发生，提高手术疗效，造福患者。

鉴于编者水平有限，编写时间紧迫，加之日常医、教、研工作较繁重，书中不足之处难免。由于本书以具体病例为例，难以涉及神经外科疾病的方方面面，有其局限性，也有别于一般的"手术图谱"，在通用性和普遍性方面的欠缺之处望广大读者予以指正。在此感谢贺绪智、张承蘂主治医师和董倩技师在影像资料收集及内容汇总方面付出的大量心血，同时感谢各编者的辛勤劳动为本书的顺利交稿做出的巨大贡献。

最后，我们要特别感谢中国科学院院士、北京天坛医院神经外科赵继宗教授百忙之中欣然为本书作序！

许民辉　徐伦山
陆军军医大学大坪医院神经外科
（中国人民解放军陆军特色医学中心神经外科）

2020年8月于重庆

目　录

第1章　脑血管疾病

第2章　颅内肿瘤

第3章 颅脑外伤

第4章 脊柱与椎管内疾病

第5章 功能神经外科

第6章　其他疾病

第 1 章

脑血管疾病

第一节 颅内动脉瘤

一、前交通

病例1 经纵裂半球间入路复杂前交通动脉瘤

【病史简介】 患者男性，64岁。因突发剧烈头痛1天入院。查体：意识清楚，言语正常，四肢肌力、肌张力正常对称。颈稍强直。

【术前影像】 CTA示前交通大型动脉瘤（15mm）；右侧A3段动脉瘤；右侧颞顶枕叶血管畸形。

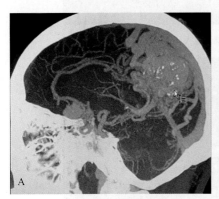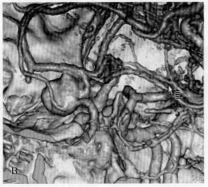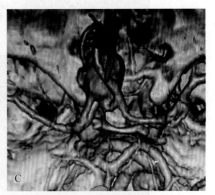

【术前诊断】 ①蛛网膜下腔出血（Hunt-Hess分级Ⅱ级）；②脑室内出血；③前交通动脉瘤；④右侧A3段动脉瘤；⑤左侧颞顶枕叶动静脉畸形。

【术前计划】 患者同时罹患左侧颞顶枕部动静脉畸形（Spetzler & Martin Ⅴ级），同时伴右侧A3起始部及前交通大型动脉瘤。此次出血为动静脉畸形出血破入脑室。术前无神经功能障碍，因考虑畸形位于功能区，前交通动脉瘤直径达18mm，若行分期介入栓塞可能导致前交通动脉瘤破裂出血。因此，治疗方案为先行动脉瘤夹闭，二期行畸形团介入栓塞。因前交通动脉瘤瘤体大，常规翼点入路难以充分显露及夹闭，因此选择经纵裂半球间入路。

【麻醉方式】 经鼻插管全身麻醉。

【手术体位】 仰卧位。

【手术名称】 经纵裂半球间入路A3段动脉瘤夹闭＋前交通动脉瘤夹闭术。

【手术过程】

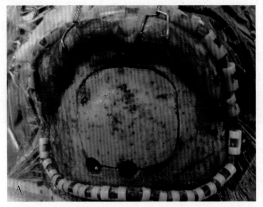

冠状切口，前额正中跨窦骨瓣

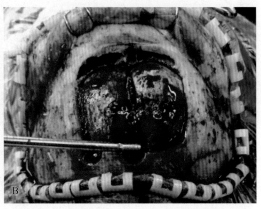

骨瓣尽量靠近前颅底，双额窦开放

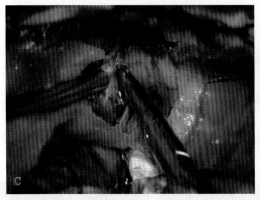

分离纵裂

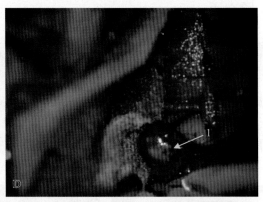

右侧A3段起始部动脉瘤（1），一枚直夹夹闭

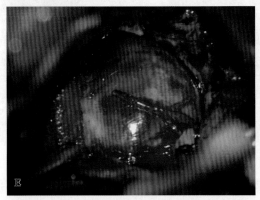

初步显露动脉瘤

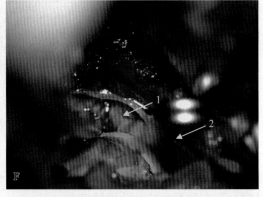

分离显露右侧A1及右侧回返动脉。1：右侧A1；2：右侧A2

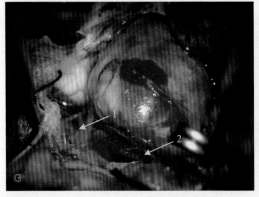

1：左侧A1；2：左侧A2

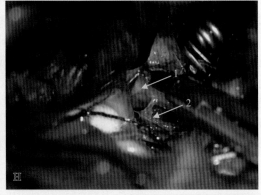

分离显露前交通及下丘脑穿支血管。1：前交通动脉；2：下丘脑穿支血管

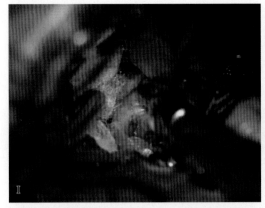

直夹及一枚782弯夹夹闭大部分瘤体

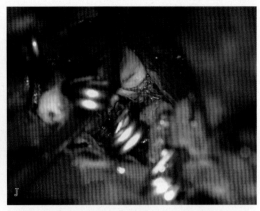

避开下丘脑穿支后孤立前交通动脉

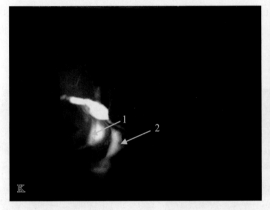

ICG造影左侧A1、A2、Hubers通畅。1：左侧A1
及回返动脉；2：左侧A2

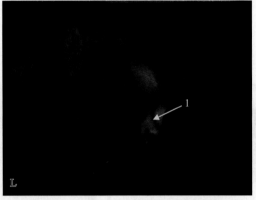

下丘脑穿支血管显影良好。1：下丘脑穿支血管

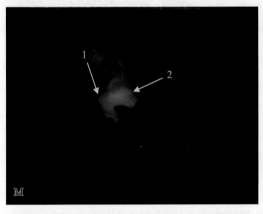

右侧A1、A2显影良好。1：右侧A1；2：右侧A2

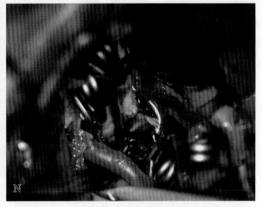

切开瘤体，验证完全夹闭

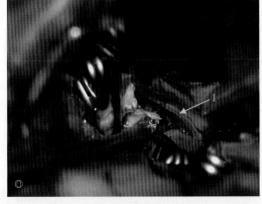

显露右侧眶额动脉（1）

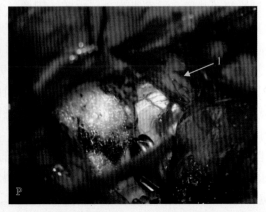

显露双侧嗅神经（1）并用速即纱保护

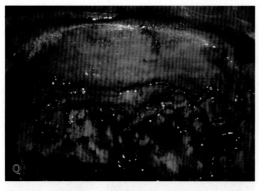

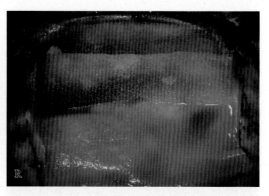

额部骨膜覆盖修复开放的额窦　　　　　　　　　　脑膜缝合后人工脑膜覆盖

【术后情况】 术后患者意识清晰，言语正常，记忆力、定向力无障碍，四肢肌力、肌张力正常。顺利出院。术后CTA：动脉瘤完全消失，双侧大脑前、前交通右侧均通畅。后期准备行畸形团分期介入栓塞术。

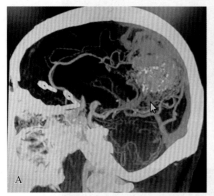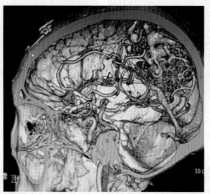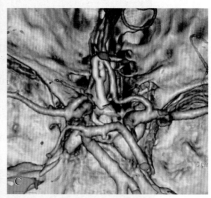

【点评】 1979年，Suzuki教授总结了1961—1975年14年间1000例动脉瘤手术，其中346例为前交通，尝试了各种手术入路，但大部分采取纵裂经半球间入路，他认为这是处理前交通动脉瘤最安全、有效的入路。1986年，Suzuki教授总结了1961—1983年22年间603例前交通动脉瘤，均采取纵裂半球间入路，详细介绍技术要点。同时，1975年后的257例患者中，1/5破裂出血后48小时内手术，住院期间死亡率仅4.3%。随访结果显示87%存活患者已回归正常生活。Suzuki教授认为对于前交通动脉瘤中封闭的A2平面病例，即瘤颈与双侧A2粘连明显病例，使用颅底技术及纵裂半球间入路可改善预后。

本病例是一例较复杂前交通动脉瘤，难点在于瘤体大，载瘤动脉显露困难。如果选择常规翼点入路，因瘤体遮挡，很难充分分离显露对侧A1、A2，亦或是显露后无下动脉瘤夹的角度和空间。同时，因合并右侧A3起始部动脉瘤，需经纵裂进行夹闭，因此，尝试了经纵裂半球间入路夹闭多发动脉瘤。通过充分分离纵裂，可获得充分开阔的手术视野，以及灵活的动脉瘤夹插入的角度与自由度。这也是纵裂半球间入路处理前交通动脉瘤的主要优势所在。

纵裂半球间入路处理前交通动脉瘤相比常规翼点入路具有上述优势，同时存在缺点。包括：切口大，开颅时间长；纵裂分离相比侧裂分离难度大，需要时间长；容易并发脑脊液漏或嗅神经损伤。但通过细致耐心的显微操作，沿正确的纵裂解剖界面分离，显微分离保护嗅神经，额部脑膜覆盖封闭开放的额窦等措施，能有效预防上述并发症的发生。

因此，我们认为对于瘤体大导致与周围载瘤血管或重要穿支血管粘连紧；瘤体朝上朝后生长；前交通不规则膨大、瘤颈宽等较复杂的前交通动脉瘤，纵裂半球间入路可获得宽阔充分的操作空间及显微镜下视野，最重要的是获得灵活的施夹钳插入角度与自由度，是一种安全、有效的复杂前交通动脉瘤手术入路。

（许明伟　邹咏文　许民辉）

参 考 文 献

[1] Suzuki J, Mizoi K, Yoshimoto T. Bifrontal interhemispheric approach to aneurysms of the anterior communicating artery. *J Neurosurg*, 1986, 64（2）: 183-190.

[2] Suzuki M, Fujisawa H, Ishihara H, et al. Side selection of pterional approach for anterior communicating artery aneurysms-surgical anatomy and strategy. *Acta Neurochir*（*Wien*）, 2008, 150（1）, 31-39; discussion 39.

病例2 瘤壁硬化大型复杂前交通动脉瘤

【病史简介】 患者男性，56岁，因"双眼视力下降检查发现动脉瘤3天"入院。查体：左眼视力0.6，右眼视力0.7，无明显视野缺损。神清语明，记忆力、定向力、计算力均正常，四肢肌力、肌张力正常对称。既往高血压、高血脂病史10余年，平素规律服药。无蛛网膜下腔出血史。

【术前影像】 头颅MRI示鞍区一圆形异常信号影，增强后呈明显均匀强化，考虑动脉瘤。CT：鞍区见一圆形等密度占位，周边可见部分钙化。CTA示前交通动脉瘤（18.3mm×16.6mm），朝前生长。右侧A1段发育不全。

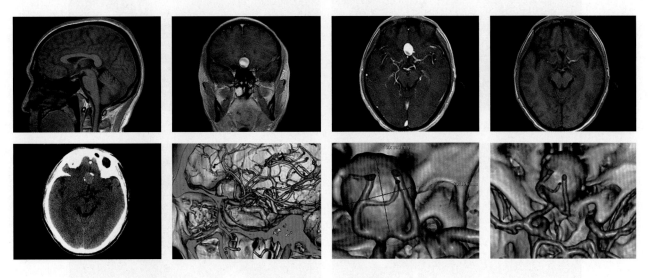

【术前诊断】 ①前交通大型复杂动脉瘤；②高血压；③高脂血症。

【麻醉方式】 气管插管全身麻醉。

【手术体位】 仰卧位。

【手术名称】 左侧翼点入路前交通动脉瘤夹闭术。

【手术过程】

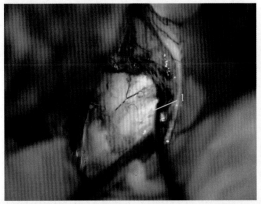

分离侧裂后牵开额叶，显露瘤体（1）

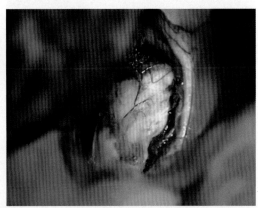

瘤体明显粥样硬化斑块形成

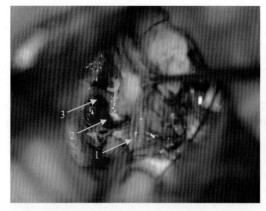

显露左侧A1（1）、右侧A1（2）、右侧回返动脉（3）

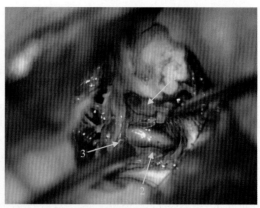

显露左侧A2（1）、右侧A2（2）、左侧回返动脉（3）

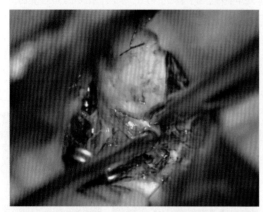

左侧A1粘连于瘤体，给予锐性分离

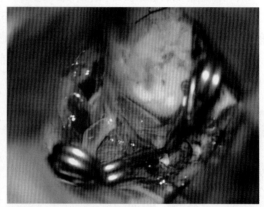

临时阻断左侧A1、A2，右侧A2

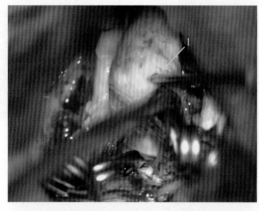

穿刺抽吸瘤体后（1），瘤囊塌陷

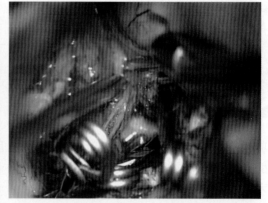

使用一枚长直夹夹闭瘤颈

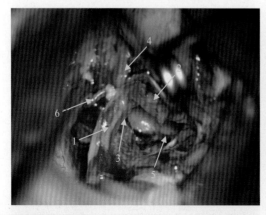

左侧A1（1）；A2（2）；回返（3）；右侧A1（4）；
A2（5）；回返（6）均无误夹

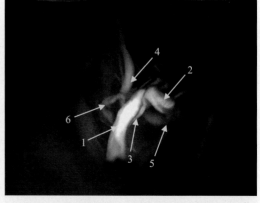

左侧A1（1）；A2（2）；回返（3）；右侧A1（4）；
A2（5）；回返（6）均显影正常

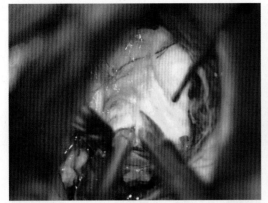

剪开瘤体

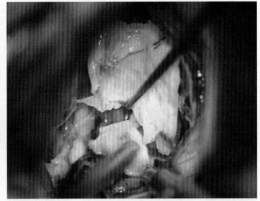

切除硬化斑块

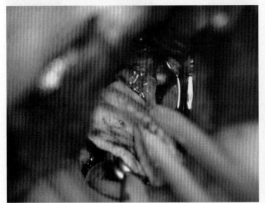

切除瘤体

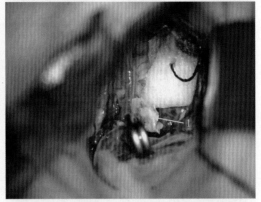

切除瘤体，瘤颈残端（1）

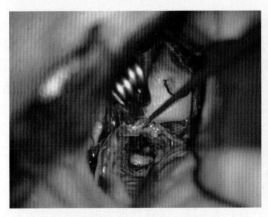

另一枚直夹平行加固夹闭瘤颈

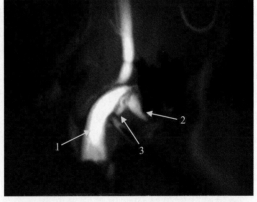

左侧A1（1）；A2（2）；回返动脉（3）显影正常

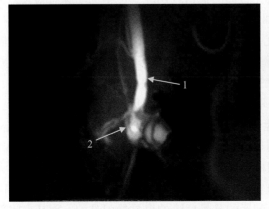

对侧A1（1）；回返动脉（2）显影正常

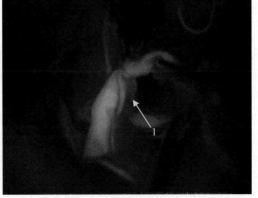

下丘脑穿支血管（1）显影正常

【术后情况】 术后患者恢复顺利，双眼视力同术前。术后8天出院，无神经功能障碍。出院GOS评分5分。

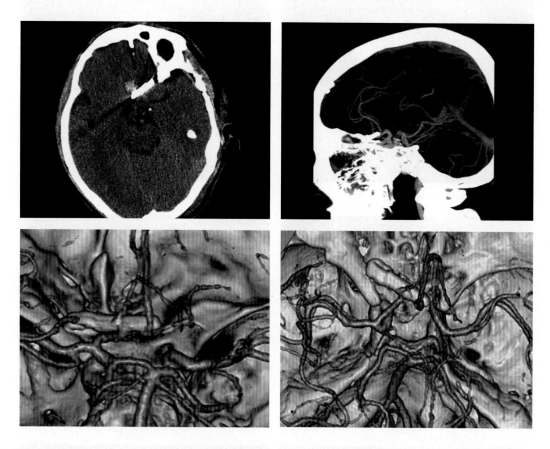

【点评】 前交通动脉是发生颅内动脉瘤最多见的部位之一。虽然部分前交通动脉瘤能够进行介入治疗，但是因为许多前交通动脉瘤宽颈和A2段起始部位于动脉瘤基部，所以，显微外科夹闭是最佳选择。依据瘤顶指向，可分为4种类型。1型动脉瘤，向下突至视交叉并常与之粘连；2型动脉瘤，指向前，虽然它们不与视交叉粘连，但位于半球间裂；3型动脉瘤，瘤顶朝上，大致位于A2段平面范围内；4型动脉瘤，位于双侧A1之上，双侧A2平面的后面，这种动脉瘤要在穿支间，A1上面到达瘤颈。4型动脉瘤也靠近下丘脑，相对于其他类型术后功能恢复要差些。当然，决定手术夹闭的复杂性和预后的另一重要因素是动脉瘤的大小。本例为大型伴瘤内斑块的2型前交通动脉瘤，手术的挑战性在于硬化瘤颈的完全夹闭及周围所有重要血管的保护。

结合本例，前交通动脉瘤的手术要点包括：①可使用改良翼点入路或眶外侧入路，但额侧的暴露应该适当增加，通过磨除蝶骨嵴和眶顶骨质来创造一个低平的手术入路。②在处理大型动脉瘤时，可充分打开蛛网膜间隙或扩大颅底暴露以换取更多空间，尽量避免直回的损伤或切除。但本例动脉瘤太大，为充分显露并切除瘤体，解除视神经压迫，术中切除少许直回。③首先暴露双侧A1以控制近端血流，紧接着看清双侧A2以判断合适瘤夹夹闭位置。这个过程中应小心保护双侧回返动脉，在同侧A1、A2拐角间隙内应小心保护下丘脑穿支，保护和避免误伤所有的穿支血管。④对于大型前交通动脉瘤，重要血管可能粘连于瘤体，需耐心高倍镜下锐性分离。本例瘤囊张力高，在这种情况下进行瘤颈夹闭可导致瘤夹移位，压迫A1、A2结合部导致其狭窄或误夹瘤体深面重要血管。采取抽吸办法后瘤囊塌陷，可清楚显示瘤颈周围结构，避免误夹重要血管。⑤对于较大的硬化动脉瘤，可能伴随瘤颈硬化，造成夹闭不全或者夹闭后瘤夹移位，载瘤血管扭曲等造成重要穿支缺血。本例瘤体硬化明显，瘤颈处硬化程度轻，因此使用一枚直夹夹闭后造影瘤体已不显影，同时前交通复合体周围血管均无扭曲狭窄。但本例切除瘤体后仍使用另一枚瘤夹加固夹闭，同时二次ICG造影反复确认所有重要的血管均未受影响。同时术中应用电生理监测，多种手段避免术后出现脑缺血并发症。⑥对于前交通动脉瘤，朝上、朝后的是最危险的也是最困难的。因其夹闭过程难以避免对下丘脑穿支的牵拉痉挛，或是瘤夹叶片容易造成下丘脑穿支误夹或狭窄。本例为大型硬化复杂动脉瘤，但其基本朝前生长，术中对下丘脑穿支影响少，且对动脉瘤周围所有小血管均显微分离保护，术后恢复顺利，未出现颅内缺血等并发症。

（许明伟 许民辉）

病例3 前交通动脉瘤支架辅助弹簧圈栓塞

【病史简介】 患者女性，61岁，因突发剧烈头痛1天入院。患者意识清醒，精神稍差，头痛明显，查体：生命体征平稳，颈阻阳性，四肢肌力正常，病理反射征阴性。Hunt-Hess分级Ⅱ级。DSA检查：前交通动脉瘤，瘤体囊状，瘤体最大径约4mm，瘤颈宽，偏向于右侧大脑前动脉与前交通动脉分叉处。双侧A1段均存在，右侧优势型。

【术前影像】

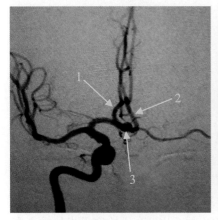 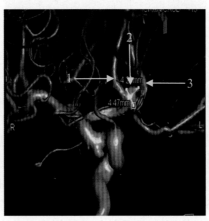 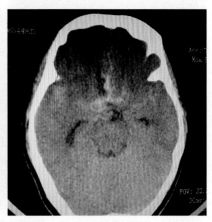

DSA正位显示前交通动脉瘤。1：右侧A2；2：左侧A2；3：前交通动脉瘤   DSA-3D重建。1：右侧A2；2：前交通动脉瘤；3：左侧A2   头颅CT示蛛网膜下腔出血，前纵裂池最明显

【术前诊断】 前交通动脉瘤。
【麻醉方式】 气管插管全身麻醉。
【手术体位】 仰卧位。
【手术名称】 经股动脉穿刺插管支架辅助下前交通动脉瘤微弹簧圈栓塞术。
【手术过程】

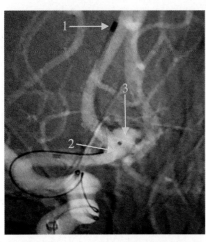 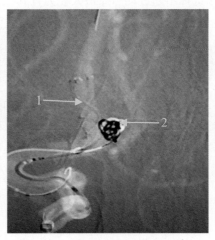 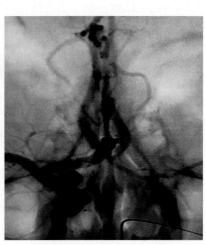

路图下支架导管及弹簧圈导管到位。1：支架导管头端；2：弹簧圈导管头端；3：动脉瘤子囊   1：动脉支架；2：微弹簧圈   弹簧圈栓塞后动脉期不减影图像

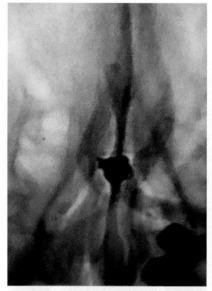
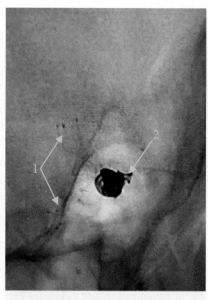
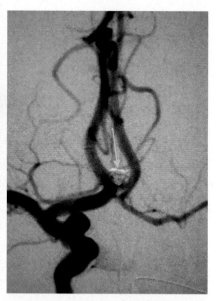

弹簧圈栓塞后动脉晚期不减影图像　　　　1：支架完全释放；2：弹簧圈突入动脉　　　　术后即刻造影：动脉瘤致密栓塞，双侧
　　　　　　　　　　　　　　　　　　　　瘤子囊　　　　　　　　　　　　　　　　　A1、A2通畅，前交通动脉保留。1：前交通
　　　　　　　　　　　　　　　　　　　　　　　　　　　　　　　　　　　　　　　动脉

　　【点评】　前交通动脉瘤约占颅内动脉瘤的30%。前交通动脉位于视交叉前下方，是连于两侧大小不等的大脑前动脉A1段的短干。其变异较多，按形态可分为简单型和复杂型，前者为单一连接于双侧大脑前动脉，占45%～80%，后者有两支、三支、Y形、O形、网状型、成窗等多种形状。少部分人双侧大脑前动脉融合而前交通动脉缺如，约4.5%。此部位动脉瘤破裂出血风险高，大多在瘤体＜1cm时即破裂，出血可导致周围诸多深穿支血管痉挛缺血，引起严重神经功能损伤，危害极大。此例介入栓塞手术的重点在于：首先保证双侧大脑前动脉A2段及重要穿支血管通畅，如能单纯弹簧圈栓塞最佳。但对于宽颈动脉瘤，支架或球囊辅助弹簧圈栓塞为首选。此动脉瘤颈主要偏向于右侧大脑前动脉，故支架应置于右侧，支架释放后可大部分覆盖瘤颈，阻挡弹簧圈突向载瘤动脉。事实上很多情况下，载瘤动脉壁与支架之间有少许弹簧圈突出，也不会影响正常血流。因左侧A1段存在，只要保证弹簧圈不突出至左侧A1、A2即可。对于破裂动脉瘤，应尽量致密栓塞，特别是瘤壁上的小泡样突起，更需栓塞致密，可采用大圈突入数个袢，或小圈局部填塞。瘤颈的致密填塞才是动脉瘤是否容易复发的主要因素。支架长短的选择，以完全覆盖瘤颈，且不超过载瘤动脉2个转弯为宜。此类较小动脉瘤常常瘤壁极薄，术中操作时破裂风险较高，故栓塞的弹簧圈选择仍以软、短、小为佳，首圈选择不超过动脉瘤最大径为宜。

（杨华江　杨东虹）

病例4　Y形支架辅助弹簧圈栓塞复杂前交通动脉瘤

　　【病史简介】　患者女性，48岁，因"头晕伴恶心、呕吐2天"入院，入院查体：神志清楚，步入病房，颈阻阳性，双侧瞳孔等大等圆3mm，对光反射灵敏，余神经系统未见明显阳性体征，Hunt-Hess分级Ⅱ级。

　　【术前影像】　头颅CT平扫示蛛网膜下腔出血。全脑血管造影（DSA）提示：前交通动脉瘤。

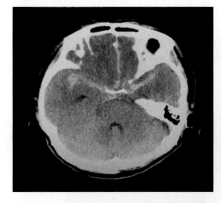

头颅CT示鞍上池、纵裂池、侧裂池广泛高密度影

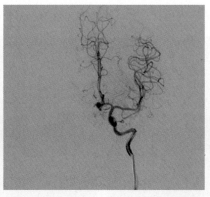

DSA（左侧颈内动脉）正位片示前交通动脉瘤

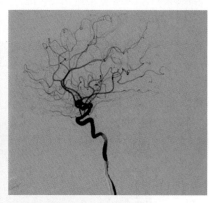

DSA（左侧颈内动脉）侧位片示前交通动脉瘤

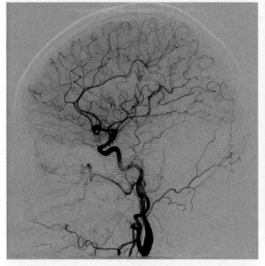

DSA（左侧颈内动脉）旋转造影示前交通动脉瘤

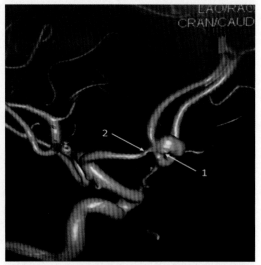

DSA（左侧颈内动脉）三维重建示前交通动脉瘤。
1：破裂点；2：血管痉挛处狭窄

【术前诊断】 ①前交通动脉瘤（左侧大脑前动脉优势供血）；②蛛网膜下腔出血。

【麻醉方式】 气管插管全身麻醉。

【手术体位】 仰卧位。

【手术名称】 全身麻醉下前交通动脉瘤支架辅助弹簧圈介入栓塞术。

【手术过程】

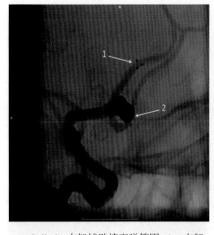

Solitaire 支架辅助填塞弹簧圈。1：支架；
2：弹簧圈

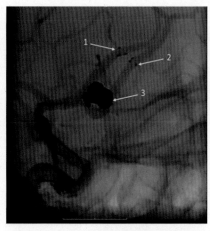

穿第一枚 Solitaire 支架网孔释放第二枚
Solitaire 支架——Y形支架：1：支架；2：支架；3：弹簧圈

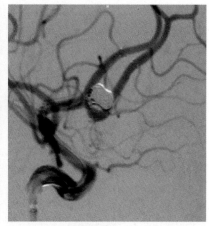

术中即刻工作位造影示动脉瘤消失，双侧大脑前动脉通畅

【术后影像】

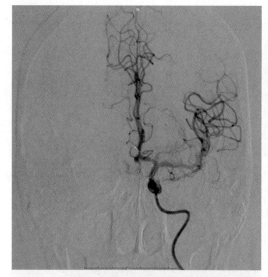

术后即刻DSA标准正位造影

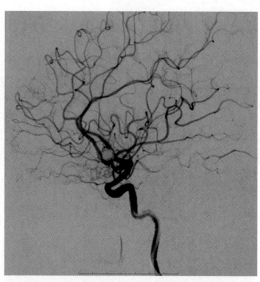

术后即刻DSA标准侧位造影

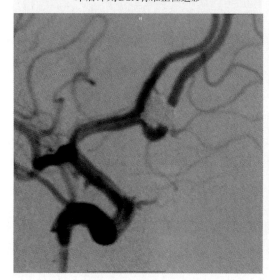

术后即刻DSA工作位造影

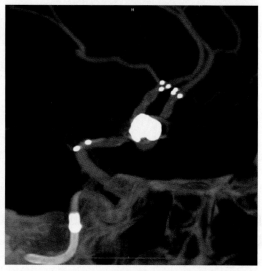

术后DSA双容积重建示支架打开贴壁良好

术后2年影像学检查

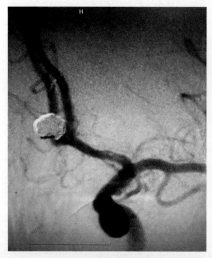

DSA不同工作位造影复查1

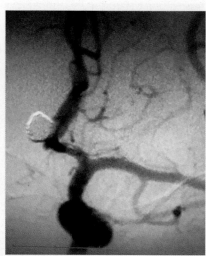

DSA不同工作位造影复查2

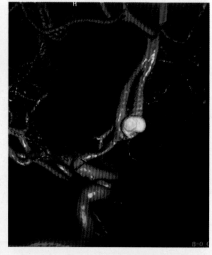

DSA-3D重建复查

【点评】 前交通动脉是颅内动脉瘤常见的发生部位之一，但前交通动脉解剖结构复杂，且存在较多重要的穿支血管，因此，临床上前交通动脉瘤无论采用显微夹闭术还是介入栓塞术都面临较高的难度与风险。前交通动脉瘤的发生与双侧大脑前动脉发育不对称、血流不均衡相关，多见于优势侧A1与前交通动脉连接处，也可同时累及双侧A1或A2。因此，术前通过3D-DSA多角度分析动脉瘤及载瘤动脉关系是手术成败的关键。

近年来，神经介入新材料层出不穷，介入理念随之更新、发展迅速。支架辅助栓塞逐渐成为多数前交通动脉瘤的首选介入策略。本例为破裂宽颈前交通动脉瘤，动脉瘤瘤颈累及双侧A2，既需弹簧圈致密栓塞动脉瘤又需保证弹簧圈不疝入载瘤动脉、不影响载瘤动脉通畅。颅内支架由于柔顺性好，更易到达远端血管，用于辅助弹簧圈栓塞治疗宽颈前交通动脉瘤可行、安全，同时由于支架的刚性作用，改变载瘤动脉血管曲度（角度变大），重塑动脉瘤颈处的血流动力学，从而保持动脉瘤栓塞疗效长期稳定。Solitaire（Medtronic，Minneapolis，Minnesota，USA）支架属激光雕刻支架，网孔面积较大（>5mm^2），可采用穿网孔技术释放Y形支架保证双侧A2段血管通畅，本例患者术后即刻达到Raymond Ⅰ级栓塞，术后2年随访DSA提示动脉瘤完全闭塞、载瘤动脉通畅，动脉瘤达到完全治愈。

（曾 实 杨东虹）

二、中动脉

病例5 复杂大脑中动脉M1段动脉瘤

【病史简介】 患者女性，36岁。因短暂性脑缺血发作2次，检查发现左侧大脑中动脉M1段大动脉瘤。每次缺血发作主要表现为口齿不清，右侧肢体无力，瘫软在地。每次发作持续1～2分钟。查体：神志清楚，言清语利，四肢肌力、肌张力正常对称。神经系统查体无明显阳性体征。

【术前影像】 头颅CT未见明显异常。CTA提示左侧大脑中动脉M1段大型动脉瘤，大小约18mm。DSA提示：动脉瘤内血流充盈迅速，远端主要为正向血流。三维重建提示M1早前分支发自瘤颈近心端后向内向后围绕瘤体走行。

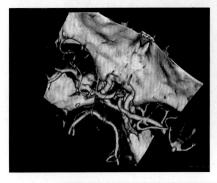 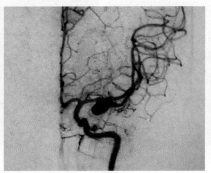 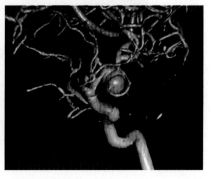

【术前诊断】 ①左侧大脑中动脉M1段动脉瘤；②TIA发作。

【术前讨论】 ①本例为大型动脉瘤，瘤体直径约18mm，虽患者症状为TIA发作，但大型动脉瘤破裂率高，为预防动脉瘤破裂有手术干预指征。对于M1段大型动脉瘤介入治疗可考虑血流导向装置，但经三维旋转重建发现该动脉瘤流入道与流出道不在一个平面，支架导管超选困难，且疗效有待更长时间的随访，同时费用昂贵，患者无力承担。②手术治疗可选择方案包括中高流量旁路移植后孤立动脉瘤或载瘤动脉桡动脉置换。或者动脉瘤塑形夹闭后加颞浅动脉低流量旁路移植。此例患者经过详细术前评估，模拟手术体位下动脉瘤病理血管解剖，发现使用跨窗夹可精准塑形。最后决定行STA-MCA保护性旁路移植后塑形夹闭动脉瘤。同时设计前臂桡动脉切口及左颈部切口，若术中无法夹闭动脉瘤改行桡动脉中高流量旁路移植后孤立动脉瘤。

【麻醉方式】 经鼻插管全身麻醉。

【手术体位】 仰卧位。

【手术名称】 左侧额颞部开颅STA-M4双旁路移植＋左侧M1段动脉瘤塑形夹闭术。

【手术过程】

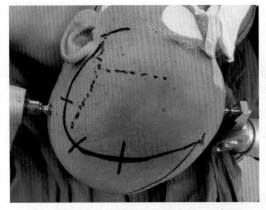

手术切口（虚线为STA走行）

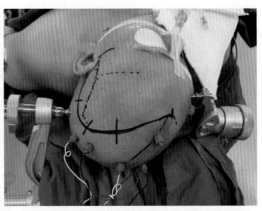

术中行MMP-SEP神经电生理监测

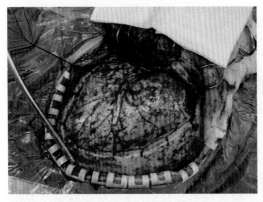

开颅并骨缘打孔悬吊硬膜

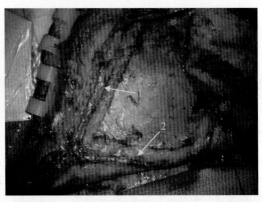

从皮瓣上分离颞浅动脉颞顶支（1）及额支（2）

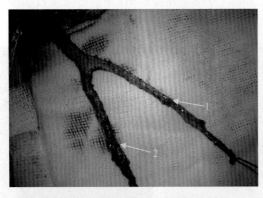

游离的颞浅动脉额支（1）及颞顶支（2）

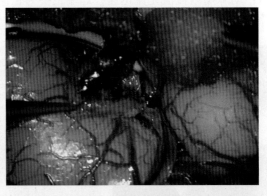

行STA-M4保护性旁路移植

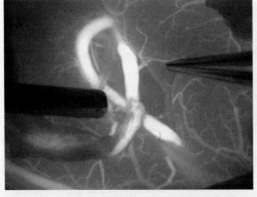

ICG造影确认吻合口通畅

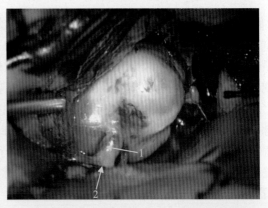

显露动脉瘤（1：M1段远端；2：中动脉分叉部）

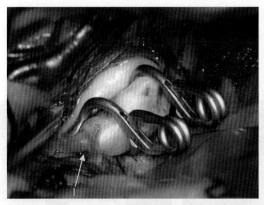

FT-654 644 组合夹闭大部分瘤颈（1：中动脉分叉部）

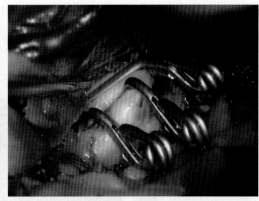

另一枚 FT-810 加固夹闭瘤颈

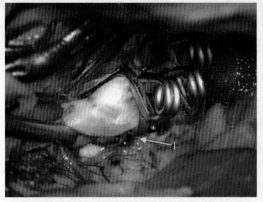

确认 M1 段上重要穿支血管（1）无误夹

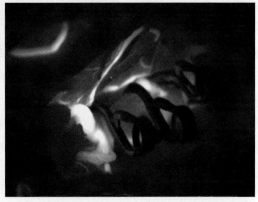

ICG 造影动脉瘤不显影，周围血管通畅

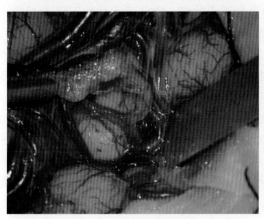

再行 STA 颞顶支—M4 旁路移植

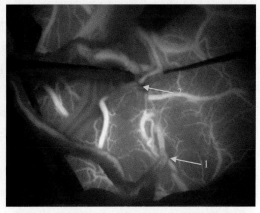

ICG 造影确认双旁路移植血管（1、2）通畅

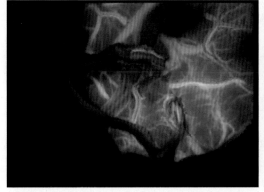

Flow800 确认双旁路移植血管通畅

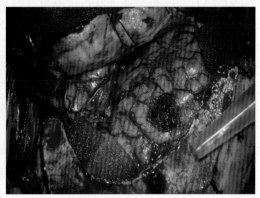

术区彻底止血后，关颅

【术后情况】 术后患者意识清晰，言语正常，右上肢肌力减退约3级，右下肢及左侧肢体肌力、肌张力正常。经康复锻炼后患者右上肢肌力恢复至4⁺级。生活可自理，出院。术后复查CTA示动脉瘤消失，载瘤动脉及远端均显影正常。双搭桥血管通畅。

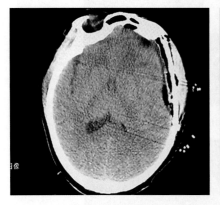
术后CT（无梗死）

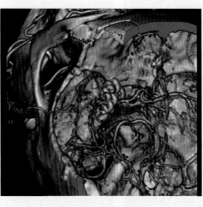
CTA示动脉瘤消失

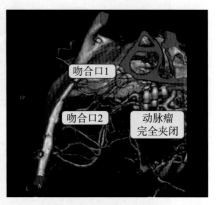
双旁路移植吻合口通畅

【点评】 此病例为复杂大脑中动脉M1段动脉瘤，难点在于：①M1段后半段均为动脉瘤样梭形膨大且瘤壁有硬化斑块，塑形夹闭后容易并发载瘤动脉瘤狭窄或闭塞。②瘤体大，重要的深部穿支血管围绕瘤体走行，需夹闭前游离所有瘤体周围的所有穿支血管。③患者以TIA发作为主要症状，考虑原因为载瘤动脉远端狭窄导致，若手术导致动脉瘤出口狭窄加重，可能造成脑梗死等严重后果。针对上述难点，做了详细的术前评估及应对策略：①行高分辨率磁共振检查排除血栓性动脉瘤，同时明确瘤壁环形强化，属于高破裂风险的动脉瘤。②通过术前CTA行3D-Slicer重建模拟手术体位，确认手术体位下可通过跨窗夹塑形夹闭瘤颈。同时通过DSA造影明确了M1段早前分支及豆纹动脉等重要深部穿支血管的走行方向，在夹闭前很好地进行分离保护。③虽然做了上述准备，如果术中所见与预期不一致该如何处理？因此术前也做了患者左前臂桡动脉取材的准备与评估，包括改良Allen试验。术前设计左前臂及左颈部切口以备不时之需。④即使动脉瘤能完全塑形夹闭，同时重要深部穿支血管不受影响，但因患者有反复TIA发作病史，STA-MCA双旁路移植（保护性旁路移植）可有效改善脑缺血症状，同时预防术中夹闭动脉瘤时临时阻断造成的脑缺血。⑤手术过程中采取神经电生理监测、ICG造影、FLOW800、多普勒超声等手术来预防脑缺血。

本例患者手术过程与术前预期较一致，通过塑形夹闭动脉瘤及STA-MCA双旁路移植，患者得到满意的效果。但术后早期患者仍经历了短暂左上肢肌力减退，考虑原因为M1早前分支及豆纹动脉等重要分支痉挛引起，经抗血管痉挛、3H治疗、高压氧舱治疗后左上肢肌力基本恢复。同时术后随访时间内未再有TIA发作。因此对于M1段大型复杂动脉瘤，通过详细的术前计划，制定各种术中预案，精细的显微解剖分离操作技术，精准的夹闭技术，显微血管吻合技术，术中多模态的监测技术，术后重症患者管理，以及神经康复理疗措施可以达到较满意的治疗效果。

（许明伟　许民辉）

病例6　左侧大脑中动脉分叉部宽颈大型多发复杂动脉瘤

【病史简介】 患者女性，52岁。因突发头痛、呕吐2天急诊入院。查体：意识清醒，言语正常。双侧瞳孔等大、等圆为3mm，对光反射灵敏。四肢肌力、肌张力正常。颈项强直。Hunt-Hess分级Ⅱ级。

【术前影像】 头颈部CTA示双侧侧裂池、鞍上池、纵裂、脚间池可见条索状高密度影（左侧多）；左侧大脑中动脉分叉部大型宽颈动脉瘤（19mm×10.5mm），下干起始部侧壁动脉瘤（3.0mm×3.7mm），上干为 2 支，其中细上干分支起始部动脉瘤样膨大（2.5mm×3.2mm）。

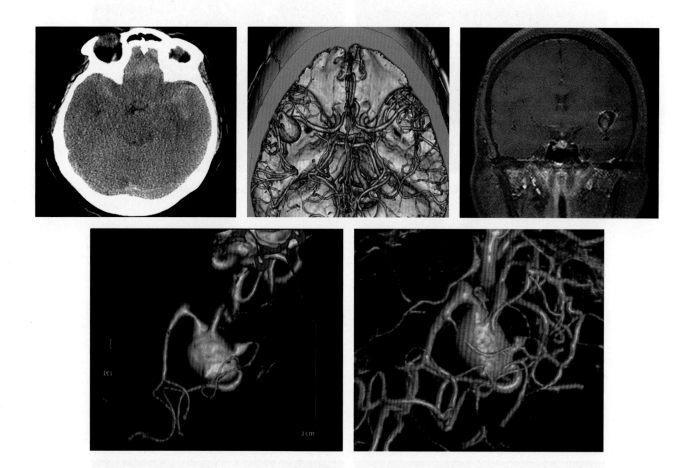

【术前诊断】　①蛛网膜下腔出血（Hunt-Hess 分级Ⅱ级）；②左侧大脑中动脉分叉部大型动脉瘤；③左侧大脑中动脉下干起始部动脉瘤；④左侧大脑中动脉上干起始部梭形膨大。

【麻醉方式】　气管插管全身麻醉。

【手术体位】　俯卧位。

【手术名称】　左侧额颞开颅扩大翼点入路中动脉分叉部动脉瘤塑形夹闭＋下干起始部侧壁动脉瘤夹闭＋STA-MCA 低流量旁路移植＋上干（细分支）孤立术。

【手术过程】

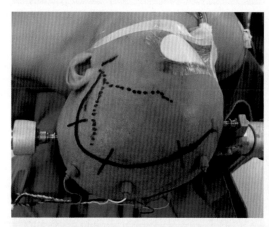
左额颞弧形切口，并标出颞浅动脉双分支

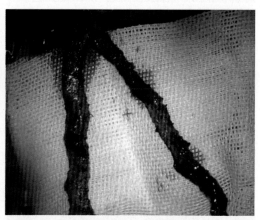
游离颞浅动脉双支备用

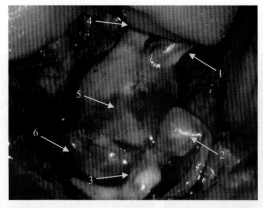

显露动脉瘤。1：左侧中动脉M1段；2：上干细分支起始部动脉瘤；3：上干粗分支；4：下干；5：分叉部大动脉瘤；6：破裂点

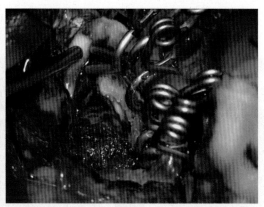

6枚跨血管夹塑形夹闭中动脉分叉部大动脉瘤

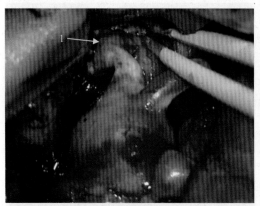

显露下干起始部动脉瘤（1）

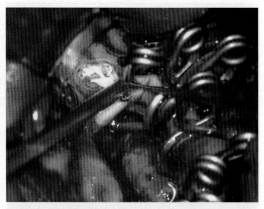

2枚弯夹夹闭下干起始部动脉瘤

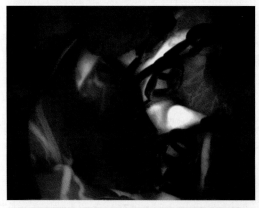

ICG造影M1、上干（2分支）、下干均通畅

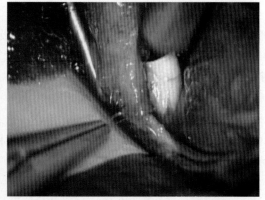

行颞浅动脉顶支-上干细分支M3段吻合

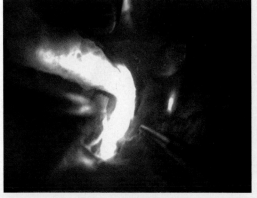

ICG造影吻合口通畅

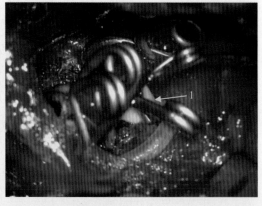

使用一枚迷你夹孤立上干（1：细分支）

【术后情况】 术后恢复顺利，患者意识清晰，言语表达功能正常，肢体活动正常。CT及CTP未见术区及颅内缺血。CTA及造影提示3个动脉瘤均消失，载瘤血管及吻合血管均通畅。

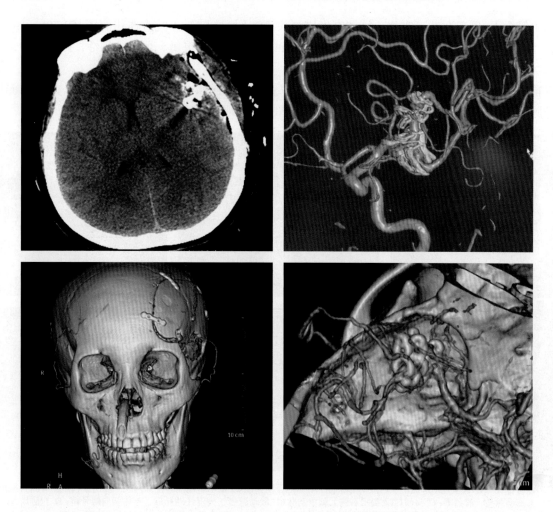

【点评】 本例动脉瘤为多发动脉瘤，其中左侧大脑中动脉分叉部宽颈复杂动脉瘤，瘤颈约19mm，分叉部已动脉瘤化膨大，2根上干及下干均从膨大的分叉部发出。且上干及下干起始部均有侧壁动脉瘤形成。这种病例若颅内外血运重建，需同时考虑重建M1、M2上干，M2下干，手术复杂，且时间长，可能出现的并发症多。通过仔细的术前评估，首先通过模拟手术体位下动脉瘤的血管解剖构筑，提示M1及M2上干、下干在手术体位下均能简单充分地显露，且通过巧妙地运用各种角度跨血管夹，有机会重塑动脉瘤颈。其次，这种大型动脉瘤如果是血栓性动脉瘤重塑瘤颈后容易出现载瘤动脉狭窄或流出道狭窄。本例通过术前高分辨率磁共振检查，基本可排除血栓性动脉瘤。因此，本例患者首选动脉瘤塑形夹闭，但同时做好高流量旁路移植准备。对于大型复杂动脉瘤，常规采取术中神经电生理检查、超声、ICG造影三大监测手段。

手术过程中，与术前预判较一致。临时阻断M1及M2上干，M2下干后动脉瘤张力明显降低，在未抽吸动脉瘤情况下，直接使用6枚跨窗夹（带角度及T-bar等）夹闭分叉部动脉瘤，剪开瘤体无出血。下干起始部动脉瘤使用2枚弯夹夹闭。上干动脉瘤为M2上干（较细一干）起始部膨大，壁薄，无法塑形夹闭，因此采取STA-M2上干（较细一干）旁路移植，并孤立该分支。整个手术过程中神经电生理监测、超声及ICG造影均未见异常改变。术后患者恢复顺利，痊愈出院。

因此，对于大型复杂中动脉分叉部动脉瘤，通过术前精准评估（3D手术体位模拟、3D打印技术等），个性化制定手术方案（确定手术夹闭角度及瘤夹型号），大部分可有效精准地夹闭动脉瘤。相比颅内外高流量旁路移植等手段更符合大脑本身脑血流动力学特性。而对于上干起始部膨大，无明确瘤颈，通过STA-MCA旁路移植后孤立M2上干，可有效处理动脉瘤。对于复杂动脉瘤，多模态监测手段是手术成功的保障。

（许明伟 许民辉）

病例7　双侧大脑中动脉分叉部动脉瘤（非责任动脉瘤侧开颅一期夹闭双侧动脉瘤）

【病史简介】　患者女性，54岁。因"突发剧烈头痛3天"入院。入院查体：血压152/78mmHg，神志清楚，对答切题，查体合作，双侧瞳孔等大等圆约3mm，对光反射灵敏，颈抵抗阳性，四肢肌力5级，肌张力正常，Hunt-Hess分级Ⅰ级。其余专科查体阴性。

【术前影像】　头颈部CTA示左侧大脑中动脉分叉部宽颈动脉瘤，约8.7mm×8.0mm；右侧大脑中动脉M1段动脉瘤，约3.6mm×3.2mm；头颅CT示右侧侧裂池蛛网膜下腔出血已基本吸收。

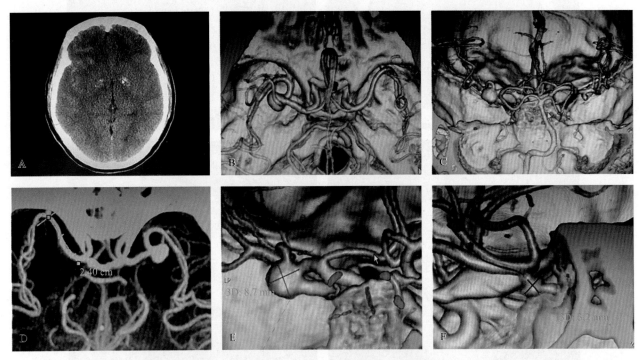

入院后急诊行头部CTA检查结果提示颅内多发动脉瘤。A.当地医院头颅CT提示右侧侧裂池蛛网膜下腔出血；B.头颅CTA检查提示左侧中动脉分叉部动脉瘤，瘤颈宽；C.头颅CTA提示右侧大脑中动脉M1段动脉瘤，为责任动脉瘤，瘤体朝向蝶骨嵴；D.右侧瘤颈距离中动脉起始部长达24mm；E.左侧大脑中动脉分叉部宽颈动脉瘤，约8.7mm×8.0mm；F.右侧大脑中动脉M1段动脉瘤，约3.6mm×3.2mm

【术前诊断】　①蛛网膜下腔出血（H-H Ⅰ级）；②右侧大脑中动脉M1段动脉瘤破裂出血；③左侧大脑中动脉分叉部动脉瘤；④高血压。

【麻醉方式】　气管插管全身麻醉。

【手术体位】　仰卧位。

【手术名称】　左侧翼点入路开颅中动脉分叉部宽颈动脉瘤夹闭术＋右侧大脑中动脉M1段破裂动脉瘤夹闭术。

【手术过程】

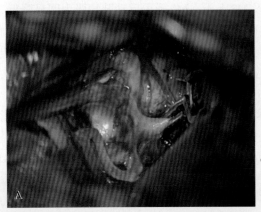
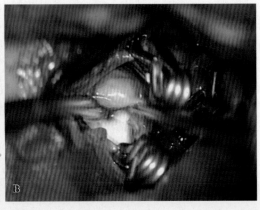

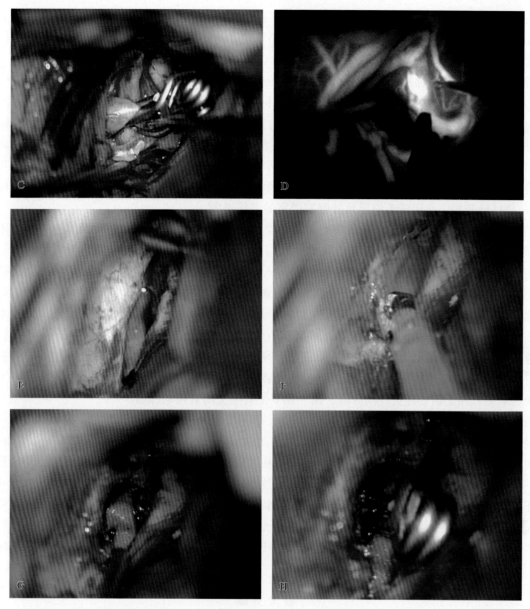

患者手术中动脉瘤夹闭及分支血管保留情况。A.探查并分离瘤颈周围粘连后充分显露瘤颈，因瘤体张力大，予临时阻断M1段；B.临时阻断M1段，瘤体张力降低不明显，再临时阻断上干及下干后分离瘤颈；C.蛇牌760及722动脉瘤夹各一枚完全夹闭动脉瘤；D.荧光造影确认瘤腔内无荧光显影，各分支血管显影满意，并剪开瘤体验证瘤颈完全夹闭；E.额下分离，牵开眶回内侧部，充分解剖对侧外侧裂后显露M1段，长约24mm；F.瘤颈被蝶骨嵴遮挡无法显露，使用超声骨刀磨除部分蝶骨嵴；G.磨除蝶骨嵴后显露动脉瘤瘤颈，约3mm；H.使用一枚蛇牌740动脉瘤夹成功夹闭对侧M1段动脉瘤

【术后情况】 患者术后恢复顺利，7天出院，无神经功能障碍。GOS评分5分。复查头颅CT示术区未见出血或梗死灶。CTA提示双侧动脉瘤瘤颈均完全夹闭，未见残留。载瘤动脉及各分支血管均通畅。

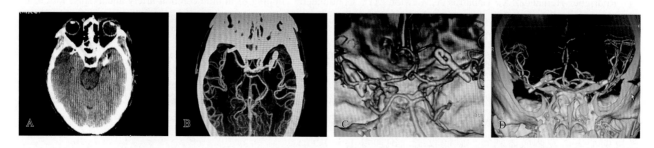

【点评】 一侧入路夹闭双侧颅内多发动脉瘤已被广泛报道并应用于颅内Willis环附近的动脉瘤，然而，由于对侧中动脉分叉部动脉瘤位置深，手术通道狭长，操作空间局限，瘤颈显露困难，一侧入路夹闭双侧

中动脉动脉瘤被认为是极具挑战的手术方式。然而，通过一侧入路夹闭双侧中动脉动脉瘤可使患者不必接受二次开颅手术，在减少患者创伤的同时，大大减轻了患者的经济负担，并且避免了二次手术期间动脉瘤破裂的危险。

一般认为，对侧中动脉M1段不能太长（≤14mm）且对侧为未破裂动脉瘤是对侧入路夹闭中动脉动脉瘤的必要条件。Meybodi、Lawton等通过16具尸体标本研究翼点入路对侧中动脉动脉瘤手术操作自由度，他们认为对侧中动脉起始部到瘤颈长度在10mm以内（平均12.4mm），手术操作自由度没有明显降低，这可作为对侧入路夹闭中动脉动脉瘤病例选择的一个标准。Rodriguez-Hernandez等对比研究了11例通过单侧开颅及31例通过双侧开颅夹闭双侧大脑中动脉，所有动脉瘤均完全夹闭且无术中相关并发症，单侧开颅组平均费用明显低于双侧开颅组，他们认为这项技术可应用于对侧未破裂动脉瘤，瘤颈简单，瘤体指向下方或前方，M1段较短，且因脑萎缩导致外侧裂增宽的老年患者。

本例患者左侧中动脉分叉部为未破裂宽颈复杂动脉瘤，术中临时阻断了M1段及上干、下干才使得瘤囊张力降低，成功分离夹闭瘤颈，证实若从对侧入路夹闭相当困难。而右侧M1段动脉瘤虽然为责任动脉瘤，但瘤颈简单，周围无重要分支血管，通过对侧入路夹闭主要问题在于M1段长达24mm，且瘤体被蝶骨嵴遮挡。然而通过穿刺Paine点释放脑脊液、充分解剖同侧侧裂池、视交叉池、对侧侧裂池，牵开对侧眶回内侧部，超声骨刀磨除部分蝶骨嵴，安全显露瘤颈，并使用一枚直夹夹闭瘤颈。当然，此手术方案的成功实施也得益于患者术前一般状况良好，蛛网膜下腔出血较少（Hunt-Hess分级Ⅰ级），术中脑肿胀不明显，且患者年龄不大，脑组织弹性好，不容易造成牵拉挫伤出血。虽然本例获得成功，但并不代表这一手术方式是最佳的，仍具有较高风险，术中不一定能够同时夹闭双侧动脉瘤。而且该患者术前做了充分沟通，若通过对侧入路无法处理责任动脉瘤，需一期双侧开颅夹闭责任动脉瘤。

近两年来，一侧入路夹闭双侧中动脉动脉瘤5例，其中2例因未破裂侧动脉瘤为复杂动脉瘤选择从对侧入路去处理对侧中动脉责任动脉瘤，5例患者对侧中动脉M1段长度平均为19.3mm（14.6～25.2mm）。这5例患者均未出现术中破裂出血、术后术区出血等手术相关并发症。我们认为一侧入路夹闭双侧中动脉动脉瘤不仅是一项高超的显微手术技术，同时也是一项微创技术。经对侧入路夹闭中动脉动脉瘤关键在于对适应证及禁忌证的准确把握，以及术者的显微手术技巧及经验。由于手术通道狭长，操作空间局限，过度牵拉导致嗅神经、额叶损伤，术中动脉瘤破裂等因素是其主要危险因素。因此术前应充分研究患者的血管解剖构造，制定个体化手术方案并制定替代方案，最终根据术中具体情况，若术中牵拉显露困难，甚至需要适时放弃。

（许明伟　邹咏文　许民辉）

参 考 文 献

［1］Lynch JC, Andrade R. Unilateral pterional approach to bilateral cerebral aneurysms. Surgical neurology, 1993, 39（2）: 120-127.

［2］Oshiro EM, Rini DA, Tamargo RJ. Contralateral approaches to bilateral cerebral aneurysms: a microsurgical anatomical study. Journal of Neurosurgery, 1997, 87（2）: 163-169.

［3］Meybodi AT, Lawton MT, Rubio RR, et al. Contralateral approach to middle cerebral artery aneurysms: An anatomical-clinical analysis to improve patient selection. World neurosurgery, 2018, 109: e274-e280.

［4］Rodriguez-Hernandez A, Gabarros A, Lawton MT. Contralateral clipping of middle cerebral artery aneurysms: rationale, indications, and surgical technique. Neurosurgery, 2012, 71: 116-123; discussion 123-114.

病例8　左侧中动脉分叉部动脉瘤合并颞叶血肿、脑疝

【病史简介】　患者女性，59岁。因突发剧烈头痛、呕吐、不省人事1天急诊入院。入院查体：意识昏迷，GCS评分5分（E1V1M3）。左侧瞳孔散大，直径约5mm，对光反射消失；右侧瞳孔直径约2mm，对光反射消失。左侧肢体刺痛，刺痛收缩，颈强直（＋）。

当地医院CTA：蛛网膜下腔出血，左侧颞叶血肿，左侧大脑中动脉分叉部动脉瘤。我院复查CT示左侧颞叶血肿明显增加。

【术前影像】

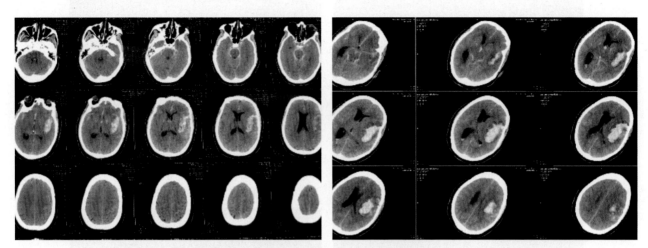

发病8小时，当地医院头颅CT　　　　　　　　　　发病24小时，我院头颅CT

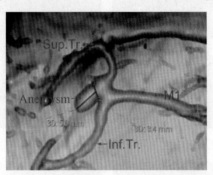

CTA显示中动脉分叉部动脉瘤，瘤体直
径约5mm，瘤颈为3.4mm

【术前诊断】　①蛛网膜下腔出血（Hunt-Hess分级Ⅴ级）；②左侧颞叶血肿伴脑疝形成；③左侧大脑中动脉分叉部动脉瘤。

【术前准备】　紧急气管插管，呼吸机辅助呼吸，甘露醇250ml＋呋塞米40mg，开启绿色通道。

【麻醉方式】　经鼻插管全身麻醉。

【手术体位】　仰卧位，头偏向对侧30°。

【手术名称】　左侧额颞部开颅（12cm骨瓣大小）中动脉分叉部动脉瘤夹闭术＋脑室外引流术＋颞叶血肿清除术＋去骨瓣减压术。

【手术过程】

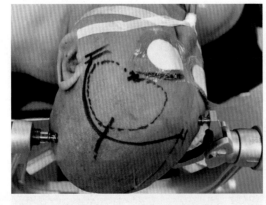

扩大翼点入路，面部偏向对侧45°

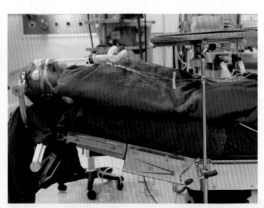

上半身升高30°有利于静脉回流

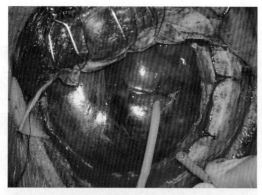

脑组织张力极高，先行Paine点穿刺
侧脑室，释放脑脊液后见脑搏动

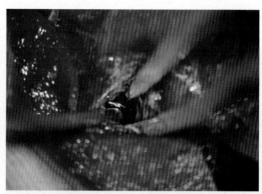

清除颞叶血肿进一步降低脑组织张力
脑组织张力仍高，清除部分血肿

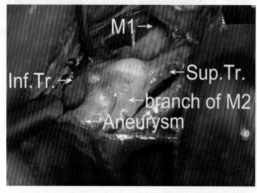

显露动脉瘤及周围重要分支

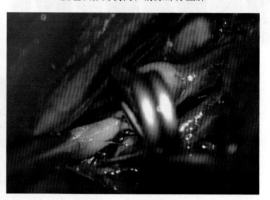

一枚752弯夹夹闭瘤颈

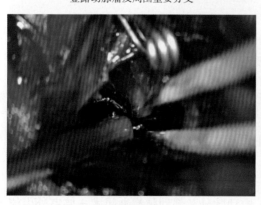

经侧裂清除血肿

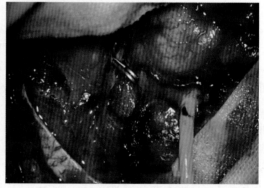

术毕保留脑室引流管
鼓肺观察30秒，无出血

【术后情况】 术后约1周患者意识逐渐恢复清醒，术后2周开始高压氧舱治疗及肢体功能锻炼，术后4周出院。出院时意识清醒，言语基本正常，四肢肌力4级。术后复查CT未见出血及梗死。CTA示动脉瘤消失，载瘤动脉通畅。

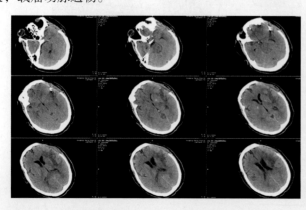

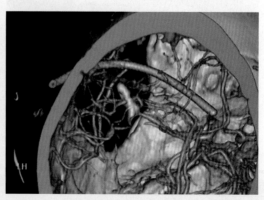

【点评】　本例动脉瘤为中动脉分叉部动脉瘤，瘤体小，动脉瘤手术夹闭难度不大，但患者病情重，已有脑疝形成，颅内压极高。这例患者整个治疗过程及时、合理，患者最终获得痊愈出院，有几点经验值得借鉴：①对于脑疝患者，时间就是生命，时间就是功能，必须争分夺秒，尽快开颅减压。②脑疝患者，骨瓣设计应较大，12～14cm。开颅后脑组织明显肿胀，可通过Paine点侧脑室穿刺、清除部分颞叶血肿、充分解剖脑池等办法使脑组织松弛。切忌脑压未降低时强行牵拉脑组织去处理动脉瘤，否则容易造成术中动脉瘤破裂大出血。③中动脉分叉部动脉瘤夹闭术M1段的显露有两种办法，一种是从近心端到远心端分离较安全，但效率低。另一种是由远心端到近心端，这种方法效率高，但对术者解剖熟悉度要求高，应先显露M2上干，沿上干内侧面显露一小段M1（足够临时阻断即可），接着根据瘤顶朝向从M1上方或下方显露瘤颈及M2下干。目前各种三维重建技术可让术者在术前充分熟悉动脉瘤的三维空间解剖，对初学者有很大帮助。只有术前充分熟悉动脉瘤病理解剖，制定个体化分离显露策略，才能安全、快速、精准地夹闭动脉瘤。④本例病例术后采取了多模态神经重症监护，同时通过控制脑室外引流管高度，每日引流脑脊液200ml，持续6天，可有效控制颅内压。术后神经重症监护，个体化治疗，是患者最终获得痊愈的重要保障。此外，术前已经脑疝的患者一定要去骨瓣减压，否则患者难以度过脑血管痉挛及脑水肿的高峰期。

（许明伟　许民辉）

病例9　大脑中动脉早期分支动脉瘤

【病史简介】　患者男性，55岁，因"体检发现颅内动脉瘤10天"入院；查体：神经系统无阳性体征。

头部动脉CTA：①颅脑CT平扫未见明显异常；②右侧大脑中动脉M1段远端见囊袋状突起，大小约3.6mm×2.7mm；③右侧大脑后交通动脉开放；右侧大脑后动脉P2段狭窄，血管腔狭窄程度约40%；④双侧颈内动脉虹吸部混合性斑块，血管腔轻度狭窄；⑤双侧颈动脉窦部混合性斑块，血管腔轻度狭窄。实验室检查：血脂7项示总胆固醇5.84mmol/L；甲状腺彩超示甲状腺结节，TI-RADS 4a类。

【术前影像】

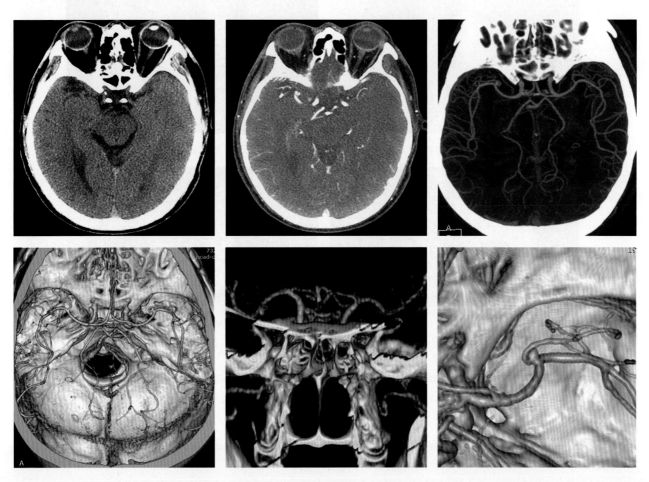

【术前诊断】 ①右侧大脑中动脉早期分支动脉瘤；②高胆固醇血症；③甲状腺结节。

【麻醉方式】 气管插管全身麻醉。

【手术体位】 仰卧位。

【手术名称】 右侧眶外侧入路M1早期分支动脉瘤夹闭术。

【手术过程】

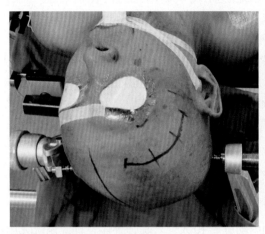

眶外侧切口

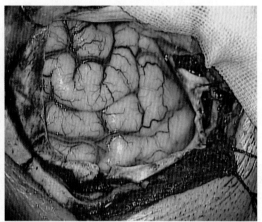

取下骨瓣剪开硬膜

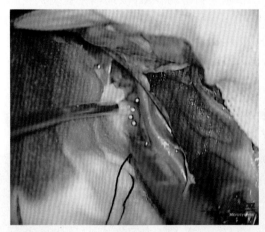

侧裂远端分离

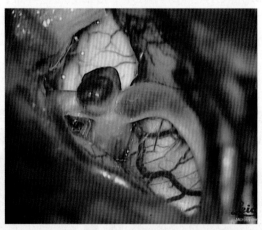

显露动脉瘤

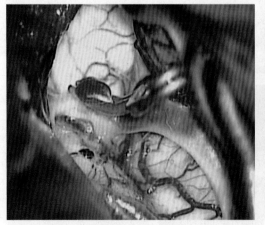

迷你夹夹闭动脉瘤

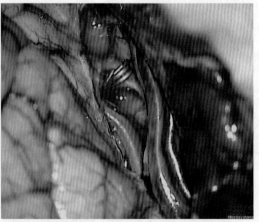

夹闭后动脉瘤消失，载瘤动脉通畅

【术后影像】

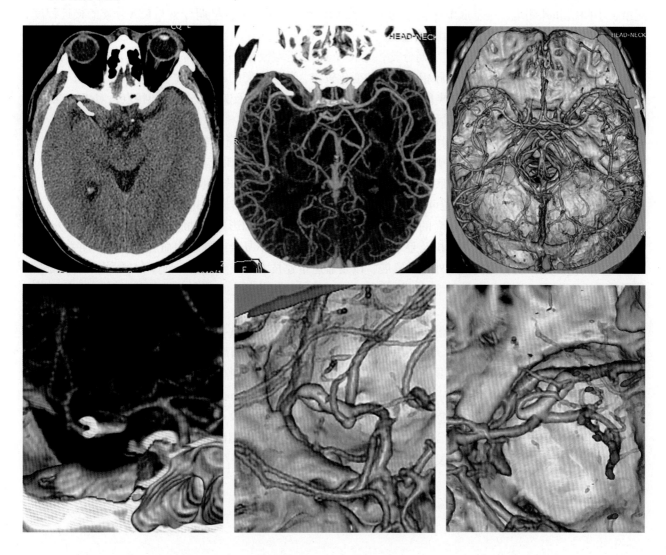

【点评】 大脑中动脉（MCA）是脑动脉瘤发生的常见部位之一，大脑中动脉动脉瘤发病率占颅内动脉瘤的20.0%～25.0%。依据解剖部位不同分为近端（M1）、分叉部（M2）、远端（M3）及皮质段（M4）动脉瘤，不同部位大脑中动脉动脉瘤的手术治疗及预后各有特点。

经典大脑中动脉动脉瘤分型为：近端型、分叉型和远端型。但是由于大脑中动脉M1及分叉部存在明显的个体差异，因此对动脉瘤的部位判定也存在不一致性。判断动脉瘤起源对于术前计划极其重要，不同部位需要采取不同的手术策略。Yuha教授团队通过研究对经典分型进行了扩充，提出了4组分型法：①M1豆纹动脉瘤（M1-LSAA）；②M1早皮质分支动脉瘤（M1-ECBA），包括M1早额叶皮质支和颞叶皮质支动脉瘤；③大脑中动脉分叉部动脉瘤（MbifA）；④大脑中动脉远端动脉瘤（MdistA）。

大脑中动脉M1段动脉瘤，占大脑中动脉动脉瘤的10%～15%，主要发生在靠近颈内动脉末端的M1段，与早期额、颞分支动脉或豆纹动脉有关。大脑中动脉早期分支是大脑中动脉M1段的一根主要皮质分支，起源于大脑中动脉双分叉或多分叉主干近端，存在多种变异形式，多数早期分支在侧裂处向上延伸至颞叶，为颞极和颞叶前外侧部供血，少数延伸至额叶，为眶额区或额前区供血。有时双颞干可能被误认为是早期大脑中动脉分叉部，但在沿M1段向分

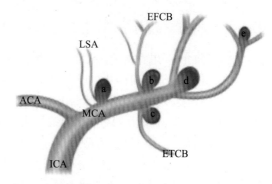

MCA动脉瘤分组：a. LSA组；b. EFCB组；c. ETCB组；d. MCA分叉部组；e. 远端组

叉部动脉瘤剥离时，早期分支动脉通常是一个可靠的解剖标志。同时M1段的穿支血管豆纹动脉，包括内侧组、中间组和外侧组，是基底节区核团的主要供血动脉。研究者根据早期分支与ICA分支的接近程度、相对直径、早期分支产生的豆纹动脉数量和皮质分布将其分为4型：①MCA无早期分支；②MCA存在1支或多支早期分支；③MCA仅1支早期分支；④ICA至M1近端及M1分叉前部各有多支。Yasargil教授也指出大脑中动脉早期分支与豆纹动脉相对位置的变化较多，确定它们的相对位置十分重要。因此，进行大脑中动脉M1段动脉瘤的显微外科夹闭治疗时，应熟知M1走行特征及其分支的解剖特点，对术中准确定位、避免相应血管的损伤、减轻术后神经功能障碍意义重大。

M1段动脉瘤破裂出血后与一般的动脉瘤临床表现相似，为剧烈头痛、恶心、呕吐等，由于大脑中动脉M1段分支供应重要功能区，动脉瘤破裂出血量较大者引起的神经功能障碍较其他部位动脉瘤更为多见。常规CT平扫一般表现为病灶侧额、颞叶底部、岛叶区、基底节区、侧裂区及蛛网膜下腔出血，严重者形成血肿或破入脑室。观察蛛网膜下腔出血部位可判断动脉瘤的大概位置，但确诊需通过3D-CTA或DSA检查明确。

该部位动脉瘤破裂后应根据患者的临床状况、是否有脑内血肿和影像学动脉瘤与载瘤动脉及其分支的关系综合分析，选择合适的手术时机及手术方法。对于低分级、不复杂或伴脑内血肿者，应早期手术清除血肿并夹闭动脉瘤。随着现代神经外科的发展，以及血运重建技术的成熟应用，对于M1段的大型、宽颈，甚至涉及多个穿支血管的复杂动脉瘤也可在术前检查明确动脉瘤的信息后进行早期处理，在复合手术室治疗这类动脉瘤是推荐的方式。

手术入路有多种选择，根据动脉瘤的部位、形态、大小、朝向可选择翼点入路、眶外侧入路、锁孔入路等，但翼点入路仍是经典的手术入路。此例大脑中动脉M1段动脉瘤属于早期额叶分支动脉瘤，是未破裂的小型动脉瘤，手术操作相对容易，术者选择眶外侧入路，首先是对侧裂充分的分离，注意保护侧裂静脉避免损伤，开放侧裂池后可用脑压板轻轻牵开，沿M1远端向近端小心探查，可见早期额叶分支动脉向额底内侧走行，继续充分显露中动脉分叉及水平段的分支、额支、豆纹动脉，游离动脉瘤颈部，确认动脉瘤与这些血管的关系。在夹闭之前需要对这些血管进行清楚的辨认及剥离，避免误夹或造成夹闭后血管狭窄、扭曲。对瘤体较大的动脉进行复合夹闭，这样可以保证穿支的保留及管腔的通畅。

（王　昊　许民辉）

参 考 文 献

[1] Tanriover N, Kawashima M, Rhoton AL Jr, et al. Microsurgical anatomy of the early branches of the middle cerebral artery: morphometric analysis and classification with angiographic correlation. J Neurosurg, 2003, 98 (6): 1277-1290.

[2] Ciszek B, Aleksandrowicz R, Zabek M, et al. Classification, topography and morphometry of the early branches of the middle cerebral artery. Folia Morphol (Warsz), 1996, 55 (4): 229-230.

[3] Türe U, Yasargil MG, Al-Mefty O, et al. Arteries of the insula. J Neurosurg, 2000, 92: 676-687.

三、后交通

病例10　后交通动脉瘤

【病史简介】　患者女性，52岁，已婚，因"头痛1周"入院。既往有"高血压病史"6年，口服"珍菊降压片"控制血压。入院前4年，患者因头痛检查发现"自发性蛛网膜下腔出血，双侧颈内动脉后交通动脉瘤"，考虑"左侧颈内动脉后交通动脉瘤出血"，外院行"左侧翼点入路后交通动脉瘤夹闭术"，右侧后交通动脉瘤较小，观察治疗。在随访过程中动脉瘤增大，遂来我院治疗。查体：血压121/75mmHg，神志清楚，CCS评分15分，Hunt-Hess分级Ⅰ级。左额颞部可见弧形切口痕，长约12cm，已愈合。余神经系统未见阳性体征。

头颅CTA：双侧胚胎型大脑后动脉，左侧支起始处局限锥状突起，大小约3.0mm×3.1mm，边缘紧邻金属夹影。双侧大脑前、中动脉走行及形态正常，血管未见明显狭窄，亦未见动脉瘤及异常血管显示。右侧颈内动脉后交通段见动脉瘤，大小约4.7mm×4.1mm。基底动脉及所见双侧椎动脉走行及形态正常，血管未见明显狭窄及斑块显示，亦未见异常血管显示。

【术前影像】

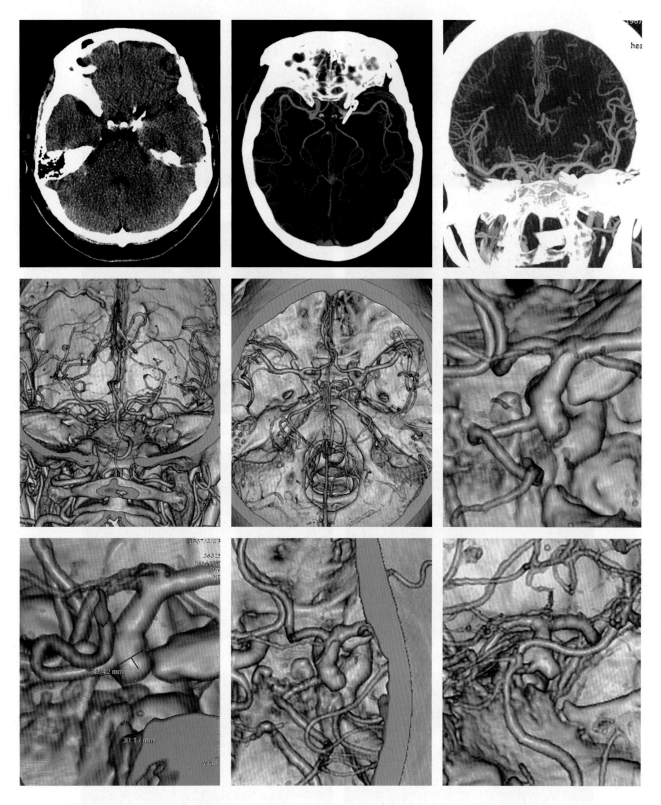

【术前诊断】 ①右侧颈内动脉后交通动脉瘤；②左侧颈内动脉后交通动脉瘤夹闭术后；③原发性高血压。

【麻醉方式】 气管插管全身麻醉。

【手术体位】 仰卧位。

【手术名称】 右侧翼点入路后交通动脉瘤夹闭术。

【手术过程】

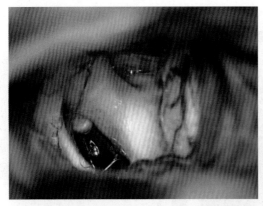

开放侧裂即可进入颈动脉池显露ICA近端

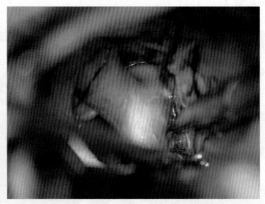

显露后交通动脉瘤及脉络膜前动脉

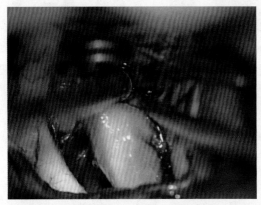

显露近端瘤颈、PComA起始与第三间隙

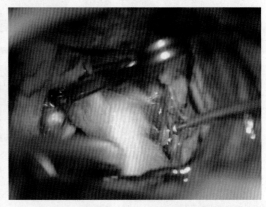

临时阻断后见动脉瘤体呈宽颈、不规则分叶状

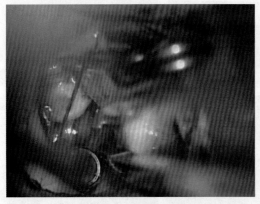

探查后交通动脉远端走行

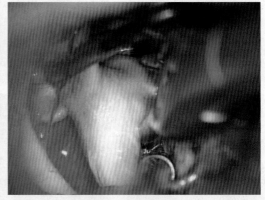

沿PComA肩部与第三间隙置入瘤夹，夹闭瘤颈

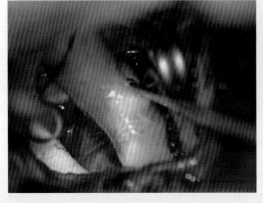

夹闭动脉瘤后确认后交通起始

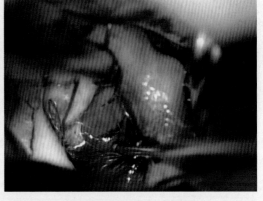

夹闭后探查后交通动脉远端

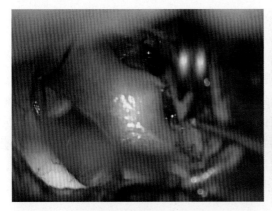

夹闭可见脉络膜动脉良好

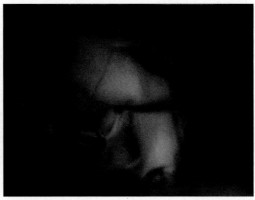

术后ICG造影显示后交通及脉络膜前动脉通畅

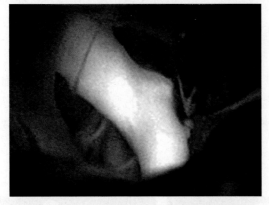

夹闭后ICG造影显示后交通远端及穿支通畅

【术后影像】

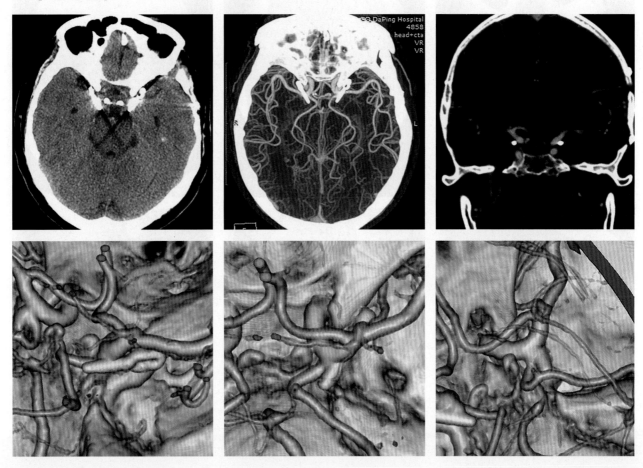

术后患者一般情况良好，四肢肌力、肌张力正常，无动眼神经麻痹症状及其他神经功能损害。

【点评】 本例为双侧后交通动脉瘤，一期外院行左侧夹闭后，右侧后交通随访中增大的病例。术前影像提示患者动脉瘤皆位于胚胎大脑后动脉起始部，属于分叉型后交通段动脉瘤，瘤体与前床突的空间相对较大，除了遵循一般后交通动脉瘤手术原则外，术中难点在于保护好胚胎型大脑后动脉，仔细分离动脉瘤瘤颈，辨认动脉瘤与后交通动脉起始部、穿支及其远端走行，以及与脉络膜前动脉的关系。由于瘤体被颞叶覆盖，尽量减少对颞叶的牵拉和解剖，过多显露瘤体容易造成瘤的破裂，一旦破裂仅阻断颈内动脉是不能充分控制出血的，需要对大脑后动脉及颈内动脉远端进行阻断，往往会造成大脑半球缺血，将会引起更严重的术后并发症。注意到以上情况后进行动脉瘤瘤颈的显露，选择合适的动脉瘤夹及夹闭角度，夹闭后进行ICG造影证实动脉瘤完全夹闭，后交通段穿支、胚胎型大脑后动脉、脉络膜前动脉显影良好，手术达到预期目的。

（王　昊　徐伦山　许民辉）

病例11　幕下型后交通动脉瘤

【病史简介】 患者女性，48岁。因"突发剧烈头痛伴左上睑下垂3天"入院。既往高血压病史10年，未规律服降压药。主要体征：左侧动眼神经麻痹。GCS1评分5分。Hunt-Hess分级Ⅱ级。头颅CTA示左侧颈内动脉后交通动脉瘤，大小约5.5mm×3.1mm，瘤颈2.6mm。环池、左侧裂池蛛网膜下腔出血。

【术前影像】

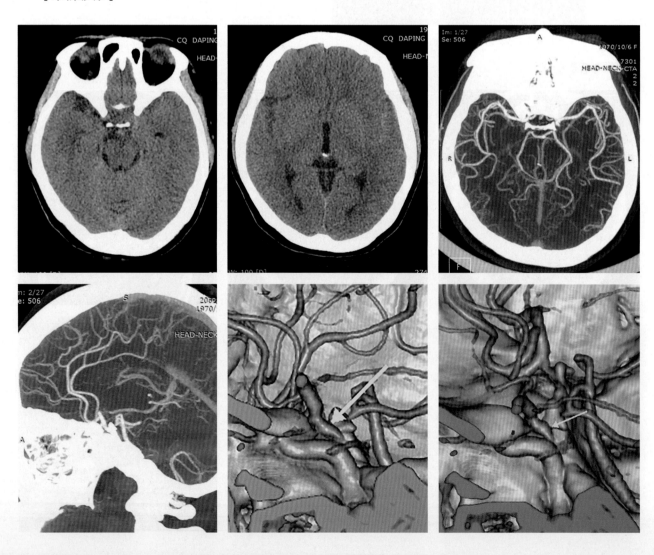

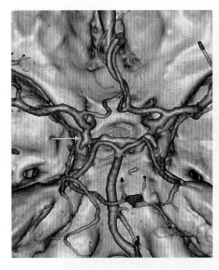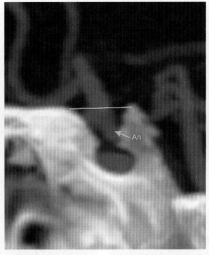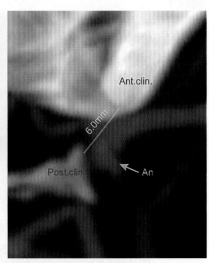

【术前诊断】 ①左侧颈内动脉后交通动脉瘤；②自发性蛛网膜下腔出血；③原发性高血压。

【麻醉方式】 气管插管全身麻醉。

【手术体位】 仰卧位。

【手术名称】 左侧翼点入路后交通动脉瘤夹闭术。

【手术过程】

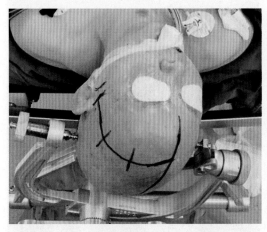

翼点入路头皮切口

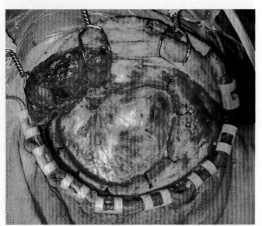

切下骨瓣，磨平蝶骨嵴

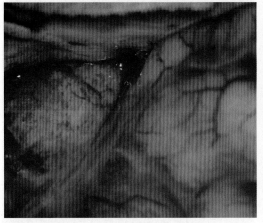

显露侧裂

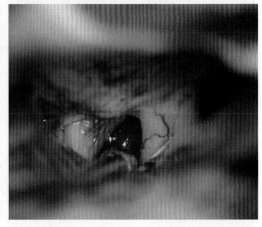

开放视交叉池、颈动脉三角，清除脑池内积血

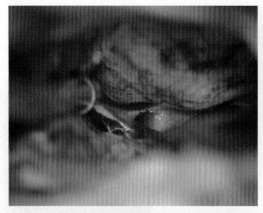

沿侧裂远端打开侧裂池

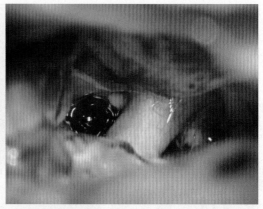

显露动脉瘤，位于前床突下方

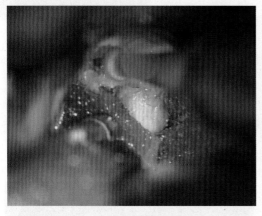

切除部分前床突硬膜

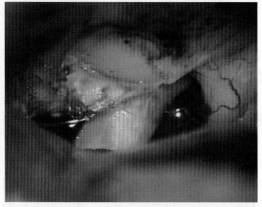

周围组织保护后磨除前床突

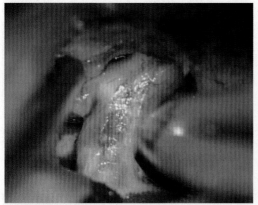

显露动脉瘤瘤颈

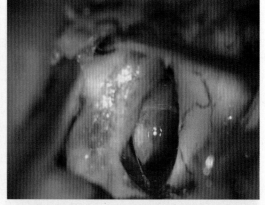

充分游离动脉瘤瘤颈

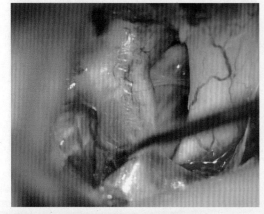

辨认后交通动脉及脉络膜前动脉

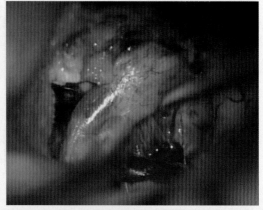

由第二间隙确认后交通动脉走行

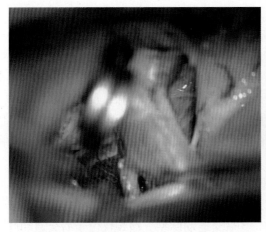 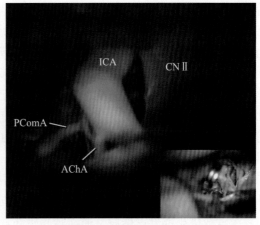

夹闭瘤颈并探查 AChA、Ⅲ神经　　　　　　ICG 造影确认后交通段各支血管显影良好

【术后影像】

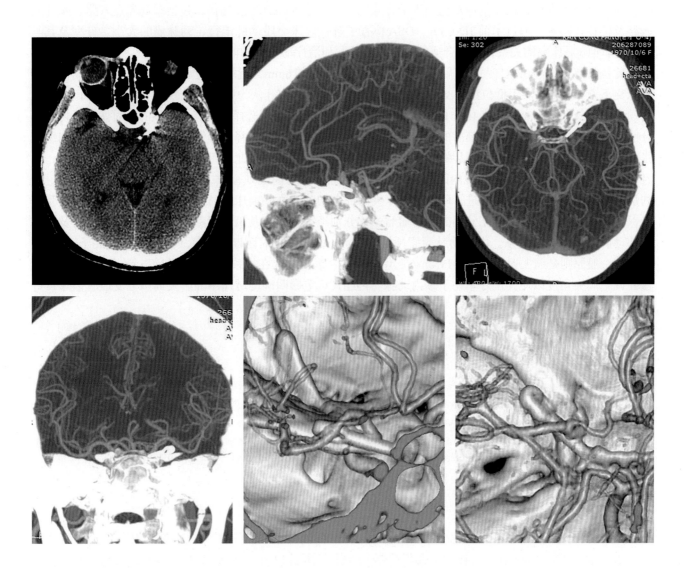

术后患者一般情况良好，四肢肌力、肌张力正常，无动眼神经麻痹症状及其他神经功能损害。

【点评】 颈内动脉后交通动脉瘤发病率高，占所有颅内动脉瘤的25%左右。后交通动脉瘤涉及很多解剖结构，如后交通动脉及其脑底穿支血管、脉络膜前动脉、动眼神经、小脑幕、前-后床突及颞叶。瘤体或瘤顶部可能与这些解剖结构粘连，也有相当一部分后交通动脉瘤的起始部和近端瘤颈部可被前床突遮挡，这类动脉瘤手术中往往瘤颈完全暴露困难，缺乏足够的空间阻断载瘤动脉，特别是瘤体菲薄、大型及载瘤动脉硬化等情况，手术难度及风险较大。当没有做好载瘤动脉的控制，一旦破裂出血、脉络膜前动脉或变异的胚胎型大脑后动脉被误夹或损伤将导致严重的并发症。因此，颈内动脉后交通段动脉瘤的外科治疗也应引起足够的重视。

Yasargil教授指出，根据后交通动脉瘤瘤颈占据载颈内动脉的多少可分为：①分叉型。瘤颈同时占据颈内动脉和后交通动脉者。②颈内动脉型。瘤颈仅位于或绝大部分位于颈内动脉，瘤颈近端位于后交通动脉起始部后缘者或极小部分占据后交通动脉起始部者。③后交通动脉型。瘤颈仅位于后交通动脉，近端与或不与颈内动脉外下壁相邻者。也可根据瘤颈相对于小脑幕的关系分为：①幕上型。瘤体位于小脑幕上，瘤颈相对位于小脑幕水平线上方。②幕下型。瘤体位于小脑幕下，瘤颈相对位于小脑幕水平线下方。③幕缘型。瘤颈相对位于小脑幕水平线中，在幕上和幕下均可见瘤囊的分叶。

显微夹闭手术目前仍然是最常用的手术方式之一，手术入路有很多选择，包括常规翼点入路、眶外侧入路及锁孔入路等。通过术前3D-CTA、DSA检查了解颈内床突段动脉走行、动脉瘤的大小、分型及其与小脑幕、前-后床突的关系，选择合适的手术入路是顺利治疗动脉瘤的前提。

此例特点为，经3D-CTA重建后测量前-后床突间距离约6mm，近端瘤颈距前床突约3mm，瘤体位于后床突下方1.5mm，属于低位型后交通动脉瘤。Nagasawa，Kim等认为瘤颈近端距前床突尖端小于4mm或瘤颈近端部分低于床突间连线1mm以下者需要磨除前床突。因此，选择常规翼点开颅的同时做好了切除部分前床突的准备，术中剪开硬膜后的解剖策略是首先开放视交叉池，释放脑脊液，辨认视神经，待脑组织张力下降后牵开额叶，再剪开侧裂蛛网膜，由侧裂远端向近端分离，此时可以将颈动脉三角完全显露，并且有足够的操作空间，清除脑池内的积血后显露动脉瘤，与术前规划一致，瘤颈几乎完全被前床突遮挡，灼烧并切除部分前床突硬膜，进行硬膜内前床突的部分切除，磨除前床突时需注意对视神经及周围血管进行保护，避免热传导损伤。充分显露动脉瘤瘤颈，分别经第二间隙及第三间隙辨认后交通动脉走行及脉络膜前动脉与动脉瘤的关系。由于动脉瘤瘤颈长度2.6mm，未予临时阻断，选择了直型动脉夹予以夹闭，夹闭的一般原则是瘤夹近端叶片于PComA起始的肩部，远端叶片在瘤颈部AChA的前方置入，释放时应缓慢并调整瘤夹角度以使其正好紧贴于颈内动脉。再经ICG造影明确动脉瘤不显影及周围分支血管显影良好后方可结束手术。

（王 昊 许民辉）

参 考 文 献

[1] Kim JH, Kim JM, Cheong JH, et al. Simple anterior petroclinoid fold resection in the treatment of low-lying internal carotid-posterior communicating artery aneurysms. Surg Neurol, 2009, 72（2）: 142-145.

[2] Nagasawa S, Kikuchi H, Kim NG, et al. Analysis of internal carotid-posterior communicating artery aneurysms with difficulty in clipping: with special reference to radiometry. No Shinkei Geka, 1988, 16（8）: 959-964.

病例12 复杂后交通动脉瘤

【病史简介】 患者女性，54岁。因"突发头痛、呕吐伴意识模糊1天"入院。既往高血压病史3年，最高血压172/100mmHg，未规律服药控制。查体：体温37℃，脉搏80次/分，呼吸20次/分，血压160/74mmHg，平车推入病房，意识模糊、烦躁不安，回答不切题，查体欠合作，GCS评分12分，双瞳等大正圆3mm，对光反射灵敏，颈抗2指，脑膜刺激征（＋），四肢肌力、肌张力正常，余神经系统未见阳性体征。头部CTA示蛛网膜下腔出血，双侧脑室、第三脑室及第四脑室增大，中线结构无移位。右侧胚胎型大脑后动脉，双侧大脑前、中、后动脉轻度狭窄，右侧颈内动脉后交通段可见锥状突起，大小6.0mm×4.2mm，双侧颈内动脉钙化斑块，管腔轻度狭窄。双侧椎动脉走行纡曲。

【术前影像】

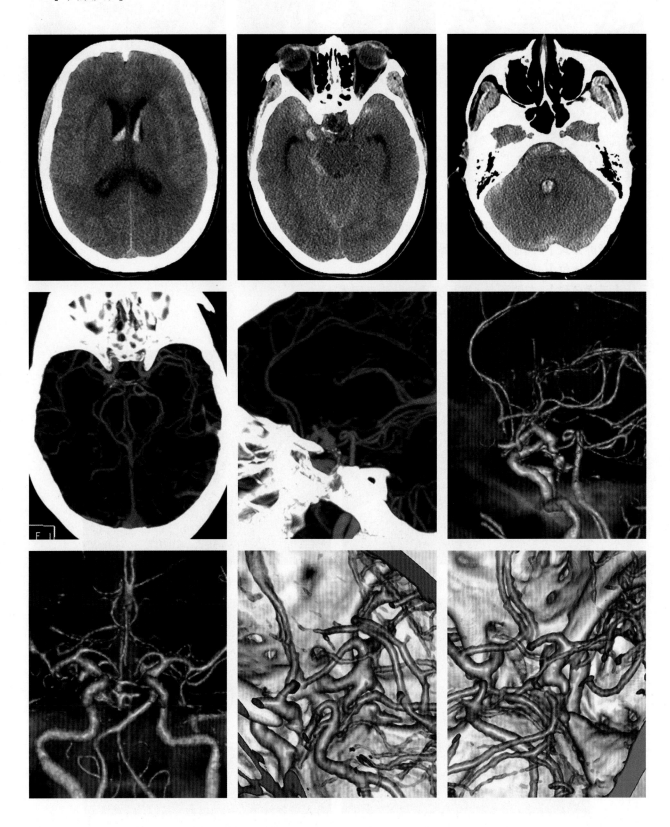

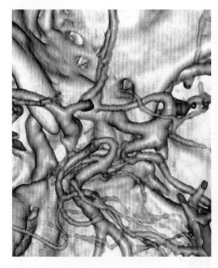 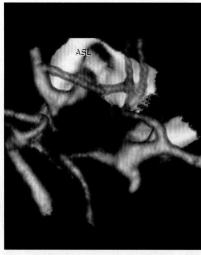 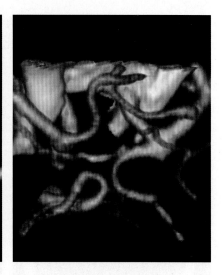

【术前诊断】 ①右侧颈内动脉后交通动脉瘤；②自发性蛛网膜下腔出血；③原发性高血压。

【麻醉方式】 气管插管全身麻醉。

【手术体位】 仰卧位。

【手术名称】 右侧翼点入路后交通动脉瘤夹闭术。

【手术过程】

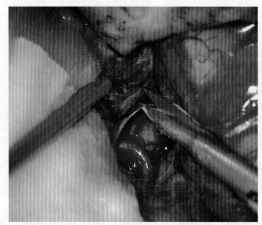 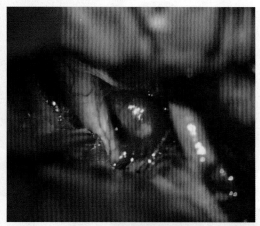

分开侧裂清除侧裂池内积血　　　　　　　　锐性分离视交叉蛛网膜牵开额叶

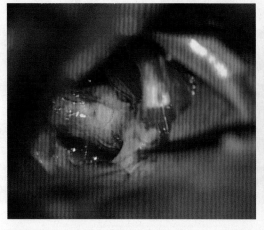 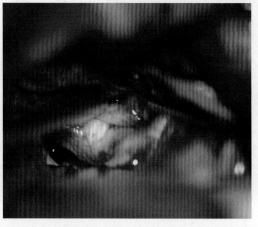

显露颈内动脉分叉部 M1 及 A1　　　　　　向颈动脉池探查发现动脉瘤嵌入颞叶

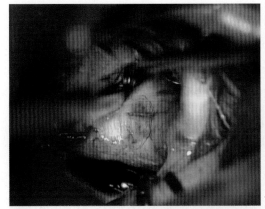

探查后交通动脉起始处

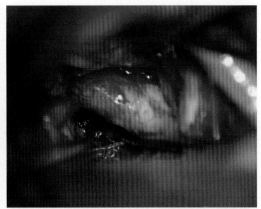

清除第二间隙内积血

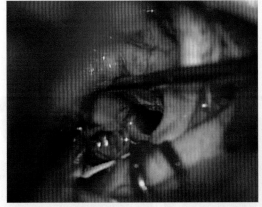

显露后交通动脉远端走行

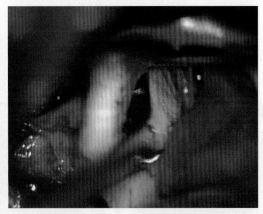

吸除部分颞叶及包裹动脉瘤体的积血

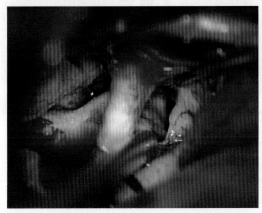

显露动脉瘤后方瘤颈及脉络膜前动脉

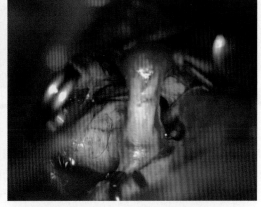

临时阻断后将前方叶片沿后交通动脉肩部置入

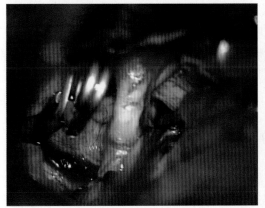

后方叶片沿瘤颈置入并避开脉络膜前动脉

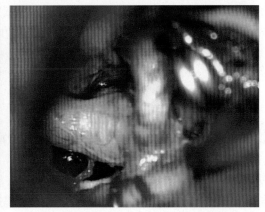

夹闭动脉瘤后可见后交通动脉起始保留良好

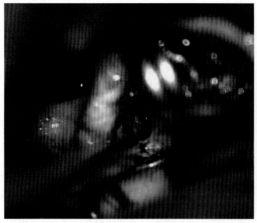
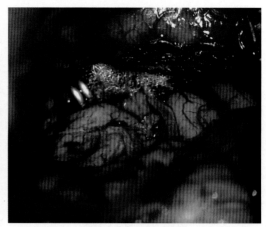

脉络膜前动脉保留良好　　　　　　　　　　　　　夹闭后情况

【术后影像】

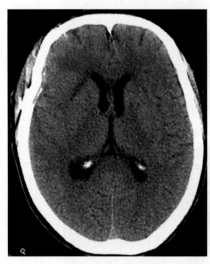
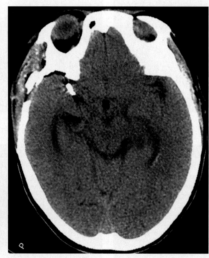
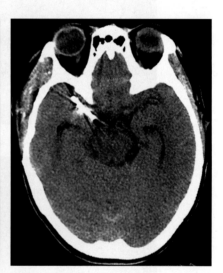

　　【点评】　此病例颈内动脉硬化，床突上段短且膨大并横向走行，后交通动脉瘤是宽颈动脉瘤，瘤颈接近颈内动脉分叉部，瘤体突入颞叶，并与脉络膜前动脉关系密切，使得瘤颈的显露困难，风险更大。手术的目的既要保证动脉瘤完全夹闭，保留后交通动脉起始部通畅，又要不影响脉络膜前动脉，因此术中的显露十分重要，按照后交通动脉瘤的显露步骤，首先显露颈内动脉床突段主干，清除脑池内积血，进一步辨认颈内动脉分叉部，后交通动脉远端走行，之后将部分颞叶组织切除，充分显露动脉瘤，此时可看清整个后交通段的各支血管位置，选择枪状动脉瘤夹，沿颞叶一侧置入，这样可以避免持夹钳和动脉瘤夹对术野的遮挡，可以清楚地看到动脉瘤夹叶片置入时动脉瘤瘤颈、后交通动脉及脉络膜前动脉的情况，缓慢释放动脉瘤夹完成夹闭。

（王　昊　许民辉）

病例13　血流动力相关性后交通动脉段动脉瘤

　　【病史简介】　患者女性，60岁。因"突发剧烈头痛、呕吐12小时"入院。
　　查体：平车推入病房，生命体征平稳，嗜睡状态，呼之能应，回答切题，遵嘱活动，双瞳等大正圆3mm，对光反射灵敏，颈抗3指，脑膜刺激征（＋），GCS评分15分，Hunt-Hess分级Ⅲ级。右侧肢体肌力

4级，左侧肢体肌力5级，双侧肌张力、腱反射正常，病理征未引出。

　　辅助检查：头颈部CTA示鞍上池、环池及脑沟回可见铸型高密度影。右侧大脑后动脉开放。右侧颈内动脉虹吸部瘤样突起，大小约5.0mm×4.0mm，右侧颈内动脉闭塞。左侧颈内动脉虹吸部钙化斑块，狭窄程度约20%。双侧大脑前、中、后动脉走行及形态正常，血管未见明显狭窄。

　　【术前影像】

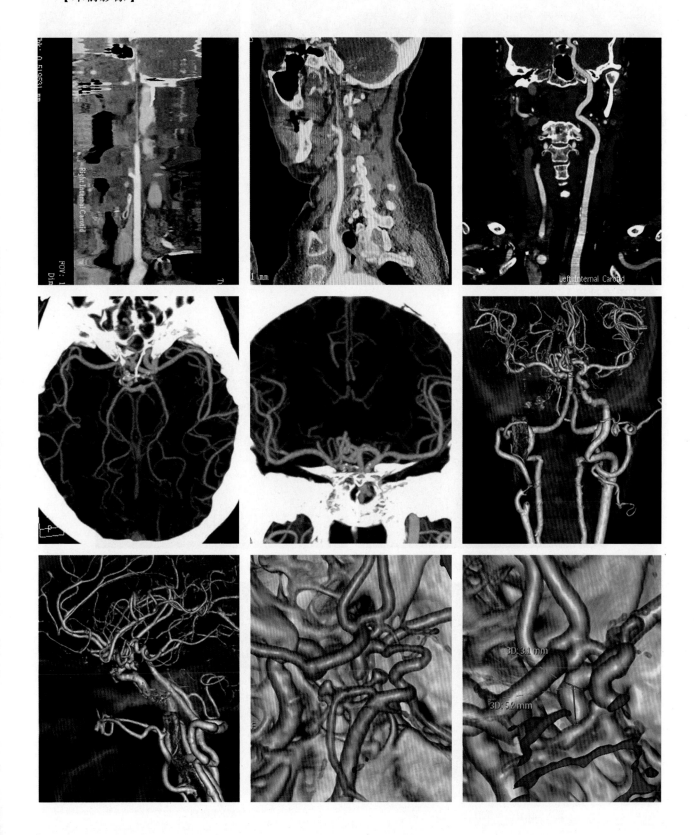

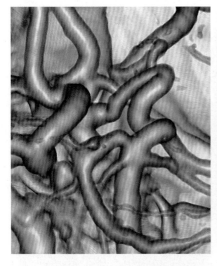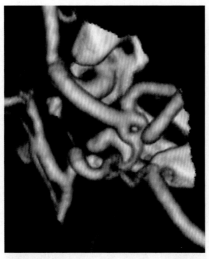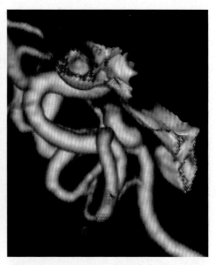

【术前诊断】 ①右侧颈内动脉后交通段动脉瘤；②自发性蛛网膜下腔出血；③右侧颈内动脉闭塞；④左侧颈动脉窦部狭窄。

【麻醉方式】 气管插管全身麻醉。

【手术体位】 仰卧位。

【手术名称】 右侧翼点入路后交通动脉瘤夹闭术。

【手术过程】

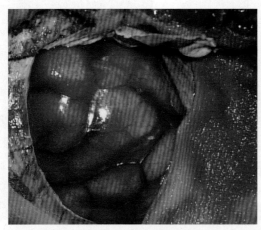

开颅后颅内压较高

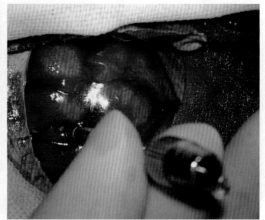

潘氏点（Paine's point）穿刺

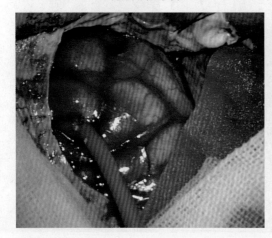

置入引流管引流脑脊液后见脑压下降

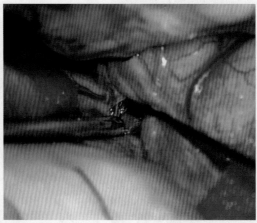

远端分离侧裂

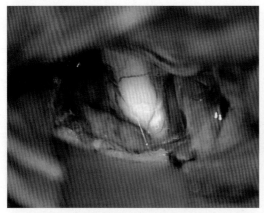

锐性分离鞍上池蛛网膜牵开额叶

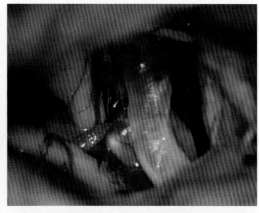

探查颈内动脉及穿支血管

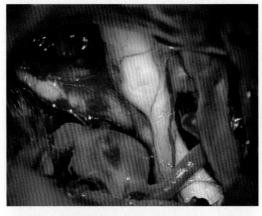

显露窗式前交通动脉及右侧A1

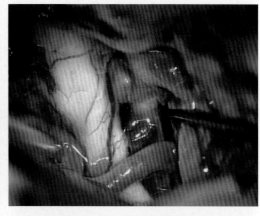

显露动脉瘤、粗大后交通动脉及同侧A1段

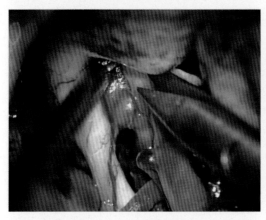

游离动脉瘤瘤颈，载瘤动脉近端受前床突遮挡

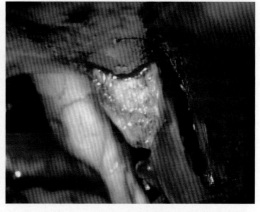

切开前床突硬膜

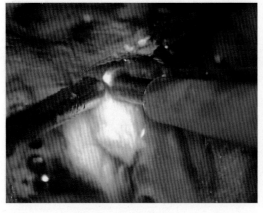

超声骨刀切除部分前床突

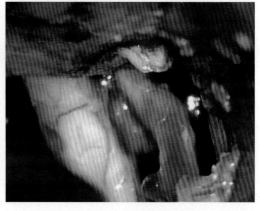

粘合前床突硬膜预防脑脊液漏

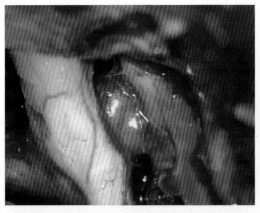

游离近端瘤颈

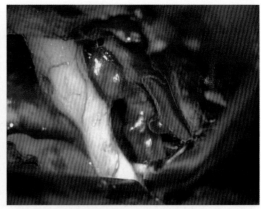

临时阻断大脑后动脉

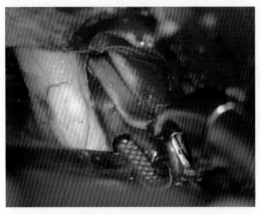

侧弯动脉瘤夹夹闭动脉瘤

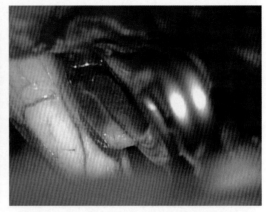

夹闭后可见近端瘤夹叶片完全穿过动脉瘤颈部

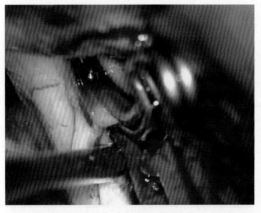

大脑后动脉保留

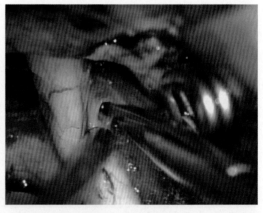

剪破瘤壁验证夹闭良好

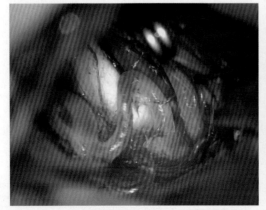

夹闭后各穿支血管无痉挛

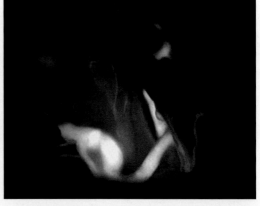

术后ICG造影显示后交通动脉及A1显影良好

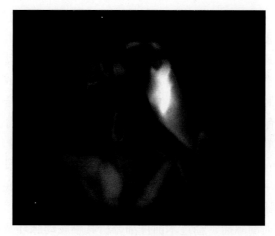

ICG造影显示颈内动脉显影良好

【术后影像】

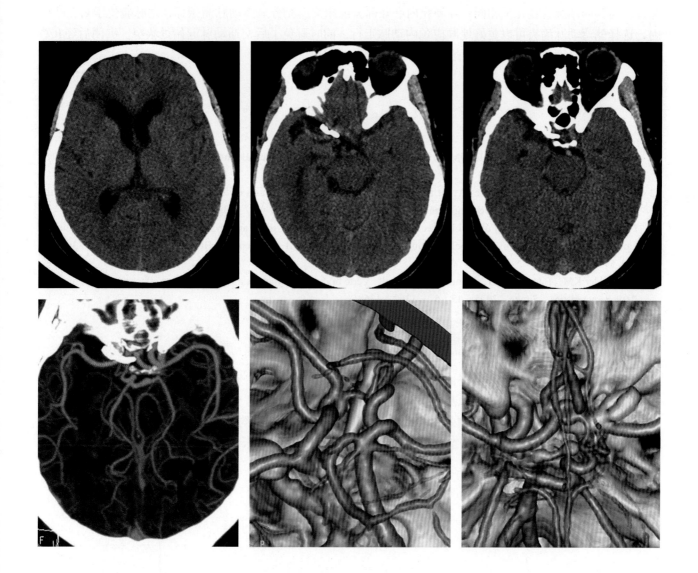

【点评】 此例病例较少见，是颈内动脉慢性闭塞伴Willis环变异形成的与血流相关的后交通段动脉瘤，术前检查发现患者右侧颈内动脉C1～C6段闭塞，右侧大脑前动脉A1段非优势供血，前交通动脉存在变异为窗式前交通，后交通动脉开放，考虑右侧大脑中动脉血供通过后交通动脉来自后循环。因此，后交通动脉的血流量大，其血流动力学作用使得后交通起始部逐渐膨大并最终形成后交通动脉瘤。该病例与以往报道的先天发育不全的颈内动脉相关的颅内动脉瘤不同，颈内动脉发育不全是一种罕见的先天性异常，发病率＜0.01%。少数病例或伴有Klippel-Trenaunay综合征等一些特发性疾病，这些病因与颅内动脉瘤发生有一定相关性。同时该病例与单纯的Willis环变异形成的动脉瘤也有所不同。多数临床医生认为，Willis环变异引起动脉瘤的机制可能为：单侧A1段动脉发育纤细或缺如。对侧A1段动脉的血流代偿性增加；胚胎型大脑后动脉。此时颈内动脉主要对大脑后动脉的血流进行供应，偶尔基底动脉也会进行血流供应。这些因素在动脉壁薄弱时会导致动脉瘤发生。

对于此例破裂出血的后交通动脉瘤，经过术前仔细分析其颅底动脉环及血流循环的情况，介入治疗需经后循环进入，栓塞动脉瘤难度较大，一旦出现严重血管痉挛或血栓事件造成的后果是很危险的，因此决定行开颅夹闭手术，手术方式为常规翼点入路，剪开硬膜后由于脑压较高，进行了潘氏点（Paine's point）穿刺，释放脑脊液，降低颅内压，利于脑组织牵开。手术过程并未出现很困难的情况，按一般步骤分离侧裂及鞍上池，充分显露颈内动脉床突段、同侧A1段及窗式前交通，辨认后交通动脉走行，可见后交通动脉管径与颈内动脉管径几乎相同，经硬膜内磨除部分前床突后充分显露动脉瘤颈部，动脉瘤位于第二间隙内，选择侧弯动脉瘤夹可以更好地顺应颈内动脉走行，同时避免了后交通动脉起始处狭窄。夹闭后经ICG造影显示各支血管显影良好，手术达到预期效果。

（王 吴 许氏烨）

参 考 文 献

［1］Smith KR Jr., Nelson JS, Dooley JM Jr. Bilateral "hypoplasia" of the internal carotid arteries. Neurology, 1968, 18: 1149-1156.

［2］Afifi AK, Godersky JC, Menezes A, et al. Cerebral hemiatrophy, hypoplasia of internal carotid artery, and intracranial aneurysm. A rare association occuring in an infant. Arch Neurol, 1987, 44（2）: 232-235.

［3］Fukaya R, Yanagisawa K, Fukuchi M, et al. Posterior cerebral artery giant aneurysm associated with bilateral internal carotid artery occlusion in a Klippel-Trenaunay syndrome patient: a case report. Br J Neurosurg, 2019, 33（5）: 591-593.

［4］Thierfelder KM, Baumann AB, Sommer WH, et al. Verte bral artery hypoplasia: frequency and effect on cerebellar blood flowcharacteristics. Stroke, 2015, 45（5）: 1363, 1368.

病例14 双侧后交通段动脉瘤

【病史简介】 患者女性，48岁。因"突发头痛呕吐8小时"入院。查体：精神状态差，呼唤睁眼，对答切题。双瞳孔等大3mm，对光反射灵敏。脑膜刺激征阳性。GCS1评分5分。Hunt-Hess分级Ⅰ级。头颅CTA示广泛蛛网膜下腔出血，双侧颈内动脉交通段动脉瘤，右侧大小约5.5mm×1.5mm，3.0mm×2.6mm，双侧胚胎型大脑后动脉。双侧大脑前、中动脉走行及形态正常，血管未见明显狭窄，亦未见动脉瘤及异常血管，基底动脉未见明显异常。

【术前影像】

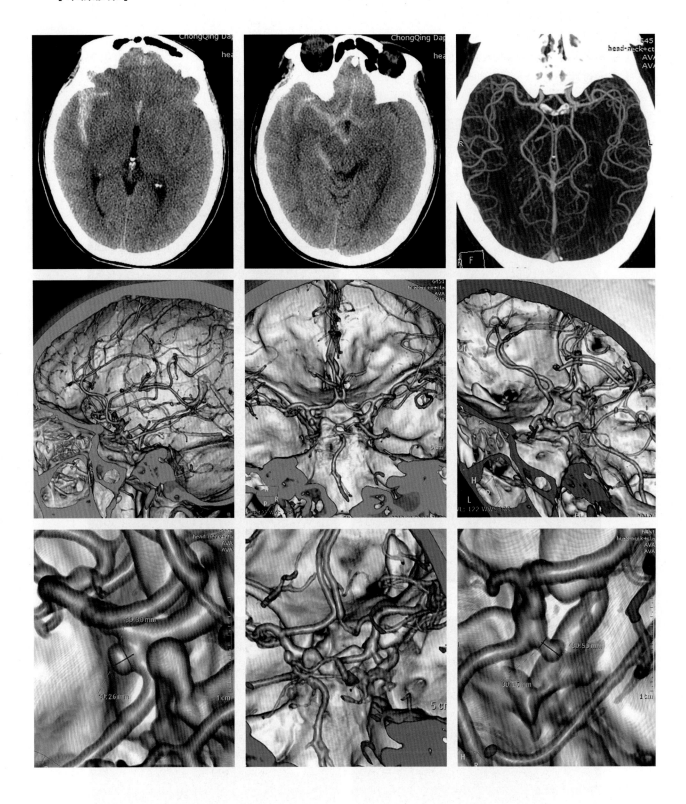

【术前诊断】 ①双侧颈内动脉后交通段动脉瘤；②自发性蛛网膜下腔出血。

【麻醉方式】 气管插管全身麻醉。

【手术体位】 仰卧位。

【手术名称】 右侧翼点入路双侧后交通段动脉瘤夹闭术。

【手术过程】

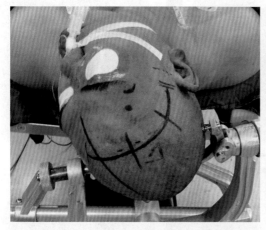

扩大翼点入路

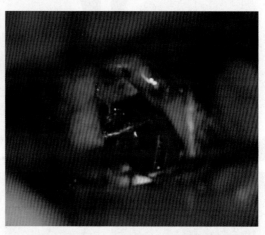

分开侧侧充分牵开额叶，清除脑池内积血

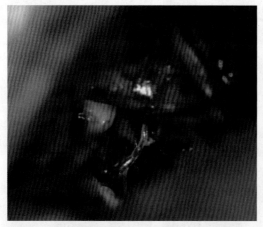

可见前-后床突距离很近，显露后交通动脉走行

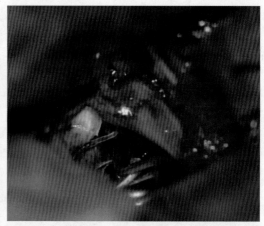

临时阻断颈内及大脑后动脉

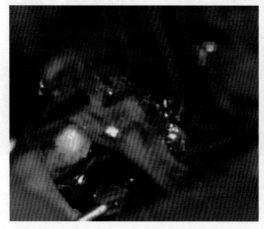

充分游离瘤颈

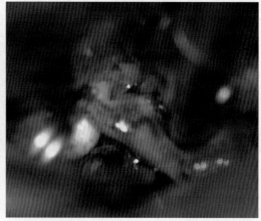

瘤夹叶片避开PComA起始，通过PComA与第三间隙

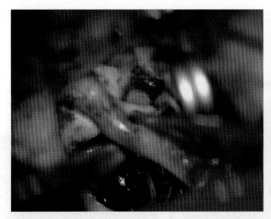

夹闭后PComA保留完好

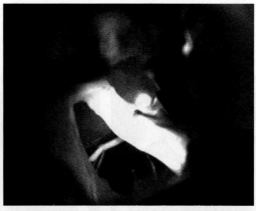

ICG显示后交通动脉显影良好，动脉瘤消失

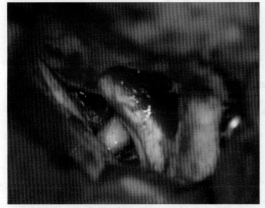

充分分离视交叉上方蛛网膜到达对侧显露ICA

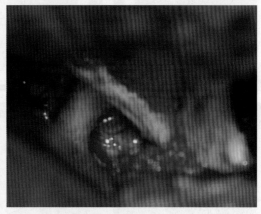

变换角度可见对侧第二间隙内的PComA动脉瘤

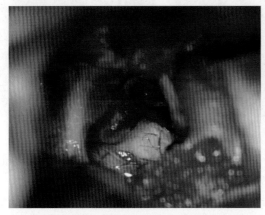

显露对侧后交通段动脉瘤及后交通动脉

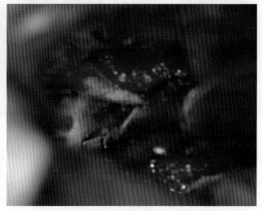

夹闭动脉瘤

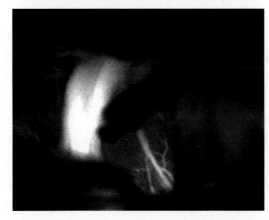

夹闭后ICG造影显示后交通起始处通畅无狭窄

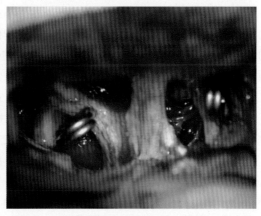

双侧后交通动脉瘤夹闭术后情况

【术后影像】　术后患者一般情况良好，四肢肌力、肌张力正常，无动眼神经麻痹症状及其他神经功能损害。

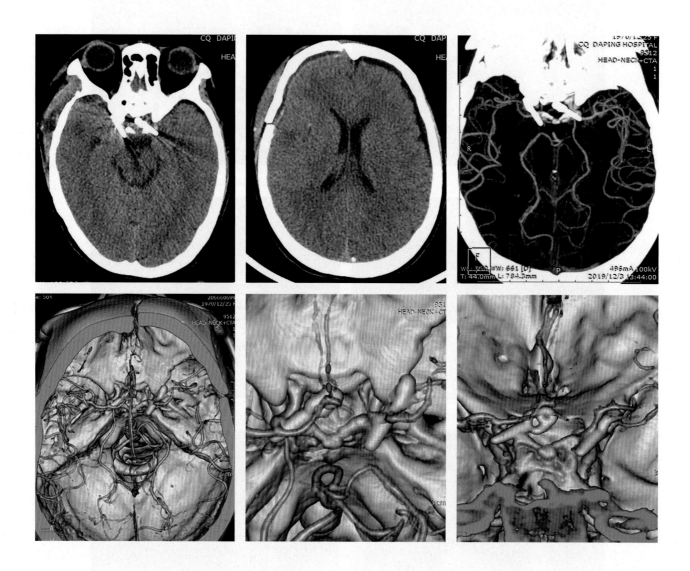

【点评】　颅内多发动脉瘤包括一种特殊类型，即颅内镜像动脉瘤（multiple mirror-like intracranial aneurysms），指颅内两侧同名血管、相同部位对称性发生的动脉瘤，占颅内动脉瘤的2%～12%。颅内动脉系统的前、后循环等不同血管段均可见到镜像动脉瘤，其中后交通动脉镜像动脉瘤和大脑中动脉镜像动脉瘤是颅内镜像动脉瘤常见的两种类型。研究者根据动脉瘤的位置、大小、形态不同将镜像动脉瘤分为Ⅰ型（完全对称型）和Ⅱ型（不完全对称型）。

颅内镜像动脉瘤治疗前应通过3D-CTA、DSA进行检查，明确是否为镜像或非镜像动脉瘤，确认哪个是出血的责任动脉瘤，同时要明确两侧动脉瘤各自的位置、大小、瘤体形态、瘤颈宽度、瘤顶朝向，了解床突上段ICA长度，大脑中动脉M1段长度、走行、分支情况以及与前-后床突、视交叉、额颞叶等的关系。3D-DSA及双容积重建是明确这些信息的必要方式，可以在术前进行充分的手术规划。虽然介入治疗具有一定的优势，但手术夹闭仍是目前治疗此类动脉瘤的主要方式。

此例为镜像后交通段动脉瘤，均属于分叉型后交通动脉瘤，在术前经3D-CTA检查发现双侧动脉瘤瘤体较小，完全对称，左侧为胚胎型大脑后动脉，大脑后动脉P1段缺如，为避免误夹或出现狭窄在术中需要对其进行保护。责任动脉瘤为右侧后交通段动脉瘤，右侧侧裂池积血，因此选择右侧翼点入路夹闭双侧后交通段动脉瘤，术中首先充分分离侧裂，开放侧裂池、视交叉池及颈动脉池，可以做到充分牵开额叶，以利于显露左侧后交通段动脉瘤，同时可以清除脑池内积血，降低术后脑积水的发生率。第一步处理右侧后交通段动脉瘤，暴露颈内动脉近端，做好近端可控，继续分离，清除脑池内积血，充分减压，辨认清楚后交通动脉起始部、穿支及脉络膜前动脉与动脉瘤瘤颈的关系，然后选择合适的动脉瘤夹进行夹闭。夹闭左侧动脉瘤时首先要通过视交叉上方显露左侧第二间隙，仔细辨认胚胎型大脑后动脉走行与动脉瘤的关系，并探查动脉瘤的形态。此例可见对侧后交通动脉瘤瘤壁菲薄，存在破裂的风险，因此选择一期同时夹闭，可以避免再次手术造成的创伤及在随访中发生动脉瘤破裂出血的风险。术后复查CTA可见双侧动脉瘤消失，左侧胚胎型大脑后动脉保留良好，手术效果良好。

（王　昊　许民辉）

病例15　"真正"后交通动脉瘤夹闭术（右侧）

【病史简介】　患者女性，60岁。因"突发剧烈头痛伴呕吐1天"入院。既往史：高血压病史15年，无吸烟、饮酒史。查体：意识嗜睡，精神差。记忆力、计算力、定向力基本正常，四肢肌力、肌张力正常。颈项强直。头颈CTA示蛛网膜下腔出血，右侧后交通动脉中段见一侧壁型动脉瘤（5.2mm×5.5mm）。

【术前影像】

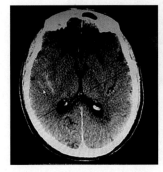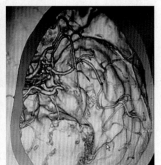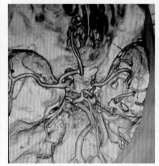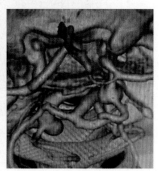

【术前诊断】　①蛛网膜下腔出血（Hunt-Hess分级Ⅱ级，Fisher分级Ⅰ级）；②右侧后交通动脉动脉瘤。

【麻醉方式】　气管插管全身麻醉。

【手术体位】　仰卧位。

【手术名称】　右侧翼点入路后交通动脉瘤夹闭术。

【手术过程】

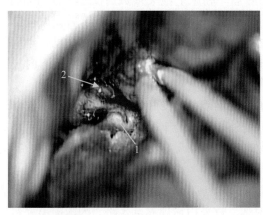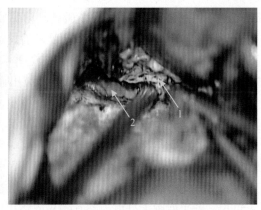

显露颈内动脉（1）、后交通动脉起始部（2）　　　吸除部分颞前叶（1），显露后交通动脉（2）

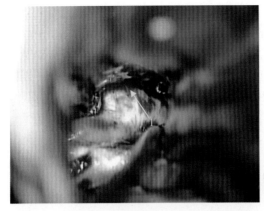
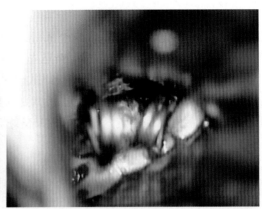

显露动脉瘤（1）　　　　　　　　　　　临时阻断近心端及远心端

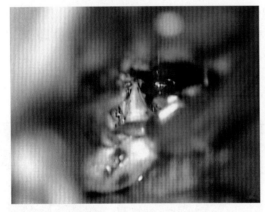
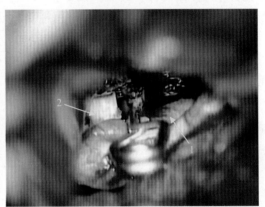

使用微弯夹夹闭瘤颈　　　　剪开瘤体验证完全夹闭（1：后交通动脉；2：动眼神经）

【术后情况】　患者术后意识清晰，四肢活动正常。恢复顺利，未遗留神经功能障碍，出院时GOS评分5分。

【点评】　该患者为蛛网膜下腔出血（Hunt-Hess分级Ⅱ级）的右侧后交通动脉瘤，手术指征明确。不同于颈内动脉后交通段动脉瘤，该患者属于真正的后交通动脉瘤，瘤颈约位于后交通动脉中间，且该患者后交通较粗大，术中需完全夹闭动脉瘤，同时保证后交通动脉通畅，其上的穿支血管不受影响。该部位动脉瘤需充分牵开颞叶，分离第三间隙才能充分显露瘤颈，可采用常规翼点入路，骨瓣范围较常规后交通动脉瘤大（多显露部分颞叶），而不宜采用简易的眶上外侧入路。

Krayenbuhl等将后交通动脉瘤分为四类：①动脉瘤在颈内动脉和后交通动脉的结合部；②后交通动脉梭形动脉瘤；③后交通动脉囊状动脉瘤；④颈内动脉瘤。临床上绝大多数后交通动脉瘤属于第一类。Yoshida等在1979年首次用"真正"后交通动脉动脉瘤这一名称。此类动脉瘤起源于后交通动脉，与颈内动脉和后交通动脉的结合部有一定的距离。此类后交通动脉瘤少见，大的动脉瘤就更少见，本病例属于较大的"真正"后交通动脉瘤，这种动脉瘤往往在手术时才确诊。目前国外仅报道70例。国内报道的"真正"后交通动脉动脉瘤，90%发生不同程度的破裂出血。

对于"真正"后交通动脉瘤，介入治疗及显微手术夹闭均能获得良好的治疗效果。本例瘤体较大，瘤颈较宽，介入栓塞远期复发率较夹闭高，同时费用高。另外，瘤颈位于后交通动脉外侧，与后交通动脉上发出的中央支刚好是相反向，术中情况与术前预判一致，瘤颈周围无穿支血管发出，使用一枚普通弯夹顺利夹闭。患者术后恢复顺利，痊愈出院。

对于"真正"后交通动脉瘤，显微手术夹闭需注意以下几点：①本例术前CTA已明确瘤颈距离后交通起始部4～5mm，若采取眶上外侧入路开颅显露将很困难，宜采用常规翼点入路，因术中需要牵拉颞叶来显露动脉瘤，颞部骨窗显露一定要足够。②可通过吸除部分颞前叶显露动脉瘤，但若颞前叶上有小动脉需尽量保留。③后交通动脉上有许多重要的穿支血管供应视交叉、动眼神经、乳头体、灰质、腹侧丘脑、尾状核头、内囊后肢等重要结构，所以在手术时必须保证这些穿支血管不受影响，这也是手术成功的关键。本例手术体位下瘤颈位于后交通动脉外侧，与后交通动脉上的穿支无关系，可顺利夹闭。但若瘤颈位于内侧，需充分游离保护瘤颈周围的穿支血管。④该部位的动脉瘤较常规的后交通动脉操作通道更深，手术空间更狭小，一旦夹闭时破裂出血临时阻断都将很困难，本例P1段正常，动脉瘤瘤体大张力高，因此临时阻断近心端及远心端之后再夹闭瘤颈，并调整瘤夹至满意，保证夹闭一次成功。当然如果同侧为胚胎型大脑后动脉则最好不要临时阻断，因为其上的重要穿支血管均为终末血管，缺血数分钟就可能出现神经功能障碍。⑤显微分离夹闭"真正"后交通动脉动脉瘤一般在第三间隙内操作，需充分锐性分离保护动眼神经，避免动眼神经损伤。⑥常见的后交通动脉夹闭手术一般脑压板放置位置在额底靠近颈内动脉分叉处，而"真正"后交通动脉动脉瘤需要将脑压板放置在颞前叶将其往外侧牵拉。

（许明伟　许民辉）

病例16　大型复杂后交通动脉瘤

【病史简介】　患者女性，60岁。因"突发剧烈头痛伴呕吐5天"入院。既往史：曾因脑梗死住院。无高血压、糖尿病病史。查体：神清语明，精神稍差。四肢肌力肌张力正常。颈明显强直。头颈部CTA示蛛网膜下腔出血。左侧后交通动脉瘤（16.2mm×10.5mm），左侧胚胎型大脑后动脉。左侧颞顶叶陈旧性脑梗死。

【术前影像】

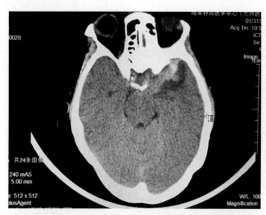
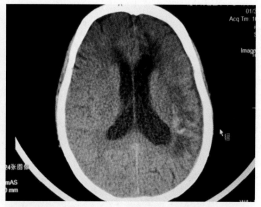

蛛网膜下腔出血　　　　　　　　　　　　左侧颞顶叶陈旧性脑梗死

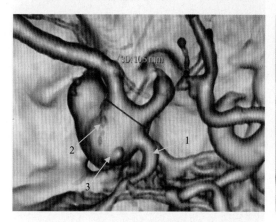
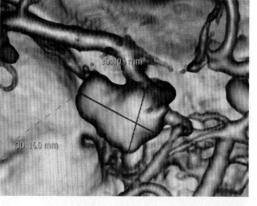

1：原始大脑后动脉；2：脉络膜前动脉；3：破裂点　　　　动脉瘤大小约16.2mm×10.5mm

【术前诊断】　①蛛网膜下腔出血（Hunt-Hess分级Ⅱ级，Fisher分级2级）；②左侧颈内动脉后交通段动脉瘤；③左侧颞顶叶脑梗死。

【麻醉方式】　经鼻插管全身麻醉。

【**手术体位**】 仰卧位。

【**手术名称**】 左侧翼点入路后交通动脉瘤夹闭术。

【**术前讨论**】 ①本例后交通动脉瘤为大型复杂动脉瘤，难点在于：a.瘤体大，张力高，脉络膜前动脉可能粘连于瘤体上；b.近端颈内动脉硬化，无法完全临时阻断；c.原始大脑后动脉，需完全保护；d.瘤体大，夹闭时容易破裂出血或误夹后交通动脉或脉络膜前动脉。②通过模拟手术体位下动脉瘤周围解剖关系，可见瘤体大部分嵌入颞叶，分离侧裂时应小心避免直接触碰瘤顶。因瘤体大，后交通动脉位于瘤体后方，夹闭前可能无法从第二间隙显露后交通，因此，确定夹闭完全后一定要再次确认后交通动脉无误夹。

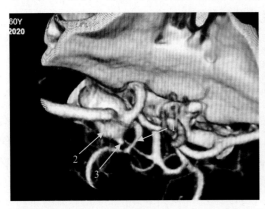
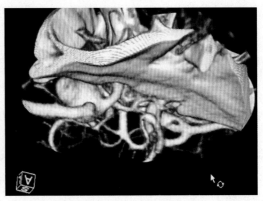

1：原始大脑后动脉；2：脉络膜前动脉；3：破裂点   手术体位下动脉瘤周围解剖关系

【**手术过程**】

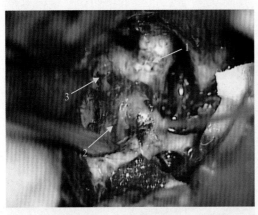
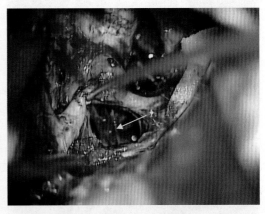

1：颈内动脉硬化；2：脉络膜前动脉粘连于瘤颈   第五间隙内显露。1：脉络膜前动脉及A1段上穿支血管
上；3：动脉瘤瘤体

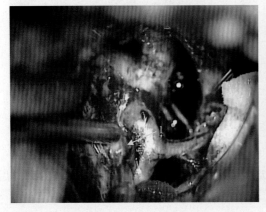
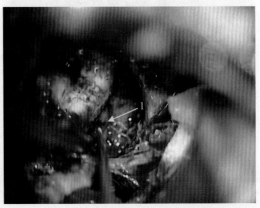

锐性分离脉络膜前动脉起始部（1）   第二间隙内显露原始后交通起始部（1）

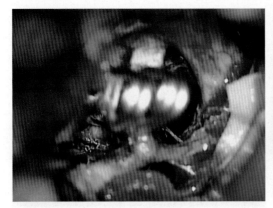

使用2枚782微弯夹夹闭瘤颈

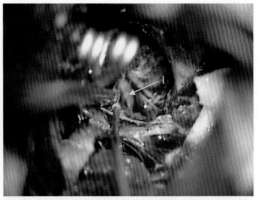

探查未误夹后交通起始部（1）

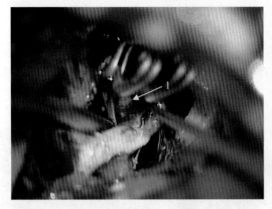

探查瘤体有残余，动脉瘤破裂出血

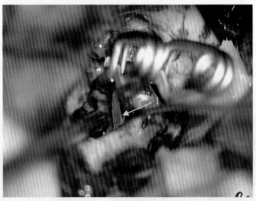

换用784瘤夹，较782瘤夹弯，有效避免了瘤体残余（1：脉络膜前动脉）

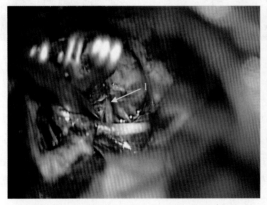

因784瘤夹较弯，探查发现误夹后交通动脉起始部（1）

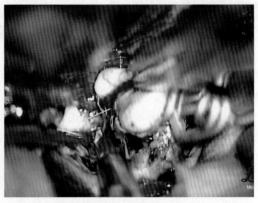

与第三间隙彻底分离瘤体并剪除瘤体，显露动眼神经（1）

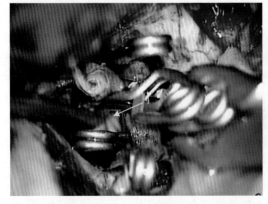

临时阻断ICA PComA M1后，换用782瘤夹，直视下完全夹闭瘤颈并避开后交通动脉起始部。1：后交通动脉起始部

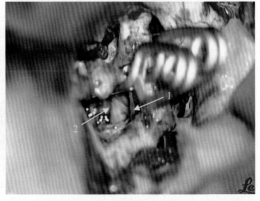

取下临时阻断夹并确认脉络膜前动脉及后交通动脉起始部无误夹。1：脉络膜前动脉起始部；2：后交通动脉起始部

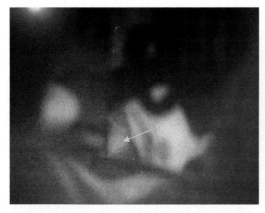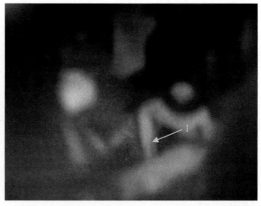

ICG造影确认后交通动脉显影正常（1：后交通动 ICG造影确认脉络膜前动脉显影正常（1：脉络膜
脉起始部） 前动脉）

【术后情况】 术后患者意识清醒，言语正常。术后早期右侧肢体肌力有所下降3级，经床边康复2周后肢体肌力恢复4＋级。出院时GOS5分。术后CT复查：术区无明显缺血灶。CTA示后交通动脉及脉络膜前动脉均显影。

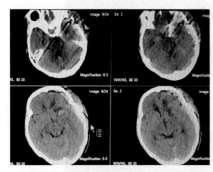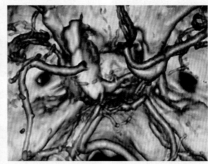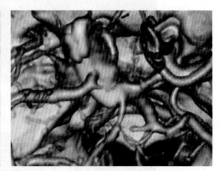

【点评】 显微镜下后交通动脉瘤夹闭术是一项被大多数神经外科专家熟练掌握的基本技术，作为一项几乎成为制式的手术技术，其治疗效果在各类动脉瘤中位居第一。随着越来越多的血管内栓塞治疗，让简单的后交通动脉瘤逐渐告别显微手术。美国加利福尼亚洛杉矶神经外科中心的数据中心显示，在所有显微夹闭的动脉瘤中，简单后交通动脉瘤仅占51.8%，另外的48.2%为复杂后交通动脉瘤，死亡率高达9.2%。影响后交通动脉瘤夹闭治疗的复杂因素包括：大型、巨大型后交通动脉瘤；胚胎型大脑后动脉；前床突遮挡（颈内动脉横向走行）；动脉瘤体、瘤颈硬化；瘤体与脉络膜前动脉粘连；出血后显露瘤体、瘤颈困难；特殊位置后交通动脉瘤；双侧后交通动脉瘤；栓塞后复发等。

本例后交通动脉瘤夹闭术包括了上述大部分危险因素，属于复杂后交通动脉瘤。应对策略分析如下：①本例动脉瘤为大型后交通动脉瘤，直径达16.2mm，瘤体大，凸向颞叶，同时造成了脉络膜前粘连于瘤体。因此在分离侧裂时应非常小心，绝对禁忌在获得近端控制前牵拉颞叶，或分离时向颞叶方向分离过深，当显露M1段后应往额叶方向显露视神经及近端颈内动脉获得早期控制，否则可能造成动脉瘤过早破裂，后果不堪设想。另外，脉络膜前粘连于瘤体，在获得近端控制后首先临时阻断颈内动脉降低瘤囊张力情况下，锐性分离脉络膜前动脉，在瘤颈夹闭前一般无法全程游离脉络膜前动脉，只要保证瘤夹叶片不误夹起始部，可确认夹闭瘤颈后再清晰游离脉络膜前脉。②因瘤体大容易造成瘤颈夹闭不全，起初使用最长微弯夹782夹闭瘤颈，探查时发现颈内动脉下方部分瘤颈夹闭不全，同时夹闭不全部分为动脉瘤原先破裂点，探查时动脉瘤出血，后换成更弯的784瘤夹可完全夹闭瘤颈。但因784瘤夹较弯，应考虑到误夹胚胎型大脑后动脉可能，最终探查证实误夹胚胎型大脑后动脉起始部并做两次调整。③782瘤夹弧度不够，造成瘤颈夹闭不全，而784瘤夹较弯，可顺颈内动脉向内弯曲完全夹闭瘤颈，但始终要误夹胚胎型大脑后动脉起始部。在这种情况下，采取临时阻断颈内动脉，胚胎型大脑后动脉及M1，充分游离瘤体，剪除瘤体,于第三间隙可清晰显露胚胎型大脑后动脉起始部,同时剪开瘤体,使瘤囊张力降低,用吸引器吸起瘤体后,可使用微弯夹782避开胚胎型大脑后动脉起始部并完全夹闭瘤颈。最终ICG造影确认胚胎型大脑后动脉及脉络膜前动脉均保护完好。

　　本例患者术后右侧肢体肌力仍有下降,早期康复治疗2周后完全正常,考虑与胚胎型大脑后动脉及脉络膜前动脉术中牵拉导致血管痉挛有关。只要术中能确认这两根主要血管及周围穿支保护完好,绝大部分患者的肢体功能是可以完全康复的。

(许明伟 许民辉)

病例 17 大型后交通动脉瘤

　　【病史简介】 患者女性,64岁。因突发头痛、呕吐1天急诊入院。查体:嗜睡状,呼唤睁眼。双瞳孔等大3mm,对光反射灵敏。脑膜刺激征阳性。Hunt-Hess分级Ⅲ级。

　　头颅CTA示蛛网膜下腔出血;左侧胚胎型大脑后动脉,起始部动脉瘤。右侧后交通动脉开放,双侧颈动脉窦部混合性斑块,管腔局部狭窄,双侧椎动脉起始部走行纡曲。

　　【术前影像】

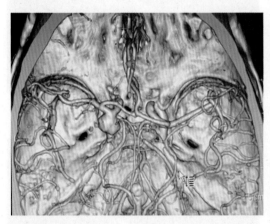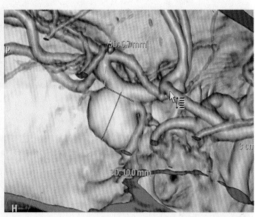

　　【术前诊断】 ①蛛网膜下腔出血(Hunt-Hess分级Ⅲ级,Fisher分级2级);②左侧后交通动脉瘤。
　　【麻醉方式】 气管插管全身麻醉。
　　【手术体位】 俯卧位。
　　【手术名称】 左侧翼点入路颈内动脉后交通段动脉瘤夹闭。
　　【手术过程】

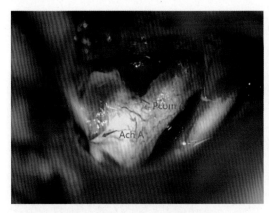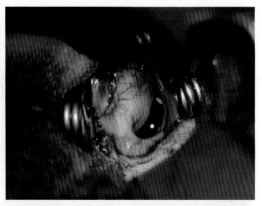

颈内动脉硬化明显,显露动脉瘤　　　　　瘤体大,临时阻断ICA、M1、A1及后交通4根血管

因瘤颈菲薄,瘤体大,瘤囊张力高,临时阻断ICA
M1 A1 PComA 4根血管

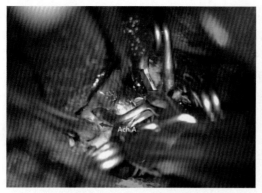

使用最长微弯夹782夹闭瘤颈
脉络膜前与瘤体粘连紧密

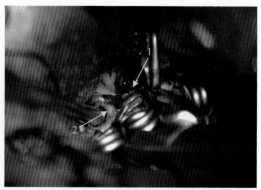

夹闭后后交通起始部（1）及脉络膜前动脉（2）显露清晰

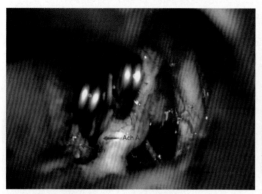

因瘤体大，使用另一枚782瘤夹加固夹闭
使用FT-782、762组合夹闭瘤颈

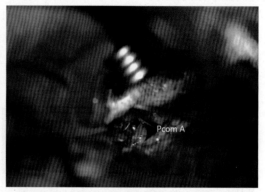

第二间隙内确认后交通起始部未被误夹
夹闭后第二间隙探查胚胎型大脑后动脉保护完好

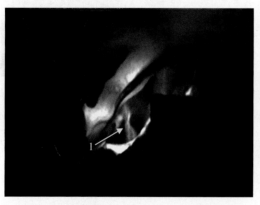

ICG造影后交通起始部及分支（1）显影正常

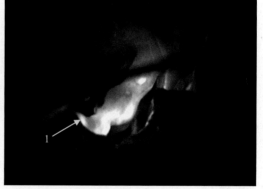

ICG动脉瘤不显影，脉络膜前动脉（1）显影正常

【术后情况】　术后患者恢复顺利，意识清晰，言语清晰流利，眼球活动正常，四肢肌力肌张力正常对侧。术后8天出院，GOS评分5分。术后影像见下图。

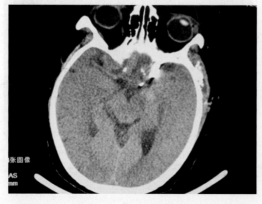

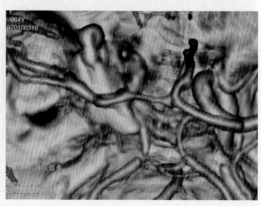

【点评】 本例后交通动脉瘤难点在于瘤体大，最大径为12mm左右。对于后交通动脉瘤，瘤体大可能造成脉络膜前动脉瘤与瘤体粘连紧密。本例术中发现脉络膜前动脉起始部均完全粘连与瘤体上，粘连处瘤体局部菲薄，无法在夹闭前将脉络膜前动脉完全游离。我们的策略是临时阻断ICA、M1、PComA后，瘤囊张力降低后，尽量分离出足够的间隙让瘤夹叶片可以顺利进入。确认夹闭完全后仍必须完全游离出脉络膜前动脉，避免其受牵扯导致缺血。同时因临时阻断血管多，应尽量控制临时阻断时间，本例临时阻断时间约3分钟，术中电生理监测未发现变化。

同时本例动脉瘤瘤颈位于原始大脑后动脉起始部，为颈内动脉后交通段动脉瘤，除了遵循一般后交通动脉瘤手术原则外，术中难点在于既要保护好胚胎型大脑后动脉，又要完全夹闭动脉瘤。因此，术前应仔细阅读影像资料，明确动脉瘤与胚胎型大脑后动脉之间的立体空间关系，并选择合适的动脉瘤夹及夹闭角度，才能达到手术目的。

（许明伟 许民辉）

病例18 球囊辅助栓塞破裂宽颈后交通动脉瘤（胚胎大脑后动脉）

【病史简介】 患者女性，63岁，因"突发头痛3天"入院。入院查体：急病面容，神志清楚，平车推入病房，精神差，颈阻阳性，双侧瞳孔等大等圆3mm，对光反射灵敏，余神经系统未见明显阳性体征，Hunt-Hess分级Ⅱ级。头颅CT平扫示蛛网膜下腔出血。全脑血管造影（DSA）示右侧胚胎大脑后动脉，右侧颈内动脉后交通段动脉瘤。

【术前影像】

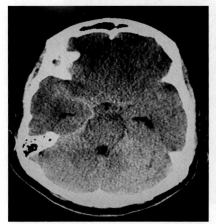 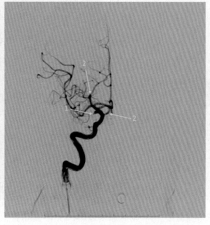 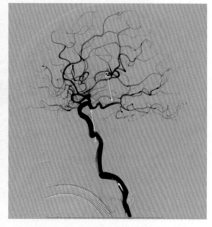

头颅CT示右侧侧裂池、环池广泛高密度影　　DSA（右侧颈内动脉）正位片示右侧后交通动脉瘤。1：动脉瘤；2：后交通动脉（胚胎大脑后动脉）　　DSA（右侧颈内动脉）侧位片示右侧后交通动脉瘤。1：动脉瘤；2：后交通动脉（胚胎大脑后动脉）

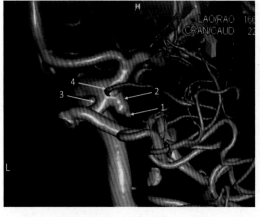 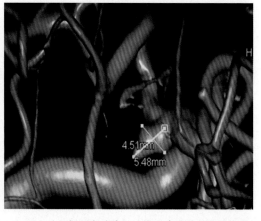

DSA（左侧颈内动脉）三维重建。1：破裂点；2：动脉瘤；3：后交通动脉（胚胎大脑后动脉）；4：脉络膜前动脉　　DSA（左侧颈内动脉）三维重建示后交通动脉瘤，5.5mm×4.5mm，瘤颈宽约4mm

【术前诊断】　①右侧颈内动脉后交通段动脉瘤（右侧胚胎大脑后动脉）；②蛛网膜下腔出血。

【麻醉方式】　气管插管全身麻醉。

【手术体位】　仰卧位。

【手术名称】　全身麻醉下颅内动脉瘤球囊辅助弹簧圈介入栓塞术。

【手术过程】

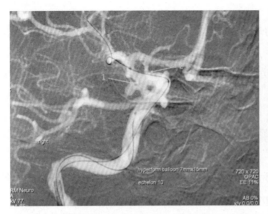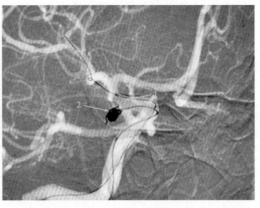

DSA 路图下示球囊及微导管到位。1：微导管；2：球囊　　　DSA 路图下示充盈球囊及填塞动脉瘤。1：充盈球囊；2：弹簧圈

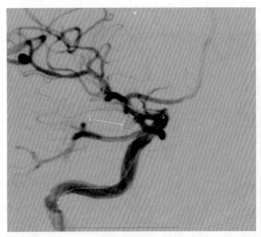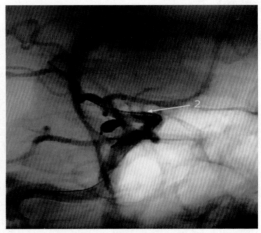

术中即刻工作角度造影。1：动脉瘤未显影；2：泄去球囊（不减影模式）

【术后影像】

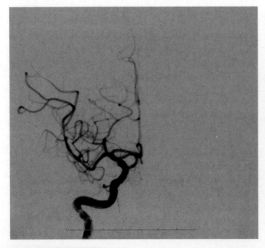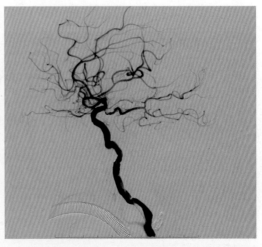

术后即刻右侧颈内动脉标准正位片示：动脉瘤未显影，载瘤动脉通畅　　　术后即刻右侧颈内动脉标准侧位片示：动脉瘤未显影，载瘤动脉通畅

【点评】　颈内动脉后交通动脉瘤一般指颈内动脉与后交通动脉分叉处的动脉瘤，易破裂出血为其临床特点（约占颅内破裂动脉瘤的1/3）。此部位动脉瘤位置相对固定，开颅夹闭术仅需较低限度牵拉脑组织和显微解剖外侧裂，介入栓塞微导管到位容易、塑形相对简单，因此，临床上两种方式均有采用，治疗策略需综合患者的年龄、全身情况、出血量与是否行脑室外引流术或去骨瓣减压术等因素全面判断。

本例为急性期破裂后交通动脉瘤（胚胎大脑后动脉），动脉瘤瘤颈＞4mm，考虑为破裂宽颈动脉瘤，因此，血管内治疗策略既需要保护好同侧胚胎大脑后动脉，又需要致密栓塞动脉瘤，单纯弹簧圈栓塞策略不适宜。支架辅助栓塞策略虽可行，但考虑：①急性期破裂动脉瘤行支架辅助需结合双联抗血小板治疗（防止支架内血栓形成），若术中不能完全致密栓塞动脉瘤，后期动脉瘤再出血的风险会明显增加，同时，双抗治疗会影响栓塞术后施行脑室外引流术或其他外科手术操作（发生脑积水、颅高压等情况时）；②动脉瘤瘤颈同时累及颈内动脉主干与胚胎大脑后动脉起始部，支架植入颈内动脉主干难以保证填塞弹簧圈不疝入胚胎大脑后动脉、影响血流，若将支架超选植入同侧胚胎大脑后动脉，因血管角度刁钻，超选难度大、风险高。综上，考虑采用球囊辅助弹簧圈栓塞技术（balloon-assisted coilembolization，BACE）。术中利用充盈高顺应性球囊（hyperform balloon）暂时封堵动脉瘤颈（remodeling technique），辅助 Axium Prime Coil（Medtronic，Minneapolis，Minnesota，USA）超软弹簧圈（高顺应性和高钻缝能力）填塞动脉瘤瘤腔（降低术中动脉瘤破裂风险），填塞完毕后缓慢泄去球囊，观察弹簧圈是否能稳定于动脉瘤瘤腔内，再确定解脱释放弹簧圈。

本病例治疗特点在于栓塞策略，BACE技术让以往被认为是不适合血管内治疗的宽颈或几何形状复杂的动脉瘤也可以进行弹簧圈栓塞治疗，特别适用于急性期破裂动脉瘤，但操作过程中需注意因长时间充盈球囊阻断血流发生缺血事件或弹簧圈突入载瘤动脉等并发症的发生。

（曾　实　杨东虹）

四、床突旁

病例19　闭塞颈内动脉治疗床突旁巨大动脉瘤

【病史简介】　患者女性，48岁。因"反复发作性头痛、右眼视力进行性下降1个月"入院。查体：左眼视力正常，右眼视力仅剩光感。其余神经系统查体无异常。

头颅MRI示鞍区椭圆形异常信号影，考虑动脉瘤。头部CTA：右侧床突旁巨大动脉瘤，大小约25.5mm×5.5mm。DSA：右侧颈内动脉眼段巨大动脉瘤。

【术前影像】

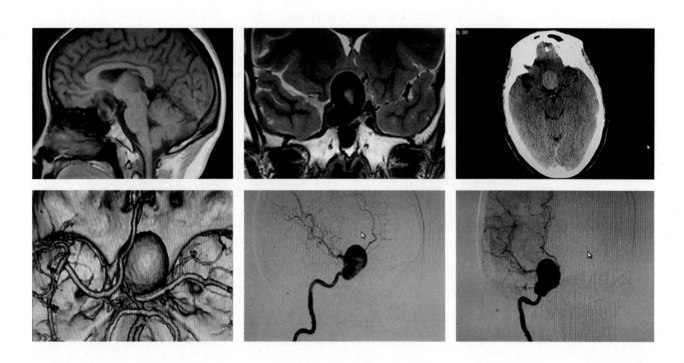

【术前诊断】　①右侧颈内动脉床突旁巨大动脉瘤；②右侧视神经功能障碍。

【术前讨论】　该患者为右侧颈内动脉床突旁巨大动脉瘤，无法直接夹闭。患者经济困难，无法承担介入治疗的高昂费用。下一步拟行颈内动脉球囊闭塞试验（BOT）以了解患者颅内血流代偿情况。BOT试验结果：左侧颈内动脉通过前交通，双侧椎动脉通过后交通动脉及后胼周动脉代偿右侧大脑半球，右侧颈外动脉造影发现通过眼动脉滴型充盈动脉瘤，降压加强试验40分钟，左侧肢体肌力无明显改变。

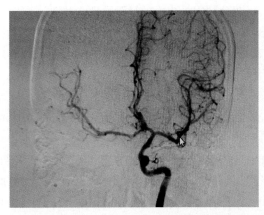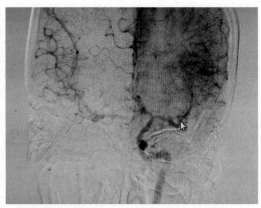

BOT试验左侧颈内动脉通过前交通代偿良好

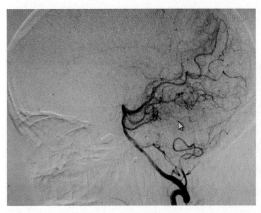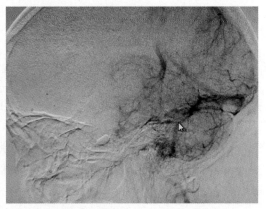

左侧椎动脉通过后交通动脉及胼周动脉代偿右侧大脑半球

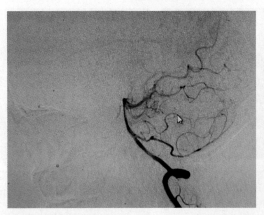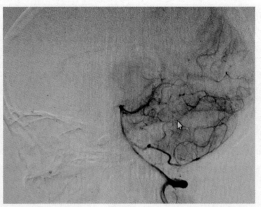

右侧椎动脉通过后交通动脉及胼周动脉代偿右侧大脑半球

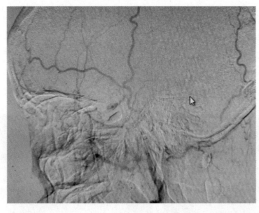
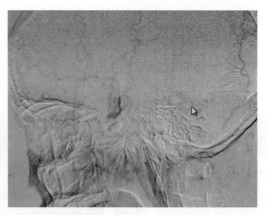

右侧颈外动脉造影发现通过眼动脉滴型充盈动脉瘤

【麻醉方式】 经鼻插管全身麻醉。

【手术体位】 仰卧位。

【手术名称】 右侧颈内动脉床突旁巨大动脉瘤近端孤立术。

【手术过程】 患者BOT试验可耐受，为避免闭塞颈内动脉后出现缺血症状，先对患者行压颈试验锻炼，每日2次医师床突旁行右侧颈内动脉压颈试验2次，每次30分钟。1个月后行右侧颈内动脉闭塞，右侧床突旁巨大动脉瘤孤立术。术中发现孤立动脉瘤远端后瘤囊张力增高明显，因此放弃远端阻断，仅行右侧颈部颈内动脉（颈部）结扎术。

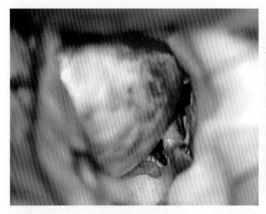
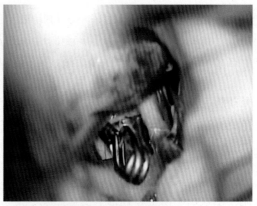

显露动脉瘤   临时阻断颈内动脉及大脑前动脉A1段

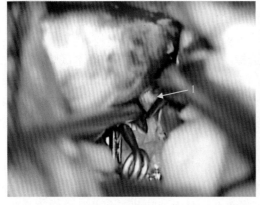
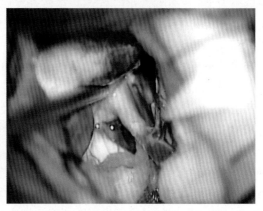

临时阻断M1后瘤囊张力增高。1：大脑中动脉M1段   放弃孤立远端瘤颈

【术后情况】　术后患者出现左侧肢体短暂性神经功能障碍，术后3天左侧肢体肌力2⁺级，肌张力稍降低。经高压氧及床边康复理疗1个月后肢体肌力恢复正常。术后右眼视力同术前（光感）。出院时GOS评分5分。术后3天CTP示右侧大脑半球灌注轻度降低。术后3个月CTA示动脉瘤基本消失，右侧大脑中动脉显影稍差。

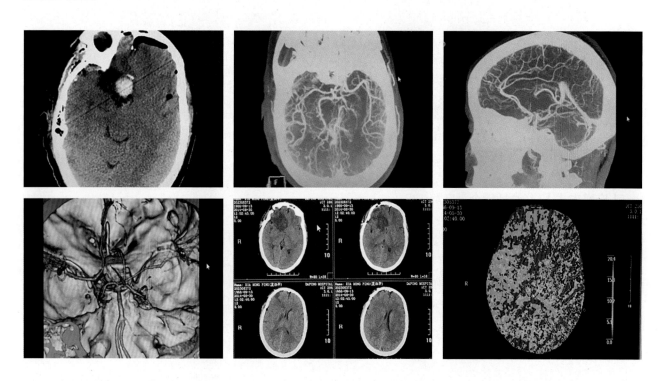

【点评】　床突旁动脉瘤的概念并不是特指的，它包括眼段动脉瘤、颈内动脉海绵窦段或床突段的过渡段或颈内动脉海绵窦段远端动脉瘤。本例瘤颈主要累及床突段及眼段，大部分位于眼段，朝上压迫视神经。由于这种动脉瘤累及了视神经通路，体积巨大并且与前床突关系紧密，因此显露并夹闭瘤颈格外困难。

　　床突旁动脉瘤的处理方法包括观察、血管内治疗、显微夹闭以及附加或不附加搭桥的动脉瘤孤立。对于存在视神经压迫以及直径＞7mm且预期寿命较长的患者一般需要进行有效治疗。据文献报道这些动脉瘤介入栓塞治疗后并发症出现率为0～10%。支架辅助栓塞的应用对于视力影响相对较小。动脉瘤完全栓塞的比例与动脉瘤大小和复杂程度相关，复发的风险接近20%。并且大多数患者动脉瘤栓塞后视力是稳定的或改善的。近来，血管内血流导向装置已经成为这些体积大而复杂动脉瘤的另一种有效治疗手段。虽然还没有长期的治疗数据，但它的效果在选择病例上已经得到显现。一般来说，眼动脉瘤显微手术夹闭后并发症出现的概率为5%～20%，死亡率5%。虽然并发症风险比大多数介入治疗高，但显微夹闭手术对于那些视神经受压的患者具有明显优势。相对于栓塞治疗，显微夹闭手术也更加长效，远期复发率通常＜5%。

　　对于体积大、钙化或形态复杂的床突旁动脉瘤，手术夹闭技术是有挑战性的或几乎不可能的，因此采用带或不带远端搭桥的结扎近端颈内动脉可能是一种选择。对于这些患者，球囊闭塞试验（BOT）虽然在评估结扎后脑缺血的风险上不能达到100%的准确性，但可以预测手术风险。如果术前不做BOT，颈内动脉结扎后约25%的患者会出现脑梗死。若加做BOT及血流研究，出现脑梗死的概率将＜10%，新的辅助手段如低血压测试在可以改善预后的同时会增加假阳性结果。因此，如果考虑行颈内动脉结扎术，强力推荐高血流量的桡动脉搭桥重建大脑中动脉供血区。

　　本例为巨大型动脉瘤，破裂风险高，同时有视神经压迫，治疗指征明确。对于本例患者血管内治疗特别是血流导向装置治疗较合适，但患者经济困难无法承担其高额费用。该患者BOT显示临床耐受且交叉代偿良好，同时患者左前臂Allen试验阳性，因此拟直接闭塞右侧颈内动脉并孤立动脉瘤解除动脉瘤对视神经的压迫。患者为未破裂动脉瘤，为了避免术后脑缺血，采取床旁压颈训练1个月促进侧支循环进一步开放，1个月后颈部切开闭塞颈内动脉，同时开颅显露瘤颈远端，准备孤立动脉瘤。但临时阻断动脉瘤远端后发现瘤体内张力较前明显增高，这可能是经过1个月压颈训练后颅内外侧支循环建立，颈外代偿血流增加所致。因此，放弃孤立瘤颈远端，仅行颈部颈内动脉结扎。

本例术后仍出现右侧大脑半球灌注降低，左侧肢体肌力短暂性下降，但经过康复后恢复正常。因此，对于大型复杂床突旁动脉瘤，经过仔细术前评估，直接结扎颈内动脉可能为一种简单有效的治疗办法。

（许明伟 许民辉）

病例20 右侧颈内动脉末端复杂动脉瘤合并中动脉M1段动脉瘤瘤样扩张

【病史简介】 患者男性，41岁。头晕1年余入院。无高血压、糖尿病等病史。入院查体：神经系统无明显阳性体征。

头颅CT及CTA示右侧颈内动脉末端动脉瘤（19.3mm×14.0mm），合并右侧大脑中动脉M1段瘤样扩张，右侧大脑前动脉A1段缺如。

【术前影像】

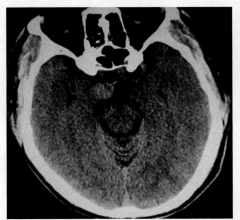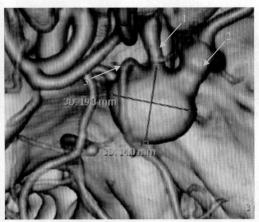

1：颈内动脉；2：扩张的大脑中动脉；3：胚胎型大脑后动脉

【术前诊断】 ①右侧颈内动脉末端大型动脉瘤；②右侧中动脉M1段梭形动脉瘤。
【麻醉方式】 气管插管全身麻醉。
【手术体位】 仰卧位。
【手术名称】 右侧翼点入路颈内动脉末端动脉瘤合并中动脉M1段动脉瘤瘤样扩张塑形夹闭术。
【手术过程】

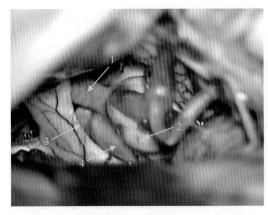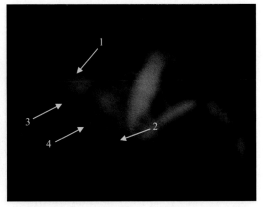

颈残余显露动脉瘤（1：颈内动脉；2：扩张的大脑　　　　ICG造影（1：颈内动脉；2：扩张的大脑中动脉；
中动脉；3：后交通动脉起始部；4：床突上段动脉瘤）　　　3：后交通动脉起始部；4：床突上段动脉瘤）

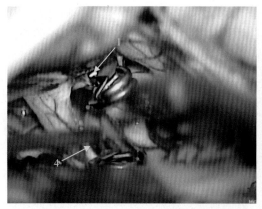

临时阻断颈内动脉（1）及后交通动脉（4）

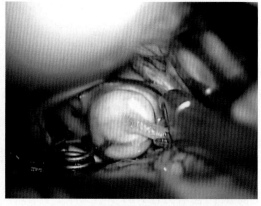

最长的弧形夹夹闭大部分床突上段动脉瘤瘤体

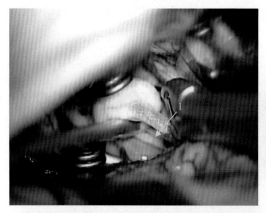

夹闭时辨认无误夹脉络膜前动脉（1）

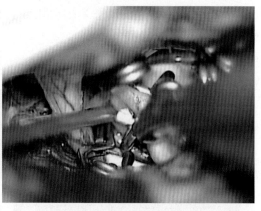

另一枚跨血管夹继续夹闭瘤颈并塑形颈内动脉

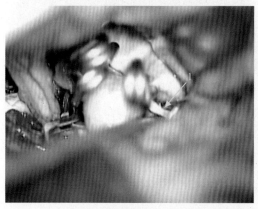

充分游离显露脉络膜前动脉（1）

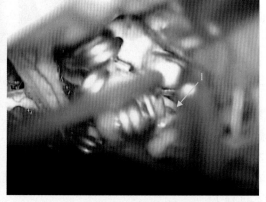

避开脉络膜前动脉（1），再一枚弯夹加固夹闭瘤颈

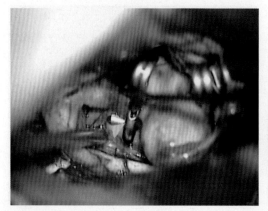

探查见近端瘤颈残余

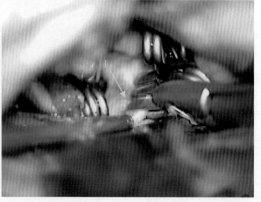

中动脉M1段瘤样扩张（1），使用3枚直夹并排塑形

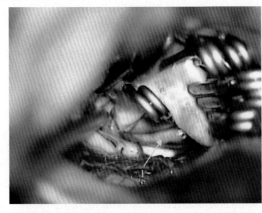 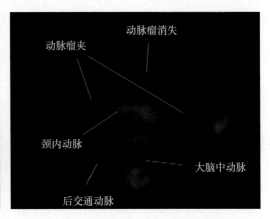

换用较长跨血管夹夹闭近端瘤颈，并确认无误夹胚
胎型大脑后动脉

ICG造影动脉瘤消失，周围血管显影正常

【术后情况】 术后意识清楚，言语清晰，左侧肢体肌力3级。术后5天左侧肢体肌力恢复至4级，术后2个月生活完全自理，已恢复工作。四肢肌力肌张力正常对侧。GOS评分5分。术后CTA示右侧颈内动脉后交通段动脉瘤完全消失，M1段仍残余少许瘤样扩张。大脑中动脉远端显影正常。

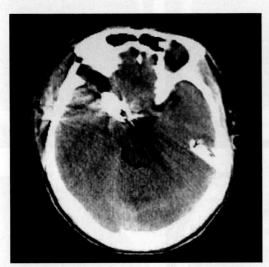 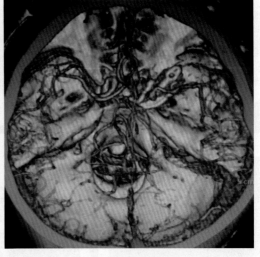

【点评】 本例动脉瘤为多发动脉瘤，后交通动脉瘤合并M1段瘤样扩张，颈内动脉后交通段瘤样扩张，胚胎型大脑后动脉及脉络膜前动脉均从瘤体上发出。右侧大脑前动脉A1段缺如，大脑中动脉M1段起始部亦是瘤样扩张。因此介入栓塞治疗较难保护胚胎型大脑后动脉及脉络膜前动脉等重要血管。开颅夹闭术可在直视下保护上述重要分支血管，其难度在于需巧妙应用各种型号的瘤夹塑形颈内动脉及大脑中动脉，同时保证重要穿支血管不受影响。

本例动脉瘤右侧颈内动脉后交通段及中动脉起始部均瘤样扩张，需塑形颈内动脉及大脑中动脉，一般可使用跨血管夹进行较好地塑形。好在该病例为未破裂动脉瘤，脉络膜前动脉及胚胎型大脑后动脉与瘤体粘连不紧，较好分离与辨识。先采取最长的弯夹夹闭大部分瘤体，这个瘤夹使得瘤囊张力降低的同时也起到了引导夹的作用，否则如果直接使用跨血管夹容易使叶片上滑造成狭窄。另外需注意于颈内动脉外侧上瘤夹时一定在直视下避开脉络膜前动脉。对于中动脉M1段瘤样膨大扩张，可使用跨血管夹654或特殊瘤夹"T-Bar"等进行缩窄塑形，本次手术时因瘤夹型号不全，因此使用3个直夹并排，进行塑形的同时须避免塑形后管腔狭窄，术后复查见大脑中动脉膨大扩张部分有少许残余，但术后1年随访未见瘤样膨大继续扩张。

目前随着影像学技术及3D打印技术的发展，术前可模拟手术体位下动脉瘤周围血管解剖结构，可对术中夹闭方案有更精确的预判及更充分的准备。

（许明伟　邹咏文　许民辉）

病例21　眼动脉段大型动脉瘤

【病史简介】　患者女性，47岁。因突"头痛3天"入院。查体：神志清楚，言语清晰，回答切题，双瞳等大正圆3mm，对光反射灵敏，GCS 15分，Hunt-Hess分级Ⅰ级。

头颅CTA、DSA示双侧颈内动脉床突上段不规则瘤样突起，左侧1.3cm×1.6cm，瘤颈4.77mm；右侧0.6cm×0.4cm，瘤颈3.75mm。双侧大脑前、中、后动脉走行及形态正常，血管未见明显狭窄。

【术前影像】

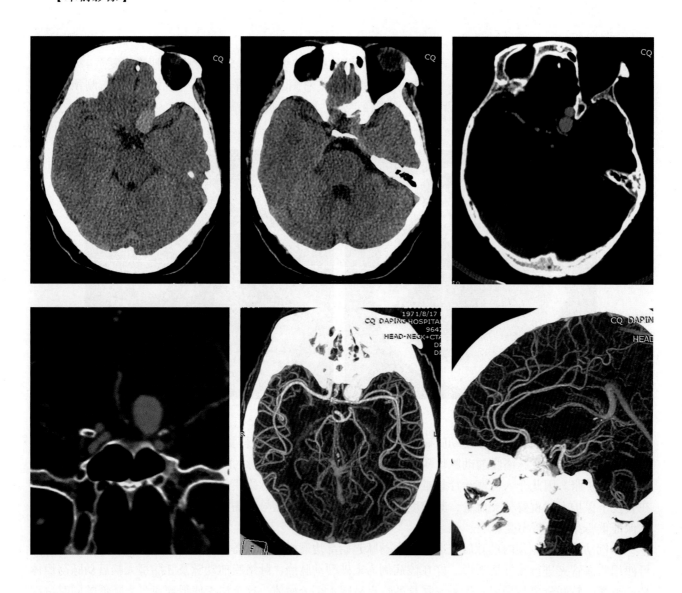

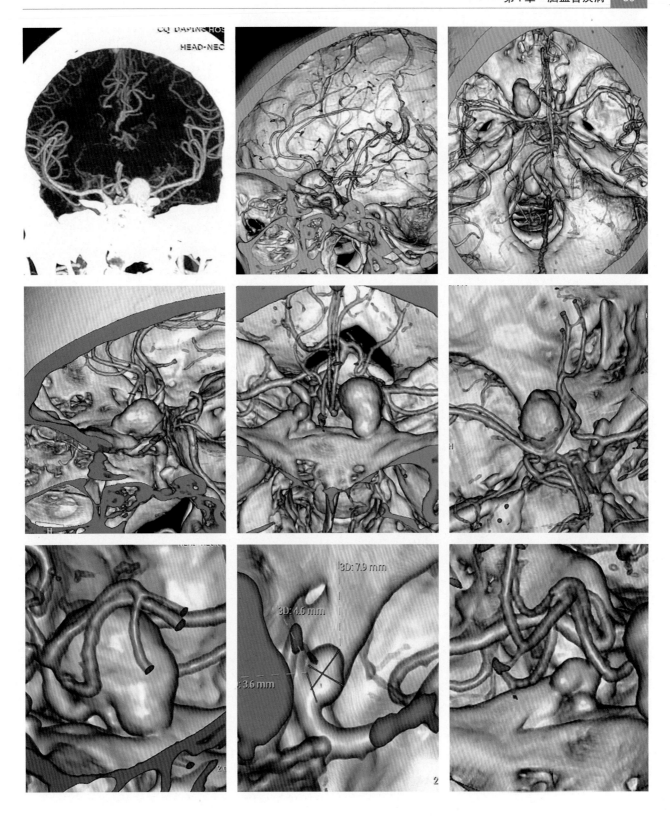

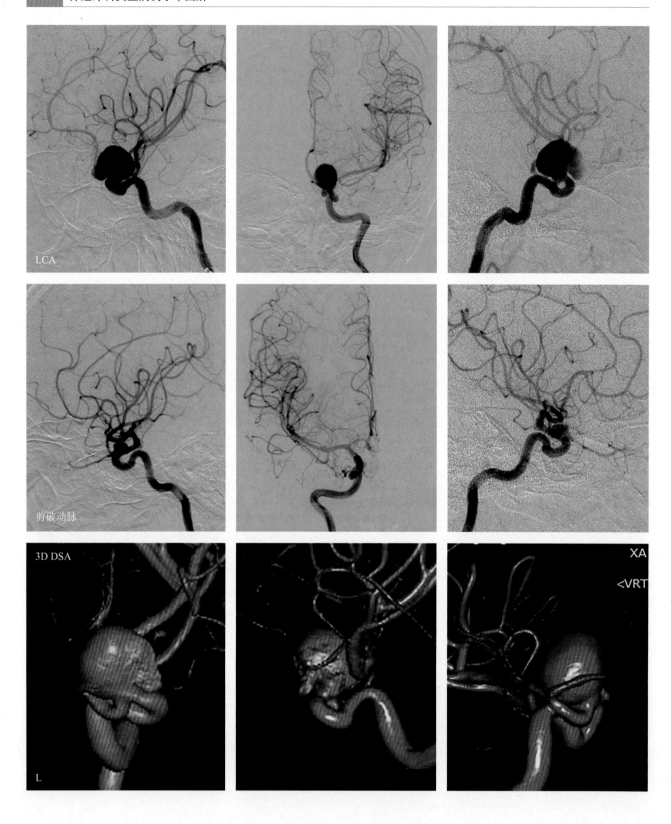

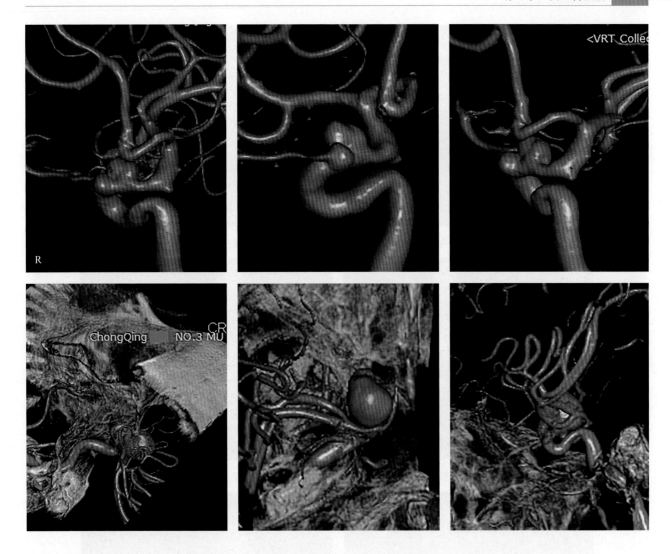

【术前诊断】 双侧颈内动脉眼段动脉瘤。

【麻醉方式】 气管插管全身麻醉。

【手术体位】 仰卧位。

【手术名称】 左侧扩大翼点入路眼动脉段动脉瘤夹闭术。

【手术过程】

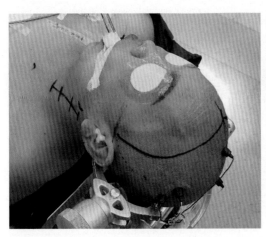

切口及体位

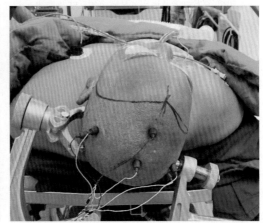

电生理监测

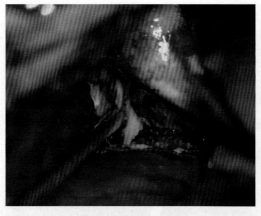

分离瘤体显露颈内动脉

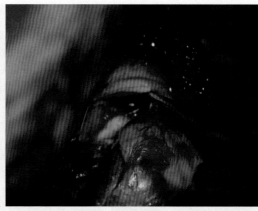

牵开视神经显露瘤颈近端

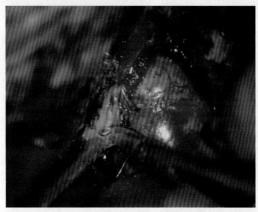

硬膜内切除前床突尖硬膜处理前床突

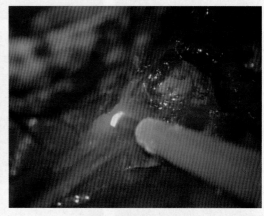

超声骨刀切除部分前床突

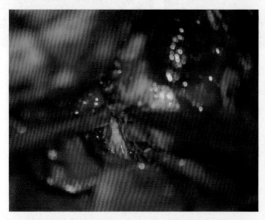

剪开镰状韧带及远环，显露瘤颈近端及远端

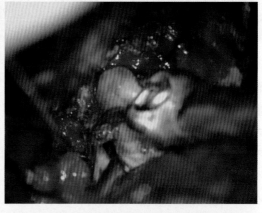

FT782T动脉瘤夹夹闭大部分瘤颈

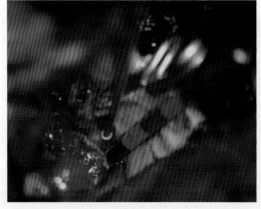

动脉瘤夹夹闭残余瘤体

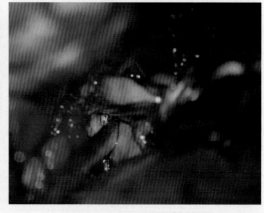

取下第一枚调整为直型动脉瘤夹

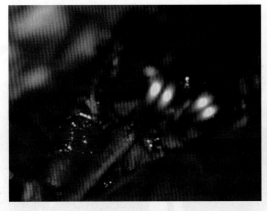

残余瘤体用弯夹夹闭塑形

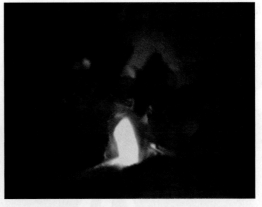

术中ICG造影颈内动脉完全通畅

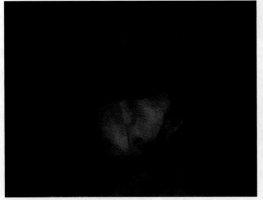

ICG造影观察数秒后发现晚期瘤体仍有显影

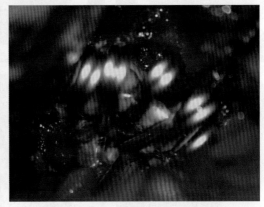

更换直型动脉瘤夹夹闭剩余瘤体，但仍有渗血

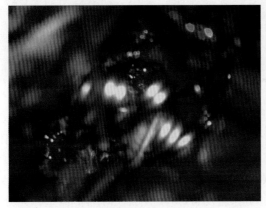

发现瘤体顶部硬化致直型夹末端叶片闭合不全

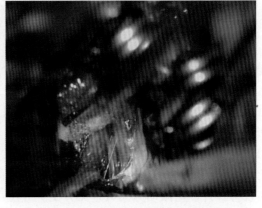

选用开窗夹夹闭夹闭后探查各分支完好

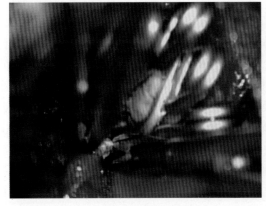

剪破残余瘤囊未在漏血

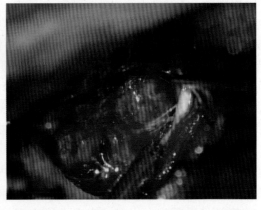

对侧动脉瘤位于视神经下方，无法显露瘤颈，二期处理

【术后影像】

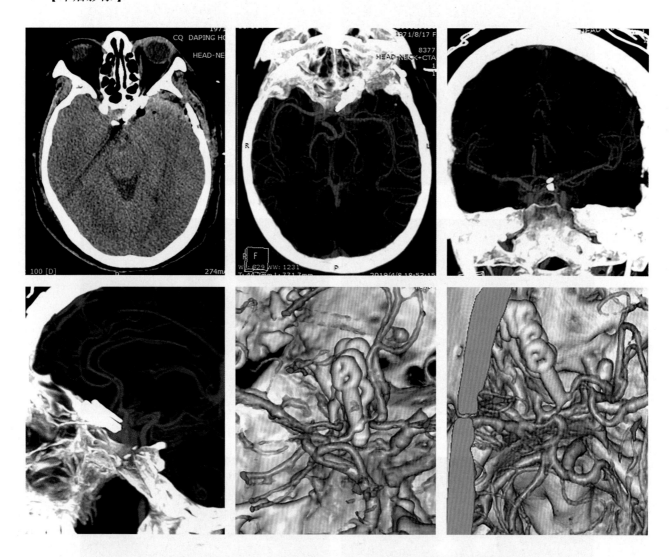

【点评】 眼动脉段动脉瘤起源于颈内动脉的眼段，涉及眼动脉、垂体上动脉，并与前床突、视神经和视交叉等解剖结构相邻，属于床突旁动脉瘤的一种类型，根据床突旁动脉瘤分型方法和影像学表现（CTA或DSA），将此段动脉瘤分为3种类型。Ⅰ型：动脉瘤发自颈内动脉背侧，其中Ⅰa型与眼动脉相关，位于C6段眼动脉起始部，在视神经的内侧或外侧并向上突出；Ⅰb型位于C6段眼动脉与后交通动脉之间，在视神经外侧与眼动脉无关且无分支。Ⅱ型：动脉瘤发自C6段腹侧，海绵窦顶壁，无分支动脉。Ⅲ型：动脉瘤发自颈内动脉内侧面，位于鞍膈上，与垂体上动脉关系密切。Ⅳ型动脉瘤常较大，累及ICA的C4～C6段腹侧，无分支关系，远端硬膜环增宽。

翼点入路仍是目前治疗颈内动脉眼动脉段动脉瘤的经典入路，通过术前3D-CTA及3D-DSA了解动脉瘤形态、分型，颈内动脉、眼动脉、前床突、垂体上动脉、视神经、视交叉以及颅底骨性结构、硬脑膜环等结构与瘤颈的位置关系，通过模拟手术入颅，制订手术预案。合理摆放体位使头部后仰，额叶自然下垂，达到最大暴露范围并可减少对额叶的牵拉；同时需要考虑对前床突进行处理，切除前床突和打开视神经管，打开ICA硬膜环，以暴露更大的操作空间，充分显露眼动脉起始部和动脉瘤近侧瘤颈部。同时做好颈内动脉的暴露，以利于术中临时阻断。目前复合手术为治疗复杂颅内血管病提供了安全保障。

此例特点：术前通过检查发现动脉瘤位于颈内动脉背侧，眼动脉在DSA检查上未显影，考虑动脉瘤起始于眼动脉，瘤颈靠近颈内动脉近端，视神经外侧，属于Ⅰa型眼动脉段动脉瘤。由于动脉瘤瘤体较大，视神经受压偏向内侧，床突上段空间较小，仔细阅读SD-CTA及DSA图片可见左侧眼动脉动脉瘤部分瘤颈在前床突下方，无法显露，需要在术中进行前床突的切除，以便针对载瘤动脉近端暂时性阻断。选择翼点入路眼动脉段动脉瘤夹闭术，并做好颈部显露颈内动脉及切除前床突的准备。术中使用颅内血管多普勒探头及ICG血管造影、神经电生理监测。术中发现近端部分动脉瘤瘤颈被前床突及镰状硬膜缘遮挡，术中进行硬膜内切除部分前床突及镰状韧带，做到了近端充分显露和可控，同时充分显露了动脉瘤瘤颈。首先选择较长的动脉瘤夹夹闭部分瘤体，减小占位效应，再进一步处理残余瘤体及瘤颈，由于该动脉瘤部分硬化，因此初步夹闭后仍有残余动脉瘤显影。经过反复选择合适动脉瘤夹调整夹闭动脉瘤，最后仍要彻底探查与眼动脉动脉瘤相关的周围血管，夹闭后ICG血管造影显示动脉瘤完全夹闭，动脉瘤未显影。术中多普勒探头检测血流量良好，载瘤血管与分支血管（颈内动脉、后交通动脉、脉络膜前动脉等）完全通畅，神经电生理监测是十分必要的，术中脑神经电活动无改变，这些术中监测手段充分保证了手术安全，做到最大限度地减少并发症的发生，最后达到满意的效果。

（王　昊　许民辉）

参 考 文 献

Barami K，Hernandez VS，Diaz FG，et al. Paraclinoid carotid aneurysms: surgical management, complications, and outcome based on a new classification scheme. Skull Base, 2003, 13（1）: 31-41.

病例22　眼动脉段动脉瘤

【病史简介】　患者女性，56岁。因"间断头痛、头晕8个月"入院。

查体：神志清楚，言语清晰，回答切题，双瞳等大正圆3mm，对光反射灵敏，GCS评分15分，Hunt-Hess分级Ⅰ级。

头颅CTA示左侧颈内动脉眼段见瘤样突起，大小约6.1mm×4.5mm，双侧颈内动脉虹吸段见局限性钙化斑块，血管腔未见明显狭窄，右侧胚胎型大脑后动脉，左侧后交通动脉开放。

【术前影像】

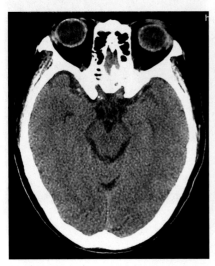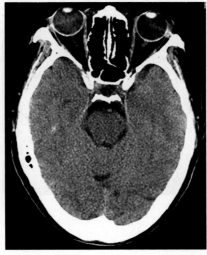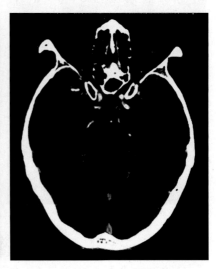

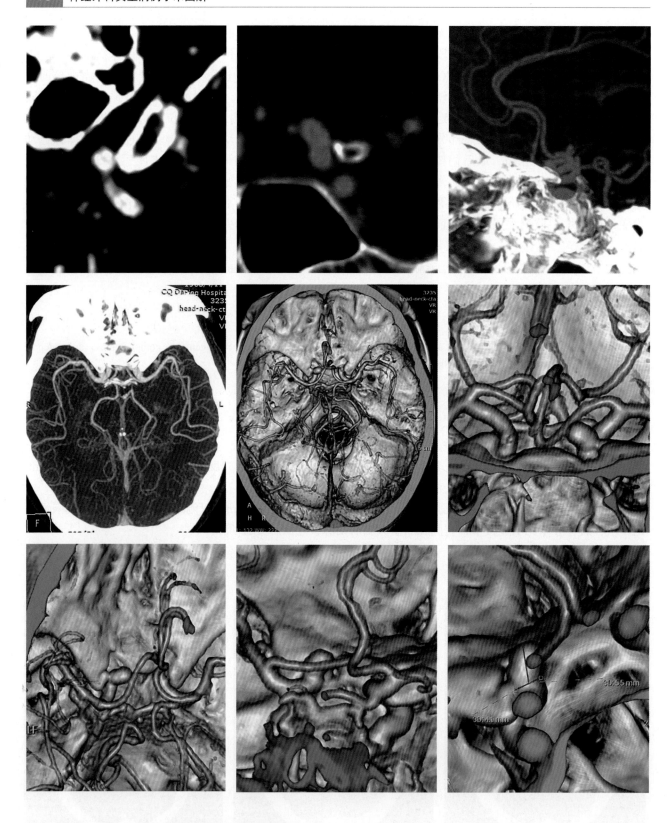

【术前诊断】 左侧颈内动脉眼动脉段动脉瘤。

【麻醉方式】 气管插管全身麻醉。

【手术体位】 仰卧位。

【手术名称】 翼点入路眼动脉段动脉瘤夹闭术。

【手术过程】

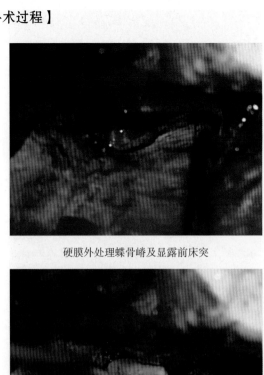

硬膜外处理蝶骨嵴及显露前床突

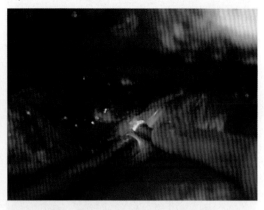

使用超声骨刀切除前床突

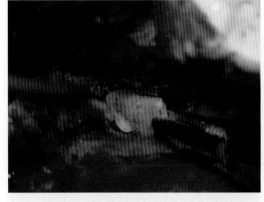

硬膜外切除前床突

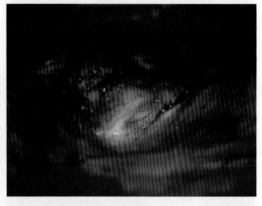

显露视神经鞘

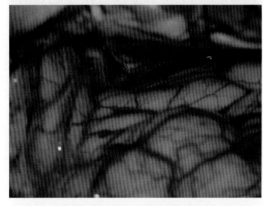

转为硬膜内操作，侧裂静脉不明显

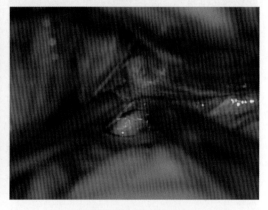

开放颈动脉池，显露ICA

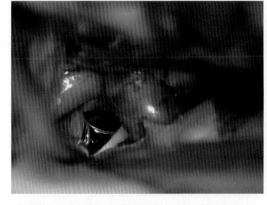

剪开鞍上池蛛网膜，显露动脉瘤，可见ICA及PComA

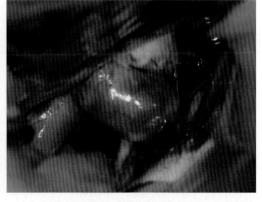

动脉瘤颈部被床突硬膜遮挡

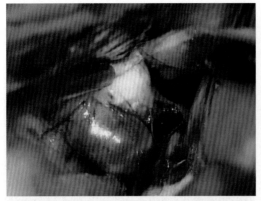

切开床突上硬膜

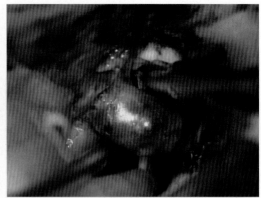

牵开视神经充分解剖瘤颈

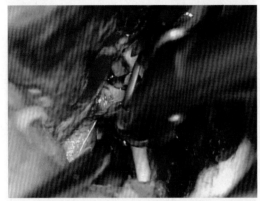

FT950动脉瘤夹夹闭动脉瘤

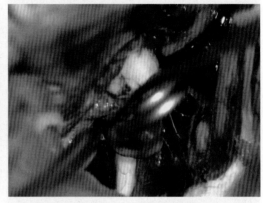

夹闭后可见少许瘤颈残余

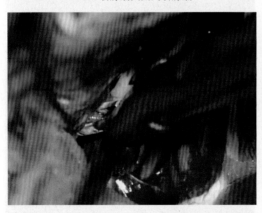

FT720夹闭残余瘤颈。临时阻断颈内动脉及后交通动脉

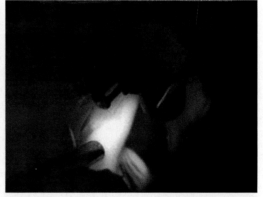

ICG造影显示动脉瘤消失，载瘤动脉通畅

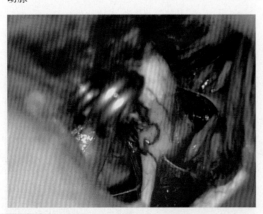

剪掉动脉瘤壁，夹闭后情况

【术后影像】

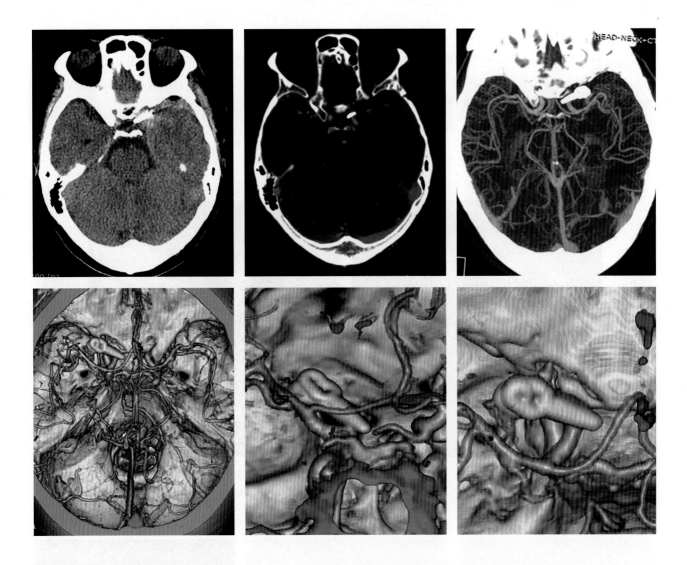

　　【点评】　此例特点为通过3D-CTA及三维重建提示动脉瘤位于颈内动脉眼动脉段背侧，眼动脉远端，属于Ⅰb型眼段动脉瘤。瘤体中等大小，部分瘤颈位于前床突内侧被前床突遮挡。因此选择显微夹闭动脉瘤需做好部分前床突的切除准备，可以经硬膜内或硬膜外两种技术进行前床突的切除，在硬膜外间隙对前床突进行充分骨质磨除，硬脑膜起到了保护硬膜内神经血管的作用，可安全地部分游离、松解和移位颈内动脉和视神经，扩大视神经-颈内动脉间隙。术前需要注意前床突的气化情况，在切除前床突时，须避免向下方的剧烈操作，由于动眼神经穿行于海绵窦上外侧壁内，在前床突下方向前进入眶上裂，剧烈操作容易造成损伤。目前临床所应用的超声骨吸技术相对于磨钻对处理前床突更为安全。选择常规翼点入路，切除部分蝶骨嵴，脑膜剥离子游离深部前床突硬膜，超声骨刀切除视神经管上壁、前床突及部分视柱，之后切开硬膜，术中可见视神经被推向中线、严重影响术野显露时，沿视神经外侧剪开视神经鞘和视神经上方的镰状韧带，充分游离视神经，切开颈内动脉硬脑膜环将硬脑膜牵引向眶顶，以充分显露颈内动脉、眼动脉和动脉瘤瘤颈。由于瘤体不大，且动脉瘤瘤颈已清楚显露，遂进行直接夹闭。夹闭动脉瘤后需穿刺抽瘤腔内积血，以解除对视神经和视交叉的压迫。

（王　昊　许民辉）

病例23 覆膜支架辅助弹簧圈栓塞破裂大型眼动脉瘤

【病史简介】 患者女性，49岁。因"突发头痛4小时"入院。查体：神志清楚，扶入病房，颈阻阳性，双侧瞳孔等大等圆3mm，对光反射灵敏，余神经系统未见明显阳性体征。Hunt-Hess分级Ⅱ级。

头颅平扫＋CTA示：①蛛网膜下腔出血；②左侧颈内动脉床突旁动脉瘤；③右侧大脑前动脉A1段缺如；④右侧颈总动脉－颈动脉窦少许软斑块，血管腔轻度狭窄。

全脑血管造影（DSA）提示：左侧颈内动脉床突旁大型动脉瘤。

【术前影像】

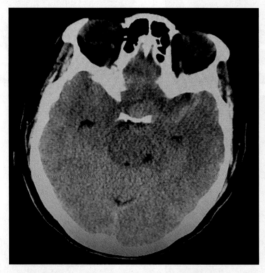

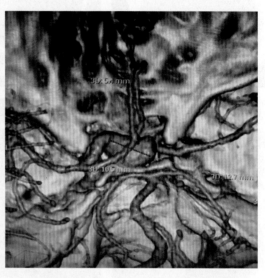

左侧额颞叶脑沟、侧裂池见线条状高密度影，大脑镰密度增高，鞍区偏左上方见斑片状高密度影

左侧颈内动脉床突旁见一大型动脉瘤，12.7mm×10.5mm，瘤颈宽约5.4mm

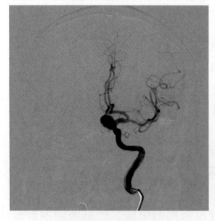

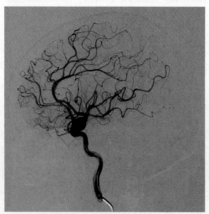

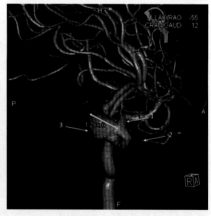

超选左侧颈内动脉造影正位片

超选左侧颈内动脉造影侧位片

DSA-3D重建。1：颈内动脉床突段（眼段）；2：眼动脉；3：动脉瘤

【术前诊断】 ①左侧颈内动脉床突旁大型动脉瘤；②蛛网膜下腔出血。

【麻醉方式】 气管插管全身麻醉。

【手术体位】 仰卧位。

【手术名称】 全身麻醉下大型床突旁动脉瘤覆膜支架辅助弹簧圈介入栓塞术。

【手术过程】

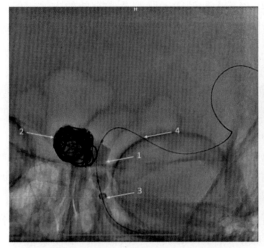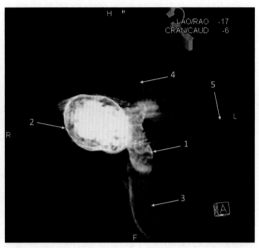

弹簧圈填塞动脉瘤腔＋覆膜支架定位释放。1：球囊扩张释放覆膜支架；2：弹簧圈；3：中间导管 Navien；4：支架输送导丝

术中即刻行双容积重建，支架贴壁良好。1：覆膜支架；2：弹簧圈；3：颈内动脉；4：大脑前动脉；5：大脑中动脉

【术后影像】

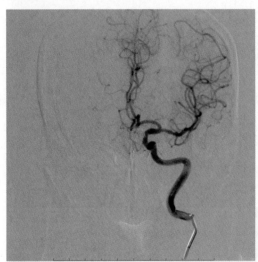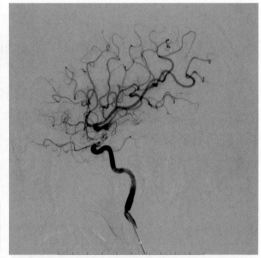

术后即刻行左侧颈内动脉标准正侧位片，示动脉瘤未显影，载瘤动脉通畅

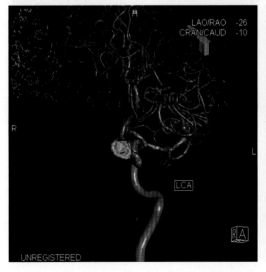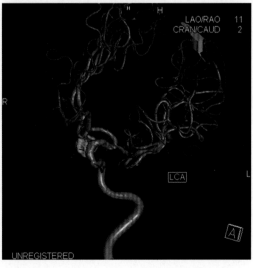

术后即刻行 DSA-3D 重建

【点评】　血管内技术逐渐在床突旁动脉瘤治疗中显现出优势，其中传统的血管内治疗技术如可脱球囊永久闭塞载瘤动脉有或无辅以血管旁路移植是治疗大型和巨大型颅内动脉瘤非常有效的方法，但此方法受限于载瘤血管是否有足够的侧支循环来预防缺血性卒中的发生，虽辅以血管旁路移植可在一定程度上降低缺血性卒中的发生率，但手术并发症风险会明显提高，同时闭塞载瘤血管后，远期其他部位的血流相关性动脉瘤发生率会明显增加。

　　近年来，临床上使用频率很高的常规颅内支架（低金属覆盖率、高孔率）辅助治疗床突旁大型、巨大型动脉瘤的完全闭塞率和复发率并无明显改观，动脉瘤远期仍有破裂的风险。基于相同血流隔绝理念，而设计不同于密网支架的Willis覆膜支架（Willis Covered Stent，WCS）既能保留血管正常解剖走行、将病变隔绝于血管外，又能避免闭塞血管引起的梗死并发症，为颅内大型、巨大型动脉瘤等复杂动脉瘤治疗带来新的选择。WCS为正弦波开环设计，支架系统柔顺性明显增加，以适应颅内纤曲血管，同时降低了膜厚度，膜延展性、生物相容性明显提高。除应用于治疗颅内真性动脉瘤外，假性动脉瘤、动脉夹层、复杂的外伤性颈内动脉海绵窦瘘治疗中也常采用。手术中需注意以下问题：①本病例为破裂动脉瘤，手术策略采用弹簧圈填塞以促进动脉瘤内血栓形成，避免单纯支架植入后，早期发生二次破裂；②支架植入后内漏较常见，可通过球囊反复充盈或套叠额外WCS来消除或显著减少内漏的发生，大多数微小内漏可自行消失；③合理、规范的抗血小板治疗及监测血栓弹力图有助于预防WCS内狭窄发生；④支架植入时需多角度血管造影反复确认侧支或穿支动脉位置，重要的侧支血管开口距离动脉瘤颈段超过2mm应为WCS的安全使用距离。

（曾　实　陈立朝）

病例24　颈内动脉床突旁大动脉瘤密网支架植入术

【病史简介】　患者女性，56岁。体检发现左侧颈内动脉床突旁动脉瘤入院。无临床症状及明显神经系统阳性体征。头颅CTA及DSA检查示左侧颈内动脉床突旁大动脉瘤，瘤体直径约15mm，宽瘤颈，形态呈不规则囊状，动脉瘤瘤体未累及眼动脉、后交通动脉及脉络膜前动脉。

【术前影像】

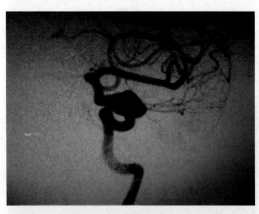
DSA显示床突旁动脉瘤

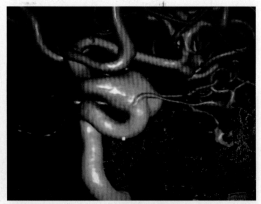
DSA-3D重建显示动脉瘤形态

【术前诊断】　左侧颈内动脉床突旁大动脉瘤。
【麻醉方式】　气管插管全身麻醉。
【手术体位】　仰卧位。
【手术名称】　经股动脉插管左侧颈内动脉床突旁动脉瘤密网支架（Tubridge）植入术。

【手术过程】

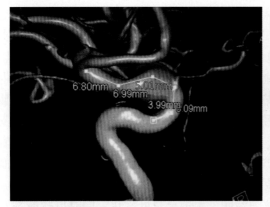

测量载瘤动脉及瘤颈长度，选择相匹配支架

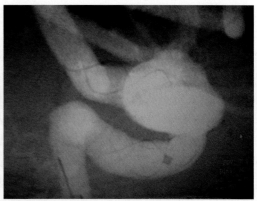

载瘤动脉内完全释放密网支架（Tubridge）

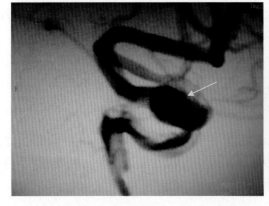

术毕即刻造影，瘤体显影缩小，部分染色淡化

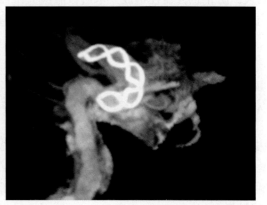

术毕DYNA-CT可见瘤体造影剂明显减少

【术后6个月复查】

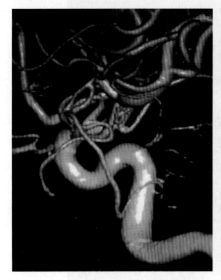
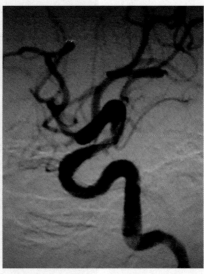
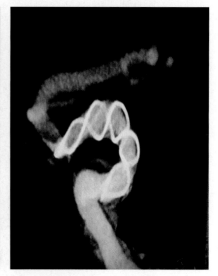

DSA平扫、3D重建及DYNA-CT所示：支架贴壁良好，瘤体未显影

【点评】 颈内动脉床突旁动脉瘤在颅内动脉瘤中发病率为1.5%～20%，女性多于男性，且大型、宽颈动脉瘤常见。床突旁动脉瘤可分为四型（BARAMI分型），Ⅰ型自C6段背侧发出，其中Ⅰa型与眼动脉有关，Ⅰb型与分支血管无关，Ⅱ型自C6腹侧发出，与分支血管无关，Ⅲ型自C5、C6内侧壁发出，Ⅳ型

为大型动脉瘤，可累及C5、C6全段，或破坏硬膜环，累及海绵窦段。介入治疗可无视前床突及动脉瘤周边视野阻挡物的存在，手术操作难度及风险较开颅夹闭低，且对附近分支血管血流基本不造成影响，故而此类动脉瘤以介入治疗为首选。对于巨大、宽颈动脉瘤的血管内治疗，血流导向装置近年来备受国内外介入医师的推崇。具有操作简便安全、手术耗时短、穿支血管影响小等优点。由于输送系统及支架本身张力较大，导引导管的支撑尤为重要，需尽量接近瘤颈，甚至超过瘤颈到达远端。微导丝通常以"C"形通过瘤颈较为安全，避免触碰瘤壁。但大型动脉瘤往往很难将导丝直接通过瘤颈，而多采用瘤内成袢技术方能通过。导引导管不能到达理想高度时，可用支架导管、球囊等器械上至较远端血管（大脑中动脉M2以远或大脑前动脉A2、A3以远），再辅助引导导引导管到达。释放支架与退导管交替进行，支架打开时，容易出现打开或贴壁不良，需反复推拉摆动调试。支架的长短选择以不超过2个血管转折为宜。如反复调试仍不满意，可以微导丝支架内按摩或球囊后扩处理。瘤腔是否填塞弹簧圈，主要取决于血流冲击瘤腔的流速和方向。如果流速快，正向冲击，则需要填塞少量弹簧圈，以减缓血流，诱导致栓。如流速慢，非正向冲击，或见到明显的滞流情况，则无须填弹簧圈。术中全身肝素化，同时以盐酸替罗非班持续静脉泵入，防止急性血栓形成。术后口服波立维或替格瑞洛3～6个月，拜阿司匹林1年以上。半年至1年复查DSA或CTA，了解动脉瘤闭塞情况。如复查发现瘤体显影仍无明显缩小，则可能需要再次手术干预。

（杨华江　杨东虹）

病例25　颈内动脉眼段小动脉瘤支架辅助弹簧圈栓塞

【病史简介】　患者女性，42岁。体检时发现颅内动脉瘤1个月余入院。既往有高血压病史，发现病变后精神紧张，无其他特殊不适症状。查体：血压160/95mmHg，余无阳性体征。DSA检查示右侧颈内动脉眼段内侧壁动脉瘤，瘤体3.5mm×2.5mm，形态类圆形，边缘光滑，相对宽颈。

【术前影像】

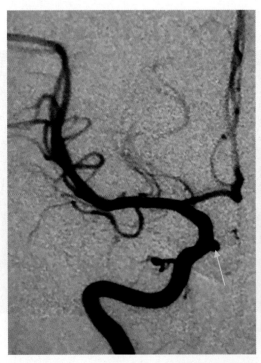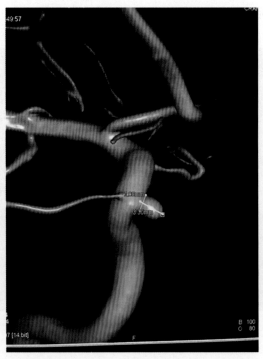

术前DSA影像：右侧颈内动脉眼段动脉瘤，位于右侧颈内动脉眼动脉段内侧壁

【术前诊断】　右侧颈内动脉眼动脉段小动脉瘤。

【麻醉方式】　气管插管全身麻醉。

【手术体位】　仰卧位。

【手术名称】　经皮股动脉插管右侧颈内动脉眼动脉段动脉瘤支架辅助弹簧圈栓塞术。

【手术过程】

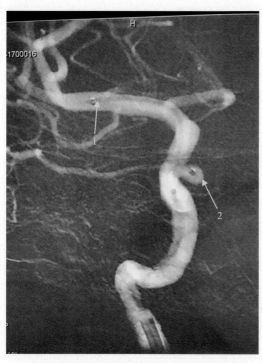

支架导管头端送至大脑中动脉M1段；弹簧圈导管头端送至动脉瘤腔内。1：支架导管头端；2：弹簧圈导管头端

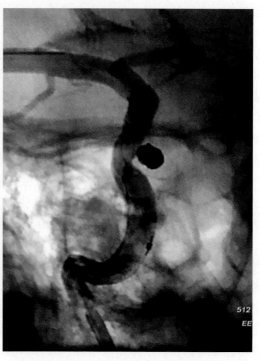

支架半释放阻挡下动脉瘤腔弹簧圈致密填塞

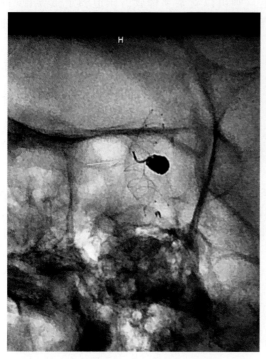

弹簧圈尾端突出载瘤动脉，支架完全释放，将其压至管壁。箭头所示为支架完全释放

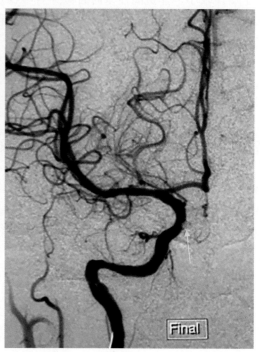

术后造影，动脉瘤致密栓塞，瘤体不显影。箭头所示为动脉瘤体

【点评】 眼动脉动脉瘤起源于颈内动脉（ICA）床突上，更具体地说是ICA床突上的眼段。颈内动脉眼段范围介于硬膜远环和后交通动脉之间。眼段动脉瘤位于硬脑膜内，突出于蛛网膜下腔，包括眼动脉动脉瘤，垂体上动脉瘤及它们少见的变异类型如该段ICA腹侧面和背侧面的动脉瘤。数量占所有颅内动脉瘤的不到5%，且常常是双侧生长，破裂概率小，常在体检中发现，自然发病时常生长较大，伴多发者较多。手术方案的选择：位于眼动脉起源以远者，且瘤体不大者，开颅夹闭（包裹）和介入栓塞均可；位于眼动脉起始部或近心端者，瘤体巨大者，首选介入栓塞治疗。眼段动脉瘤介入栓塞的方式与瘤体大小、位置、形态有关，瘤体位于眼动脉起始部或近心端前壁时，微导管常选用直头；位于侧壁、内壁及远心端时，微导管常塑形为"C"形、"S形"或"Z"形。瘤体较大者，几乎任何形态的微导管都能轻松进入，较小时需微导管塑形或微导丝引导下超选；分叶状时可能需要双微导管同时超选栓塞；血泡样动脉瘤多位于颈内动脉前壁，为特殊类型，由于瘤壁极薄，瘤壁变化极快，易再出血。术中操作需极为轻柔，微小的触碰都易破裂。除DSA发现的瘤体突出部分外，其周围血管壁同样极薄，手术中需同时处理。多以"铆钉"技术（即弹簧圈在填塞瘤腔同时，需覆盖周围正常血管壁一部分），加以2枚或2枚以上支架覆盖载瘤动脉处理，加强载瘤动脉壁金属覆盖率，否则术后短期内极易复发或再出血。眼段动脉瘤多数为宽颈或相对宽颈动脉瘤，单纯弹簧圈栓塞者较少，多以支架或球囊辅助下弹簧圈栓塞，以达到理想的瘤体瘤颈栓塞率，方能促进内膜生长，动脉瘤闭塞。支架远端以不超过颈内动脉末端为宜。由于载瘤动脉为主干动脉，一旦形成血栓，可能造成严重后果，故使用支架者，术中术后抗凝药物需按常规服用。目前双抗药物的疗程尚不统一，常规波立维或替格瑞洛6周至3个月，阿司匹林肠溶片1年以上，再根据随访情况调整。

　　此例患者为右侧颈内动脉眼段动脉瘤，瘤体较小，形态规则，破裂概率较小，但患者自发现动脉瘤后，精神紧张，且有高血压病史，为手术适应证。此部位动脉瘤位置较低，侧方为前床突阻挡，瘤体朝内，瘤颈近心端紧贴硬膜环，开颅夹闭需磨除前床突，使用跨血管夹夹闭，手术难度、风险及损伤均较介入栓塞大，不作为首选方案。而介入栓塞不会对周围脑组织造成损伤，手术痛苦小；血管腔较平直光滑，微导管容易到位，手术难度不高。故介入栓塞治疗应为首选治疗方案。此例为相对宽颈，单纯栓塞难度较大，需以球囊或支架辅助栓塞。若想要达到瘤颈瘤体完全致密栓塞，支架辅助更优于球囊辅助。手术难点主要在于微导管塑形，可选用"C"形或"Z"形，塑形如不满意，可以微导丝引导超选瘤体。由于瘤体较小，弹簧圈栓塞时若微导管不稳定，则可以支架半释放，压迫稳定微导管。弹簧圈的选择以软、小、短圈为宜。最后一枚弹簧圈若尾端释放困难，可解脱于载瘤动脉内，以支架压迫于瘤壁之上。

（杨华江　杨东虹）

五、颈内动脉分叉部

病例26　抽吸后组合塑形夹闭颈内动脉分叉部大型破裂动脉瘤

【病史简介】 患者男性，28岁。因头痛内科门诊行MRI检查发现颅内动脉瘤。紧急行CTA进一步检查。CTA检查完成后患者突然头痛加重、恶心呕吐，很快陷入昏迷，转诊我科。查体：意识昏迷，GCS评分6分（E1V1M4），右侧圆形瞳孔约4mm，左侧圆形瞳孔2mm，对光反射均消失。颈强直（＋）。

【术前影像】

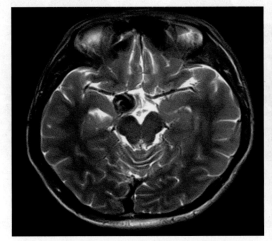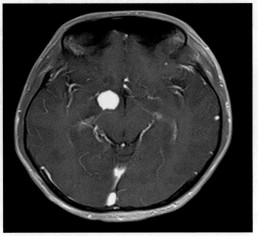

门诊MRI示颅内占位，考虑动脉瘤　　　　　　　　增强呈明显圆形均一强化

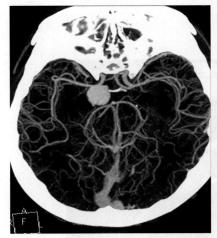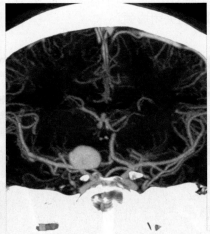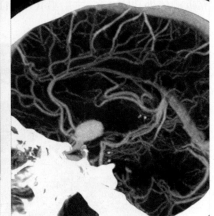

瘤颈位于分叉部，瘤颈累及A1、M1起始部，瘤顶朝向后上

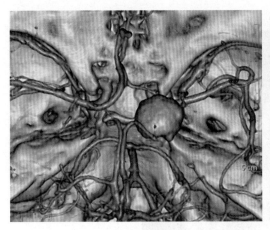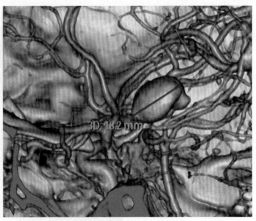

瘤体正面俯视图　　　　　　　　　　　动脉瘤最大径18.2mm

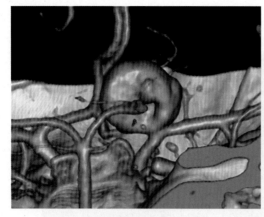

瘤体背面可见硬化

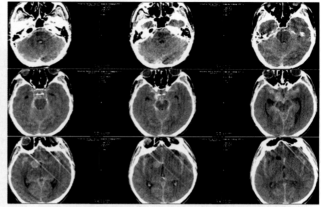

病情变化后急查CT可见广泛蛛网膜下腔出血

【术前诊断】 ①自发性蛛网膜下腔出血（Hunt-Hess分级Ⅳ级；Fisher分级3级）；②右侧颈内动脉分叉部大型动脉瘤（18mm）；③脑疝；右侧颞叶沟回疝。

【术前计划】 通过三维模拟手术体位，可见瘤颈位于分叉部，右侧A1起始部已动脉瘤化，若要从第五间隙下瘤夹同时塑形A1及M1起始部较困难。右侧A1为非优势A1且前交通发达，因此术中夹闭预案为靠近瘤体处孤立A1，之后沿ICA-M1方向夹闭瘤颈。

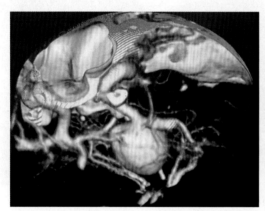

R-A1从瘤颈发出，保留困难

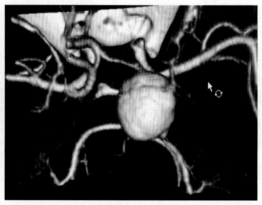

R-A1较细、非优势A1；前交通发达

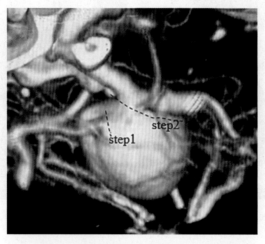

步骤1：尽量在靠近瘤颈处孤立A1；步骤2：顺ICA-M1方向夹闭瘤颈

【**麻醉方式**】　经鼻插管全身麻醉。

【**手术体位**】　仰卧位。

【**手术名称**】　①右侧扩大翼点入路颈内动脉分叉部大动脉瘤塑形夹闭术；②脑室外引流术＋ICP 植入术；③去骨瓣减压术（必要时）。

【**手术过程**】

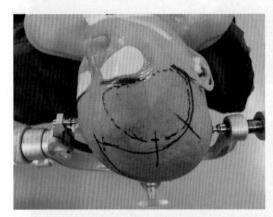

手术切口（头偏 45°后仰 20°）

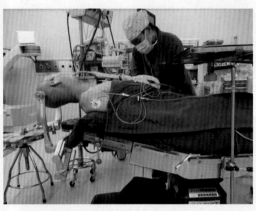

上半身抬高 30°有利于静脉回流

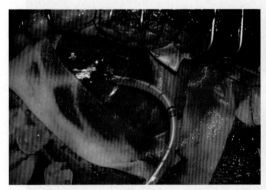

行脑室外引流同时植入 ICP 探头

脑组织张力高。Paine 点穿刺，释放脑脊液后，ICP 从 32mmHg 降到 10mmHg

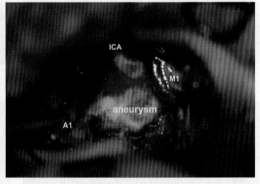

充分显露动脉瘤及周围血管

瘤颈宽，A1 近端已膨大，动脉瘤化

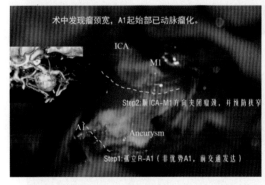

术中夹闭方案与术前计划一致

步骤 1：孤立大脑前动脉 A1 段；步骤 2：沿着颈内动脉-M1 方向夹闭瘤颈

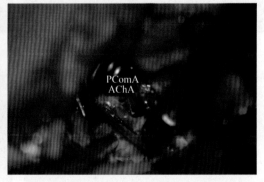

因瘤囊张力大，叶片上滑造成 ICA 狭窄

直角夹夹闭瘤颈，瘤体张力很高，释放后叶片上滑，造成 ICA 狭窄

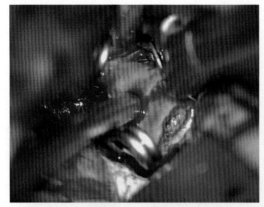

临时阻断ICA、A1、M1、PComA

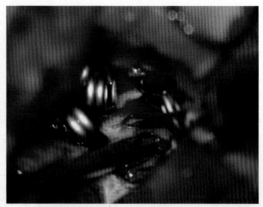

抽吸瘤体后，瘤囊张力下降

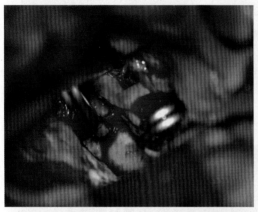

抽吸后夹闭，载瘤动脉不再狭窄

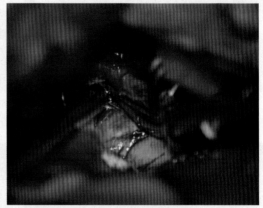

另一枚长微弯夹加固夹闭

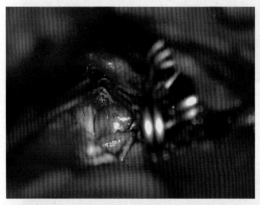

瘤体发出A1处孤立A1（避开A1穿支血管）

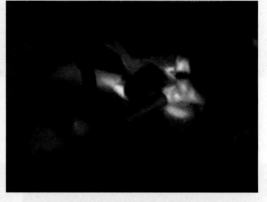

ICG造影ICA、M1及远端显影正常

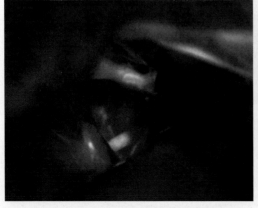

ICG示A1及穿支血管均显影（对侧代偿）

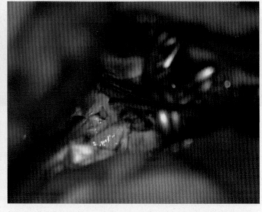

剪开瘤体无出血，验证完全夹闭

【术后情况】　术后当天，患者意识恢复至朦胧状态，术后第2天，患者意识嗜睡，左侧肢体肌力3级，右侧肢体肌力4级。术后1周患者即完全清醒，开始行高压氧及康复理疗。术后第20天，患者顺利出院，出院时意识清楚，言语思维交流正常，四肢肌力肌张力正常。痊愈出院。术后3个月行颅骨修补术。

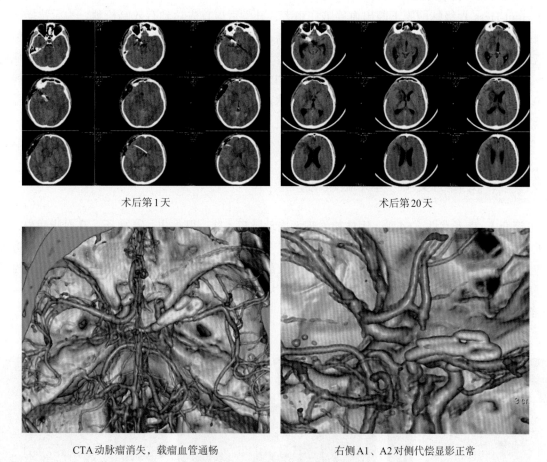

术后第1天　　　　　　　　　　　　　　　　　术后第20天

CTA动脉瘤消失，载瘤血管通畅　　　　　　　　右侧A1、A2对侧代偿显影正常

【点评】　与基底动脉尖端类似，血流动力学压力作用于颈内动脉分叉部致使动脉瘤形成。颈内动脉分叉部动脉瘤相对少见，占颅内动脉瘤的5%～10%，好发于小儿及青少年，而且常伴有同侧颈内动脉的其他类型动脉瘤。绝大部分颈内动脉分叉部动脉瘤的指向为上方、稍偏后，出现破裂时将造成蛛网膜下腔出血，甚至可能破入脑实质，引起额下回、基底节或者颞叶内份血肿。文献报道，＜25mm的ICA动脉瘤的破裂风险相对较低，约为1%，＞25mm后将升至10%。本病例动脉瘤大小为18.2mm，因反复头痛行MRI检查发现，然而3小时后动脉瘤突然破裂造成患者脑疝形成，好在及时就医，开通绿色通道，紧急有效迅速地去骨瓣减压，否则后果不堪设想。因此，对于分叉部未破裂的大型动脉瘤，在患者条件允许下应积极处理，同时反复头痛可能为警示性头痛，应引起足够重视并及时处理。

相比M1段，CTA等术前影像常提示瘤颈累及A1段的范围更广，这在构建手术计划和设计夹闭通道时是很重要的。发达的前交通动脉暗示良好的对侧代偿，因此，若术中出现动脉瘤破裂，夹闭A1近端是安全的。本病例亦是如此，夹闭右侧A1近端沿ICA-M1方向提供了很好的夹闭通道，同时术中ICG造影可见对侧代偿血流显影，术后复查CTA亦可见右侧A1及穿支显影，患者术后无神经功能障碍。

对于分叉部大型动脉瘤，穿支血管的分离显露与保护至关重要。ICA分叉部通常没有穿支血管，但其附近存在内、外两组豆纹动脉，内侧组起自A1，外侧组则为M1。豆纹动脉经常与动脉瘤顶有粘连，使得夹闭过程复杂化。内、外两组豆纹动脉往上进入前穿质、视器和颞叶内侧，处于术野盲区，镜下可见这些血管与动脉瘤顶和（或）瘤颈的后、内方有密切关系，手术操作有可能导致血管痉挛甚至撕裂，因此，保护这些至关重要的穿支动脉是术中最具挑战性的环节。分离瘤颈、实施夹闭的过程中必须避免误伤A1、颈内动脉分叉部、脉络膜前动脉、Heubner回返动脉及M1段发出的穿支血管。本病例在抽吸瘤体前虽能夹闭瘤颈，但叶片始终上滑，造成载瘤动脉狭窄，因此，临时阻断了右侧A1、ICA、PComA、M1 4根血管抽吸瘤体后夹闭瘤颈，此过程狭窄的术区视野中有5个夹子，通过助手配合充分显露避免误夹任何重要穿支血管。同时应尽快解除临时阻断（本例临时阻断约3.5分钟），并行电生理监测（本例术中全程监测MMP SEP未见异常）避免缺血性事件发生。

　　对于Hunt-Hess Ⅳ级蛛网膜下腔出血伴脑疝患者，开颅后应首先达到有效脑松弛，为后续操作奠定基础。本例采取大骨瓣开颅（骨瓣直径约12cm），开颅后脑组织张力较高，进一步通过Paine点穿刺侧脑室引流，脑组织张力进一步降低，ICP降至12mmHg左右。为后续操作提供了较好的条件。因患者脑疝时长将近2小时，术后去除了骨瓣同时保持脑室外引流及ICP监测，通过每日引流脑脊液约200ml，ICP始终控制在10～18mmHg，该患者术后未曾使用甘露醇等脱水药。因此，对于这类患者脑室外引流及ICP监测对术后颅内压管控尤其重要。

（许明伟　许民辉）

病例27　颈内动脉分叉部大型未破裂动脉瘤

　　【病史简介】　患者女性，54岁。因体检发现颅内动脉瘤入院。既往史：高血压、高血脂病史，无糖尿病病史及其他病史。入院查体：神清语利，神经系统查体无阳性体征。头颅CT评审提示左侧鞍旁圆形等密度占位影，颅内无出血；CTA示左侧颈内动脉分叉部动脉瘤，大小约17.1mm×15.9mm，瘤颈约10mm，动脉瘤顶朝向后上。左侧颈内动脉瘤分叉部呈瘤样膨大，A1、M1起始部从瘤颈发出。

　　【术前影像】

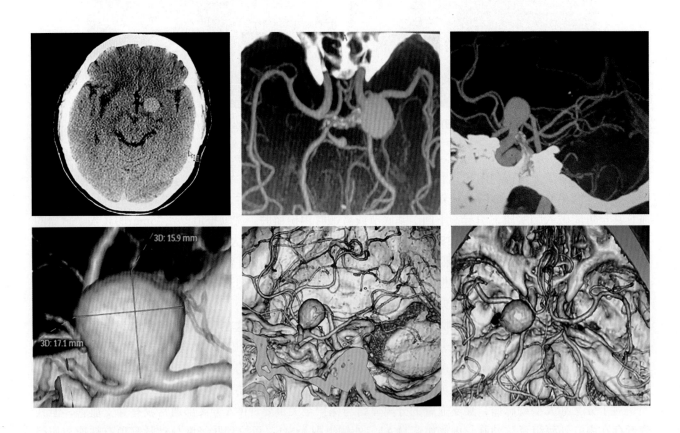

　　【入院诊断】　①左侧颈内动脉分叉部大型动脉瘤；②高血压；③高脂血症。
　　【术前讨论】　①本例为左侧颈内动脉分叉部大型动脉瘤，瘤体大，瘤颈宽，A1、M1起始部均从瘤体上发出，分叉部穿支血管与瘤颈亦关系不清，介入治疗费用高，穿支血管保护困难，且远期复发率较高。②手术夹闭治疗有利于A1、M1重塑并保护穿支血管。通过三维重建模拟手术体位，可以在术前判断手术体位下动脉瘤朝向及模拟夹闭策略。该病例在手术体位下分瘤体主要位于M1段深面及后方，左侧A1动瘤颈近端发出，使用跨血管夹可同时塑形A1、M1起始部。③对于大型动脉瘤，大多伴有瘤体或瘤颈斑块形成。若瘤颈硬化明显，夹闭后可能造成M1狭窄，因此开颅时需常规保留颞浅动脉，做颅内外血管旁路移植准备。

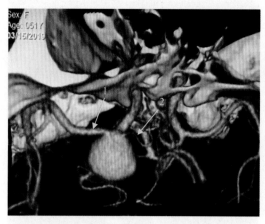

模拟手术体位下动脉瘤形态。1：大脑中动脉M1段；2：大脑前动脉A1段

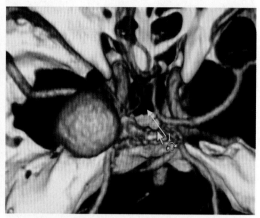

左侧大脑前A1段纤细，非优势侧A1。1：左侧大脑前动脉A1段

【**麻醉方式**】　经鼻插管全身麻醉。

【**手术体位**】　仰卧位。

【**手术名称**】　左侧改良翼点入路颈内动脉分叉部大动脉瘤塑形夹闭术。

【**手术过程**】

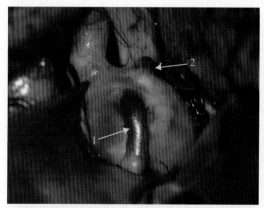

显露动脉瘤（1：大脑中动脉M1　2：大脑前动脉A1）

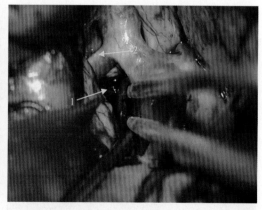

显露瘤体周围重要分支血管。1：后交通动脉；2：脉络膜前动脉

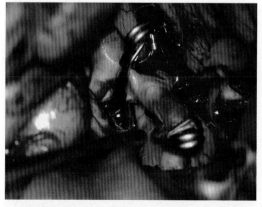

临时阻断后使用一枚跨窗夹跨M1夹闭（引导夹）

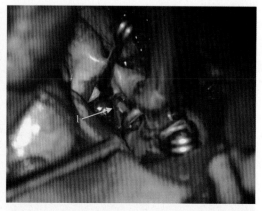

在第一枚夹子近端上一斜角跨窗夹，注意避开脉络膜前动脉。1：脉络膜前动脉

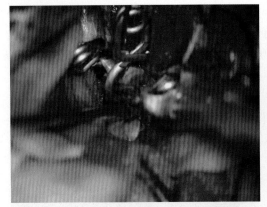

取出第一枚直跨窗夹（引导夹）

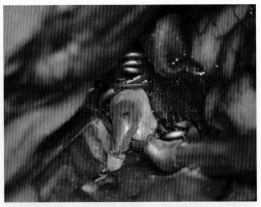

使用782长弧形夹在跨窗夹下方夹闭瘤颈

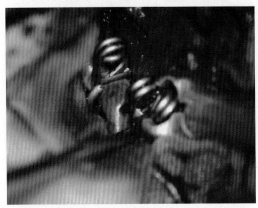

使用一枚740夹闭残余瘤颈

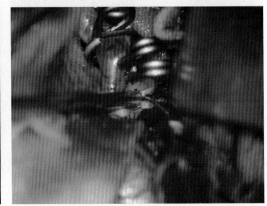

穿刺瘤体，瘤囊塌陷，无出血

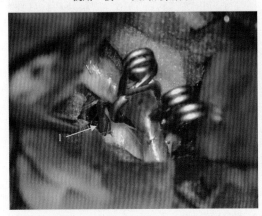

再次确认脉络膜前动脉及其分支瘤无误夹或扭曲。
1：脉络膜前动脉

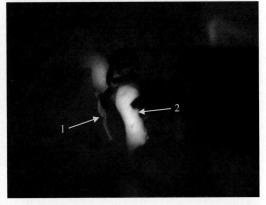

ICG造影动脉瘤不显影，脉络膜前动脉及大脑中动脉显影正常。1：脉络膜前动脉；2：大脑中动脉

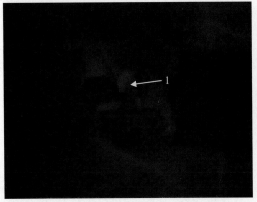

ICG大脑前动脉显影正常。1：大脑前动脉

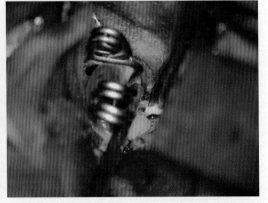

剪开瘤体无出血，验证完全夹闭

【术后情况】 术后患者恢复顺利，术后即清醒，术后7天拆线出院，无神经功能障碍。术后3天复查CTA示动脉瘤消失，大脑前动脉、大脑中动脉起始部及远端均显影正常。

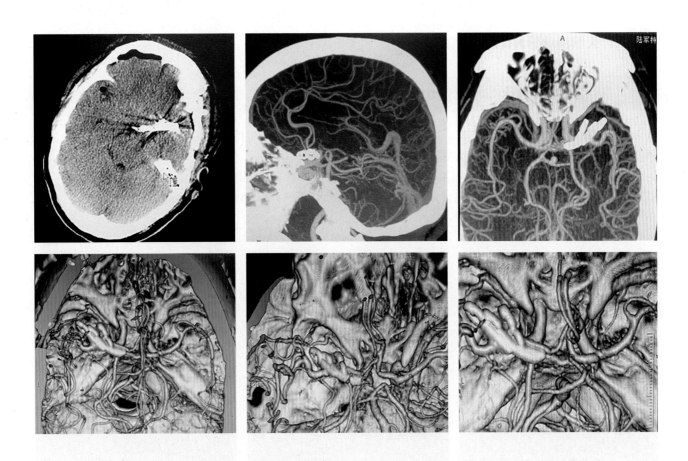

【点评】 颈内动脉分叉部动脉瘤较为常见，因穿支血管常黏附与瘤体或被瘤体阻挡，如脉络膜前动脉，A1、M1段的穿支血管，因此，该部位动脉瘤的处理具有一定的挑战性。

颈内动脉分叉部动脉瘤可朝向前、上或后。从手术角度而言，瘤体朝向前或上的动脉瘤处理更直观，但若是破裂动脉瘤容易直接触碰瘤顶，需十分小心。此类动脉瘤一般使用弧形夹或带角度的斜角夹可顺利夹闭。瘤体朝向后的动脉瘤背离术者，且瘤体容易与深部穿支血管粘连，显露瘤颈、分离穿支血管、夹闭均较困难。若是破裂动脉瘤，破裂点一般位于深面，分离时较不容易造成动脉瘤破裂。此类动脉瘤一般需用到跨血管夹。不论是何种朝向，术前术者均需对动脉瘤手术体位下的血管构筑有充分的空间三维认识。本例通过术前三维重建模拟手术体位，术前已对夹闭方向、瘤夹选择做了充分准备，因此手术过程很顺利。

充分暴露需包括邻近的A1和M1段血管及其近端分支、脉络膜前动脉、回返动脉、豆纹动脉等。因此，广泛的侧裂分离尤为重要。另外，对于大型动脉瘤，还需牵开瘤体显露甚至分离粘连于瘤体上的重要分支血管，在下永久夹之前必须明确瘤颈周围有无重要分支血管。可临时阻断使瘤囊张力降低后牵开瘤体进行探查。本例患者先临时阻断，瘤囊张力降低后辨认脉络膜前动脉与近端瘤体粘连，有效分离后再夹闭瘤颈可有效避免其被误夹或扭曲狭窄。同时，瘤颈夹闭时不能过低或太靠近分叉部，以免造成A1段狭窄，其次是M1狭窄。应谨记深部穿支血管的闭塞可造成对侧偏瘫。

对于大型且瘤体、瘤颈有硬化的动脉瘤，需注意预防夹闭后M1或A1狭窄。可采取引导夹技术或抽吸瘤体降低张力后夹闭。本例瘤体大，斜角跨窗夹叶片张开弧度较小，无法直接塑形瘤颈。于是使用一枚直跨血管夹夹闭瘤颈后半部分，这时瘤体已缩小，可顺利使用斜角跨血管夹闭近端瘤颈，远端使用弧形夹夹闭。同时本例瘤颈有少许硬化，使用引导夹技术，永久夹在引导夹下方释放，可有效避免叶片上滑造成狭窄。对某些大型特别是破裂分叉部动脉瘤，若瘤囊张力无法降低，夹闭时叶片始终上滑造成狭窄，可采取临时阻断ICA、M1、A1后抽吸瘤体后夹闭瘤颈预防狭窄。当然，常规使用ICG造影、多普勒超声、神经电生理监测对于预防术后脑缺血也很重要。

（许明伟　许民辉）

六、大脑前动脉A1段及远端

病例28　大脑前动脉A1段近端小型动脉瘤

【病史简介】　患者男性，37岁。因"突发剧烈头痛、呕吐2个小时"入院。入院查体：意识清楚，言语正常，GCS评分15分，四肢肌力肌张力正常对称，颈强直。

急诊CTA右侧侧裂区及环池见高密度影，右侧大脑前动脉起始部可疑动脉瘤。进一步DSA检查：右侧大脑前动脉A1段动脉瘤（2.5mm×3.6mm），右侧海绵窦段动脉瘤（3.0mm×3.5mm）。

【术前影像】

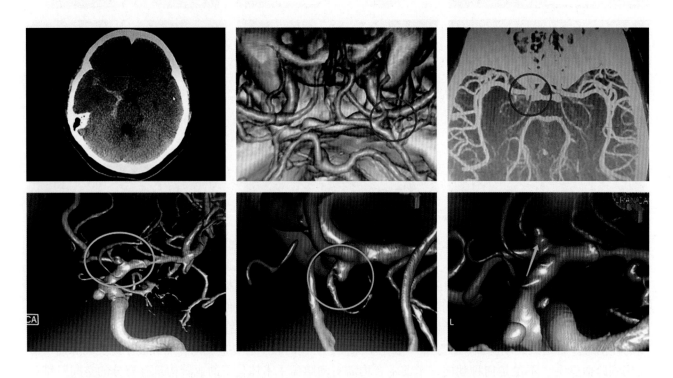

【术前诊断】　①蛛网膜下腔出血（Hunt-Hess分级Ⅱ级）；②右侧大脑前动脉A1段动脉瘤（破裂）；③右侧海绵窦段动脉瘤（未破裂）。

【麻醉方式】　气管插管全身麻醉。

【手术体位】　仰卧位。

【手术名称】　右侧翼点入路大脑前动脉A1段近端动脉瘤夹闭术。

【手术过程】

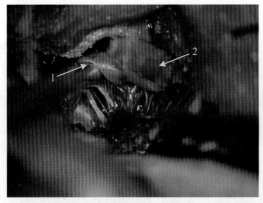

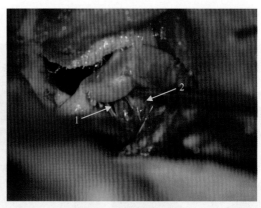

显露颈内动脉分叉部，显露众多穿支血管。1：大脑前动脉A1段；2：大脑中动脉M1段）

1：A1近端发出的穿支血管；2：M1近端发出的穿支血管

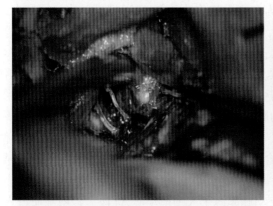

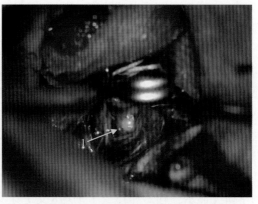

夹闭后ICG显示动脉瘤消失，载瘤动脉通畅显露瘤体

显露瘤颈，瘤颈可见穿支血管（1）

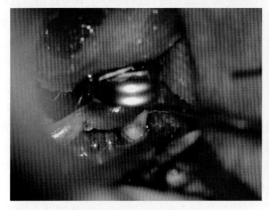

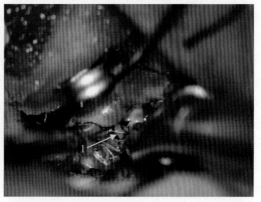

瘤颈周围穿支血管均已游离

避开穿支血管夹闭瘤颈（1：A1发出的穿支血管）

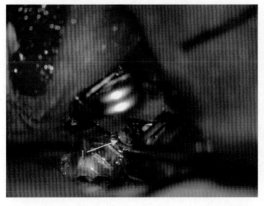

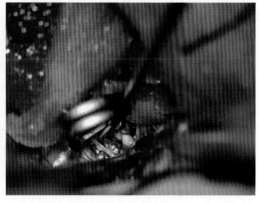

夹闭瘤颈后探查穿支血管（1）无误夹或扭曲受压

剪开瘤体，无出血

【术后影像】　术后患者意识清晰，言语正常，记忆力计算力定向力正常，四肢肌力肌张力正常对侧。出院GOS评分5分。术后CTA示动脉瘤完全夹闭，载瘤动脉及颅内血管未见痉挛或狭窄。

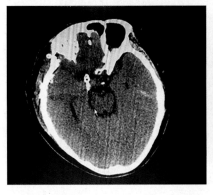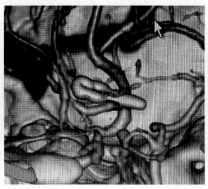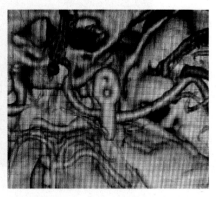

【点评】　本例为多发颅内动脉瘤，责任动脉瘤为右侧大脑前动脉A1段近端动脉瘤，同时发现的右侧海绵窦段动脉瘤3mm，根据国际未破裂动脉瘤研究，该部位动脉瘤破裂可能性较小。术前考虑治疗方案有：①介入治疗可同时处理2个动脉瘤，但右侧A1段动脉瘤瘤颈周围有较多细小穿支血管，要完全保留有难度，同时由于角度的关系导管较难到位且费用较昂贵；②经右侧翼点入路动脉瘤夹闭术，对责任动脉瘤周围重要穿支血管可有效保护，另一海绵窦段动脉瘤可随访观察或后期行介入治疗。

大脑前动脉A1段动脉瘤较少见，占所有颅内动脉瘤的1.0%左右（0.8%～3.4%）。有一显著特点即：动脉瘤通常较小，薄壁型居多，一般只有3～5mm，但破裂出血率不低。瘤颈较多位于A1段后侧壁，与穿支血管关系密切（2～15支，平均8支）。同时常合并血管变异（窗式A1、窗式前交通、同侧或对侧A1发育不良、A1段冗长弯曲），由于解剖变异和穿支血管多，显微手术夹闭有挑战性。

解剖学研究显示，有2～15支（平均8支）穿支动脉起源于大脑前动脉A1段，经前穿质进入脑实质，维持视交叉、透明隔、前联合、苍白球、内囊前肢、纹状体前下部、下丘脑前部等结构血供，这些动脉均为终末血管，损伤后则可导致肢体瘫痪。同时内侧豆纹动脉群由大脑前动脉A1段或M1段近端发出，典型的有8支中央支，供应下视丘、第三脑室、视交叉背侧、神经和传导束。本例显露了颈内动脉分叉部后，首先显露的就是这些穿支血管，约有10支，瘤体位于这些穿支血管深面，由于出血可造成这些穿支血管与瘤体粘连，可放大显微镜倍数，耐心细致分离保护每根穿支血管。有些穿支血管与瘤颈粘连紧密，需将其锐性完全游离，避免夹闭瘤颈后穿支血管扭曲受压。

大脑前动脉A1段近端动脉瘤手术要点包括：①瘤体常被载瘤动脉遮挡，有时需牵开A1才能显露瘤颈；②瘤颈周围穿支血管多、必须仔细分离和保护穿支血管；③A1段近端穿支血管较远端多，尽量避免在近端临时阻断，需要临时阻断时需避开这些穿支血管或在颈内动脉临时阻断；④术中超声、电生理检测、ICG造影可有效验证夹闭情况；⑤带角度的神经内镜可检查穿支血管情况。

（许明伟　许民辉）

病例29　大脑前动脉-胼周动脉动脉瘤

【病史简介】　患者女性，67岁。因"左上肢麻木伴左下肢无力3周"入院。既往高血压病史10余年，未规律服药。查体：体温37℃，脉搏90次/分，呼吸20次/分，血压161/88mmHg。左下肢肌力Ⅳ级，余神经系统无明显阳性体征。GCS：15分，Hunt-Hess分级Ⅲ级。

头颅CTA示双侧大脑前动脉A2段共干，大脑前动脉A2、A3交界处一囊袋状不规则突起，大小约8.7mm×5.2mm，双侧大脑前动脉A3段起始部钙化斑块，管腔狭窄程度30%～50%。双侧椎动脉走行纡曲。

【术前影像】

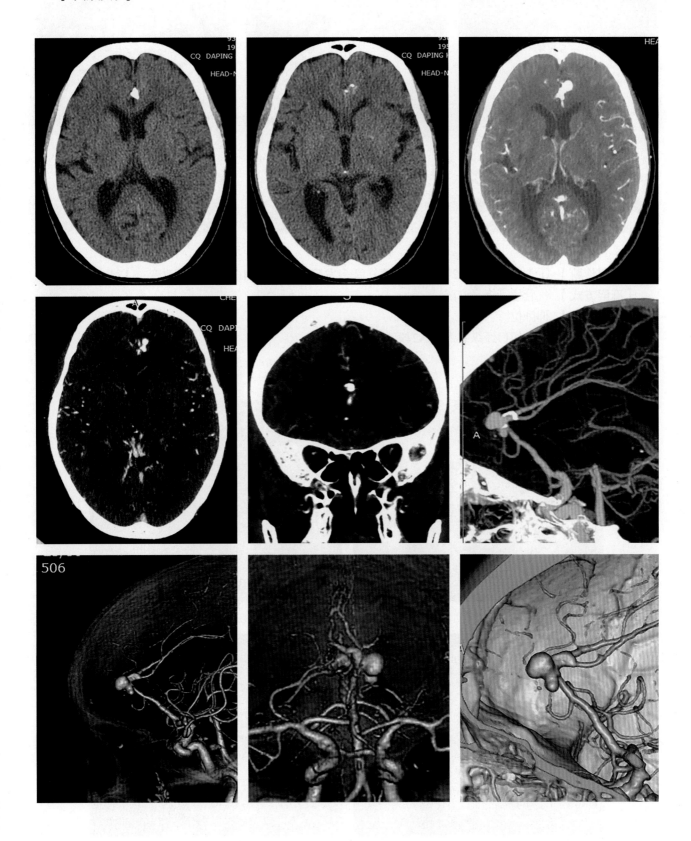

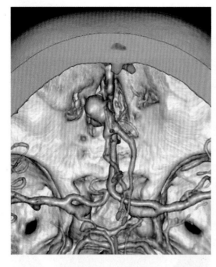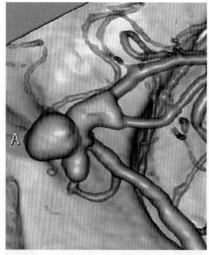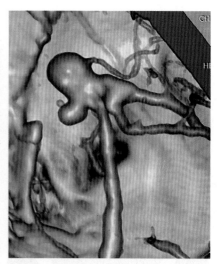

【术前诊断】 ①大脑前动脉A2-胼周动脉瘤；②多发脑梗死；③脑白质脱髓鞘改变；④高血压2级。

【麻醉方式】 气管插管全身麻醉。

【手术体位】 仰卧位。

【手术名称】 冠状切口经纵裂入路A2段动脉瘤夹闭术。

【手术过程】

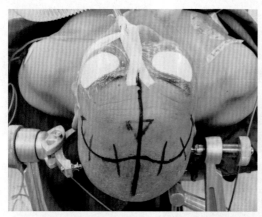

手术体位及切口

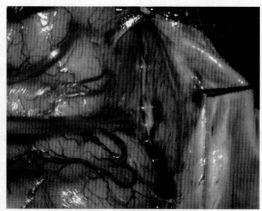

分开纵裂，注意引流静脉保护

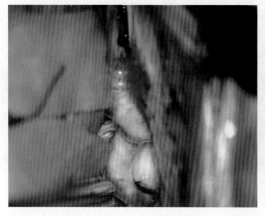

开放纵裂池后显露与大脑镰粘连的硬化的载瘤动脉及其远端

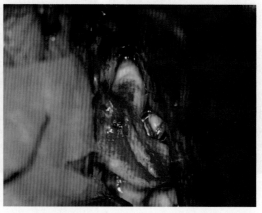

锐性分离与大脑镰粘连后显露载瘤动脉

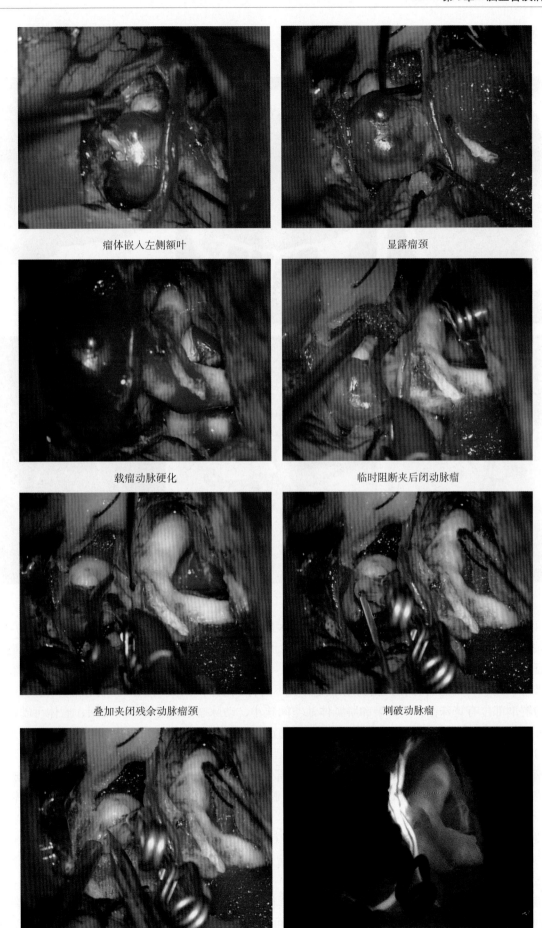

瘤体嵌入左侧额叶

显露瘤颈

载瘤动脉硬化

临时阻断夹后闭动脉瘤

叠加夹闭残余动脉瘤颈

刺破动脉瘤

剪破动脉瘤无出血

术后ICG载瘤动脉显影良好

【术后影像】

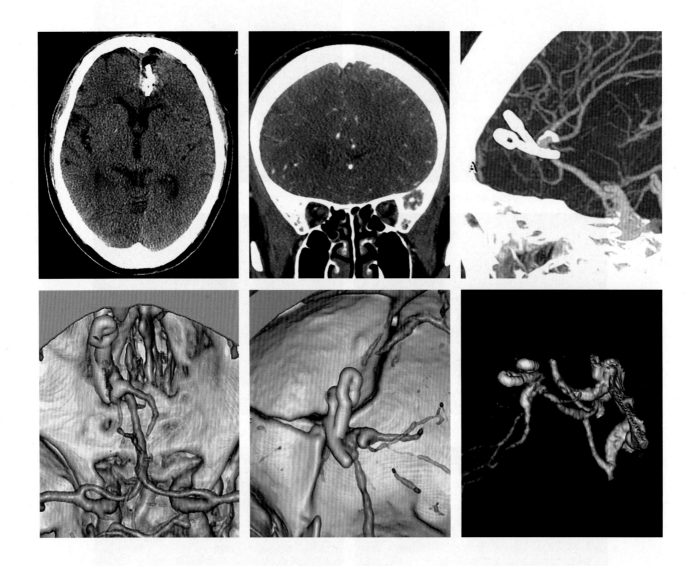

【点评】 大脑前动脉以前交通动脉为界，分为大脑前动脉近端和远端，大脑前动脉远端分为4段：A2（胼胝体下段）、A3（胼胝体前端）、A4（胼胝体上段）、A5（胼胝体后段）。大脑前动脉远端动脉瘤也称胼周动脉瘤或A3段动脉瘤，占所有颅内动脉瘤的1.5%～9%，常位于A3段，大多分布于胼缘动脉和胼周动脉的分叉部，约20%的患者存在大脑前动脉变异，不对称A2或单干A2对该部位动脉瘤形成具有相关性。其好发的解剖部位有特殊性，因纵裂和胼胝体池空间狭小，动脉瘤紧密附着于扣带回；瘤体可硬化和动脉瘤基底有血管分支，介入治疗相对困难。有时很难确定大脑前动脉（ACA）动脉瘤的起源处，特别是动脉瘤破裂的急性期瘤周被血凝块包裹，动脉瘤顶壁可能紧密附着于扣带回的软膜。

大脑前动脉动脉瘤破裂出血的临床表现与其他部位的动脉瘤破裂出血的表现相似，一般为剧烈头痛、呕吐伴或不伴有意识障碍。头部CT可发现蛛网膜下腔出血，根据动脉瘤部位临床常有双侧下肢轻瘫或单侧下肢轻瘫、括约肌功能障碍（尿失禁）、精神症状、反应淡漠和认知功能障碍等症状。这些症状的出现与前纵裂间血肿压迫扣带回和中央前回旁小叶有关。CTA作为无创、安全、快速的检查方式可了解该部位动脉瘤的大小、朝向、与周围动脉关系，如果CTA检查发现大型、宽颈、分叶状的复杂动脉瘤，要进一步行3D-DSA检查，DSA仍是其诊断的金标准。

大脑前动脉远端动脉瘤的显微夹闭手术治疗仍较为困难，目前临床上常采用双额纵裂入路夹闭动脉瘤，一般选择载瘤动脉侧开颅，右侧开颅可完成多数动脉瘤夹闭手术，但当右侧有明显静脉阻挡或动脉瘤明显偏向左侧额叶则可考虑左侧。现代神经导航技术的应用可实时引导及定位、定向功能，从而精确定位避免过大范围的开颅。经纵裂入路主要存在的问题是：上矢状窦及额叶表面向引流静脉阻碍手术入路操作；纵裂池及胼周池等脑池相对狭窄，加上双侧扣带回常相互紧密联系在一起，手术操作空间狭小，当存在蛛网膜下腔出血或额叶内及脑室内的血肿，脑脊液不易释放，影响脑组织减压及牵拉；经纵裂入路后首先接触动脉瘤瘤体顶部，容易造成不可控的动脉瘤破裂出血。对于A2段动脉瘤，一般瘤体位于胼胝体膝部下方，载瘤动脉位于动脉瘤体的深面不易显露，需要娴熟的显微手术技巧是手术成功的关键，而对于A3、A4段动脉瘤而言，载瘤动脉的控制则相对容易。

本例为大脑前动脉A2-胼周动脉瘤，双侧大脑前动脉共干，动脉瘤体嵌入左侧额叶，瘤囊较大呈不规则分叶状、部分钙化。选择冠状切口左额开颅经左侧纵裂入路进行动脉瘤夹闭，仰卧位，头部后仰10°～15°，骨瓣需跨过中线，以利于上矢状窦的保护及汇入矢状窦静脉的辨认，术中分开大脑纵裂后首先发现动脉瘤顶部，呈暗红色瘤壁菲薄，进一步显露胼周动脉做到近端可控，予以临时阻断，充分游离瘤颈部，难点在于载瘤动脉硬化明显，瘤颈较宽，直接夹闭动脉瘤后可能引起载瘤动脉管腔狭窄，在术中采取了组合夹闭方式，首先选择直型动脉瘤夹将大部分瘤体夹闭，再选择迷你动脉瘤夹夹闭残余瘤颈，术中ICG造影作为辅助，证实夹闭后胼周动脉显影良好。对于本例瘤颈硬化可能在夹闭后存在漏血可能，夹闭后剪破动脉瘤确认无漏血，方可结束手术。

（王　昊　许民辉）

病例30　大脑前动脉A3段动脉瘤

【病史简介】　患者男性，43岁，已婚，因"突发剧烈头痛伴呕吐15天"入院。查体：双侧瞳孔等大等圆，直径约为3mm，对光反射灵敏，心、肺、腹未见明显异常，四肢活动可，生理反射存在，病理反射未引出。Hunt-Hess分级Ⅱ级。头颈部动脉CTA示双侧大脑前动脉A2段共干，A段起始部动脉瘤，大小约3.1mm（瘤颈）×5.0mm。双侧大脑中、后动脉走行及形态正常，血管未见明显狭窄，亦未见动脉瘤及异常血管显示。双侧动脉及椎动脉走行及形态正常，血管未见明显狭窄及斑块显示，亦未见异常血管显示。右侧锁骨下动脉起始部钙化斑块，管腔轻度狭窄。

【术前影像】

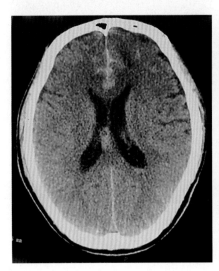
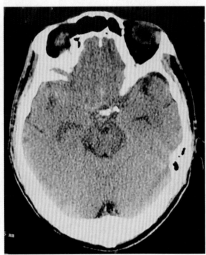
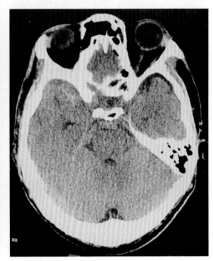

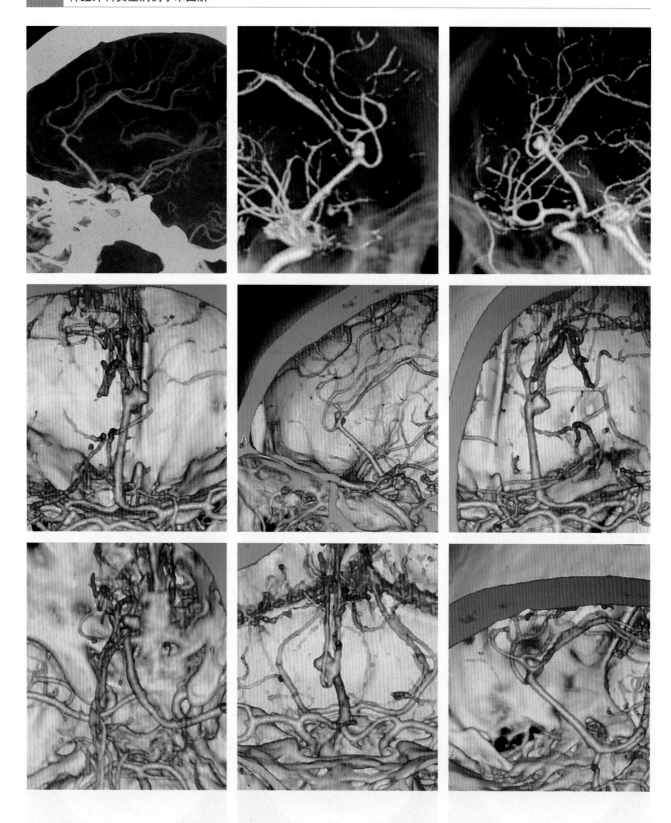

【术前诊断】　①大脑前动脉 A3 段起始部动脉瘤；②继发性癫痫。

【麻醉方式】　气管插管全身麻醉。

【手术体位】　仰卧位。

【手术名称】　冠状切口经纵裂入路 A3 段动脉瘤夹闭术。

【手术过程】

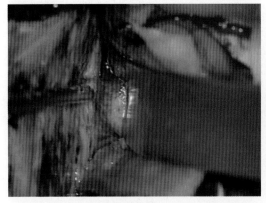

经纵裂入路

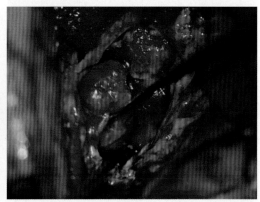

瘤体复杂

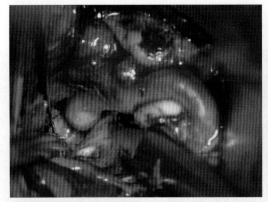

显露载瘤动脉A3起始部深部可见A2段

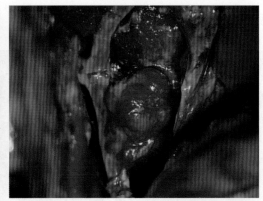

瘤颈较宽，载瘤动脉瘤化

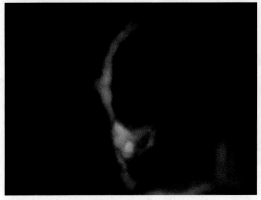

ICG造影显示动脉瘤周围血管情况

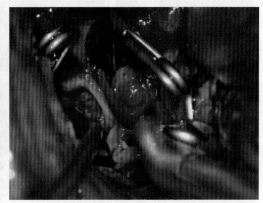

临时阻断后选取直型动脉瘤夹尝试夹闭

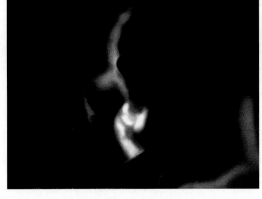

夹闭后ICG显示瘤颈残余

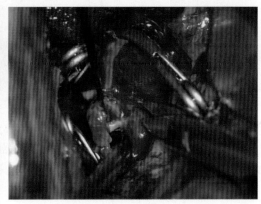

临时阻断后剪破动脉瘤清除血栓

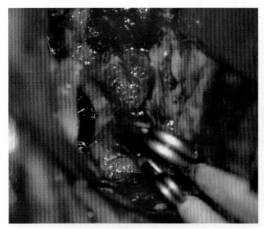

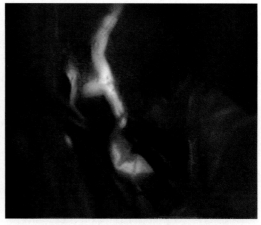

再次夹闭，瘤颈部迷你夹夹闭CTA　　　　　　夹闭后ICG显示动脉瘤消失，载瘤动脉通畅

【术后影像】

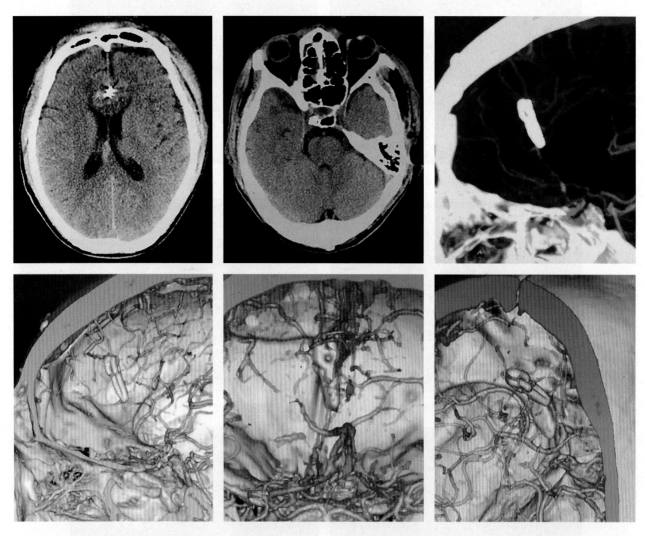

　　【点评】　本例动脉瘤起源于非对称性大脑前动脉（A2共干），相关动脉包括A2段、胼周及胼缘动脉，难点在于载瘤动脉部分瘤化，术中ICG造影显示载瘤动脉远端管壁膨大，瘤内血栓形成，术中临时阻断A2、A3及胼缘动脉后切开动脉瘤，清除瘤内血栓，采用复合夹闭方式彻底夹闭动脉瘤，降低管腔狭窄及夹闭不全引起的动脉瘤复发风险。

（王　昊）

七、后循环

【病史简介】 患者男性，53岁。因发作性左侧肢体乏力检查发现颅内动脉瘤3天入院。入院查体：意识清晰，言语清晰，左侧肢体肌力4$^+$级，右侧肢体肌力5级。颈强直明显。头部CTA示右侧大脑中动脉分叉部宽颈动脉（9.8mm×6.4mm），基底动脉顶端动脉瘤（3.5mm×3mm）。

【术前影像】

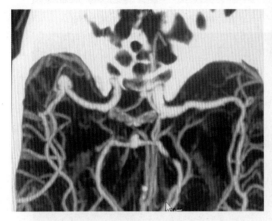

CTA示右侧MCA分叉部、基底动脉尖动脉瘤

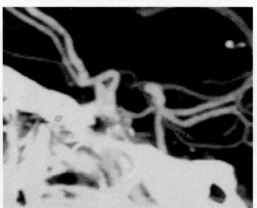

瘤颈平面距离后床突平面约8mm

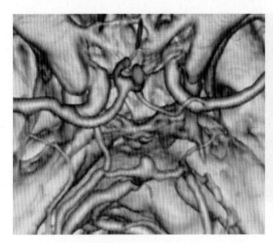

基底动脉尖动脉瘤瘤颈约3mm

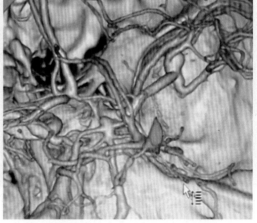

右侧大脑中动脉分叉部宽颈动脉瘤

【术前诊断】 ①右侧大脑中动脉分叉部宽颈动脉（9.8mm×6.4mm）；②基底动脉顶端动脉瘤。
【手术体位】 仰卧位。
【手术名称】 左侧扩大翼点入路多发动脉瘤夹闭术。

【手术过程】

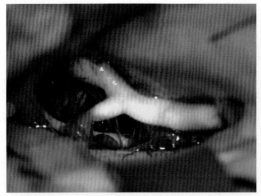

颈内动脉硬化明显

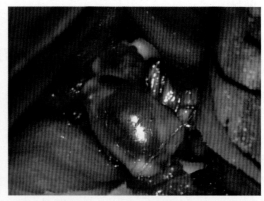

显露右侧大脑中动脉分叉部宽颈动脉瘤

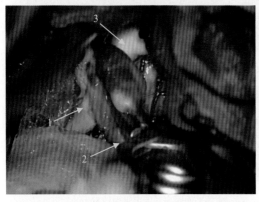

一枚762弯夹平行分叉部平面夹闭瘤颈。1：M1段；2：中动脉上干；3：中动脉下干

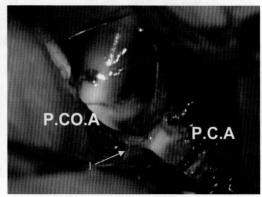

解剖第三间隙，显露后交通动脉及上面的穿支血管（1）

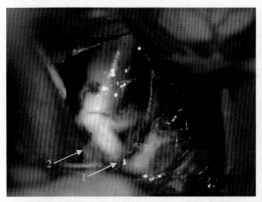

避开后交通上的穿支血管离断后交通，显露大脑后动脉（1）及部分瘤体（2）

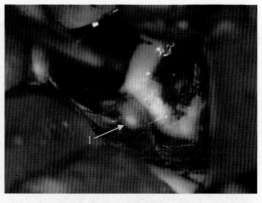

显露瘤体

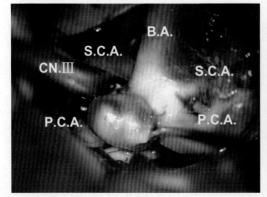

显露动脉瘤及周围血管（PCA：大脑后动脉；SCA：小脑上动脉；BA：基底动脉）

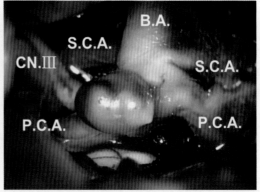

牵开瘤体背侧，确认无最重要穿支血管发出

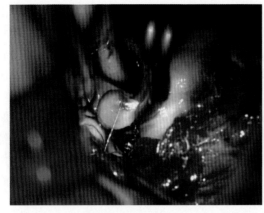

使用一枚微弯夹夹闭瘤颈

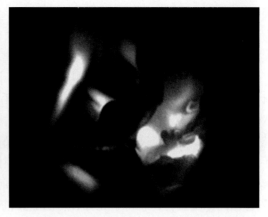

ICG造影动脉瘤不显影，周边血管均通畅

【术后情况】 术后患者恢复顺利，意识清晰，四肢肌力肌张力正常对侧。CTA示动脉瘤完全夹闭，载瘤血管通畅。痊愈出院。术后3个月复查无脑积水，动脉瘤无复发、残留。

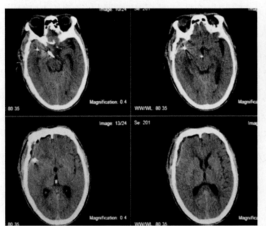

术后CT无出血、无脑积水

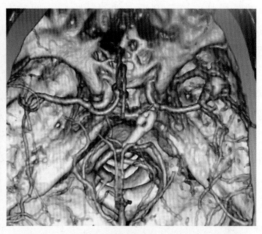

术后CTA示动脉瘤完全消失

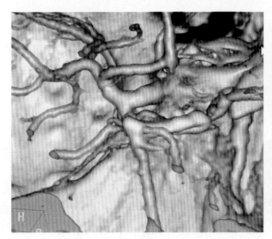

双侧P1、SCA均显影正常

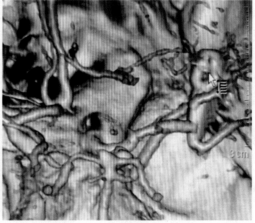

右侧MCA上干、下干均显影正常

【点评】 本例患者为多发动脉瘤，右侧MCA分叉部动脉瘤为宽颈动脉瘤，应注意避免夹闭后载瘤动脉瘤狭窄。右侧基底动脉尖动脉瘤瘤颈不宽，距离后床突平面在1cm范围内，可通过扩大翼点入路（或称"一半一半"入路）夹闭动脉瘤。

手术夹闭基底动脉顶端动脉瘤需要进行充分的术前评估与计划，而且应由经验丰富的动脉瘤专科医师实施。手术夹闭动脉瘤不允许失误，与其他部位动脉瘤相比，基底动脉顶端动脉瘤更是如此。即使是很小的穿支血管闭塞也会给患者带来灾难性后果。目前，大部分基底动脉顶端动脉瘤能通过介入栓塞治疗，但仍存在费用高、远期复发率仍较高等问题。该患者因为是多发动脉瘤，且中动脉分叉部为宽颈动脉瘤，适合手术夹闭。同时经仔细术前评估基底动脉顶端距离后床突距离（＜10mm）及瘤颈大小与朝向后，扩大翼点（一半一半）入路可一期同时夹闭多发动脉瘤。同时解决患者经济困难无法承担介入治疗费用高的问题。当计划进行手术时，入路的选择取决于主刀的手术经验、个人偏好及动脉瘤颈的高度、瘤体的朝向。常用的入路有翼点入路、颞下入路及"一半一半"入路。也可通过解剖颅底结构，如眶颧入路、颞极经海绵窦入路来达到扩大视野的目的。高位基底动脉分叉部动脉（分叉部高于鞍背上方超过1cm）可经改良眶颧入路手术，而低位基底动脉分叉部动脉瘤需采用颞极经海绵窦入路切除后床突、磨除鞍背。本例动脉瘤瘤颈距离鞍背约8mm，采取"一半一半入路，术中充分显露了双侧P1及双侧SCA，同时可显露瘤体背侧观察P1段背侧的穿支血管，获得了充分合理的显露范围。

在严重蛛网膜下腔出血病例中，为充分显露基底动脉顶端动脉瘤，必须设法进行脑脊液引流。常规采取Paine点穿刺脑室外引流，因为在同一术野内容易实施且降颅内压效果显著，以便于做脑室外引流或行脑室内颅内压监测；部分学者认为此方法会造成不同程度的脑损伤，应尽量避免。而在第四脑室未被新鲜血凝块阻塞的情况下，腰大池引流也是一种可行的选择。而对于未破裂的动脉瘤，充分解剖脑池一般都可获得有效的脑松弛。该病例为未破裂动脉瘤，通过充分打开基底池已经可以获得足够的松弛效果。

在某些病例中，可以通过将后交通动脉慎重地从丘脑前穿通动脉间离断来达到增加显露范围的目的。但因为后交通动脉是基底动脉上段重要的潜在血供来源，当后交通动脉较粗大时，或为胚胎型大脑后动脉瘤时，应避免使用此种策略。在该病例中，为了充分显露瘤体，离断了后交通，但离断点选在了后交通与P1段连接的地方，这样充分暴露了后交通上的穿支血管。同时，为了消除电凝后交通时的热损伤效应，有些学者采取双迷你夹夹闭后离断后交通，此种做法值得推荐。

总之，对于基底动脉顶端动脉瘤，通过术前充分的评估与计划，选取合理的手术入路，配合娴熟的显微外科技术、颅底显露技术，手术夹闭仍是一种安全、有效的治疗办法，同时有复发率低、费用低等优点。

（许明伟　许民辉）

病例32　大脑后动脉P3段血栓性动脉瘤

【病史简介】　患者女性，47岁。因突发剧烈头痛1天入院。入院查体：嗜睡状态，言语基本正常，四肢肌力肌张力粗测4⁺级，脑膜刺激征阳性。头颅CT示蛛网膜下腔出血，主要集中在右侧侧裂池、环池、脚间池。CTA示右侧大脑后动脉P3段梭形动脉瘤，大小约10.5mm×4.8mm。诊断：①蛛网膜下腔出血（Hunt-Hess分级Ⅲ级）；②右侧大脑后动脉P3段大型血栓性动脉瘤。

【术前影像】

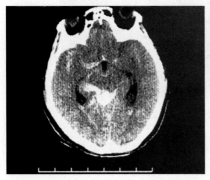
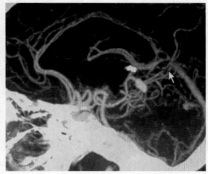
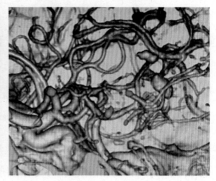

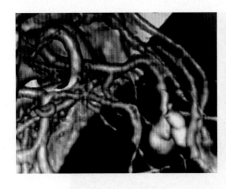
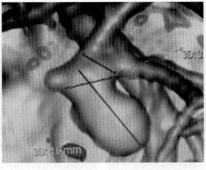
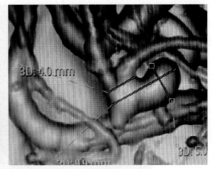

【术前诊断】 ①蛛网膜下腔出血（Hunt-Hess分级Ⅲ级，Fisher 3级）；②右侧大脑后动脉P3起始部血栓性动脉瘤。

【麻醉方式】 气管插管全身麻醉。

【手术体位】 俯卧位。

【手术名称】 右侧POPPEN入路大脑后动脉P3起始部血栓性动脉瘤夹闭术。

【手术过程】

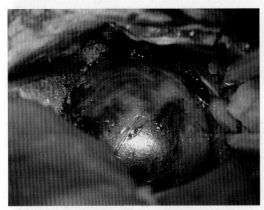

颞下入路，切开小脑幕，显露瘤体

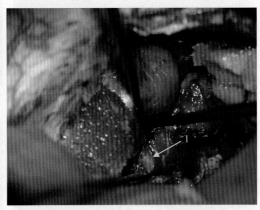

牵开瘤体，显露瘤颈近端。1：载瘤动脉近心端

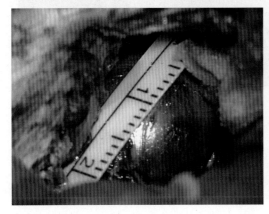

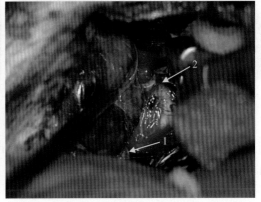

临时阻断近心端及远心端。1：近心端；2：远心端

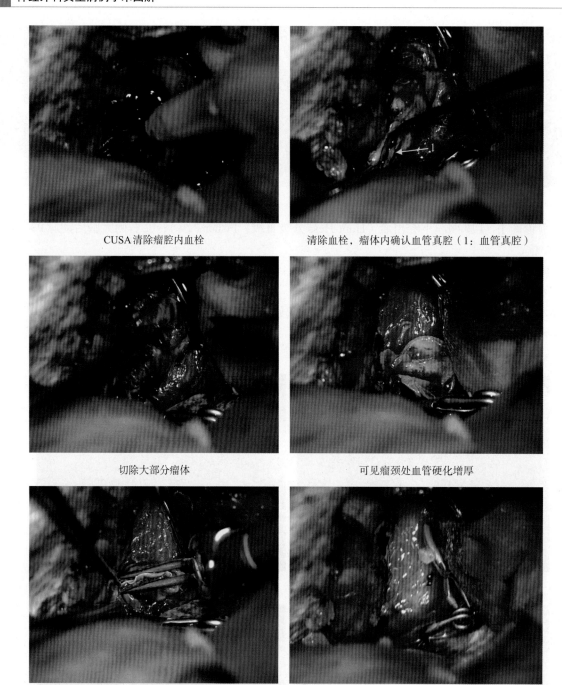

CUSA清除瘤腔内血栓　　　　　　　　清除血栓，瘤体内确认血管真腔（1：血管真腔）

切除大部分瘤体　　　　　　　　　　可见瘤颈处血管硬化增厚

因瘤颈硬化，无法夹闭　　　　　　　载瘤动脉纤细，直接孤立切除动脉瘤

【术后情况】　术后恢复顺利，出院时意识清晰，言语正常，记忆力计算力正常。四肢活动正常，无明显视野缺损，GOS评分5分。

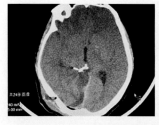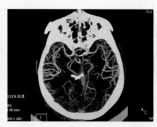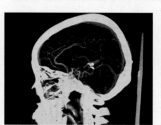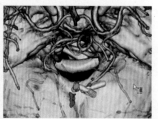

【点评】 本例大脑后动脉P3段动脉瘤，瘤体大，形态不规则，流入道及流出道角度大，介入微导管超选较困难；动脉瘤主要位于四叠体池外侧，可从颞下入路进行显露。可获得近端临时阻断后切开瘤体，取出血栓后塑形夹闭或进行远-近端血管吻合。

本例为大脑后动脉P3段血栓性动脉瘤。在定义上，颅内血栓动脉瘤是一类伴有瘤内机化的血栓和实质性的包块为特点的复杂动脉瘤，这是世界知名的血管病专家对血栓动脉瘤做出的定义。从定义上理解，血栓动脉瘤本质上包含所有包块内有实性成分的动脉瘤。在诊断上，要提高对这类复杂动脉瘤的警惕和关注；当出现常规CTA/DSA检查显示的动脉瘤，无法解释的临床症状体征时，要考虑血栓动脉瘤。

为明确血栓性动脉瘤的概念，更好地制定血栓性动脉瘤处理方案，Lawton等将其分为6种类型：同心型、偏心型、分叶型、完全血栓化动脉瘤、管道型、"弹簧圈"型。血栓性动脉瘤手术方式一般包括：直接夹闭；动脉瘤内血栓切除加载瘤动脉塑形；动脉瘤孤立加血管重建。本例动脉瘤术前拟采取动脉瘤内血栓切除加载瘤动脉塑形，术中证实为完全血栓化动脉瘤，使用超声吸引清除完血栓并剪除瘤体后，瘤颈处为硬化斑块，无法塑形夹闭。因载瘤动脉已靠近P4段，极其纤细，可直接孤立动脉瘤，术后患者未出现视野缺损等神经功能障碍。

（许明伟 许民辉）

病例33 经扩大翼点入路小脑上动脉瘤夹闭术

【病史简介】 患者男性，52岁。因突发剧烈头痛1天入院。3年前因蛛网膜下腔出血、左侧后交通动脉瘤行手术治疗，术后痊愈。入院查体：意识嗜睡，言语正常，四肢肌力肌张力正常。神经系统查体无明显阳性体征。急查头颅CT示右侧侧裂池、脚间池、鞍上池高密度影，蛛网膜下腔持续出血。CTA示左侧小脑上动脉动脉瘤，瘤颈约2mm，瘤体约2.5mm。

【术前影像】

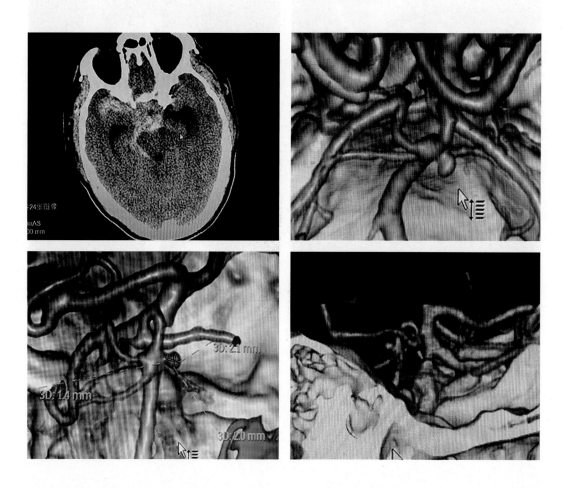

【**术前诊断**】 ①蛛网膜下腔出血（Hunt-Hess分级Ⅲ级）；②右侧小脑上动脉动脉瘤；③左侧后交通动脉瘤术后。

【**麻醉方式**】 气管插管全身麻醉。

【**手术体位**】 仰卧位。

【**手术名称**】 右侧扩大翼点入路小脑上动脉动脉瘤夹闭术。

【**手术过程**】

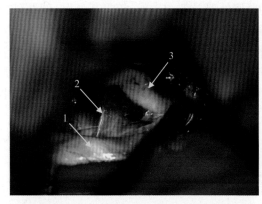

充分分离第三间隙。1：颈内动脉；2：liquest膜；3：动眼神经

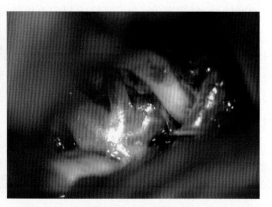

于第三间隙内显露动脉瘤

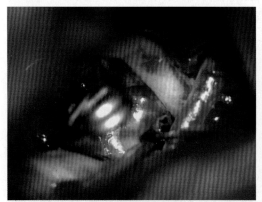

临时阻断后分离瘤颈

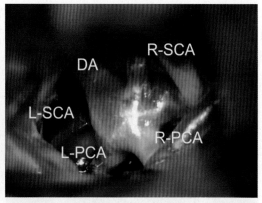

充分显露周围重要血管

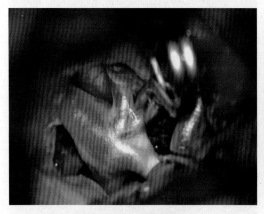

一枚直夹750夹闭瘤颈

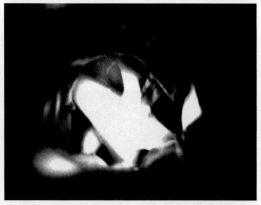

周围血管显影正常，动脉瘤不显影

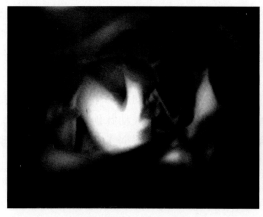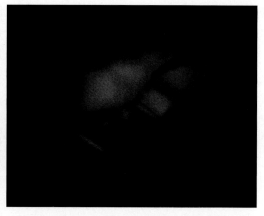

基底动脉背侧穿支血管显影正常　　　　　　　　第二间隙内后交通动脉起始部穿支血管显影正常

【术后情况】　术后患者意识清晰，言语正常，四肢肌力肌张力正常。痊愈出院。出院后2个月出现行走不稳，复查头颅CT提示交通性脑积水。腰穿压力不高。行脑室腹腔分流术后明显好转，生活可自理。

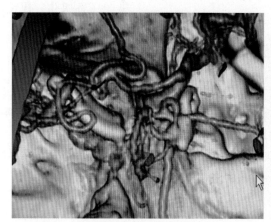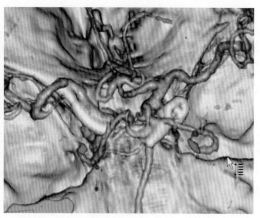

动脉瘤消失、载瘤动脉通畅　　　　　　　　　　双侧PCA SCA通畅

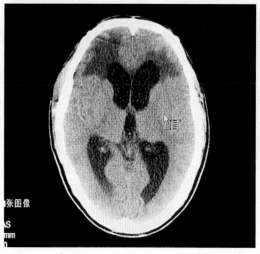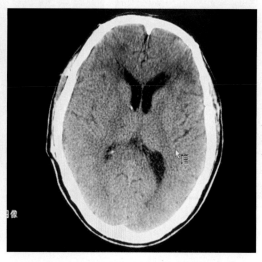

术后2个月并发交通性脑积水　　　　　　　　　行V-P分流术后脑室明显缩小

【点评】 本例患者左侧小脑上动脉动脉瘤导致蛛网膜下腔出血，治疗指征明确。该部位动脉瘤适合行介入栓塞治疗，但患者经济条件差，无法承担介入治疗费用。经评估，患者瘤颈平面距离后床突垂直距离约8mm，且瘤颈窄，瘤体朝向后方，采用扩大翼点入路（或称"一半一半"入路）可夹闭瘤颈。经讨论后决定行经扩大翼点入路小脑上动脉瘤夹闭术。

相对于基底动脉顶端动脉瘤来说，位于基底动脉上段、起源于大脑后动脉和小脑上动脉起始部之间的动脉瘤较易手术夹闭。可采取翼点、颞下或"一半一半"入路夹闭。同基底动脉顶端动脉瘤一样，术者必须保留起源于基底动脉的所有穿支血管、近端大脑后动脉及小脑上动脉。根据术者经验，小脑上动脉起始部经常与动脉瘤基底相融，但可以通过技巧性的瘤夹调整得以重塑。

所谓"一半一半"入路是指一种将翼点入路与颞下入路相折中的手术入路。该入路可以提供对基底动脉上段较充分的显露，使得术者得以定位并显露相关解剖结构。颈内动脉和视神经如同在翼点入路中一样被显露，再向后方显露后交通动脉和脉络膜前动脉，最后，通过向后上方牵拉颞叶，显露颅后窝及相关解剖结构。此入路的最大优势在于显露充分，如同这个病例，对侧P1段及对侧SCA同样能得到充分显露。我们已在多个病例中使用该入路，均能充分显露基底动脉顶端周围重要血管，不论是从前方显露对侧大脑后动脉及其穿支，还是从偏侧方松解隐藏于瘤体后方的穿支血管。但因为此入路显露了众多重要结构，增加了无意损伤的风险，因此，充分分离解剖各个脑池、确保脑松弛、轻柔牵拉脑组织、精细耐心的显微操作、显微血管神经分离保护，以上各个环节均很重要。

（许明伟　许民辉）

病例34　左侧小脑后下动脉起源于椎动脉颅外段合并多发动脉瘤

【病史简介】 患者男性，53岁。因"突发剧烈头痛伴呕吐3天"入院。既往史：高血压病史10余年，规律服药，血压控制可。长期大量吸烟，少量饮酒。家族中无动脉瘤破裂病史。入院查体：意识嗜睡，精神差。记忆力、计算力、定向力基本正常，四肢肌力肌张力正常。颈强直。头部CT示第三脑室、第四脑室见少许出血，左侧桥前池少许蛛网膜下腔出血。头部CTA示左侧小脑后下动脉可疑动脉瘤显影不清。DSA示左侧小脑后下动脉起源于椎动脉V2段，左侧小脑后下动脉可见两处动脉瘤。

【术前影像】

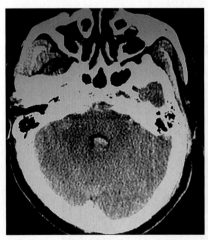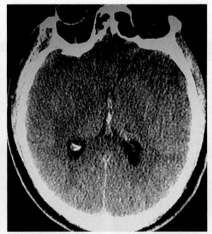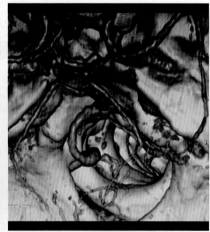

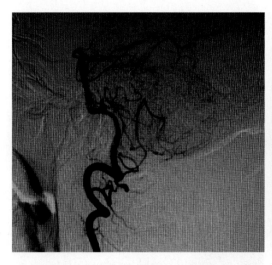
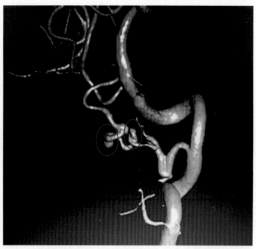

【**术前诊断**】　①蛛网膜下腔出血（Hunt-Hess分级Ⅱ级）；②左侧小脑后下动脉多发动脉瘤。

【**麻醉方式**】　气管插管全身麻醉。

【**手术体位**】　俯卧位。

【**手术名称**】　枕下后正中入路左侧小脑后下动脉动脉瘤夹闭术。

【**手术过程**】

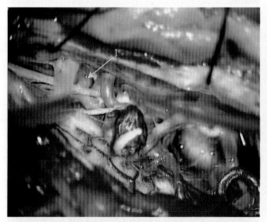

左侧小脑后下动脉（1）起源于椎动脉颈2椎体水平

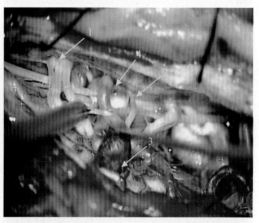

1：颈2神经根；2：颈1神经根；3：破裂动脉瘤；4：未破裂动脉瘤

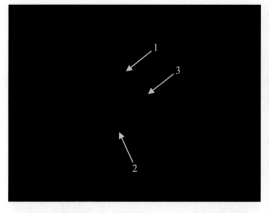

1：PICA近心端；2：动脉瘤1（破裂）；3：动脉瘤2

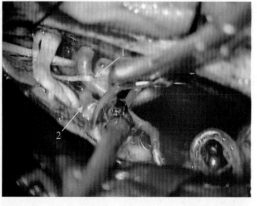

使用弯迷你夹夹闭破裂动脉瘤。1：近心端；2：远心端

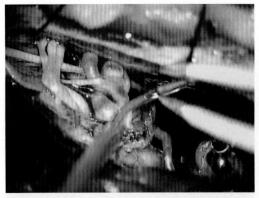

无瘤颈残余或载瘤动脉狭窄

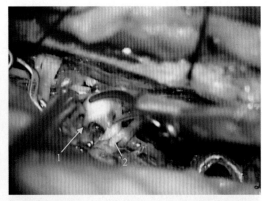

用弯迷你夹夹闭另一未破裂动脉。1：近心端；2：远心端

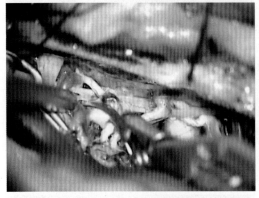

无瘤颈残余或载瘤动脉狭窄

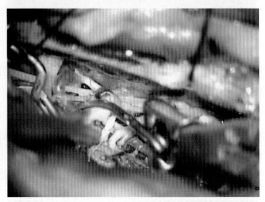

小脑后下动脉远端（1）无狭窄

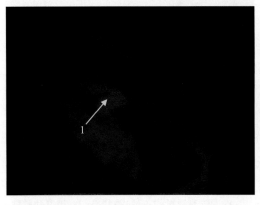

动脉瘤不显影，小脑后下动脉近心端（1）显影正常

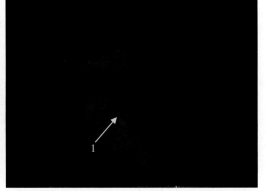

小脑后下动脉远心端（1）显影正常

【术后情况】 术后意识清晰，四肢肌力肌张力正常对侧，双侧肢体及躯干感觉正常对侧。GOS评分5分。

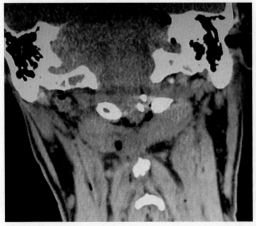

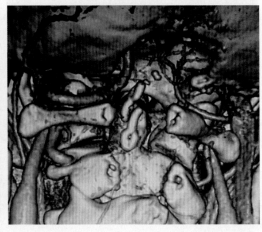

【点评】　本例因突发头痛发病，CT仅第三脑室、第四脑室少许出血，蛛网膜下腔出血不明显。CTA因颅后窝血管痉挛，未见明确动脉瘤，无法明确出血原因。DSA仍是该类患者诊断的金标准，显示左侧小脑后下动脉动脉瘤，同时发现罕见小脑后下动脉起源变异，其起源于椎动脉V2段颈2椎体水平。本例中两个动脉瘤均为囊状动脉瘤，手术难度不大，其位于小脑后下动脉第三段，可通过后正中入路显露。根据造影结果，动脉瘤约位于颈2椎体水平，开颅范围应上至枕骨大孔水平，下至颈3椎体水平，充分显露其近端及远端。

PICA是椎-基底动脉的重要分支，主要是由椎动脉颅内段发出，供应延髓背外侧、小脑半球后下部等重要结构。作为一种血管发育异常，目前PICA起源异常与其他一些畸形的相关性尚无定论，有人认为这种变异仅仅是一种随机的非症状性的，并不具有临床相关性。也有文献报道这种变异属于一种先天性发育异常，这种异常与动脉瘤或血管畸形等疾病在发生学上具有相关性。两者之间很可能具有一定的相关性，如本例PICA硬膜外起源伴小脑后下动脉动脉瘤。

PICA主要是由椎动脉发出，为椎动脉在颅内段的最大分支，左右各一。PICA多数起源于颅内段，但同时PICA起源也存在较多变异，较常见的有发自基底动脉（10%）、与同侧小脑前下动脉共干（6%）、由小脑前下动脉发出（约2%）或由对侧PICA发出（6.8%）。另外，国外有少数PICA为硬膜外起源的报道，即椎动脉颅外段发出，目前国内仅首都医科大学大兴医院神经内科报道1例。本例患者症状符合蛛网膜下腔出血的表现，但头部CTA未能发现动脉瘤与该解剖学变异有关，因此对于颅后窝蛛网膜下腔出血，不能仅行头部CTA检查，必须行头颈部CTA或DSA检查以明确病因，DSA仍是诊断的金标准。

因本例PICA起源于椎动脉颅外段颈2椎体水平，使得手术难度及风险均较常见的PICA动脉瘤低。根据造影结果可确定动脉瘤约位于颈2椎体水平，采取后正中入路，取下颈1、颈2椎板即显露动脉瘤位于颈髓偏左侧颈1神经根与颈2神经根之间。此处空间狭小，血管扭曲盘绕，需充分剪开此处蛛网膜并清除积血，获得充分的手术视野来明确载瘤血管近心端及远心端，行血管ICG造影根据血流方向可协助判断。本病例中两个动脉瘤均属于侧壁型动脉瘤，夹闭前应充分显露载瘤动脉两端，选择合适的瘤夹，避免夹闭后载瘤动脉狭窄，同时应尽量采用锐性分离，减少对血管及神经根的牵拉。

本病例提示颅后窝的蛛网膜下腔出血在病因寻找时行头颅CTA未发现病变，应及时行DSA检查以明确是否有起源于上颈段椎管内PICA的变异并有动脉瘤的形成，另外还要注意有无枕大孔区的硬脊膜动静脉瘘。本例的难点不在于处理动脉瘤本身，而在于明确诊断。

（许明伟　邹咏文　许民辉）

病例35　左侧椎动脉动脉瘤

【病史简介】　患者女性，63岁。因"反复阵发性头痛3个月，加重1天入院"入院。既往高血压病史10余年，规律服药，血压控制可。无吸烟饮酒史。家族中无动脉瘤破裂病史。入院查体：神清语明，精神正常。记忆力、计算力、定向力正常，四肢肌力、肌张力正常。颈无强直。头颈部CTA示未见蛛网膜下腔出血。左侧椎动脉动脉瘤（5.1mm×5.2mm），左侧Pica从瘤颈近端发出，未累及瘤颈。

【术前影像】

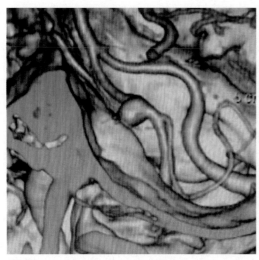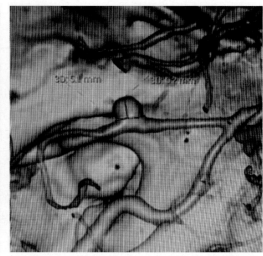

【术前诊断】 ①左侧椎动脉动脉瘤；②高血压。

【麻醉方式】 气管插管全身麻醉。

【手术体位】 仰卧位。

【手术名称】 左侧基础远外侧入路椎动脉动脉瘤夹闭术。

【手术过程】

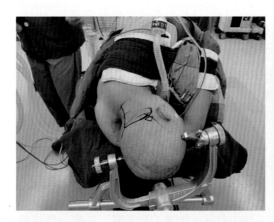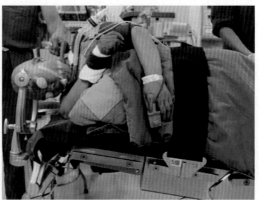

手术切口及体位   手术切口及体位（公园长凳体位）

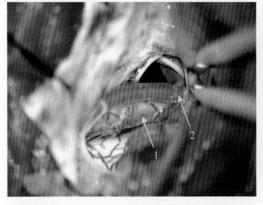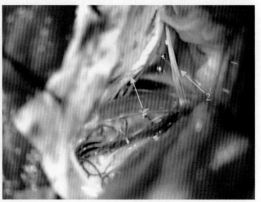

显露椎动脉（1）及小脑后下动脉（2）   显露副神经脊髓根（1）及延髓根（2）

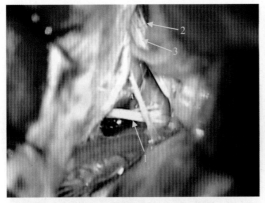

显露舌下神经（1）舌咽神经（2）迷走神经（3）

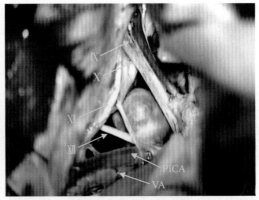

动脉瘤位于舌下神经上三角

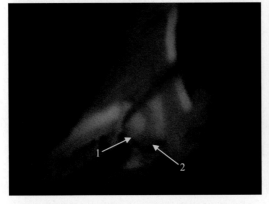

ICG造影。1：瘤颈近心端；2：瘤颈远心段

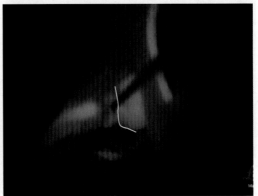

ICG造影（虚线为瘤颈范围）

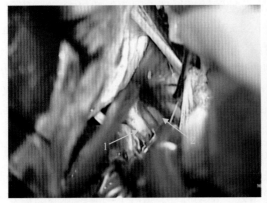

近心端（1）与远心端（2）不在一个平面，758枪状夹弧度刚好与其匹配

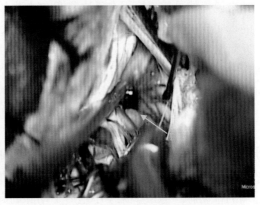

瘤颈完全夹闭。1：瘤颈远心端

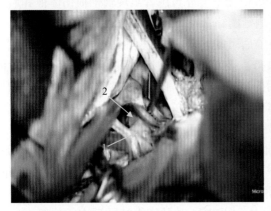

瘤颈无残留，椎动脉无狭窄。1：近心端；2：远心段

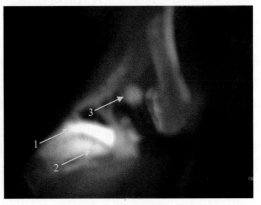

ICG造影椎动脉（1）及小脑后下动脉（2）均通畅，动脉瘤显影为之前的对比剂残留（3）

【术后情况】 术后患者恢复顺利，7天出院，GOS评分5分。伸舌居中，转颈有力，无声音嘶哑、吞咽困难、饮水呛咳等后组脑神经损伤表现。术后CTA示动脉瘤完全消失，左侧椎动脉及小脑后下动脉显影正常。

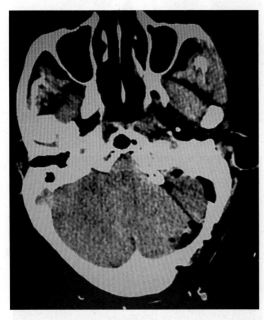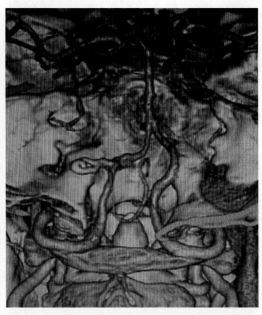

【点评】 尽管流行病学调查显示直径＜7mm的动脉瘤，破裂的风险较低，但实际大部分破裂的PICA动脉瘤直径都在7mm以下。所以对于预测后循环动脉瘤是否破裂仅从瘤体大小来判断并不准确。该现象对于神经外科医师来说仍然是谜。原因在于这些调查并没有充分地关注后循环，因此包括PICA动脉瘤出血的高危因素在内的真实流行病学仍然不清楚。本例动脉瘤大小约5.2mm，虽属于未破裂动脉瘤，但患者近3个月长期头痛，近期加重，不排除"警告性头痛"可能，且有高血压等高危因素，干预治疗指征明确。术中见瘤壁十分菲薄，破裂风险极高。对于后循环动脉瘤，手术夹闭或血管内栓塞治疗的争论在神经外科医师中持续存在。采用栓塞治疗还是效果更加可靠持久的手术夹闭？在两者之间的权衡使后循环动脉瘤的手术方案复杂化。直径较小、瘤颈基底较宽的PICA动脉瘤在栓塞的过程中风险较高，因此，建议患者选择显微外科手术是合理选择。

椎动脉动脉瘤在后循环系统中是第二好发的动脉瘤，仅次于基底动脉顶端动脉瘤，并且是桥小脑角区唯一常见的血管性病变（除了脑神经血管压迫综合征之外）。这些动脉瘤可以起源于小脑后下动脉起始处近端或远端的椎动脉，但最多见于小脑后下动脉的起始处。椎动脉-小脑后下动脉动脉瘤的恒定特征是其瘤颈往往包含一段小脑后下动脉起始部。发生出血后，由于动脉瘤近心端离延髓较近，因此在出血后可能会导致意识丧失、呼吸心搏骤停。巨大的动脉瘤在少数情况下会导致患者出现脑干损伤体征和后组脑神经功能的障碍。含有血栓的动脉瘤脱落的栓子会导致外侧延髓综合征（Wallenberg综合征）。

我们通常采用基础远外侧入路来显露椎动脉-小脑后下动脉动脉瘤，尽量少地或避免磨除枕骨髁。从本质上讲，该入路是暴露到枕骨髁水平的外侧枕下入路。该入路没有增加枕颈关节不稳定的危险因素，同时为动脉瘤的夹闭提供了灵活的操作角度。患者采用公园长凳体位。该体位的目的是创造良好的角度，可以直对椎动脉的轴向走行。通过枕下和肩部牵拉等体位的摆放可以扩大视野；保持乳突在最高位置。头部屈曲至下颌离胸骨2横指，头部向地面转向45°。采用曲棍球切口，从C₃水平至枕外隆突，然后水平向外侧延伸至乳突尖水平，之后切口再适当向下延伸。肌肉从骨和乳突分离，形成单一皮肌瓣向外下侧翻转。枕骨大孔和寰椎后弓需要充分地暴露，这样可以上下扩大手术操作的空间。原则上来说，颅骨切除的范围为：下至枕骨大孔，外侧至乙状窦和枕骨髁，横窦不需要暴露。枕骨髁的磨除对于大部分PICA动脉瘤病例来说不是必要的。如果枕骨髁十分明显突出于术野中，且PICA动脉瘤更加靠近中线位置，这种情况下枕骨髁则会限制硬膜内操作的视野。这种情况下，枕骨髁每个毫米的磨除都会显著增加手术操作空间，类似于在翼点入路中蝶骨嵴的磨除。

呈曲线形剪开硬膜，将硬膜翻向外侧，尽早识别出椎动脉，打开覆盖在椎动脉表面的蛛网膜，放出脑脊液。当椎动脉在齿状韧带下方走行时，可以通过剪断齿状韧带来增加显露。通常由下而上的手术路径是合理的，这样可以避免损伤后组脑神经。PICA的起源变化非常大，总的来说，该处的血管和神经的变异较大；破裂的动脉瘤出血导致邻近的脑池内充满血液，使得分离变得复杂困难。最好的策略是沿着椎动脉的走行并及早辨认出神经。由迷走神经、副神经和脑干围成的三角是处理PICA动脉瘤的主要通道，舌下神经又将该三角分为舌下神经上三角和舌下神经下三角。大部分PICA起始部动脉瘤位于舌下神经上三角内。所有覆盖在后组脑神经表现的蛛网膜都可以彻底分开，充分游离神经，扩展手术视野。尽量避免在神经纤维之间操作，以免损伤神经。椎动脉的远心端可能被动脉瘤阻挡，应沿着椎动脉的内侧面由近心端向远心端分离，很少可以沿着椎动脉的外侧分离远心端并明确动脉瘤和远心端的关系。在后组脑神经间隙中夹闭动脉瘤需要动态地调整。较为明显的视角盲点在于远端的椎动脉。在夹闭动脉瘤之前必须确认椎动脉远端，不能因为其技术困难而忽略该步骤。

小脑后下动脉起始处近端的椎动脉颅内段，通常是向上走行的，当椎动脉发出小脑后下动脉之后，将弯向内侧走行至中线，并最终与对侧的椎动脉汇合。了解椎动脉走行的变化，对于实现椎动脉的近端、远端控制非常重要。原则上，必须在椎动脉的内侧辨别清楚椎动脉的走行并将其解剖游离，充分显露载瘤动脉的近心端及远心端。由于椎动脉在此部位走行方向的变化，常造成此部位动脉瘤近端瘤颈与远端瘤颈不在同一平面。本例亦是如此，因瘤颈远端的椎动脉已向内侧走行，如果使用普通的直夹，顺着瘤颈近端的椎动脉走行方向施夹，将造成瘤颈远端残留亦或是夹闭过多造成瘤颈处椎动脉狭窄。本例很巧妙地使用蛇牌FT758枪状瘤夹，其枪状弧度刚好贴合椎动脉向内侧拐的弧度，既能避免瘤颈残余又能避免椎动脉狭窄，同时较普通直夹有更舒适的施夹角度，对于该部位动脉瘤值得推荐尝试。

术后恢复期，患者需要多模态重症监护，用来预防可能因为后组脑神经损伤引起的气道梗阻或吸入性肺炎。术后常规保留气管插管，直到患者意识恢复基本完全恢复后进行拔管评估。本例动脉瘤为未破裂动脉瘤，术中显露合理充分，动脉瘤夹闭过程顺利，对颅后窝神经血管牵拉较少，术后恢复顺利，未出现后组脑神经功能障碍。

（许明伟　许民辉）

病例36　左侧小脑后下动脉瘤合并罕见小脑软膜下动静脉瘘

【病史简介】 患者男性，42岁。因"反复间断头痛1个月"入院。入院查体：意识清醒。记忆力计算力定向力基本正常，四肢肌力肌张力正常，颈无强直。1个月前外院头颅CT示第四脑室少许出血。DSA示左侧小脑后下动脉皮质支（第5段）动脉瘤（8.9mm×5.2mm），合并皮质软膜下血管动静脉瘘可能。

【术前影像】

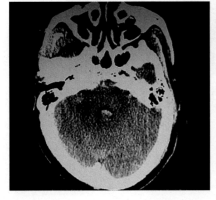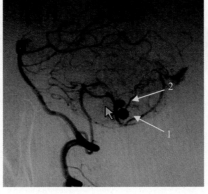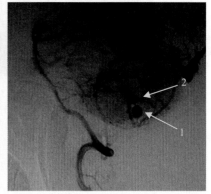

动脉瘤（1）边出现动脉期静脉异常显影，考虑（2）为皮质软膜下动静脉瘘

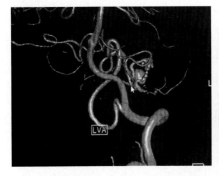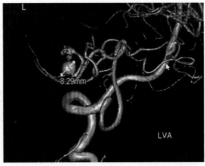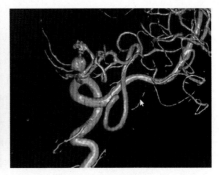

【术前诊断】 ①蛛网膜下腔出血；②左侧小脑后下动脉动脉瘤；③左侧小脑软膜下动静脉瘘。

【麻醉方式】 气管插管全身麻醉。

【手术体位】 俯卧位。

【手术名称】 后正中入路左侧小脑后下动脉瘤夹闭＋软膜下动静脉瘘口夹闭术。

【手术过程】

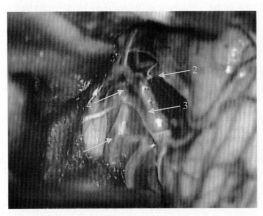

显露皮质动静脉畸形。1：PICA皮质支近端；2：PICA皮质支远端；3：小脑表面引流静脉动脉化；4：动静脉瘘瘘口

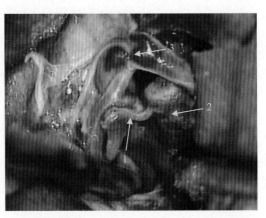

由PICA皮质支发出的分支血管（1）形成动脉瘤（2），清晰显示动静脉瘘瘘口（3）

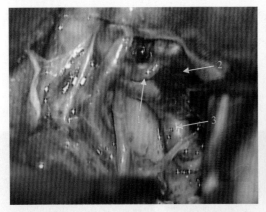

分离动脉瘤与周围的粘连。1：PICA分支，载瘤动脉；2：动脉瘤；3：动静脉瘘的引流静脉

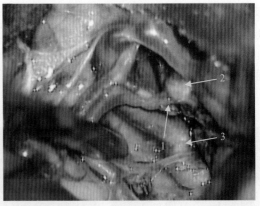

分离动脉瘤与周围的粘连。1：PICA分支，载瘤动脉；2：动脉瘤；3：动静脉瘘的引流静脉

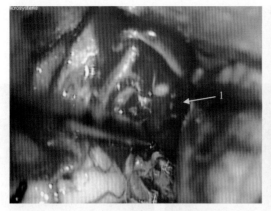

牵拉动脉瘤时破裂出血

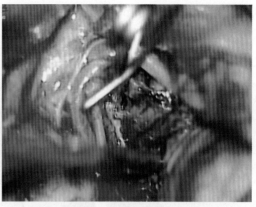

一枚直夹夹闭瘤颈

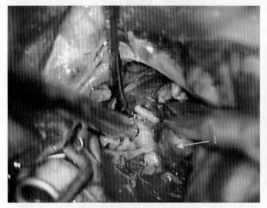

切除动脉瘤（1）

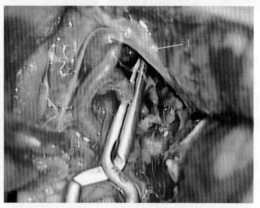

动静脉瘘未夹闭，引流静脉仍为红色（1）

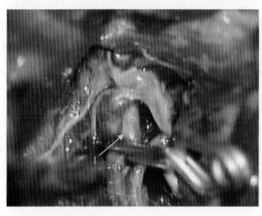

迷你夹夹闭瘘口输入动脉，PICA皮层支（1）

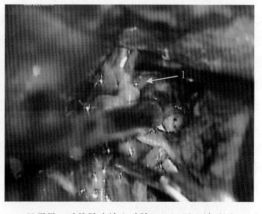

显露另一动静脉瘘输入动脉：PICA远心端（1）

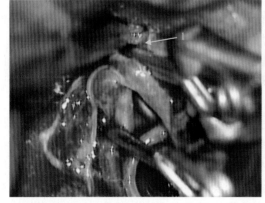

夹闭另一输入动脉：PICA皮层支远心端（1）

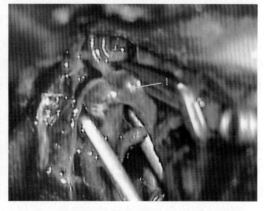

瘘口夹闭后皮层引流静脉（1）颜色恢复正常

【术后情况】 术后患者意识清晰，言语正常，肢体活动正常。出院时GOS评分5分。CTA复查：术区无明显出血及梗死，动脉瘤消失。

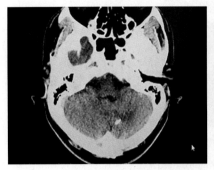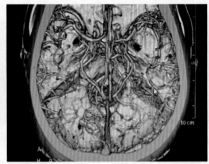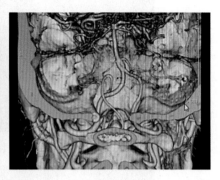

【点评】 ①该患者因反复头痛1个月就诊，1个月前外院CT提示第四脑室少许出血，入院后DSA提示左侧小脑后下动脉皮质段动脉瘤，合并小脑皮质软膜下动静脉瘘可能。因此，手术治疗指征明确。②该动脉瘤可能为血流相关性动脉瘤，因此手术除了夹闭动脉瘤还需探查明确小脑表面血管问题，明确动静脉瘘瘘口一并处理。③根据造影结果，病灶位于小脑后下动脉皮质支，枕下后正中入路可充分显露病灶。

小脑后下动脉（PICA）走行曲折多变，供血区域不定，是供应小脑的动脉中最复杂一支。PICA与小脑延髓裂、第四脑室顶下半部、小脑下角及小脑枕下面相连。小脑后下动脉的分段包括：①延髓前段；②延髓外侧段；③延髓扁桃体段；④膜帆扁桃体段；⑤皮层段。本段动脉瘤载瘤动脉为皮层段，此段始于动脉干及其分支离开内侧的蚓部和外侧的扁桃体、半球之间的沟处，包括皮层终支。PICA通常于此段起始部分叉，皮层支从扁桃体的上缘和外侧缘向外呈放射状供应蚓部和半球的全部。本例术中在左侧小脑半球表面发现动静脉瘘，动脉瘤内含血栓，通过分离解剖病灶，发现动静脉瘘载瘤动脉为PICA皮层段内侧分支，主要往小脑蚓部走行的分支，载瘤动脉非常细小，分离瘤体时动脉瘤破裂，直接使用一枚普通直夹即可夹闭动脉瘤，并切除动脉瘤。

本例另一特点是合并了小脑软膜动静脉瘘。颅内软膜动静脉瘘是一种罕见的血管病变，约占颅内血管畸形的1.6%。不同于颅内动静脉畸形，其为动脉与静脉之间的异常直接沟通而不含畸形血管巢。颅内软膜动静脉瘘因动脉与静脉间异常沟通，相比动静脉畸形存在更大的血流压力差，导致瘘口部位容易出血发病。本例诊断为小脑软膜下动静脉瘘合并小脑后下动脉皮质支动脉瘤，经术中证实，该动脉瘤为血栓性动脉瘤，因此，该动脉瘤为血流相关性动脉瘤，皮质软膜下动静脉瘘形成导致小脑后下动脉皮质支血流压力高甚至出血，最终形成动脉瘤。

颅内软膜动静脉瘘因发病率极低，影像特点不突出，大部分医师对其认识及关注不足，极容易漏诊。本例在造影时发现动脉期动脉瘤周围有一个粗大引流静脉显影，3D血管重建可看到动脉瘤周围有异常小血管团，也不符合动静脉畸形表现。直到术中发现小脑后下动脉与小脑表面的引流静脉有异常沟通，显微镜无法将其分离，才考虑并证实为皮质软膜下动静脉瘘。且该例动静脉瘘为小脑后下动脉及皮质引流静脉呈"十"字样交叉沟通，将瘘口两端的小脑后下动脉均夹闭后引流静脉颜色恢复为暗红色。因此，证实了该病例小脑软膜下动静脉瘘的诊断。

颅内软膜下动静脉瘘占颅内血管畸形的1.6%，且自然史较差。该疾病的潜在病理生理机制尚不清楚，各种理论已被提出。异常血管生成是软膜动静脉瘘形成的关键因素之一。先天性软膜动静脉瘘可能与Rendu -Osler-Weber病和lippel-Trenaunay-Weber综合征存在综合征相关性。软膜动静脉瘘可由皮质静脉血栓形成或遗传性出血性毛细血管扩张引起。这些患者的临床表现各不相同，通常是由于颅内压升高，可能引起头痛、癫痫、颅内出血和神经功能障碍。在横断面成像中，可在大脑表面看到扩张的血管。在某些病例中，在Willis环水平上可看到梨状动脉的不对称扩张。它们不同于硬膜AVFs，因为它们的动脉供应来自于软脑膜或皮层动脉，而不是位于硬脑膜内。在硬脑膜AVF中，常可见脑实质外的静脉囊扩张。如果不治疗，这些动静脉瘘与63%的死亡率相关。因此，应通过手术或血管内途径早期治疗来清除这些AVF，以防止危及生命的颅内出血和死亡。

（许明伟　欧阳庆　许民辉）

病例37　小脑后下动脉起始部动脉瘤

【病史简介】　患者女性，52岁。因"突发头晕伴一过性意识丧失1天"入院。查体：神志清楚，言语清晰，回答切题。双瞳孔等大正圆3mm，对光反射灵敏。脑膜刺激征阳性。GCS评分15分，Hunt-Hess分级Ⅱ级。头颅CTA示小脑延髓池积血，左侧小脑后下动脉起始部动脉瘤，大小约4.0mm×3.0mm，瘤颈3.5mm。右侧椎动脉优势型。

【术前影像】

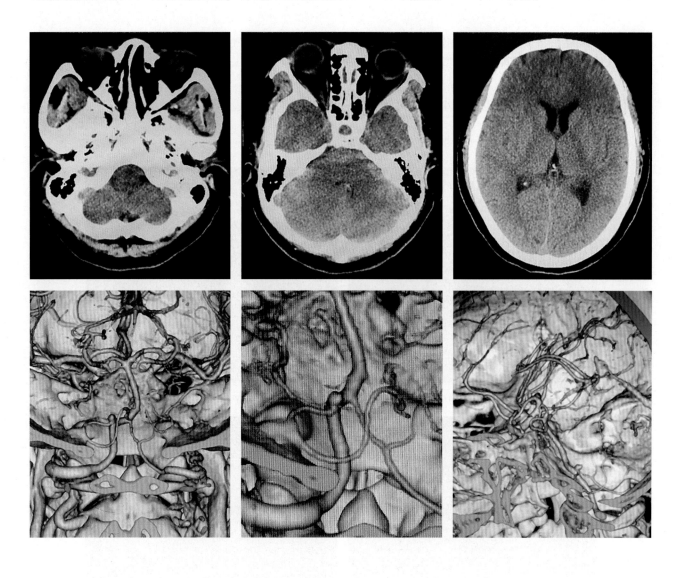

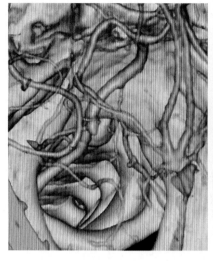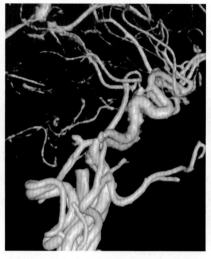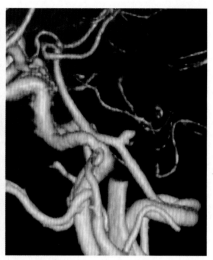

【术前诊断】 左侧小脑后下动脉起始部动脉瘤；自发性蛛网膜下腔出血。

【麻醉方式】 气管插管全身麻醉。

【手术体位】 侧卧位。

【手术名称】 远外侧入路左侧小脑后下动脉瘤夹闭术。

【手术过程】

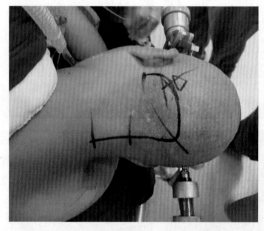

远外侧入路切口

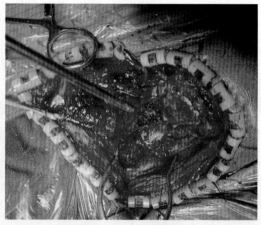

切开头皮显露枕髁

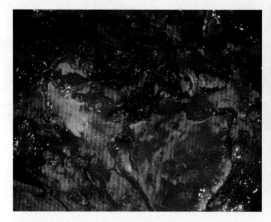

远外侧入路开颅

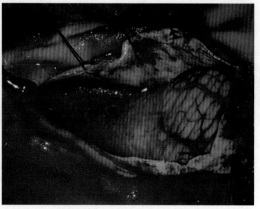

剪开硬膜显示小脑延髓池内积血

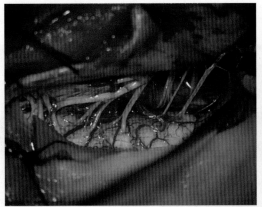

显露后组脑神经

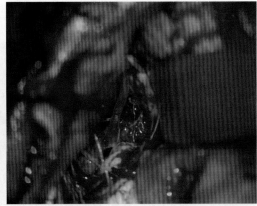

牵开小脑扁桃体显露动脉瘤

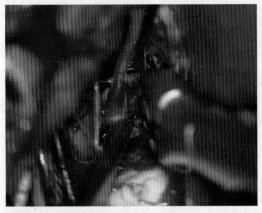

FT740动脉瘤夹夹闭动脉瘤

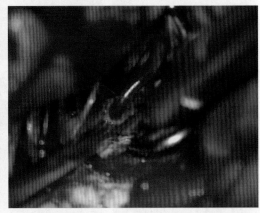

PICA开口残余瘤颈FT740动脉瘤夹叠加夹闭

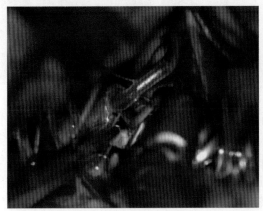

夹闭后显示PICA及载瘤动脉无狭窄

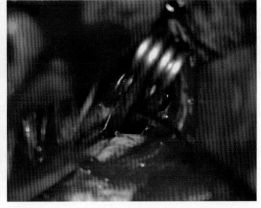

背侧瘤颈无残余

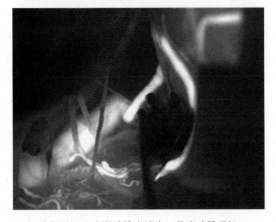

夹闭后ICG造影动脉瘤消失，载瘤动脉通畅

【术后影像】

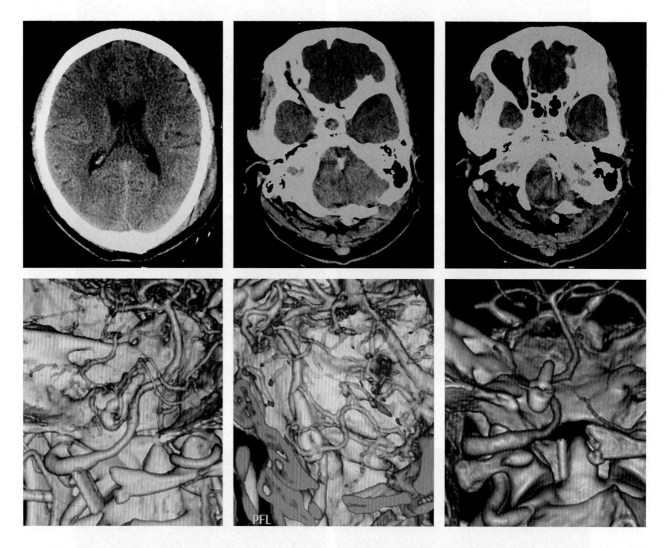

【点评】 小脑后下动脉（PICA）动脉瘤临床发病率较低，占颅内所有动脉瘤的0.5%～3%，但属于常见的后循环动脉瘤，占后循环动脉瘤的20%。小脑后下动脉是椎动脉最大和最后的一个分支，沿其行程分5段：延髓前段、延髓侧段、扁桃体段、膜帆扁桃体段、皮层段。供应延髓、第四脑室下部、下蚓、小脑半球的下面及扁桃体。由于位置深在、穿支较多，与脑干及后组脑神经关系密切，开颅手术操作复杂，风险较大，术后并发症较多，对显微外科手术技术要求较高。因此，目前行介入治疗多于开颅夹闭。

　　PICA动脉瘤破裂出血后多表现为枕大池或第四脑室积血，导致脑脊液循环受阻，颅内高压引起头痛、呕吐、颈强直及后组神经麻痹症状等，如出血较多，可引起偏瘫、偏侧感觉障碍及小脑性共济失调等。常规CT扫描常由于扫描厚度或颅底骨质的伪影而常漏诊，随着现代影像技术的进步一般可通过3D-CTA检查明确。对于CTA检查诊断不明确或显影不佳的患者，DSA全脑血管造影是诊断PICA动脉瘤的金标准，但造影术中应包括完整的双侧颈内动脉、双侧椎动脉在内的4根血管造影。

　　对于PICA动脉瘤，多数专家认为动脉瘤一旦破裂，应立即手术治疗，枕下远外侧入路是处理PICA动脉瘤的经典手术入路。枕下远外侧入路处理小脑后下动脉瘤能够获得良好的手术野的暴露。因术中去除寰椎的后弓及磨除部分枕髁，可增加术野的暴露及减少对后组脑神经和脑干穿支血管的损伤，是处理PICA的最佳入路。

　　此例选择远外侧入路，患者取病变侧向上的改良公园长椅位或侧俯卧位。皮肤切口起自颈部后正中线C₄棘突，切开向头部延伸至枕外粗隆，沿上项线向外走行到乳突根部，然后向下止于乳突尖。开颅时注意枕动脉的保护，枕下肌群的分离，辨认星点、乳突、枕乳缝等解剖标记，之后剥离头上斜肌、枕大、小直肌，打开枕下三角，暴露C₁及椎动脉V3段，铣开骨瓣，打开枕骨大孔的外侧部，枕骨显露范围应上达横窦，外侧到乙状窦及横窦的交点，内侧到达中线，下达寰枕关节后缘，但我们根据所需的操作空间的大小进行了改良。随后切除C₁半椎板，磨除部分枕髁，获得最大限度的手术野的暴露。剪开硬膜后即可见椎动脉紧贴副神经的内侧，清楚显露后组脑神经及椎动脉颅内段走行，牵开小脑扁桃体，仔细辨认椎动脉、小脑后下动脉走行与动脉瘤关系，锐性分离椎动脉至小脑后下动脉起点处，沿其行程逐渐显露动脉瘤，暂时阻断动脉瘤的近、远端，锐性分离瘤颈，术中发现瘤颈几乎完全位于椎动脉-小脑后下动脉起始部，直接夹闭可能造成小脑后下动脉出口处狭窄，为给PICA供血留出足够的通道，首先夹闭大部分瘤体，但PICA动脉起始处残留小部分瘤颈，选择迷你动脉瘤夹予以夹闭，术中辅助ICG造影显示动脉瘤消失，椎动脉及PICA显影良好，完成了准确夹闭，同时没有对副神经、舌下神经等后组脑神经造成损伤。

（王 昊 许民辉）

病例38 小脑后下动脉瘤支架辅助弹簧圈栓塞

【病史简介】 患者男性，43岁。突发剧烈头晕、头痛伴恶心呕吐1天入院，心率92次/分，血压165/100mmHg，神志清醒，四肢活动良好。头颅CTA示左侧小脑少量出血伴蛛网膜下腔出血，左侧小脑后下动脉（PICA）延髓侧方段动脉瘤，大小约5.5mm×4mm，形态不规则，瘤顶可见子囊。

【术前影像】

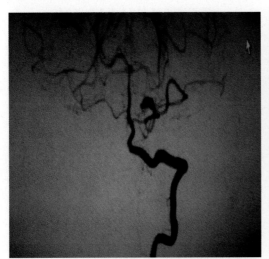

DSA左椎动脉正位造影

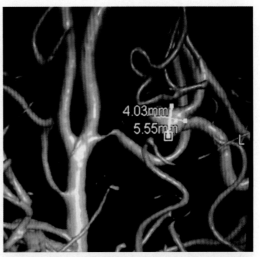

DSA-3D重建瘤体形态及大小

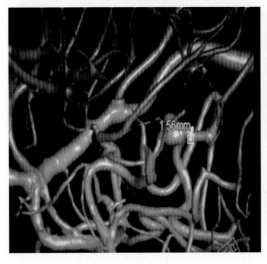

DSA-3D重建载瘤动脉直径

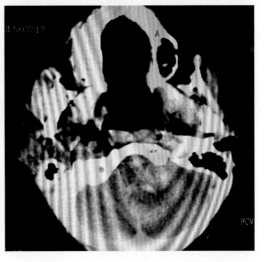

头颅CT显示左侧小脑深部蛛网膜下腔出血

【术前诊断】　左侧小脑后下动脉（PICA）动脉瘤。

【麻醉方式】　气管插管全身麻醉。

【手术体位】　仰卧位。

【手术名称】　经皮股动脉插管左侧小脑后下动脉瘤支架辅助弹簧圈栓塞术。

【手术过程】

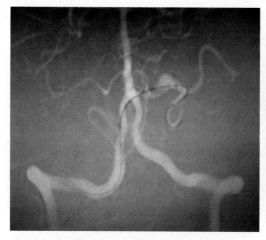

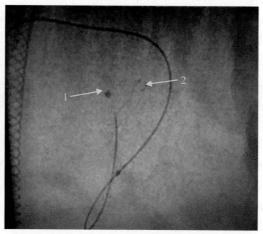

路图下微导丝引导支架导管通过动脉瘤　　　　　载瘤动脉释放支架保护，弹簧圈导管送入动脉瘤瘤腔。1：弹簧圈导管头端；2：动脉支架完全释放

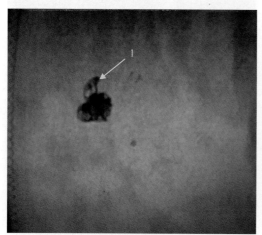

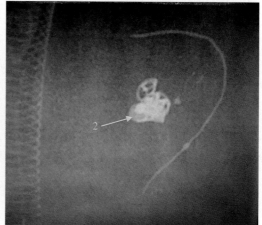

微弹簧圈填塞动脉瘤腔。1：动脉瘤子囊；2：动脉瘤瘤体

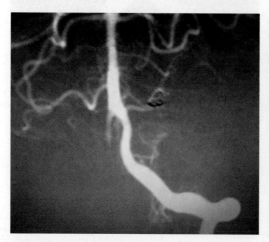

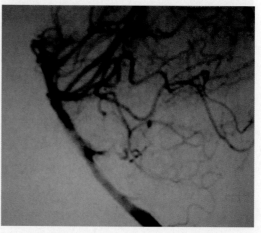

栓塞后造影，动脉瘤不显影　　　　　侧位造影，可见动脉瘤远端载瘤动脉通畅

【点评】　小脑后下动脉（PICA）动脉瘤相对少见，仅占颅内动脉瘤的0.5%～1%。发生于PICA的动脉瘤初次出血后，急性期再出血的发生率及Hunt-Hess级别较高，且再次出血的死亡率高。破裂出血者临床主要表现，轻症者为头晕头痛，或伴有恶心呕吐，可无意识及神经功能障碍表现；较重者可出现脑干及脑神经功能障碍，严重者可昏迷、呼吸及循环功能障碍，脑疝形成等，甚至直接危及生命。影像学表现为颅后窝区蛛网膜下腔出血，第三、第四脑室出血或侧脑室出血，伴脑积水，病变部位周围脑组织水肿或梗死等。故临床上一旦遇到此类动脉瘤，均需尽早手术干预。动脉瘤位置较表浅者也可选择开颅手术，位置较深者如有特殊情况（如颅内大量出血、脑疝形成等），也可首选开颅手术。但目前此部位动脉瘤仍以血管内治疗为首选，其优点主要为路径清晰，操作简便直接，对周围组织结构影响小，术后并发症少等。根据动脉瘤所处载瘤动脉的位置不同，所采用的手术方式也不同。若位于近段，考虑到有延髓重要穿支血管存在，常规选用保留载瘤动脉的方式，瘤颈窄则可单纯用弹簧圈栓塞，宽颈则需支架辅助栓塞；若位于过渡段，在条件允许的情况下，也尽量按前者方式处理，必要时可牺牲远端载瘤动脉；远段者可直接闭塞动脉瘤及载瘤动脉，一般不会对脑功能造成明显影响。一般PICA管径较为细小，在支架辅助下栓塞时，由于2套输送系统占据血管腔体积过大，可能严重影响远端血流，故多在栓塞早期直接释放支架，并将支架导管退出载瘤动脉再进行弹簧圈栓塞，可能会减少缺血事件的发生率。由于血管腔细小，栓塞过程中造影一般显影较差，不利于栓塞满意度的评估，多需退出微导管后造影方可明确，但微导管一旦退出后，很难再次进入瘤腔，故部分病例需凭借丰富的经验进行栓塞。术后脑神经功能是否有影像需密切观注，部分病例术后良好，但数日后即会出现肢体感觉、运动障碍，或小脑、脑干梗死等表现，不可忽视。

（杨华江　杨东虹）

病例39　椎动脉夹层动脉瘤双支架辅助弹簧圈栓塞

【病史简介】　患者男性，52岁。因突发头痛1天入院。神志清醒，精神稍差，语言清晰，大、小便正常。查体：生命体征正常，眼球活动及各脑神经功能均正常，颈阻阳性，四肢感觉及肌力正常。Hunt-Hess分级Ⅰ级。头颅CT示蛛网膜下腔出血；头颅CTA及DSA示左侧椎动脉V4段夹层动脉瘤，瘤体形态不规则，位于PICA以远，瘤颈近端载瘤动脉狭窄。左椎优势型。

【术前影像】

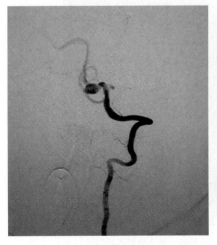 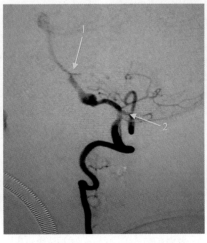 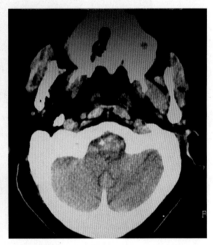

DSA正位片显示左椎动脉V4段夹层动脉瘤

DSA侧位片显示动脉瘤位于同侧PICA与基底动脉起始部之间；1：左侧小脑后下动脉（PICA）；2：基底动脉起始部

头颅CT可见脑干前方散在高密度影

【**术前诊断**】 左侧椎动脉V4段夹层动脉瘤。

【**麻醉方式**】 全身麻醉。

【**手术体位**】 仰卧位。

【**手术名称**】 经皮股动脉插管左椎动脉夹层动脉瘤双支架辅助弹簧圈栓塞术。

【**手术过程**】

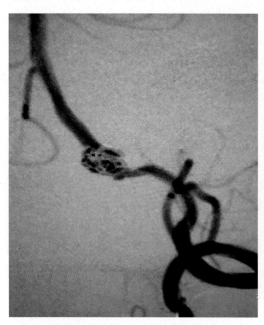

2D弹簧圈2枚填塞瘤体成篮（箭头所示）

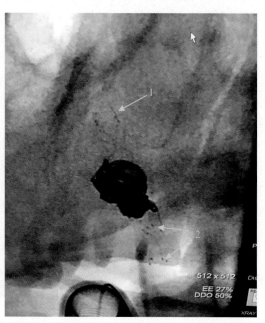

2枚支架叠加后释放于载瘤动脉，弹簧圈致密填塞瘤体。1：支架头端；2：两枚支架尾端

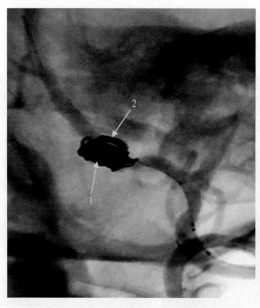

术后造影。1：腹侧假性瘤腔；2：背侧真腔

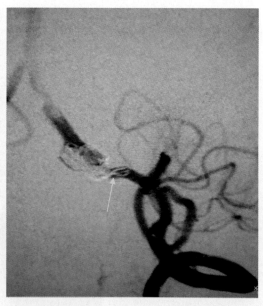

术后造影：载瘤动脉通畅，狭窄处覆盖弹簧圈及支架（箭头所示）

【**点评**】 椎-基底动脉瘤占颅内动脉瘤的3%～5%，椎-基底动脉夹层动脉瘤在人群中的发病率为（1～1.5）/10万。夹层仅累及内膜与中膜之间者，主要表现为缺血症状；累及中膜与外膜之间者，多表现为蛛网膜下腔出血，出血量较大的可能出现脑积水、脑干及脑神经受损表现。已破裂的夹层动脉瘤还

存在破裂的风险，动脉瘤首次破裂出血后发生再出血者，第1个24小时内占绝大多数。未破裂的大型椎动脉夹层动脉瘤常压迫邻近脑组织或脑神经而出现相关症状，Wallenberg综合征是椎-基底动脉夹层动脉瘤引起脑干缺血的最常见表现，发生率26%～43%。辅助检查：CT平扫可见蛛网膜下腔出血及颅内血肿，CTA可观察到椎动脉夹层的形态。磁共振可见夹层动脉瘤内异常信号。DSA仍为诊断夹层的金标准。夹层动脉瘤在DSA上有以下特征：①因动脉的夹层膨出和血栓形成交替可表现为"串珠"征；②血栓形成可以使血管腔变细，表现为"线样"征；③当夹层动脉瘤腔与血管腔相同时，表现为"双腔"征，DSA造影晚期，瘤腔内多有造影剂滞留；④部分夹层动脉瘤形状不规则，形似花瓣，即"玫瑰花"征；⑤部分可见假性动脉瘤形成。介入治疗主要包括弹簧圈栓塞、支架辅助弹簧圈栓塞、弹簧圈闭塞、单纯支架植入等。

手术方案的选择主要与动脉瘤与小脑后下动脉、脊髓前动脉的位置关系，以及载瘤动脉是否为优势等因素有关。动脉瘤位于PICA或脊髓前动脉的近端或远端，且对侧椎动脉较粗大者，可直接闭塞夹层动脉瘤。而两者邻近甚至有直接关系者，常以支架辅助弹簧圈栓塞处理。支架需超过动脉瘤两端不少于5mm，特别是动脉瘤近心端，多伴有夹层导致的管腔狭窄，支架必须完全覆盖。一般采用支架半释放技术，再于瘤腔内填入可脱弹簧圈，最后完全打开支架，狭窄较重者，建议重叠放置2枚或2枚以上支架，以尽量完整地重建管腔，压迫闭塞夹层内膜下假腔，减少复发。近年来，有较多介入医师认为，夹层动脉瘤未破裂者，不必填塞瘤腔，仅需以数枚支架植入，目的在于重建血管腔，压闭动脉夹层，促进内膜生长即可。因椎动脉颅内段或夹层动脉瘤瘤壁有较多细小的脑干穿支血管存在，致密的填塞可能影响这些血管，导致术后出现脑干小片状梗死症状，或相关脑神经缺血表现，部分患者经治疗后可逐渐恢复，但仍有部分患者并发症长期存在，严重影响生活质量。而破裂出血者，则应致密填塞瘤腔，以免再次出血。如夹层动脉瘤相隔重要分支血管较远，近年来已有一些介入医师采用了密网支架或覆膜支架植入的方式治疗，也取得了不错的疗效，但适应证相对较局限。无论采取哪种治疗方式，仍有少部分患者术后出现复发，故定期复查头颅CTA或DSA仍是必不可少的。

该患者为左侧椎动脉V4段动脉瘤破裂出血，动脉瘤生长于载瘤动脉中央，向两端扩张，未见明显瘤颈，瘤体两端可见动脉狭窄，诊断为椎动脉夹层动脉瘤。手术为首要治疗措施，以防再次破裂出血，造成严重后果。由于椎动脉V4段位于颅后窝深部，紧邻脑干，周围发出多组脑神经，开颅夹闭手术难度极大，风险高。而介入栓塞术能完全避开对脑神经的刺激，手术通路良好，难度不高，常作为椎动脉瘤的首选手术方式。由于此病例为左椎优势型，动脉瘤虽远离小脑后下动脉及脊髓前动脉，仍不考虑单纯闭塞动脉瘤。椎动脉有破裂出血者，需弹簧圈致密栓塞，以最大限度避免复发或再次出血。狭窄部位需强有力的支架支撑，以保证载瘤动脉供血通畅，建议2枚支架叠加辅助，支架近心端需超过狭窄部位。

（杨华江　杨东虹）

病例40　倒"Y"形支架辅助弹簧圈栓塞累及小脑后下动脉的椎动脉夹层动脉瘤

【病史简介】患者男性，47岁。因"突发头晕痛半个月"入院。入院查体：神志清楚，平车推入病房，精神差，颈阻阳性，双侧瞳孔等大等圆3mm，对光反射灵敏，余神经系统未见明显阳性体征，Hunt-Hess分级Ⅱ级。头颅CT平扫示蛛网膜下腔出血，破入第四脑室。全脑血管造影（DSA）示右侧椎动脉夹层动脉瘤，累及小脑后下动脉（PICA）。

【术前影像】

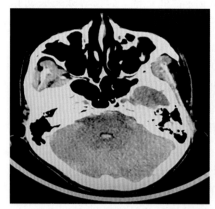

头颅CT示环池、第四脑室高密度影

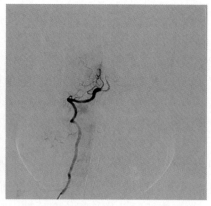

DSA右侧椎动脉正位片示V4段梭形（夹层）动脉瘤

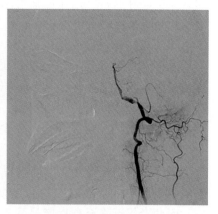

DSA右侧椎动脉侧位片示V4段梭形（夹层）动脉瘤，小脑后下动脉（PICA）从瘤体发出

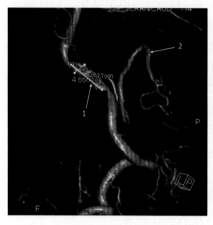

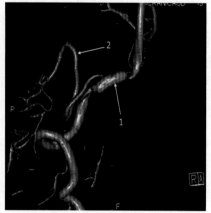

DSA-3D重建。1：夹层动脉瘤；2：小脑后下动脉（PICA）

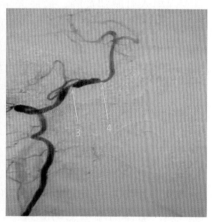

DSA旋转造影。3：载瘤动脉近端狭窄；4：载瘤动脉远端狭窄

【术前诊断】 ①右侧椎动脉夹层动脉瘤（累及PICA）；②蛛网膜下腔出血。

【麻醉方式】 气管插管全身麻醉。

【手术体位】 仰卧位。

【手术名称】 全身麻醉下椎动脉夹层动脉瘤双支架辅助弹簧圈介入栓塞术。

【手术过程】

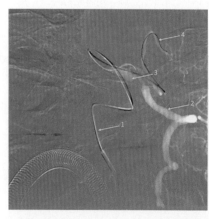

支架导管经健侧椎动脉逆向超选右侧PICA。1：健侧椎动脉；2：患侧椎动脉；3：夹层动脉瘤；4：小脑后下动脉（PICA）

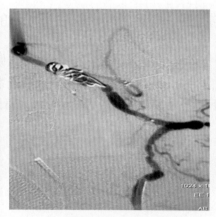

释放第1枚Solitaire支架后填塞夹层动脉瘤腔。1：Solitaire支架；2：弹簧圈

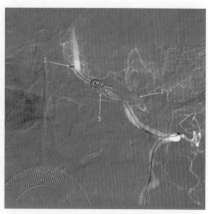

支架导管经患侧椎动脉超选至夹层动脉瘤远端，释放第2枚Slitaire支架。1：Solitaire支架；2：Solitaire支架；3：弹簧圈

【术后影像】

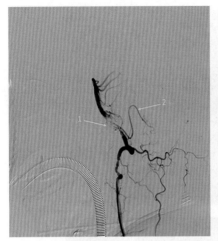 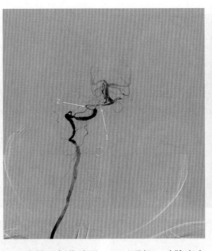 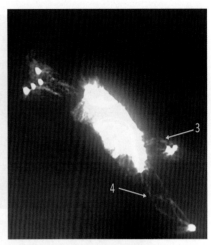

右椎正侧位片示PICA通畅，动脉瘤未显影。1：动脉瘤；2：PICA

右椎正侧位片示：PICA通畅，动脉瘤未显影。1：动脉瘤；2：PICA

术后DynaCT示Solitaire支架打开良好。3：PICA内支架；4：椎动脉内支架

【点评】 夹层动脉瘤绝大多数发生在椎-基底动脉系统，自发性较少见，椎动脉夹层动脉瘤虽发病率较低[（1～1.5）/10万]，且以青壮年为主，但临床表现多样，以蛛网膜下腔出血（SAH）、椎-基底动脉缺血及占位症状为主。临床上，诊断夹层动脉瘤虽可通过CTA、MRA、超声等非侵袭性检查，却均存在一定局限性，全脑血管造影仍是临床诊断椎动脉夹层动脉瘤的金标准。由于椎动脉夹层动脉瘤无真正的瘤颈，且具有较高破裂出血率及病死率，目前学者多倾向于积极治疗，随着介入治疗技术特别是材料技术的迅速发展，血管内治疗逐渐成为椎动脉夹层动脉瘤的治疗首选。

本例手术难点：因患者为破裂夹层动脉瘤，瘤体累及PICA起始部，既要保持PICA通畅又需致密填塞夹层动脉瘤腔，考虑同侧椎动脉与PICA之间成锐角，超选到位并释放支架导管困难，因此手术策略选择经对侧椎动脉逆向超选PICA。首先释放第1枚Solitaire支架，再用弹簧圈填塞动脉瘤腔，在瘤腔未致密填塞前经同侧椎动脉超选动脉瘤远端血管真腔释放第2枚Solitaire支架后继续用弹簧圈致密填塞动脉瘤腔。

临床上，椎动脉夹层动脉瘤术前需对动脉瘤形态结构以及与PICA的位置关系进行仔细全面分析，累及PICA的动脉瘤可选用微导丝、微导管或支架对PICA进行有效保护，避免术后引发严重并发症。若术中造影见对侧椎动脉代偿良好且为优势侧动脉，或夹层动脉瘤未累及PICA及其他重要穿支血管时，应选择将动脉瘤及近端载瘤动脉一并闭塞。

（曾 实 杨东虹）

八、特殊类型动脉瘤

病例41 颈内动脉前壁血泡样动脉瘤

【病史简介】 患者女性，56岁。因"突发剧烈头痛1天"入院。既往史：高血压病史10年，平素规律服药，血压控制基本正常。无糖尿病、冠心病病史，既往无蛛网膜下腔出血病史及家族史。查体：意识嗜睡，言语正常，四肢肌力肌张力基本正常，颈项强直。入院诊断：①蛛网膜下腔出血（Hunt-Hess分级Ⅲ级）；②右侧额叶出血；③右侧颈内动脉前壁血泡样动脉瘤。头颅CT示蛛网膜下腔出血、左侧额叶直回出血。CTA示右侧颈内动脉前壁小动脉瘤，瘤颈约3.1mm，瘤体高度2.2mm。

【术前影像】

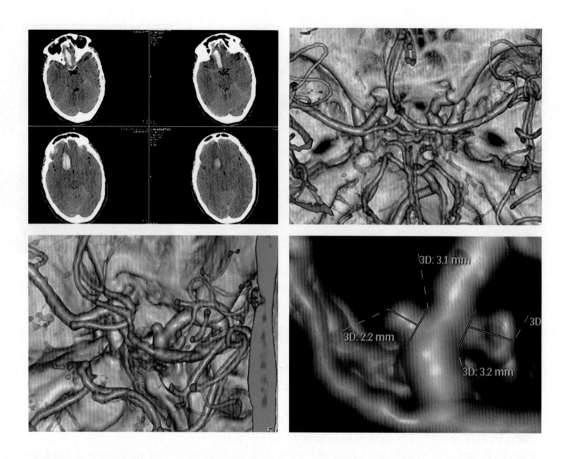

【术前诊断】 ①蛛网膜下腔出血（Hunt-Hess 分级 Ⅱ 级）；②直回血肿；③右侧颈内动脉血泡样动脉瘤。

【麻醉方式】 气管插管全身麻醉。

【手术体位】 仰卧位。

【手术名称】 右侧翼点入路颈内动脉前壁血泡样动脉瘤夹闭术。

【手术过程】

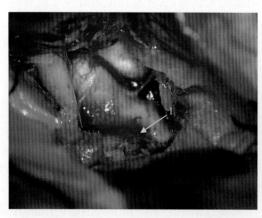

抬起额叶时应十分小心，动脉瘤（1）粘连于额底

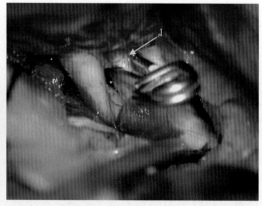

临时阻断颈内动脉（1），因其硬化瘤夹无法完全闭合

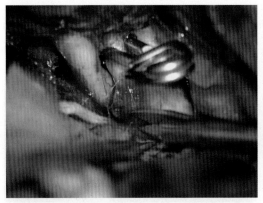

瘤体表面覆盖薄层纤维组织，锐性分离瘤颈近端

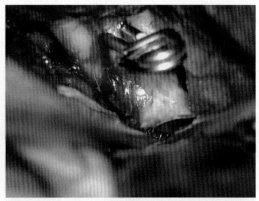

锐性分离瘤颈远端

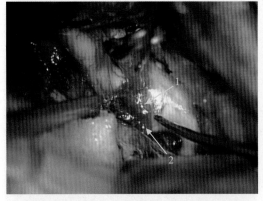

清晰显示瘤颈（1）及瘤体（2），瘤体实为薄层血块，无真正血管壁结构

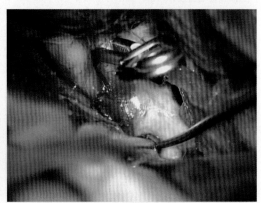

使用带角度剥离子分离瘤颈底面

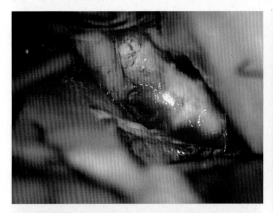

夹闭时瘤夹叶片需夹住正常管壁结构（虚线）

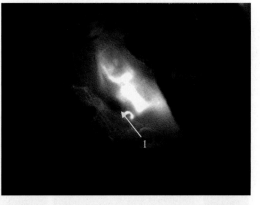

ICG造影瘤体（1）不显影，证实瘤体为薄层血块

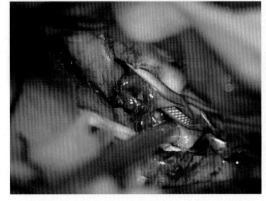

尝试使用侧弯夹，但因施夹钳插入角度有限，瘤夹下方叶片（1）无法越过瘤颈

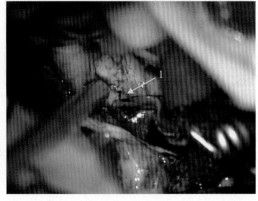

使用枪状夹垂直颈内动脉施夹，可完全夹闭瘤颈，但近端瘤颈（1）可能有残留

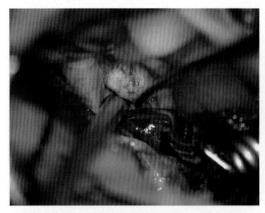

探查近端瘤颈有残余，夹住的正常管壁结构较少

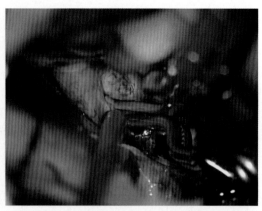

使用另一枚迷你夹在第一枚夹子近端加固夹闭

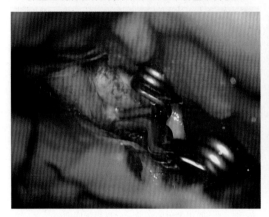

动脉瘤完全夹闭，叶片完全覆盖在正常管壁上

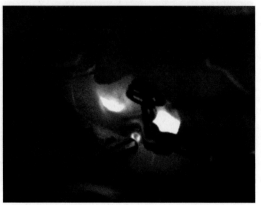

ICG造影动脉瘤消失，瘤颈处稍狭窄，但远端血流正常

【术后情况】　术后3天患者意识完全恢复清醒，言语正常，四肢肌力、肌张力正常对称。术后9天患者正常出院，出院GOS评分5分。术后复查头颅CT示术区无出血及梗死灶。CTA示动脉瘤消失，右侧颈内动脉及远端均显影正常。

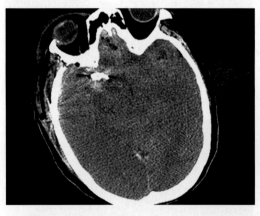

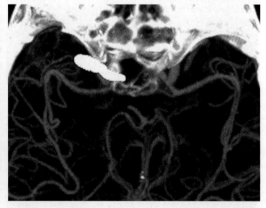

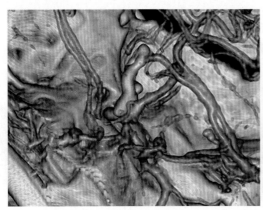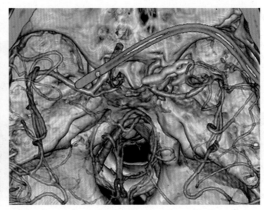

【点评】　血泡样动脉瘤（blood blister-like aneurysms，BBA）首次于1986年被总结和描述，其特点为瘤壁菲薄、鲜红色外观、无明确瘤颈、术中易再破裂出血等，于1988年被命名为血泡样动脉瘤。BBA瘤壁的病理特征为缺乏内膜、中膜及胶原纤维层，由血管外膜和纤维组织构成，瘤壁粗糙且不连续。BBA主要位于颈内动脉床突上段（占91.6%），少见于大脑中动脉、前交通动脉、大脑后动脉、基底动脉等。由于BBA少见，对其治疗方法的选择尚缺乏统一标准，治疗方式分为手术治疗、血管内治疗和复合手术。手术治疗包括动脉瘤夹闭、缝合、孤立、包裹、旁路移植术或几种方式的结合，血管内治疗包括单纯栓塞、支架辅助栓塞、多支架套叠（或辅助栓塞）、血流导向装置管腔重建、覆膜支架腔内隔绝等，而复合手术是提高手术安全性的重要保障。

本例患者动脉瘤位于颈内动脉前壁，瘤体小，仅2.2mm，瘤颈3.2mm，为宽颈小动脉瘤，同时出血多合并直回血肿，术前已考虑到血泡样动脉瘤的可能。建议患者行介入治疗，但患者经济困难无法承担介入费用。因此，经充分评估及准备，决定行动脉瘤夹闭术，且动脉瘤位于颈内动脉前壁，若术中瘤颈撕裂，可暂时孤立颈内动脉或行破口缝合。本例采用常规翼点入路开颅，需充分由远到近分离侧裂至颈内动脉分叉部后再抬起额叶，牵开额叶时应十分小心，因动脉瘤顶及周围血块粘连于额底。该患者颈内动脉硬化明显，近端无法完全阻断，因此分离瘤颈时应更加小心，分离瘤颈时我们还是临时阻断了颈内动脉减少血流，同时准备足够的临时阻断夹，一旦分离时破裂首先要通过临时阻断A1、M1及后交通来暂时孤立颈内动脉。

分离瘤颈时应在大显微镜倍数下（8～10倍）小心锐性分离，避免直接使用剥离子钝性分离。之后可清晰地看到瘤体其实为一血块及表面薄层的纤维组织，无真正血管壁成分，且造影时不显影，证实其为破口周围的血栓组织。对于血泡样动脉瘤，夹闭时叶片需覆盖到正常的管壁组织，因此平行颈内动脉方向去夹闭瘤颈是比较合理的选择，本例刚开始也使用一枚侧弯夹可平行颈内动脉方向施夹，但下方叶片无法越过瘤颈，最终使用枪状夹垂直颈内动脉方向夹闭瘤颈，最后在叶片近端再加固另一枚夹子，可以确保瘤夹完全覆盖在正常管壁结构上夹闭瘤颈。

本例术后1年随访复查CTA动脉瘤无复发，但因血泡样动脉瘤瘤颈管壁的薄弱性，笔者仍建议其坚持随访复查。同时本例合并颅内血管多发粥样硬化，可采取抗凝、降脂等治疗改善血管结构，预防动脉瘤的复发。

（许明伟　许民辉）

病例42　右侧颈内动脉血泡样动脉瘤并发Terson综合征的治疗

【病史简介】　患者女性，50岁。因"突发头痛伴呕吐2天，双下肢活动障碍12小时"入院。查体：意识清醒，言语正常，四肢肌张力正常，双上肢肌力5级，双下肢肌力0级，双下肢无感觉障碍。双侧膝腱反射、跟腱反射减弱。颈明显抵抗。其余神经系统无阳性体征。头部CTA示蛛网膜下腔出血，右侧颈内动脉血泡样动脉瘤（4.9mm×3.5mm）。

【术前影像】

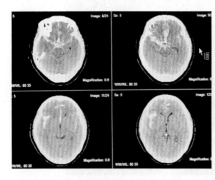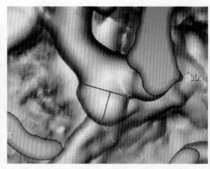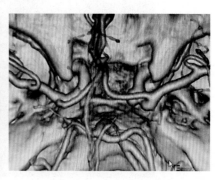

【术前诊断】　①蛛网膜下腔出血（Hunt-Hess 分级Ⅲ级 Fisher 分级 3 级）；②右侧颈内动脉血泡样动脉瘤；③双下肢截瘫。

【术前讨论】　①该患者诊断为蛛网膜下腔出血（Hunt-Hess 分级Ⅲ级 Fisher 分级 3 级），发病后 1 天出现双下肢活动障碍，原因不清，行全脊柱 MRI 检查未见脊髓病变，可能与蛛网膜下腔出血多导致脊髓蛛网膜下腔积血或脑脊液压力升高有关。该临床症状与影像结果不符，行动脉瘤夹闭术后可能出现双下肢活动障碍无法顺利恢复，需做好医患沟通。②该动脉瘤位于右侧颈内动脉交通段，但与一般后交通动脉瘤朝向不一，其朝向内侧，与垂体上动脉动脉瘤朝向类似。且该动脉瘤瘤颈高度小于瘤颈宽度，非一般囊性动脉瘤。动脉瘤小但蛛网膜下腔出血量多，这一特点需高度怀疑血泡样动脉瘤。手术风险大，需做好医患沟通并充分准备。

【麻醉方式】　经鼻插管全身麻醉。

【手术体位】　仰卧位。

【手术名称】　右侧翼点入路颈内动脉后交通段血泡样动脉瘤夹闭术。

【手术过程】

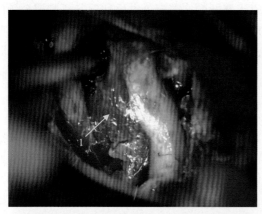
显露动脉瘤位于颈内动脉内侧，第二间隙内

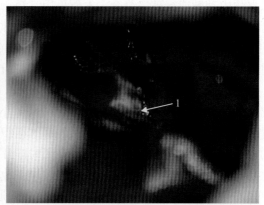
显露脉络膜前动脉（1）

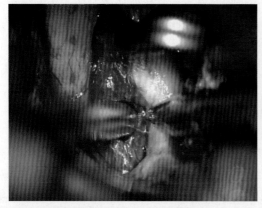
临时阻断 ICA，锐性分离瘤颈远端

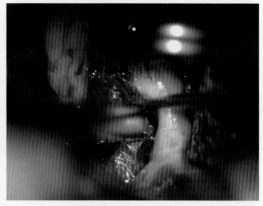
瘤颈远端粘连已游离

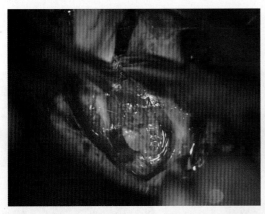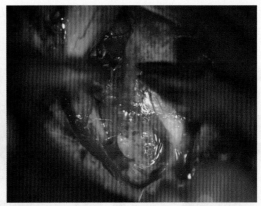

锐性分离近端瘤颈

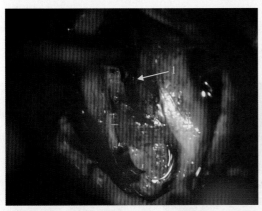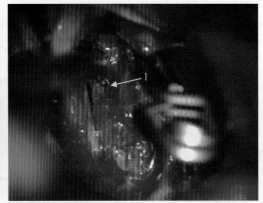

临时阻断颈内动脉，看清破口（1）

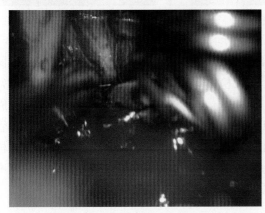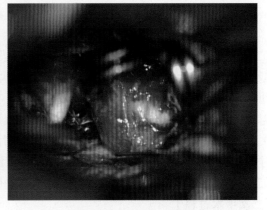

使用直夹夹闭瘤颈，仍出血　　　　　　　　　　临时阻断近心端及远心端

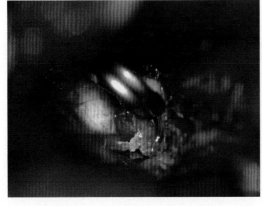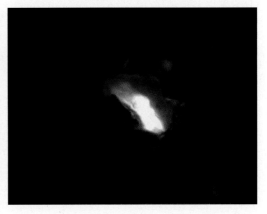

调整瘤夹方向，完全夹闭瘤颈后无再出血　　　　ICG造影颈内动脉通畅，动脉瘤不显影

【**术后情况**】　术后意识恢复清醒，言语正常，双上肢肌力正常，双下肢肌力0级，肌张力降低（同术前）。术后复查CTA示术区无出血，动脉瘤完全消失，载瘤动脉通畅。

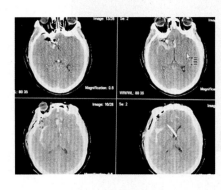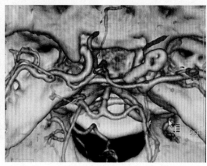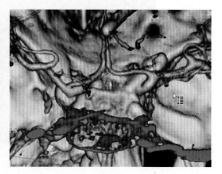

术后11天，患者突发剧烈头痛伴呕吐，癫痫小发作一次。立即复查头颈部CTA示术区无明显出血。动脉瘤复发，瘤颈远端新发动脉瘤形成，约4.0mm×3.8mm。

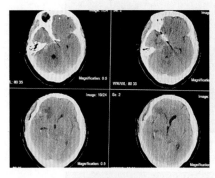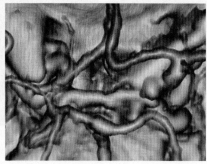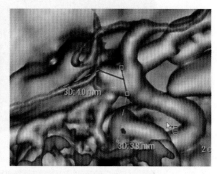

动脉瘤术后复发

【**第二次术前讨论**】　①本病例第一次术中发现瘤颈瘤壁菲薄，血泡样，与正常血管壁明显不同，考虑为非典型部位的颈内动脉血泡样动脉瘤。术后第一次CTA检查示动脉瘤完全消失，11天后第二次CTA检查发现动脉瘤复发，术后短时间内动脉瘤复发，大小达4.0mm。上述表现均符合血泡样动脉瘤诊断。②此次动脉瘤复发，再次手术风险极大，可能导致术中难以控制的大出血。且血泡样动脉瘤瘤颈无血管内弹力层，再次夹闭术后仍存在短时间复发的风险，因此考虑再次行介入治疗。经讨论决定予覆膜支架植入，植入支架时需注意保护脉络膜前动脉，因P1段正常，因此即使覆膜支架覆盖对后交通起始部也影响不大。

【**第二次手术名称**】　右侧颈内动脉复发血泡样动脉瘤覆膜支架植入术。

【**第二次手术过程**】

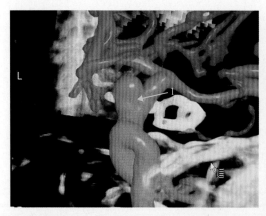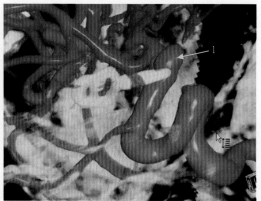

造影重建显示复发的动脉瘤（1）

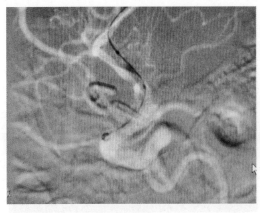
支架导管到位

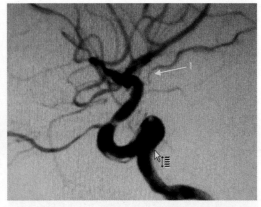
覆膜支架植入后动脉瘤不再显影，脉络膜前动脉
（1）显影正常

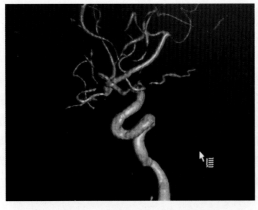
覆膜支架植入术后造影三维重建，动脉瘤消失

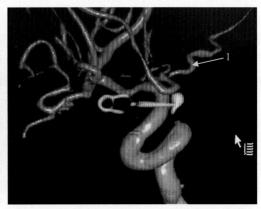
脉络膜前动脉（1）显影正常

【第二次术后情况】　术后患者意识清晰，言语正常，左上肢肌力4级，右上肢肌力5级，双下肢肌力仍0级（同术前）。术后MRI术区及双侧大脑半球无明显梗死灶。术后20天（发病后30天）患者双上肢肌力完全正常，双下肢肌力恢复至3⁺级，可搀扶下地缓慢行走。患者自诉双眼视力明显下降。查体：视力右眼，手动/20cm；左眼，手动/20cm。眼科行眼底检查发现双眼玻璃体积血，符合Terson综合征。1个月后于眼科先后行双眼玻璃体切除术，术后双眼视力恢复至0.2。术后3个月随访患者双眼视力0.5，双下肢肌力4⁺级，生活可基本自理（GOS评分4分）。

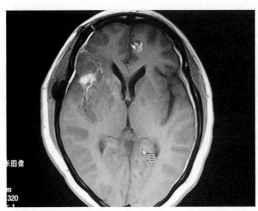

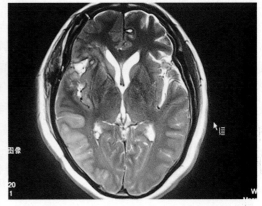

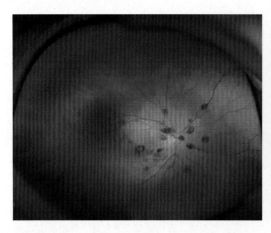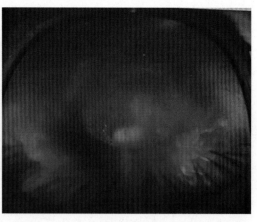

【点评】 血泡样动脉瘤（blood blister-like aneurysms，BBA）主要指一类位于颈内动脉床突上段非分叉部的动脉瘤，因在术野下呈"血泡样"外观而得名。BBA较为罕见，占颅内动脉瘤的0.3%～1.7%。因BBA瘤壁菲薄，极易破裂出血，故一旦发现BBA就应及时治疗。颈内动脉BBA有着独特的形态学特征：①BBA通畅位于颈内动脉床突上段前壁，指向前内侧，不位于动脉的分叉部。②动脉瘤小，通常为宽颈、小膨出状，但一般蛛网膜下腔出血量大，在数周内有迅速增大的趋势。③动脉瘤壁非常菲薄和脆弱，在急性期手术夹闭时基底部容易被撕裂导致再出血。其病理结果显示病变为局部血管壁的缺陷，仅被菲薄的纤维组织所覆盖，非真性动脉瘤。影像学上BBA有时可表现类似囊性的动脉瘤，这是由于血凝块覆盖在局部瘤壁缺陷处形成的，病变的瘤壁没有正常动脉的组织结构，因此是假性动脉瘤。因此，有些血泡样动脉瘤需要术中才能确诊。本例动脉瘤术前CTA为非典型血泡样动脉瘤表现，类似于颈内动脉垂体上动脉段囊性宽颈动脉瘤，但笔者术前根据蛛网膜下腔出血量非常大这一特点怀疑其为血泡样动脉瘤。术中发现瘤体表面被血凝块及纤维组织包裹紧密，分离到真正瘤颈时发现瘤颈处无正常管壁结构，符合血泡样动脉瘤的特点。

本例动脉瘤因属于血泡样动脉瘤，分离瘤颈时即破裂出血，好在当时已充分显露瘤颈近心端及远心端，可孤立动脉瘤后夹闭，使得整个过程有惊无险。因此，术前应充分分析病例特点及动脉瘤影像学特点，对于怀疑血泡样动脉瘤病例一定要注意避免早期触碰瘤顶或瘤颈，应充分显露动脉瘤周围血管，做到能孤立动脉瘤时采取处理它。当然，对于血泡样动脉瘤的治疗目前仍是动脉瘤治疗中的一大挑战，夹闭手术方式包括直接夹闭、包裹夹闭、缝合血管壁、旁路移植后孤立几种方式。但除了旁路移植后孤立外，其他夹闭方法都存在术后复发的可能。若要控制复发，瘤夹应夹到正常血管壁，让载瘤动脉稍微狭窄，但其实很多时候很难做到。回顾本例动脉瘤位置，我们采取垂直于颈内动脉的方式夹闭瘤颈，术后11天即复发，说明当时只是夹住了血泡上的显微组织，瘤夹基底部还是有管壁缺陷，本例若采取平行于颈内动脉的侧弯夹尽量靠近载瘤动脉上夹，保证瘤夹夹住了正常血管壁，让载瘤动脉稍微狭窄，有可能避免术后复发。

血泡样动脉瘤的血管内治疗包括支架联合弹簧圈栓塞、覆膜支架植入、血流导向装置（flow diverter，FD）、单枚FD支架治疗BBA、双枚FD支架治疗BBA等。其中覆膜支架即可改变动脉瘤内血流动力并实现真正意义的血管重建，但其柔顺性较差，同时会覆盖正常侧支血管开口，使得覆膜支架在颅内的应用有限。血流导向装置较高的金属覆盖率可能会影响载瘤动脉分支血流，从而增加缺血性并发症的发生。因此，对于BBA等复杂出血风险高的动脉瘤，需在术、中术后密切关注患者的血管条件和病情变化，及时采取措施以尽可能降低缺血性并发症的发生。本例使用覆膜支架覆盖瘤颈段颈内动脉，术中即可造影，动脉瘤小时，脉络膜前动脉显影基本正常，但术后左上肢仍发生短暂性肢体肌力下降，考虑与血管痉挛有关，经对症治疗后未遗留肢体功能障碍。

本例仍有一突出的临床特点，即患者一发病即双下肢截瘫，但无感觉障碍，类似于脊髓休克表现。中国台湾台中荣民总医院神经外科Tsuei教授，描述了一例基底动脉夹层动脉瘤破裂血管内介入术后罕见的截瘫并发症。其认为可能与蛛网膜下腔出血多，使后脊髓表面蛛网膜下腔积血，导致局部脑脊髓液压力升高或脊髓小动脉血管痉挛引起的后续脊髓和神经根的灌注不足有关。本例患者蛛网膜下腔出血量大，与之有类似之处。通过腰穿释放脑脊液及康复锻炼，发病后3个月患者双下肢肌力基本恢复。因此，对于蛛网膜下腔出血后并发截瘫这种罕见并发症，术后应多行腰穿释放血性脑脊液，并积极控制颅内压正常、抗血管痉挛等治疗，肢体功能障碍一般都能得到恢复。

本例患者术后还并发了另一罕见并发症，约术后1个月诉双眼视力明显下降。考虑到患者蛛网膜下腔出血量多，颅内压明显升高，考虑眼底出血的可能。经眼科检查后明确为双眼玻璃体积血，符合Terson综合征的诊断。Terson综合征最初的定义为蛛网膜下腔出血（subarachnoid hemorrhage，SAH）合并玻璃体积血综合征，1900年由Terson首先报道，随后将其逐渐扩展到包括视网膜内、视网膜下、视网膜前等眼内出血，最常见的原因为颅内动脉瘤破裂所致的SAH。动脉瘤性蛛网膜下腔出血致Terson综合征的诊治常被忽视，影响患者的生活质量。国外报道关于SAH所致的Terson综合征发生率为7.1%～29%，国内贺涛等报道101例SAH患者中有15例发生了Terson综合征，发生率为14.85%。Terson综合征的发病机制历来都有争论。目前大家比较公认的发病机制是：Terson综合征是颅内出血导致颅内高压，颅内高压通过视神经周围的蛛网膜下间隙，压迫途经此间隙的视网膜中央静脉引起静脉压增高而致视网膜出血及玻璃体积血。根据患者颅内出血的病史，排除眼部本身疾病导致的出血性疾病外，如果患者视力突然下降，B超检查见视网膜或玻璃体积血，则可做出诊断。目前国内外尚缺少对治疗Terson综合征的权威性临床诊治指南。一般认为对于玻璃体积血量少的可以通过使用活血化瘀药物非手术治疗得以吸收；但对玻璃体积血量多，机化形成，非手术治疗无效，特别是双眼玻璃体积血患者应尽早手术治疗，挽救患者视力，改善患者的生活质量。我们认为自发性SAH的患者多就诊于神经科，神经科医师常缺乏眼科专业知识，且此类患者存在颅内出血所致的昏迷，不能自诉视力下降，致使Terson综合征易漏诊，错过早期治疗的最佳时机。故需对SAH患者应进行常规眼科筛查，辅以眼部B超检查，明确诊断后，如患者出血量多，经非手术治疗不见好转，待神经系统情况稳定、适合并能耐受玻璃体手术的Terson综合征患者，尽早行玻璃体切割术治疗，以提高患者的生活质量。

（许明伟　许民辉）

病例43　颈内动脉颈段大型动脉瘤

【病史简介】 患者女性，49岁。因"发现左颈部包块1周"入院；查体：体温36℃，脉搏123次/分，呼吸23次/分，血压127/74 mmHg，颈部左侧触及一大小约2cm×3cm的包块，质软伴搏动，无疼痛、发热。神经系统查体无阳性体征，GCS评分15分，Hunt-Hess分级0级。头颈部CTA示双侧大脑前、中、后动脉多发局限性轻度狭窄，未见动脉瘤及血管异常。左侧颈内动脉颈段起始部动脉瘤，大小约2.6cm×2.2cm×2.8cm。左侧椎动脉起始段走行纡曲。

【术前影像】

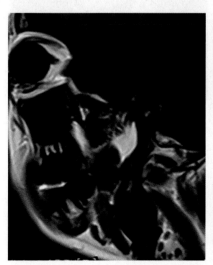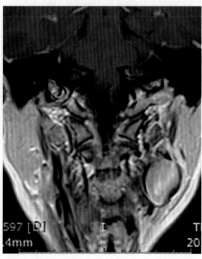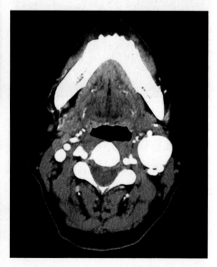

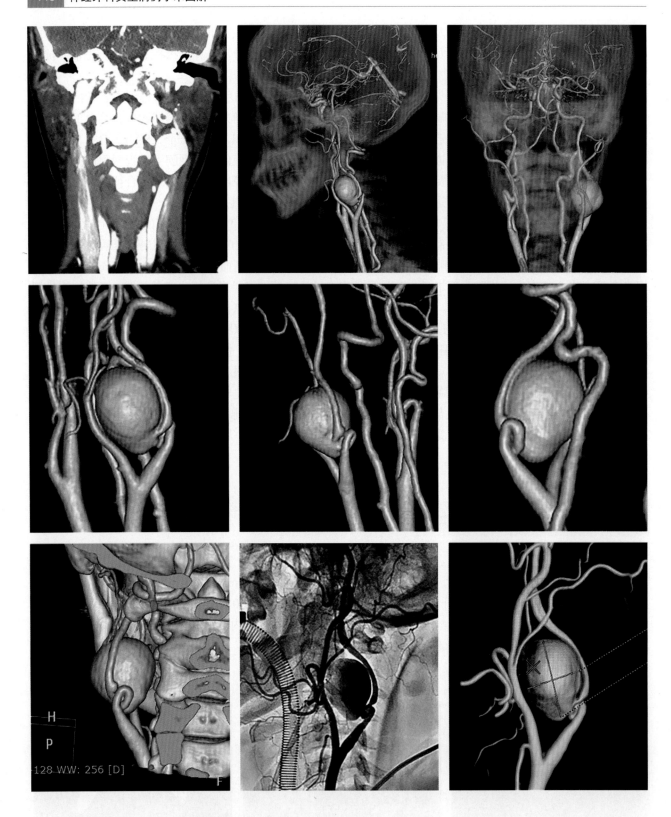

【术前诊断】 左侧颈内动脉颈段动脉瘤。

【麻醉方式】 气管插管全身麻醉。

【手术体位】 仰卧位。

【手术名称】 颈内动脉颈段动脉瘤切除＋端端吻合术。

【手术过程】

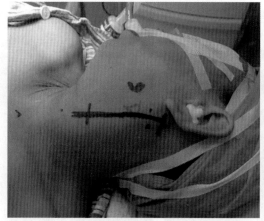
体位及切口

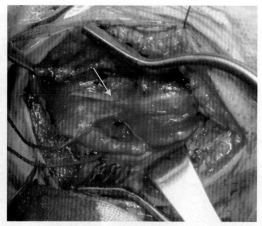
显露颈动脉分叉、舌下神经（↑）及动脉瘤

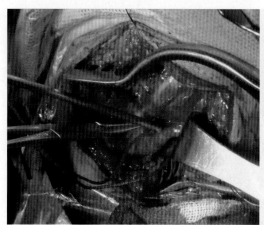
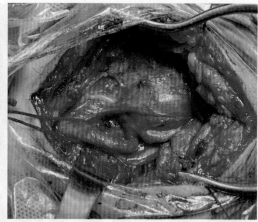
充分显露

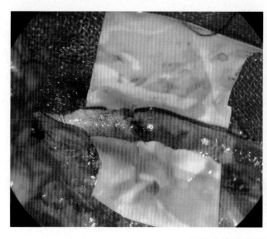
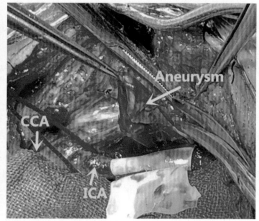
切除动脉瘤行颈内动脉端端吻合术

【术后影像】

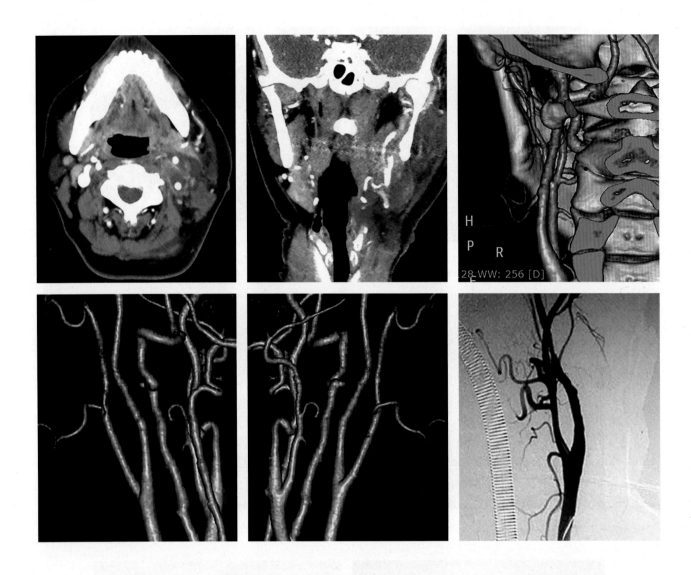

　　【点评】　颈动脉动脉瘤（ECCAs）占所有外周动脉瘤的比例不到1%。最常见的表现是颈部肿块。临床表现通常由于扩张的颈动脉的张力可能引起疼痛，它还会由于周围肌肉过度紧张而引起反射性肌肉痉挛。颈动脉鞘的炎症是引起疼痛的另一个原因。另外，由于动脉瘤内形成的血栓脱落引起的脑卒中或短暂性脑缺血发作等是临床首发症状。其他症状因瘤体压迫出现吞咽困难、声音嘶哑、耳痛延伸到颈部、霍纳综合征等，极少数出现瘤囊破裂出血。

　　根据动脉瘤的位置，ECCAs的形态学分类可分为5种。根据这种分类，外科手术的选择也有所不同。1型：位于ICA远端。2型：起始于ICA近端并向远端延伸。3型：位于颈动脉分叉处。4型：位于颈内动脉，大部分瘤体向颈总动脉的延伸。5型：位于CCA。根据这一分类，动脉瘤切除＋端端吻合术一般应用于1型，动脉瘤切除＋自体静脉或人工血管移植应用于2型，动脉瘤修补或补片成形术或动脉瘤切除＋移植物应用于3型，动脉瘤切除术＋自体静脉移植＋颈外动脉再吻合应用于4型，动脉瘤切除＋人工血管移植应用于5型。

　　此例患者除颈部不适感外，无其他临床症状，通过CTA检查发现患者颈部巨大血管瘤，属于4型颈部动脉瘤，仔细阅片发现动脉瘤颈纤曲、成角，介入治疗很难将支架置入，因此选择手术治疗，完善术前检查后在复合手术室进行治疗，手术方式为显微镜下颈动脉动脉瘤切除＋端端吻合术，同时准备好术中电生理监测。体位选择仰卧位，标记颈前切口，类似CEA切口。全身麻醉成功后，行股动脉插管全脑血管造影检查，随后逐层切开颈部皮肤及皮下组织，打开颈动脉鞘后即见动脉瘤，临时阻断各支血管后，切除动脉瘤，亚甲蓝标记断端，使用8-0丝线点对点缝合，10针完成端端吻合，电生理监测无异常，开放颈内动脉瘤后吻合口无漏血，再次行全脑血管造影显示动脉瘤消失，颅内血管显影时间及电生理监测均正常，手术达到预期效果。逐层关闭切口后，完成手术。术前应充分估计术中情况及可能发生的各种情况，做好应急准备，复合手术室进行手术是较好的选择。

（王　昊　许民辉）

病例44　脑动静脉畸形伴动脉瘤

【病史简介】　患者女性，59岁。因"突发右侧肢体乏力伴失语2小时"入院。查体：平车推入病房，体温36.5℃，脉搏72次/分，呼吸20次/分，血压147/78mmHg。GCS评分：睁眼2分，语言1分，运动5分，总分8分。嗜睡状态，不能言语，查体不合作，双瞳等大正圆3mm，对光反射灵敏，刺痛左侧定位，右侧回缩，生理反射存在，病理征（＋）。头颈部CTA＋CTP示左侧顶叶镰旁片状高密度影，大小约2.1cm×3.4cm，增强呈结节状强化，周围多发走行纡曲血管，病灶旁见片状高密度影，最大横截面积9.2cm×3.2cm。双侧脑室、第三、第四脑室见铸型高密度影。左侧大脑前动脉远端可见多发纡曲成团血管，后方与静脉窦关系密切。双侧大脑后动脉多发斑块，狭窄20%～60%。双侧颈动脉及椎动脉走行正常。

【术前影像】

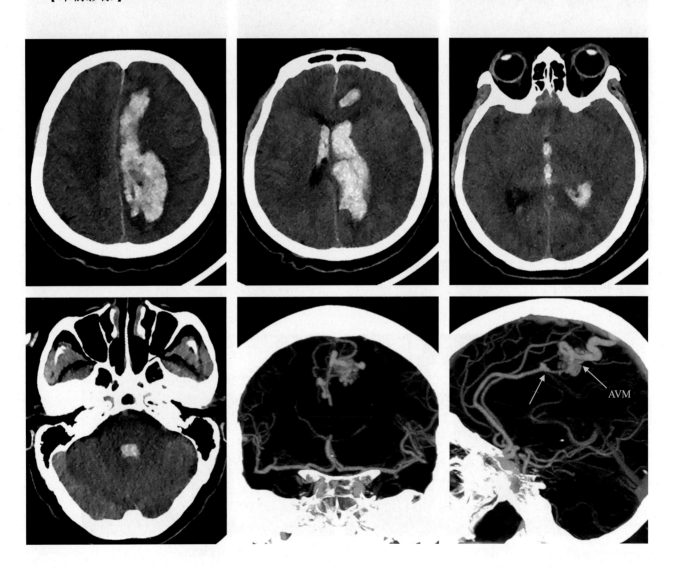

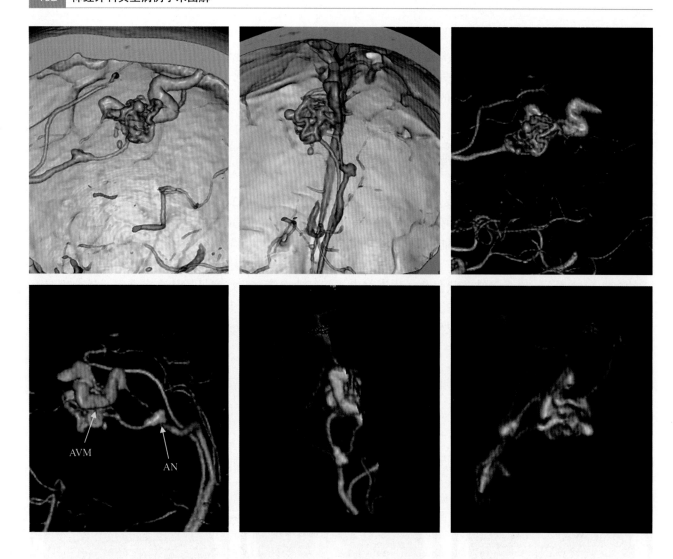

【术前诊断】 脑动静脉畸形伴脑内血肿（左额顶叶）；脑室积血；双侧大脑后动脉狭窄。

【麻醉方式】 气管插管全身麻醉。

【手术体位】 仰卧位。

【手术名称】 经纵裂入路脑动静脉畸形切除术＋血肿清除术。

【手术过程】

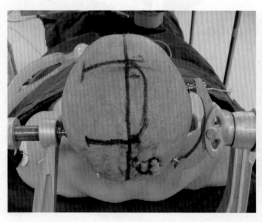
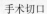
手术切口

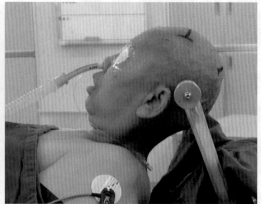
手术体位

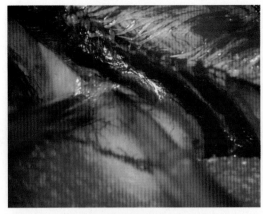

保护并游离皮质静脉

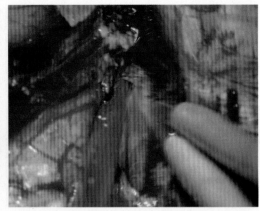

皮质静脉后方可见粗大动脉（畸形远端动脉）

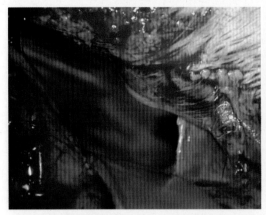

由皮质静脉前方牵开额叶经纵裂进入

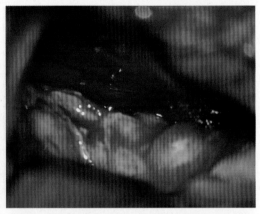

牵开额叶可见部分畸形血管团

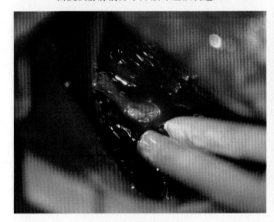

清除脑内血肿充分减压

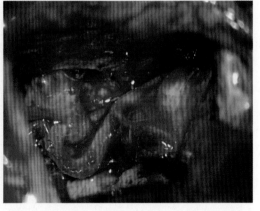

显露动脉瘤

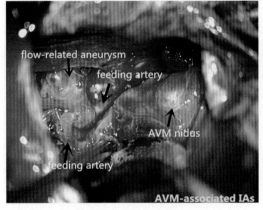

动脉瘤及各支血管与畸形团的关系

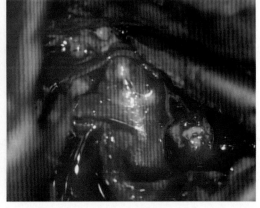

剪开大脑镰充分显露动脉瘤

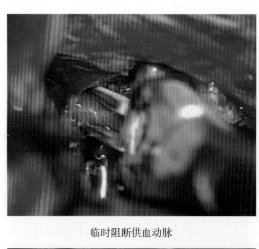

临时阻断供血动脉

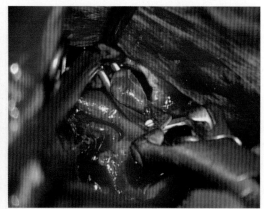

夹闭动脉瘤

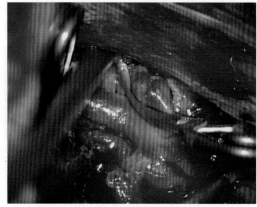

分支近端保留良好

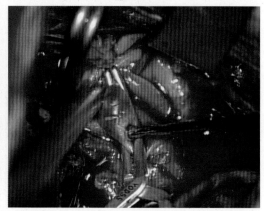

远端保留良好

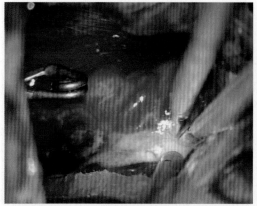

沿畸形团边界切开

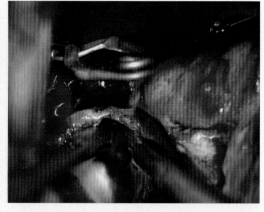

切断畸形团浅部供血动脉

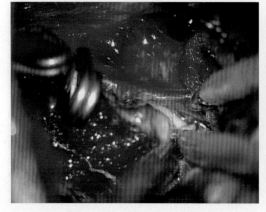

阻断畸形团深部供血动脉并灼烧后剪断

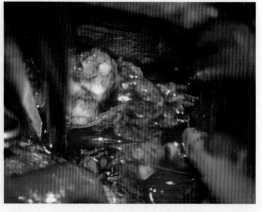

切除畸形团大部后见远端引流

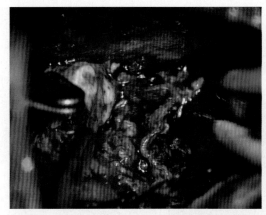

剪断远端引流后切除畸形团

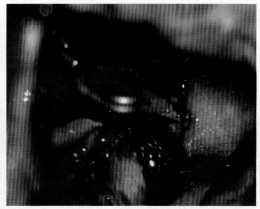

切除后可供血动脉残端

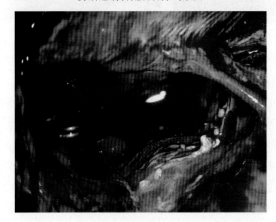

切除后术区严密止血

【术后影像】

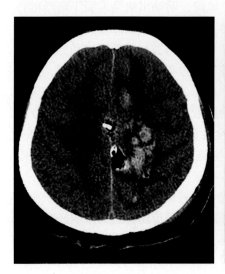

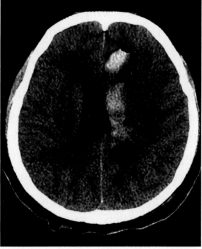

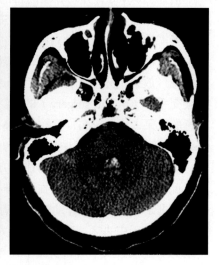

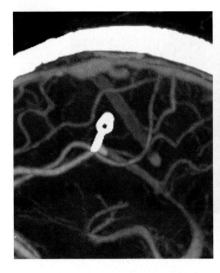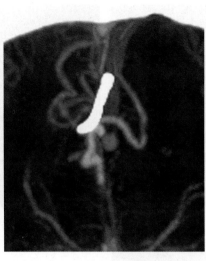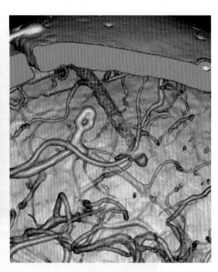

【点评】 脑动静脉畸形（bAVM）合并颅内动脉瘤在脑动静脉畸形中有较高的发生率。因动脉瘤与bAVM之间存在十分复杂的结构关系，并常会出现出血和反复出血风险，导致患者预后不良。5%～20%bAVM患者伴发颅内动脉瘤。梅奥诊所Federico、Cagnazzo等对10 093例bAVM患者的研究发现约50%有出血史，其中伴有动脉瘤的bAVM出血者占63.3%，其中因动脉瘤破裂者占49.2%，出血源于畸形团者占45%，另有5.7%的患者出血原因不明。这些数据显示bAVM伴动脉瘤患者比单纯bAVM患者出血的概率要高。

Redekop等将bAVM伴发动脉瘤的分为3型：Ⅰ型为团内型；Ⅱ型为血流相关型；Ⅲ型为动脉瘤与bAVM无关。血流相关型动脉瘤又分两种亚型：Ⅱa型动脉瘤位于bAVM供血动脉近端，如颈内动脉床突上段、Willis环、大脑中动脉主干及其主要分支、大脑前动脉及前交通动脉或基底动脉干，多为囊状动脉瘤；Ⅱb型位于上述主要动脉分叉处，远离Willis环但接近畸形团的有与bAVM血流相关的动脉瘤都被认为是末梢型血流相关型动脉瘤，多为不规则或宽颈动脉瘤。

诊断：bAVM合并动脉瘤常用的方法有CTA、脑血管造影（DSA）、磁共振血管成像（MRA）等。普遍认为全脑血管造影DSA是最直接、精确的检查，并且推荐这种检查方式。

治疗：bAVM合并动脉瘤的目的是预防动脉瘤或bAVM潜在的出血风险，明确出血是来源于畸形血管团还是动脉瘤非常重要，治疗方式主要为外科手术或介入治疗。多数学者指出bAVM血流相关的动脉瘤已出血者需先治疗，未出血者随访；供血动脉动脉瘤需先栓塞治疗后再在动脉内注胶；畸形团内动脉瘤是栓塞bAVM时应优先考虑的目标。虽然对有些bAVM可以通过部分介入栓塞后放射治疗起到积极作用，但研究发现经放射治疗后（γ刀治疗）bAVM闭塞的过程中出血率为41%～85%。近年来术中造影技术的应用及杂交手术（hybrid surgery）的广泛推广，对复杂、高级别bAVM的治疗带来了新的选择并且取得了令人满意的效果，Kotowski、Wu HX、Murayama Y等报道了杂交手术的安全性和有效性，并指出对于Spetzler-Martin Ⅲ～Ⅳ级需要术中栓塞和出血性bAVM患者更推荐在复合手术室进行的血管内治疗和显微外科手术，这对复杂神经血管疾病的治疗方法提供了新的策略。

此例患者因突发颅内出血入院时已昏迷，急诊头颅CTA检查提示颅内血管畸形伴动脉瘤，脑室积血铸型，为Ⅱa型bAVM合并动脉瘤患者，病情危重进行了急诊开颅手术，选择距畸形团最近的区域经纵裂入路，出血位于中央区，脑表面有粗大的皮质引流静脉，开颅后予以小心分离，切不可轻易切断，将会造成严重的功能损害及术后因引流不畅导致的严重脑肿胀，术中因颅内压较高首先清除脑内积血，颅内压降低后牵开脑叶，首先在皮质引流静脉的前后间隙内探查畸形团引流血管，辨认畸形团供血动脉后继续探查动脉瘤部位，在大脑前动脉A3远端分叉处发现动脉瘤后进一步确认动脉瘤与畸形团关系，明确为血流相关性动脉瘤，因此首先予以夹闭动脉瘤，畸形团供血有A3远端的两支动脉供应，按一般处理畸形团的原则，阻断供血动脉，控制畸形团供血，减少切除时的过多出血，沿畸形团周边小心切除，最后处理引流静脉。切除后术区严格止血，留置引流管利于积血及脑脊液引流。

（王　昊　许民辉）

参 考 文 献

[1] Redekop G，TerBrugge K，Montanera W，et al. Arterial aneurysms associated with cerebral arteriovenous malformations：classification，incidence，and risk of hemorrhage. J Neurosurg，1998，89：539-546.

[2] Stein KP，Wanke I，ForstingM，Zhu Y，et al. Associated aneurysms in supratentorial arteriovenous malformations：impact of aneurysm size on haemorrhage. Cerebrovasc Dis，2015，39：122-129.

[3] Cagnazzo F，Brinjikji W，Lanzino G. Arterial aneurysms associated with arteriovenous malformations of the brain：classification，incidence，risk of hemorrhage，and treatment-a systematic review. Acta Neurochir（Wien），2016，158（11）：2095-2104.

[4] Redekop G，TerBrugge K，Montanera W，et al. Arterial aneurysms associated with cerebral arteriovenous malformations：classification，incidence，and risk of hemorrhage. J Neurosurg，1998，89：539-846 CrossRef Medline.

[5] Cunha e Sa MJ，Stein BM，Solomon RA. The treatment of associated intracranial aneurysms and arteriovenous malformations. J Neurosurg，1992，77：853-859.

[6] Piotin M，Ross IB，Weill A，et al. Intracranial arterial aneurysms associated with arteriovenous malformations：endovascular treatment. Radiology，2001，220：506-513.

[7] Thompson RC，Steinberg GK，Levy RP. The management of patients with arteriovenous malformations and associated intracranial aneurysms. Neurosurgery，1998，43：202-211，discussion 211-202.

[8] Kotowski M1，Sarrafzadeh A，Schatlo B，et al. Intraoperative angiography reloaded：new hybrid operating theater for combined endovascular and surgical treatment of cerebral arteriovenous malformations：a pilot study on 25 patients. Acta Neurochir（Wien），2013，155（11）：2071-2078. doi：0.1007/s00701-013-1873-z.

[9] Wu HX，Paerhati R，Feng GJ，et al. Clinical application of hybrid surgery for the treatment of cerebral arteriovenous malformations. Zhonghua Yi Xue Za Zhi，2017 Mar，21，97（11）：817-821. doi：10.3760/cma.j.issn.0376-2491.2017.11.005. Chinese.

[10] Murayama Y，Arakawa H，Ishibashi T，et al. Combined surgical and endovascular treatment of complex cerebrovascular diseases in the hybrid operating room. J Neurointerv Surg，2013 Sep 1，5（5）：489-493. doi：10.1136/neurintsurg-2012-010382.Epub 2012 Jun 2.

九、颅内多发动脉瘤

病例45　高流量旁路移植治疗左侧海绵窦段、眼段巨大动脉瘤及后交通动脉瘤

【病史简介】　患者女性，49岁。因突发剧烈头痛、呕吐6小时入院。入院查体：意识嗜睡，言语对答尚准确，四肢肌力粗测4级，颈项明显强直。头颈部CTA示蛛网膜下腔出血，左侧颈内动脉海绵窦段巨大动脉瘤（25.2mm），伴左侧颈内动脉眼段动脉瘤（8mm），左侧后交通动脉瘤（3.2mm）。

【术前影像】

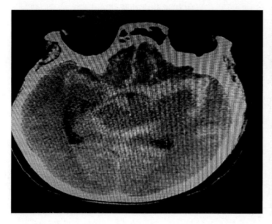
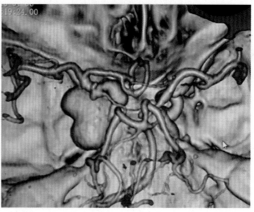

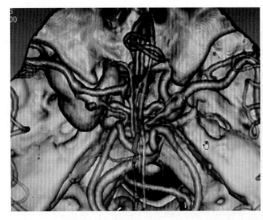
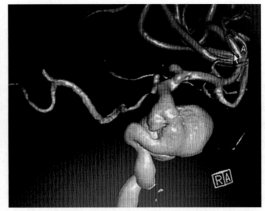

【入院诊断】 ①蛛网膜下腔出血（Hunt-Hess 分级 Ⅲ 级，Fisher 分级 3 级）；②左侧颈内动脉窦段巨大动脉瘤；③左侧颈内动脉眼段动脉瘤；④左侧颈内动脉后交通段动脉瘤。

【术前讨论】 ①患者左侧颈内动脉海绵窦段巨大动脉瘤，无法直接夹闭，治疗上主要两种选择：a.血流导向装置，在当时费用昂贵、患者来自农村，无经济承担能力。b.行颅内外中-高流量旁路移植后孤立动脉瘤，同时夹闭后交通动脉瘤。费用较低，患者可接受。c.先做球囊闭塞试验及加强试验，若为阴性可考虑直接闭塞左侧颈内动脉，并行后交通动脉瘤夹闭术。经科室讨论后，决定先做球囊闭塞试验。②经BOT试验患者不耐受，交叉充盈试验前交通代偿不良，椎动脉通过后交通代偿血流量大，可能导致后交通动脉瘤破裂。因此放弃球囊闭塞。最终行颈外动脉-大隐静脉-M2高流量旁路移植后孤立动脉瘤＋后交通动脉瘤夹闭术。

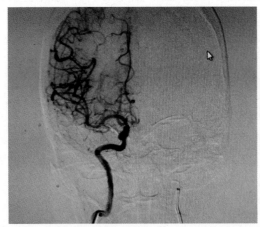
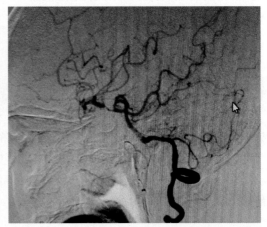

BOT试验前交通代偿不良　　　　　　　　　　　BOT试验椎动脉部分代偿

【麻醉方式】 经鼻插管全身麻醉。
【手术体位】 仰卧位。
【手术名称】 颈外动脉-大隐静脉-M2高流量旁路移植后孤立动脉瘤＋后交通动脉瘤夹闭术。

【手术过程】

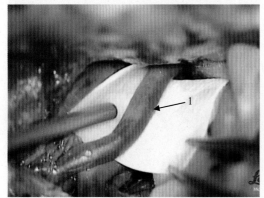

选择M2上干为受体血管。1：M2上干

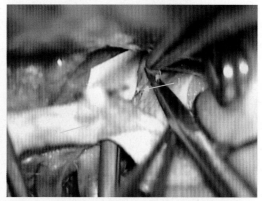

受体血管鱼口状剪开。1：吻合口；2：大隐静脉

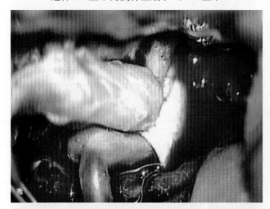

大隐静脉-M2上干端侧吻合（9-0缝线10针）

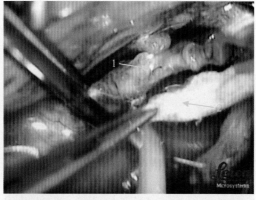

供体血管鱼口状剪开。1：颈外动脉；2：大隐静脉

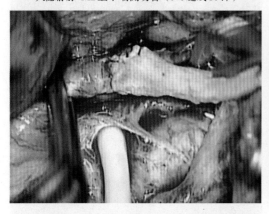

颈外动脉-大隐静脉端侧吻合（9-0缝线12针）

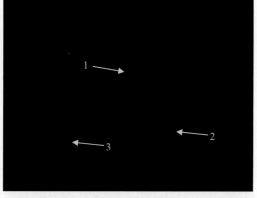

ICG造影桥血管、受体血管显影正常。1：大隐静脉；2：M2下干；3：M2上干

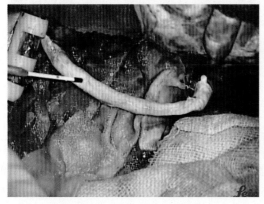

术中多普勒超声大隐静脉血流60cm/s

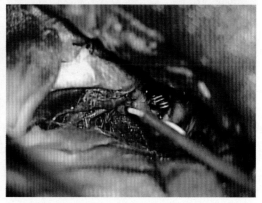

术中多普勒超声M2上干血流25cm/s

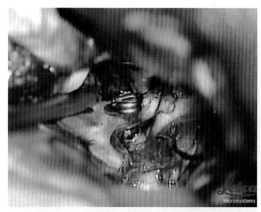

一枚微弯迷你夹夹闭后交通动脉瘤

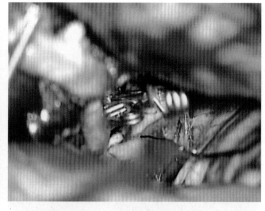

颈部孤立颈内动脉后一枚直夹于后交通近心端孤立颈内动脉

【术后情况】 术后患者意识朦胧，右侧肢体肌力3级，左侧正常。术后1周患者完全清醒，行床边康复训练，术后20天患者行走自如出院。言语正常，无神经功能障碍。

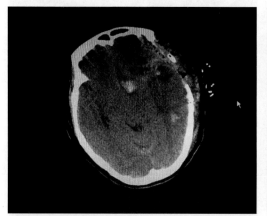

术后CT少许渗血，无明显脑梗死

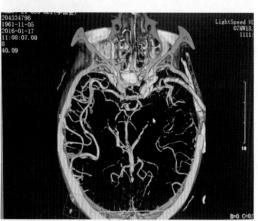

术后3个月CTA桥血管通畅，左侧大脑中显影较右侧稍差

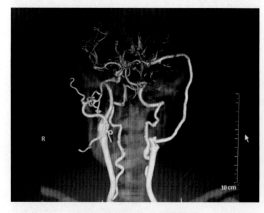

术后3个月CTA桥血管通畅

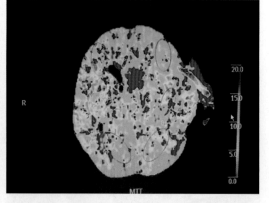

术后CTP左侧半球灌注稍降低

【点评】 颅内外旁路移植是治疗复杂颅内动脉瘤旁路移植手术的最强适应证之一。几乎每一根颅内动脉都曾被作为受血血管进行脑血流重建。总体上有低流量、EC-IC的高流量和IC-IC的原位重建3种方式，应根据受血动脉的血流量需求以及是否有合适的供血血管来选择手术方式。低流量供血动脉提供的血流量少于50ml/min（15～25ml/min），高流量者则可超过50ml/min（70～140ml/min）。与低流量旁路移植目的在于扩充受血动脉血流量不同，高流量旁路移植以大管径血管为桥血管（一般取大隐静脉或非优势型桡动

脉），提供可靠的血流替代，比如使用桡动脉连接颈外动脉（ECA）与M2的一支。

1.适应证　脑血管重建手术主要有两个适应证：①为Moyamoya或严重颅内动脉粥样硬化等难治性慢性缺血性脑病患者提供脑血流量扩充。②为因复杂脑血管病变或颅底肿瘤治疗需要而牺牲颅内血管的患者进行脑血流替代。一般低流量旁路移植用于需扩充血流量的病例，高流量旁路移植则用于需进行血流替代者。

2.复杂的颅内动脉瘤　复杂颅内动脉瘤包括巨大型（有分支血管从瘤壁发出）、分叶型、宽颈型、梭形、钙化型和巨肠形的动脉瘤，因为这类动脉瘤的不典型性病理解剖学特征，它们不能像囊状动脉瘤那样可以通过显微手术夹闭或血管内栓塞获得成功治疗。夹闭动脉瘤需要瘤颈显露满意、近端载瘤动脉可控、保护分支动脉和小穿支、瘤颈形态相对规则具有可塑性并能被夹闭。复杂动脉瘤的夹闭必须牺牲某些载瘤或分支血管，不符合上述原则；而介入治疗对这些瘤壁累及供血动脉分支的动脉瘤并不能奏效；如此，复杂动脉瘤的最终治疗手段就只能是血管旁路移植了。

3.桥血管的术前评估与选择　术前应对准备接受脑血管重建术的患者进行详尽的评估，包括：测量桡动脉和大隐静脉的直径与长度、超声多普勒与Allen试验评价尺动脉对手掌血管弓的代偿能力。12岁以下儿童的桡动脉管径太细不适于旁路移植。最合适的高流量桥血管是桡动脉和大隐静脉，两者可以互换，但各有优、缺点，选择何种取决于准备施行的旁路移植方式。桡动脉的管径和管壁厚度都与颅内中等大小的动脉（M2或P1）相似，这些优点有利于在缩短阻断时间的前提下更好地完成远端吻合口缝合和保持吻合口远期的通畅。动脉性桥血管缺乏瓣膜而且不会曲张，故操作中不易形成栓子引起阻塞；其管壁的坚韧度也大大降低了扭曲缠结的风险。桡动脉的缺点有：被从前臂切取后的潜在并发症、长度短、可能出现血管痉挛造成功能性闭塞。可以使用钙通道阻滞药或行血管成形预防血管痉挛，但这仍然是无法规避的不足之处。获取最大长度的桡动脉至关重要。大隐静脉的壁厚和管径都比颅内的受血动脉大，这种不匹配使得吻合时技术难度更大。而且，大隐静脉可承载的血流量极高，可能导致远端吻合口出现血流紊乱。但是该静脉可获取的长度达40cm，足以胜任任何旁路移植术式。

4.相关解剖

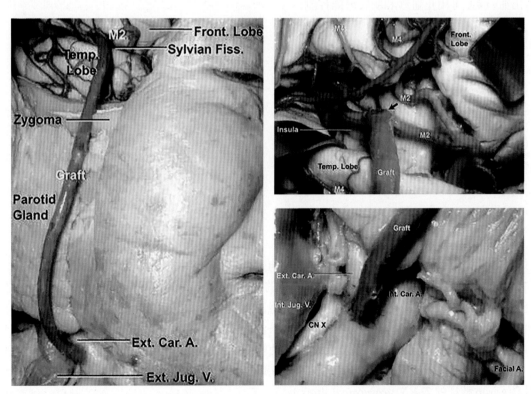

尸头标本演示使用静脉进行ECA/ICA-M2高流量旁路移植。颧弓上钻一沟槽容纳桥血管无缠结地通过；在豆纹动脉远端选取一段分支最少的M2作为受血动脉临时阻断，采用端侧吻合的方式以8-0或9-0的尼龙线间断缝合远端吻合口（右上图的箭头）；随后完全阻断颈部的ICA或ECA，使用7-0尼龙线，桥血管近端可以端侧吻合至ICA，也可以端端吻合至ECA（图片由AL Rhoton，Jr教授授权）

5.血管吻合　供端（ECA/ICA）、受端（M2）都准备好后就可以开始吻合血管了。广泛开放外侧裂，松解额下的蛛网膜并将额叶抬离颅底。强烈推荐首先吻合颅内端，此时桥血管很松弛容易翻转，操作更方便。而如果先吻合颅外端血管，吻合颅内端时操作空间会受限，也容易形成血栓，难度更大。

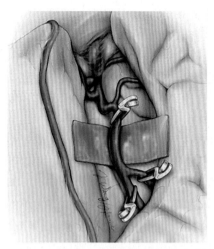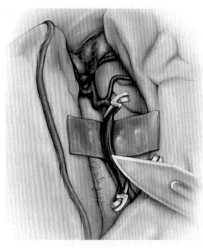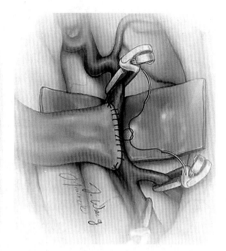

血管吻合

受血动脉造口的长度为其管径的2～3倍。"鱼嘴样"扩大桥血管的远心端开口。采用间断缝合方式，以8-0或9-0的尼龙线吻合M2端，以7-0的尼龙线吻合近端ICA。先在造口两极各缝合一针以对位、固定桥血管。余下的漏口可以间断或连续缝合。结扎最后一针之前，再次用肝素盐水冲洗管腔。吻合完成后，在桥血管远离吻合口的部位放置一枚临时阻断夹，移除受血动脉的夹子使血流再通，以免阻断时间延长。吻合部位的出血/渗血可用止血纱和明胶海绵控制。

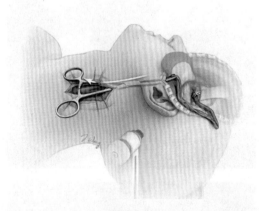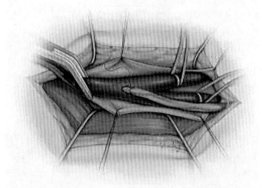

接下来是将桥血管从颧弓根表面的皮下隧道拉向颈部的术区。将一把止血钳从颞肌附着处插入，朝下颌角方向，穿过咬肌和腮腺筋膜最终到达颈部切口的上端。钳子夹住一根儿童胸腔闭式引流管之后回退，这样引流管便可连接头颈部切口并能为桥血管提供稳固而平滑的通道。若计划将桥血管留置于耳前，为了避免盘曲扭结或管腔狭窄，可能需要在颧弓上磨一条沟槽。与远端吻合口一样，吻合近端前同法置入橡胶垫片和引流管。修剪桥血管长度，不仅要避免过短使吻合存在张力，也要防止过长使血管扭曲打折造成血流受阻。临时夹阻断分叉处的ECA，将其远端结扎切断，再行端端吻合（上述高流量旁路移植的手术策略与技巧引自Aaron教授的 *The Neurosurgical Atlas* ）。

本例患者通过颅内外高流量旁路移植取得了满意的治疗结果。首先，患者BOT试验不耐受，且左侧左侧大脑前动脉为优势供血，需高流量旁路移植。采用大隐静脉作为桥血管取材容易，容易获取足够长度，但吻合时应非常注意静脉瓣的方向。因大隐静脉容易受压，因此应注意桥血管的长度，避免其在皮下扭曲及受压。本例患者术后恢复过程中出现了高灌注状态，持续意识朦胧约1周时间。复查头颅CT提示脑室缩小，脑组织稍肿胀，经加强脱水，控制入量后意识逐渐清醒。最后痊愈出院。术中我们采取ICG造影，神经电生理监测、多普勒超声多种监测手段，有效预防术后脑缺血的发生。

（许明伟 许民辉）

病例46 一侧开颅处理同侧4个动脉瘤

【病史简介】 患者女性，69岁。因"突发剧烈头痛伴左眼睑下垂3天"入院。查体：体温36.2℃，脉搏90次/分，呼吸19次/分，血压120/62 mmHg。主要神经系统阳性体征：左眼睑下垂。左侧瞳孔5mm，对光反射消失；右侧瞳孔3mm，光反射灵敏。脑膜刺激征（-）。GCS评分15分，Hunt-Hess分级2级。头颈部CTA示双侧颈内动脉交通段动脉瘤，大小分别约7.9mm×6.2mm（右侧）、6.1mm×4.6mm（左侧）。左侧大脑中动脉M1段远端动脉瘤，3.3mm×6.2mm。大脑前动脉A2段共干，A2段远端动脉瘤；双侧大脑前动脉、后动脉多处局限性轻度狭窄。DSA检查示双侧颈内动脉后交通段动脉瘤；左侧大脑中动脉M1段动脉瘤；左侧脉络膜前面动脉瘤；A2段动脉瘤。

【术前影像】

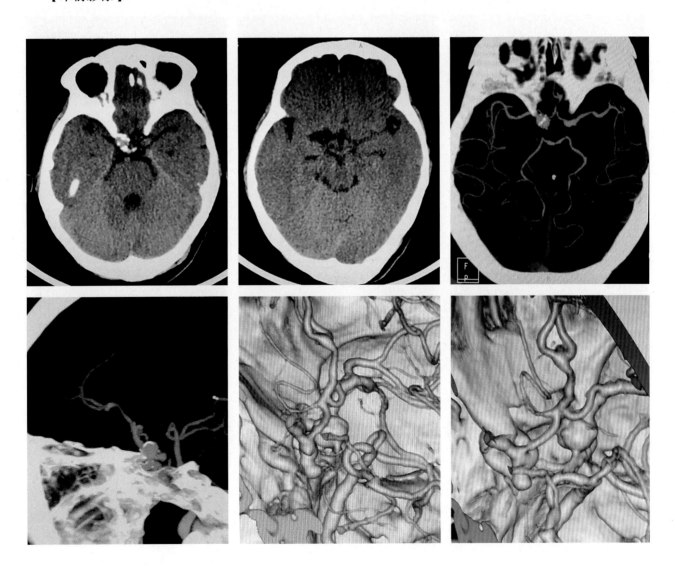

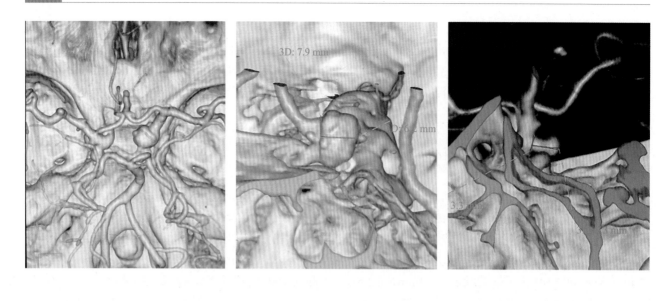

术前DSA

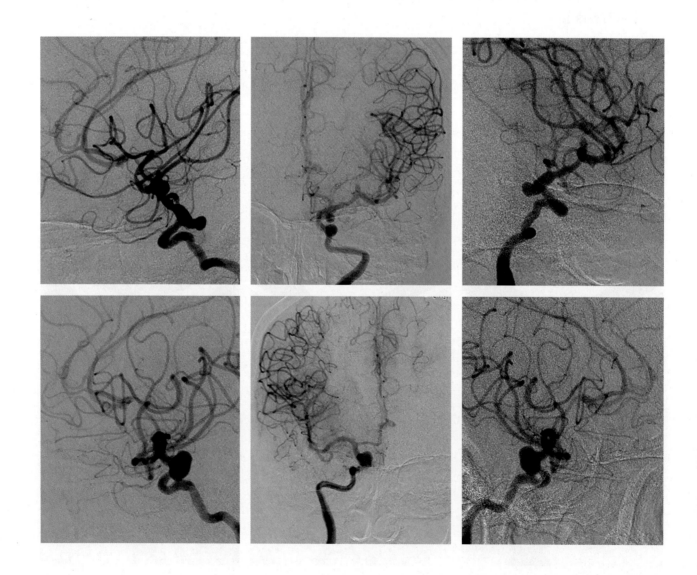

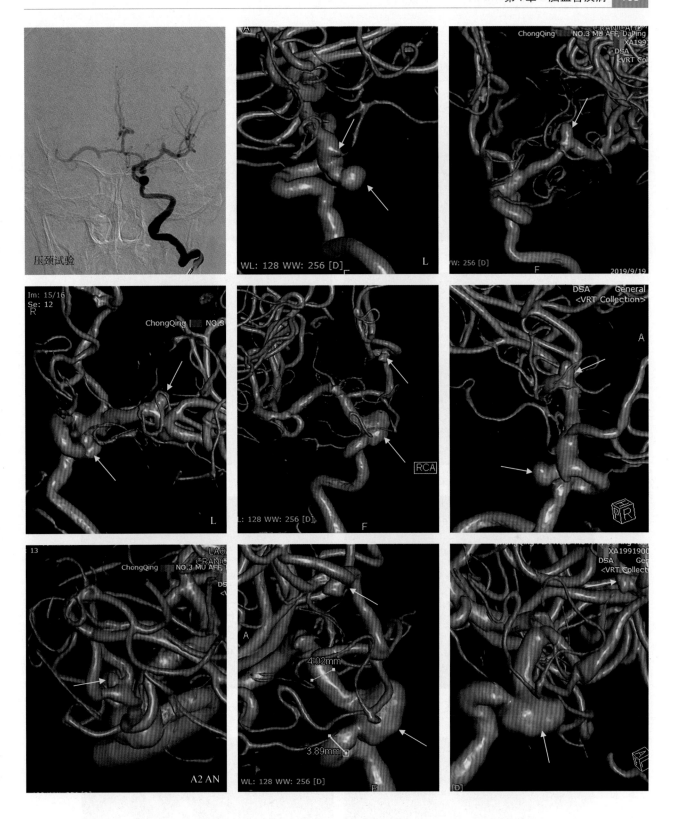

【术前诊断】 ①双侧颈内动脉后交通段动脉瘤；②左侧大脑中动脉M1段动脉瘤；③左侧脉络膜前动脉动脉瘤；④大脑前动脉A2段动脉瘤。

【麻醉方式】 气管插管全身麻醉。

【手术体位】 仰卧位。

【手术名称】 左侧次冠状切口入路颅内多发动脉瘤夹闭术。

【手术过程】

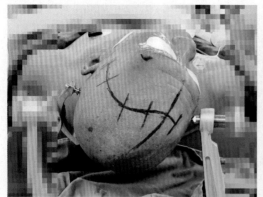

体位及切口

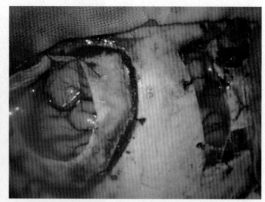

左侧翼点＋左额开颅

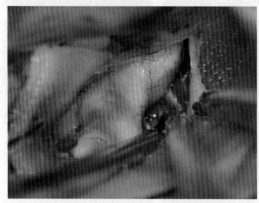

后交通动脉瘤被前床突遮挡

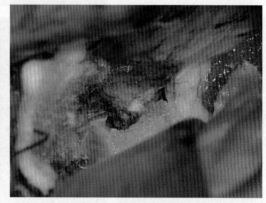

切开前床突硬膜

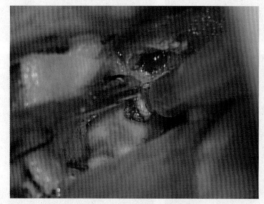

超声骨刀切除前床突骨质

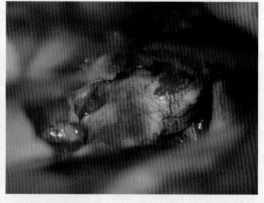

剪开天幕显露左侧后交通动脉瘤及后交通动脉及脉络膜前动脉起始

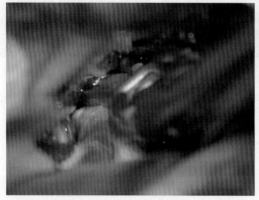

分离瘤颈后夹闭后交通动脉瘤

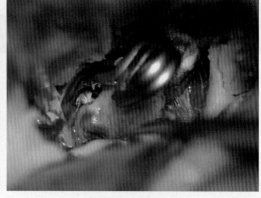

显露脉络膜前动脉动脉瘤

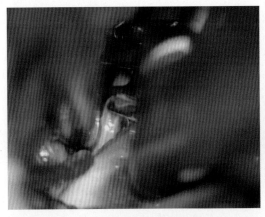

迷你动脉瘤夹夹闭脉前动脉瘤

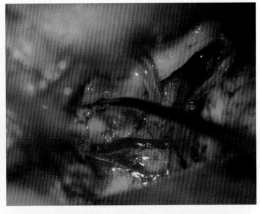

沿中动脉向远端分离显露早期分支动脉瘤

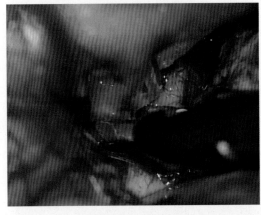

分离瘤颈后夹闭动脉瘤

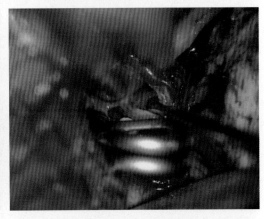

夹闭后显示M1早期分支通畅

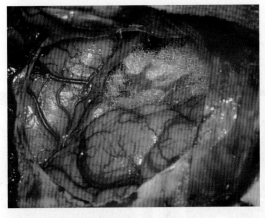

左侧翼点入路夹闭后情况

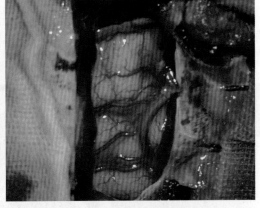

转向经纵裂入路显露大脑前动脉动脉瘤

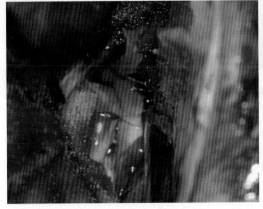

沿双侧A3向近端探查

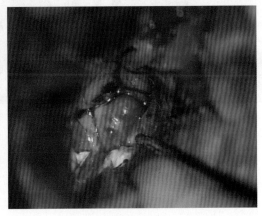

显露A2动脉瘤及双侧A3起始处

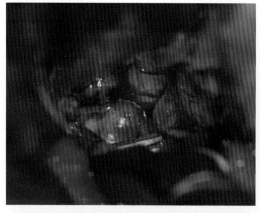

塑形后夹闭大部分动脉瘤瘤体

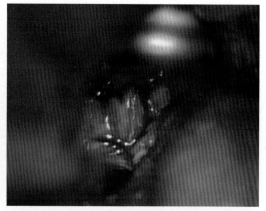

A3起始处膨大为残余部分

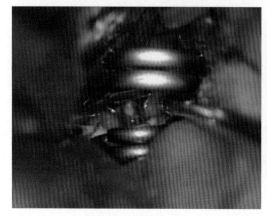

迷你夹夹闭残余瘤颈

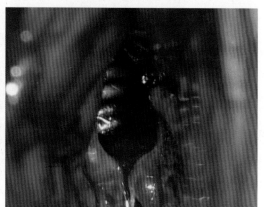

夹闭后情况

【术后影像】

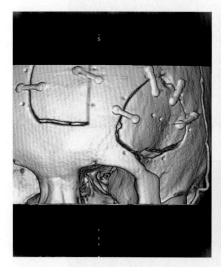

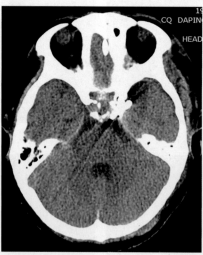

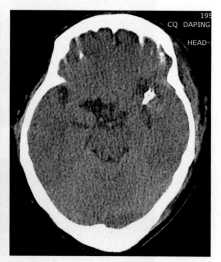

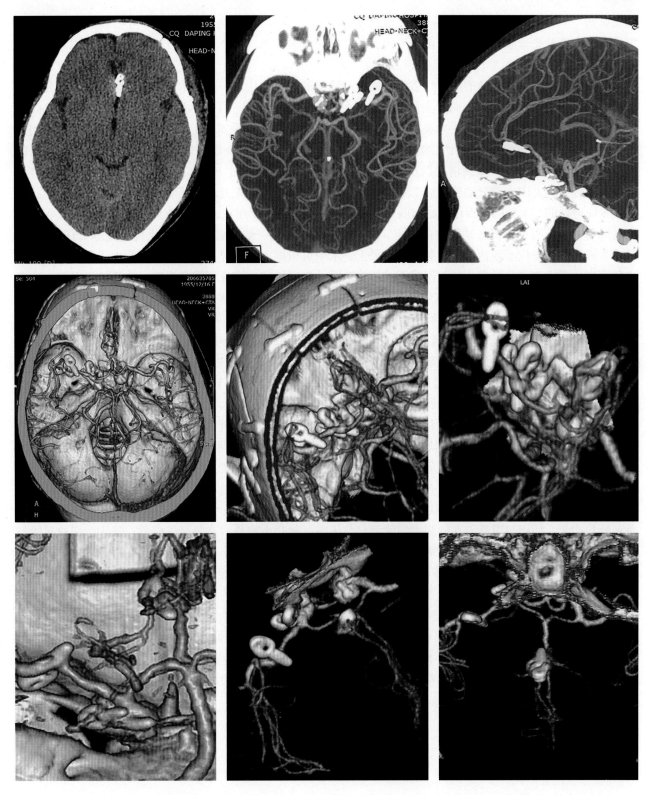

【点评】 颅内多发动脉瘤是指2个或2个以上动脉瘤，占颅内动脉瘤的15%～30%，好发于双侧颈内动脉系统的对称部位，按动脉瘤的位置分布分为3型：Ⅰ型，多发动脉瘤全部位于颅中线一侧；Ⅱ型，多发动脉瘤分布于颅中线两侧，未破裂动脉瘤位于对侧大脑中动脉分叉近端；Ⅲ型，多发动脉瘤分布于颅中线两侧，未破裂动脉瘤位于对侧大脑中动脉分叉或对侧大脑中动脉分叉远端。临床以前循环多发动脉瘤常见，尤其是颈内-后交通动脉和大脑中动脉。绝大部分以蛛网膜下腔出血起病，应积极、尽早处理责任动脉瘤，预防再次破裂出血，但对于未破裂动脉瘤的治疗目前仍有争议。Heiskanen及Yasui等认为未破裂颅内多发动脉瘤，非手术治疗后一旦破裂出血导致的死亡率远超过初诊后早期夹闭动脉瘤的死亡率。颅内多

发动脉瘤一旦诊断明确，只要病情允许，必须及时治疗。通过 3D-CTA、DSA、MR 可明确诊断，但 DSA 仍然是颅内动脉瘤诊断的金标准。由于颅内多发动脉瘤出血致死、残率率较单发者高而且动脉瘤表现不同治疗难度也有明显增大。

显微外科手术夹闭动脉瘤是治疗多发性颅内动脉瘤的理想方法之一。手术治疗策略包括一期和分期手术，一期手术采用单侧翼点入路，夹闭破裂出血的动脉瘤，如经同一手术入路可夹闭其余未破裂动脉瘤，行同期夹闭；如不能通过一期手术夹闭所有多发动脉瘤，则在一期手术后 1～2 个月，行二期手术夹闭剩余动脉瘤。手术方案的正确设计尤为重要，术前应通过 3D-DSA 或 3D-CTA 从各个角度观察各个动脉瘤的起源、瘤体大小和指向、瘤颈情况以及邻近的解剖关系，以确认通过一侧入路夹闭所有动脉瘤的可行性，或做好一侧入路夹闭大部分动脉瘤后二期处理剩余动脉瘤的预案。先处理责任动脉瘤再处理未破裂动脉瘤是手术应遵循的基本原则，责任动脉瘤侧为首选开颅侧。患者临床症状、CT 检查血凝块的分布及血管造影中动脉瘤的形态有助于责任动脉瘤的判定。除了动脉瘤手术的一般要点外，原则上优先处理责任动脉瘤，但当未破裂动脉瘤位于到达责任动脉瘤的路径上，术中可根据实际情况灵活调整，遵循由浅入深、先易后难的顺序。术中应充分暴露：对蛛网膜下腔各脑池的分离、松解，充分释放脑脊液、减低脑组织张力才有利于通过鞍区各解剖间隙充分暴露病变。也需熟知颅底解剖结构，必要时开颅过程中应对蝶骨嵴、颧弓、视神经管、岩骨等充分处理以利于额、颞叶牵开，扩大在侧裂、纵裂、鞍上池、基底池等的操作空间。

此例颅内多发动脉瘤涉及双侧后交通动脉、脉络膜前动脉、大脑中动脉、大脑前动脉，相比于单发动脉瘤手术夹闭多发动脉瘤的难度较大，术前通过 CTA、DSA 确认颅内存在 5 个动脉瘤，其中脉络膜前动脉动脉瘤在 CTA 检查未发现，而是通过 DSA 检查后确认，再次印证了 DSA 在脑血管病诊断中的不可替代性。责任动脉瘤为左侧后交通段动脉瘤，而右侧后交通动脉为宽颈、大型动脉瘤，术中可能因视神经或视交叉遮挡无法显露瘤颈，或无法做到一期夹闭，而其余各部动脉瘤相对较小，常规手术方式即可做到彻底夹闭。术前阅片可见前床突与左侧后交通动脉瘤关系密切，需做好处理前床突的准备。了解各部位大小、部位与周围血管关系以及前、后循环关系，设计的手术入路及手术预案为次冠状切口入路双瓣窗开颅。次冠状切口有利于充分暴露额部，切开骨瓣剪开硬膜后可避开上矢状窦进一步显露纵裂池，而翼点入路较为困难。首先处理责任动脉瘤（左侧后交通段动脉瘤），发现部分瘤颈被小脑幕遮盖，无法显露瘤颈及后交通动脉起始部，使用超声骨刀在硬膜内切除部分前床突，剪开小脑幕后充分显露瘤颈，辨认后交通起始与瘤颈的关系，选择直型动脉瘤夹夹闭。脉络膜前动脉起始部存在一微小动脉瘤并予以夹闭之。大脑前动脉 A2 分叉处动脉瘤的处理与前述的步骤相似，由于无法首先显露动脉瘤近端，先由 A3 段向动脉瘤探查，辨认双侧胼周动脉，仔细探查瘤颈后予以组合夹闭。手术的特点在骨窗的设计，以利于开颅后的显露，术中开放脑池后探查和清楚地辨认后交通动脉起始部及其走行、脉络膜前动脉、颞前动脉及外侧豆纹动脉穿支、胼周动脉等重要血管，避免损伤和误夹。术中也证实右侧后交通段动脉瘤为瘤体硬化、载瘤动脉膨大，无法充分显露进行夹闭，在不能做到近端控制的前提下继续分离显露，一旦破裂出血后果是灾难性的、致命性的。即使能勉强夹闭，对于这种多发动脉瘤患者术后可能会出现脑血管痉挛、闭塞或半球梗死等严重并发症，造成不可逆性损伤。因此决定行二期手术或介入治疗。

（王　昊　许民辉）

参 考 文 献

[1] Heiskanen O. Risk of bleeding from unruptured aneurysm In cases with multiple Intracranial aneurysms. J Neurosurg，1981，55（4）：524.

[2] Yasui N，Suzuki A，NishImura H，et al. P-1-1-long-term follow-up study of unruptured Intracranial aneurysms. Clin Neurol Neurosurg，1997，99（Suppl 1）：S41.

病例47　一期手术同时处理颅内4个动脉瘤

【病史简介】　患者女性，54 岁。因"突发头痛伴右眼睑下垂 13 天"入院。既往无特殊病史。查体：

神志清楚，言语清晰，回答切题。GCS评分15分。Hunt-Hess分级Ⅰ级。双瞳孔等大正圆3mm，对光反射灵敏。右眼睑下垂，右侧动眼神经麻痹，左侧眼球活动正常，四肢肌力、肌张力正常，余神经系统无阳性体征。头颈部CTA示右侧后交通动脉开放。右侧大脑前动脉A1段缺如。左侧大脑前动脉A1、A2结合处及右侧A2段可见2个囊状突起，大小分别为5.3mm×7.0mm、4.7mm×3.9mm。双侧颈内动脉虹吸部钙化斑块，管腔轻度狭窄。双侧椎动脉走行及形态正常。

【术前影像】

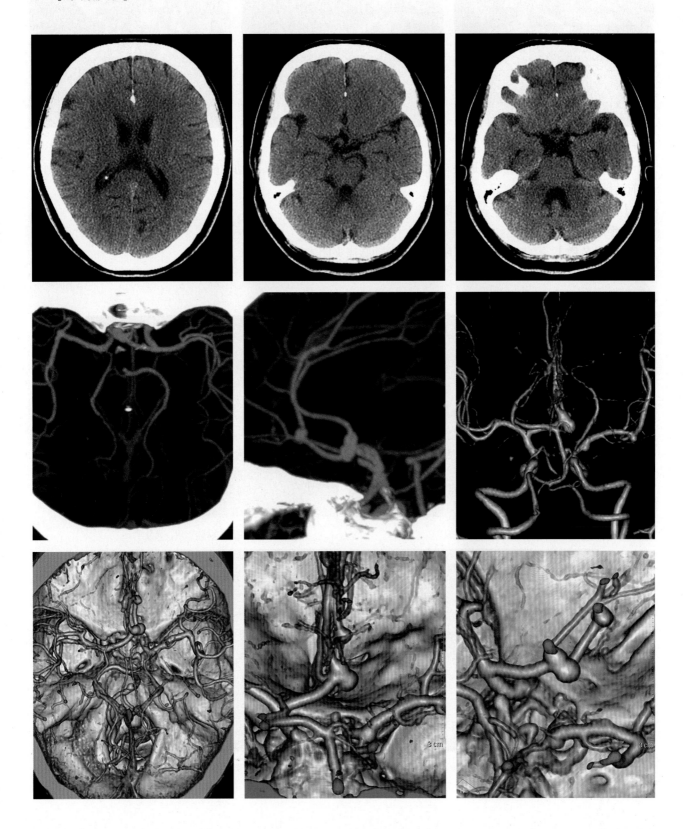

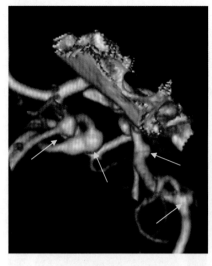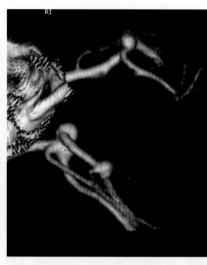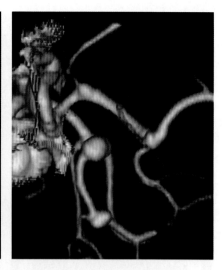

【术前诊断】 ①左侧后交通段动脉瘤；②右侧大脑中动脉分叉部动脉瘤；③前交通动脉瘤；④右侧大脑前动脉A2段动脉瘤。

【麻醉方式】 气管插管全身麻醉。

【手术体位】 仰卧位。

【手术名称】 冠状切口右侧开颅颅内多发动脉瘤夹闭术。

【手术过程】

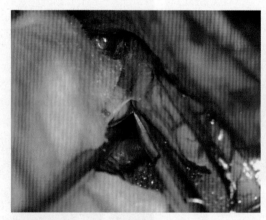

锐性分离侧裂

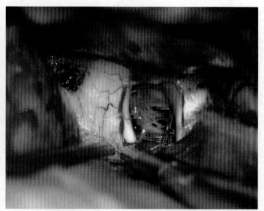

开放视交叉池及颈动脉三角，充分牵开

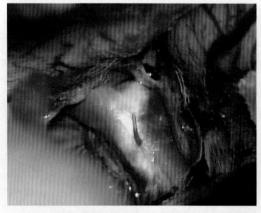

后交通动脉瘤位于颈动脉池内

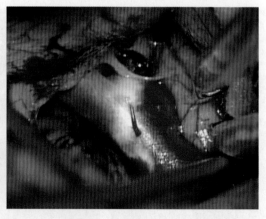

瘤体嵌入颞叶，切除部分颞叶组织探查动脉瘤

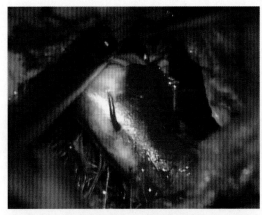

探查后交通动脉瘤起始走行

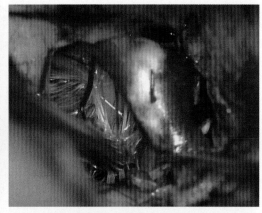

探查后交通动脉瘤远端走行

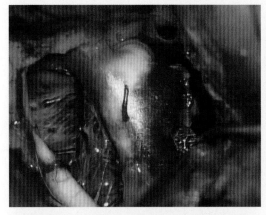

充分游离动脉瘤颈，确认近瘤颈与各血管关系

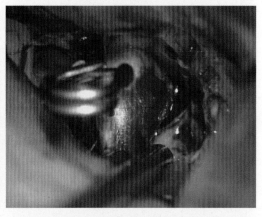

临时阻断确认近端瘤颈与后交通动脉关系

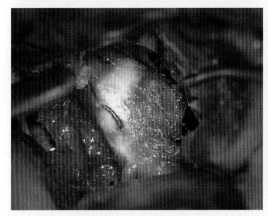

瘤壁菲薄予以纤维材料加固

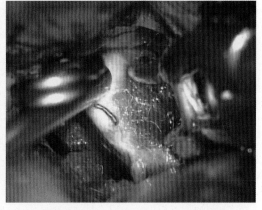

微弯动脉瘤夹顺后交通动脉走行夹闭动脉瘤

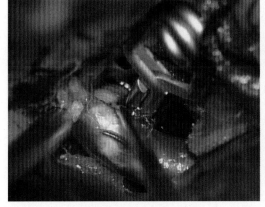

夹闭后确认后交通动脉良好

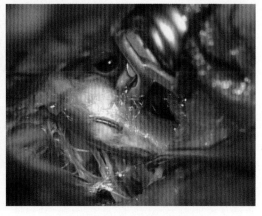

后交通远端及各穿支血管良好

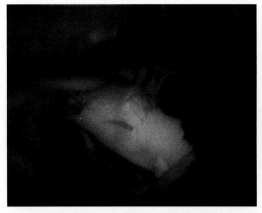

行ICG见后交通起始部显影良好

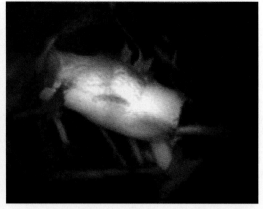

行ICG见后交通动脉远端及穿支显影良好

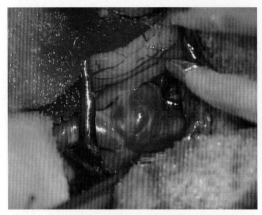

探查M1分叉见动脉瘤及各分支血管走行

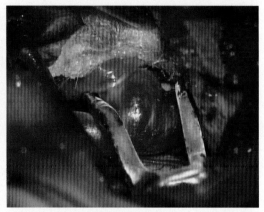

游离瘤颈后夹闭

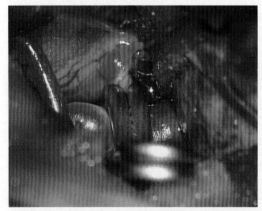

夹闭后见M1分支管壁褶皱

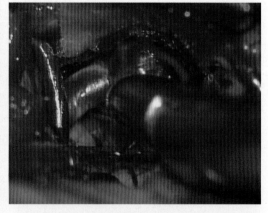

临时阻断M1主干

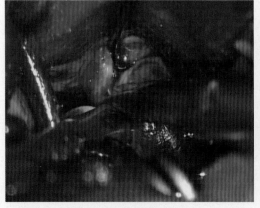

将M1分支由瘤顶部锐性分离

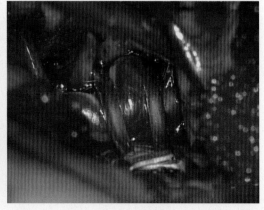

再次夹闭动脉瘤

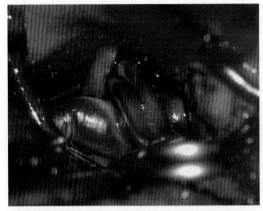

夹闭后情况

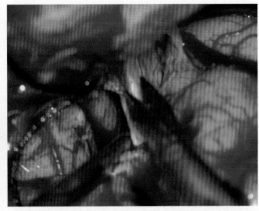

转换显微镜角度经纵裂入路，剪开大脑镰

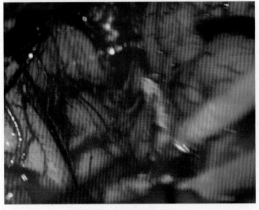

显露纵裂

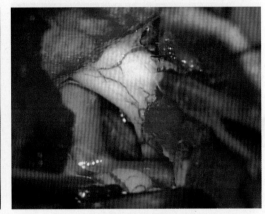

分开纵裂后探查并显露左侧A1

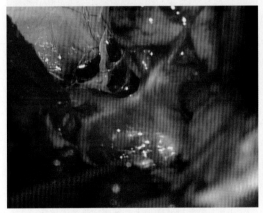

显露双侧A2及前交通复合体

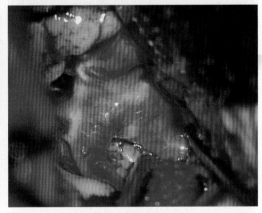

显露左侧A2远端

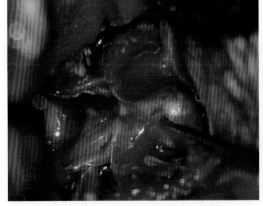

显示整个前交通复合体及动脉瘤情况

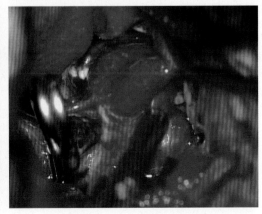

临时阻断左侧A1后探查动脉瘤瘤颈

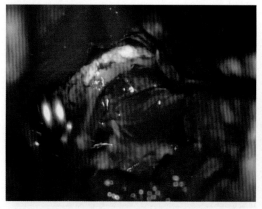

显露 AComA 瘤顶近端

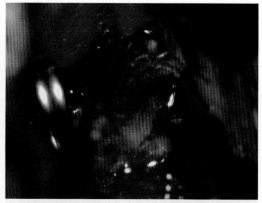

夹闭动脉瘤，瘤夹后方叶片沿瘤颈后方置入

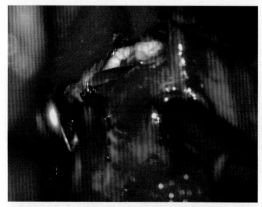

叶片前方跨过动脉瘤体

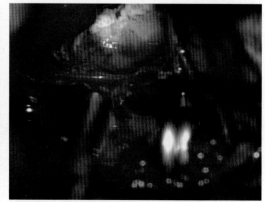

AcomA AN 夹闭后近端情况

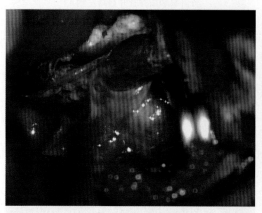

AcomA AN 夹闭后远端情况

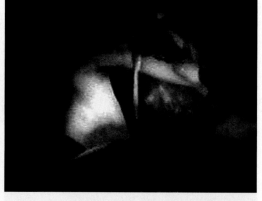

ICG 造影动脉瘤消失，载瘤动脉显影良好

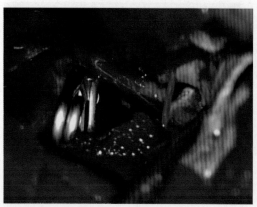

沿右侧 A2 向远端探查动脉瘤

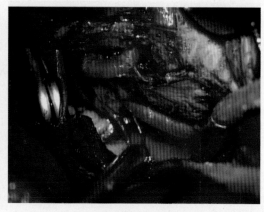

显露双侧 A2 远端

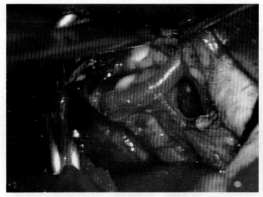

显露动脉瘤及瘤颈近端

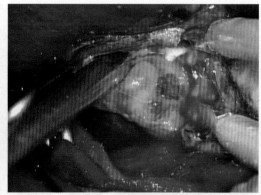

充分显露动脉瘤体及瘤颈情况

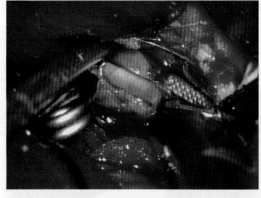

侧弯动脉瘤夹夹闭动脉瘤

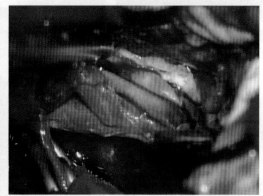

夹闭后情况

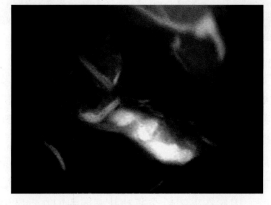

ICG造影显示动脉瘤消失，载瘤动脉通畅

【术后影像】

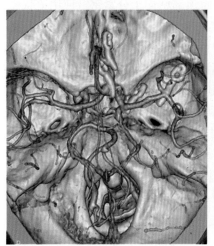

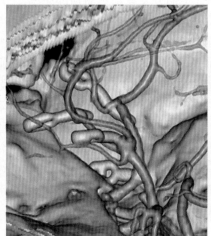

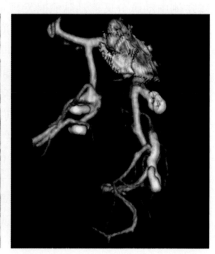

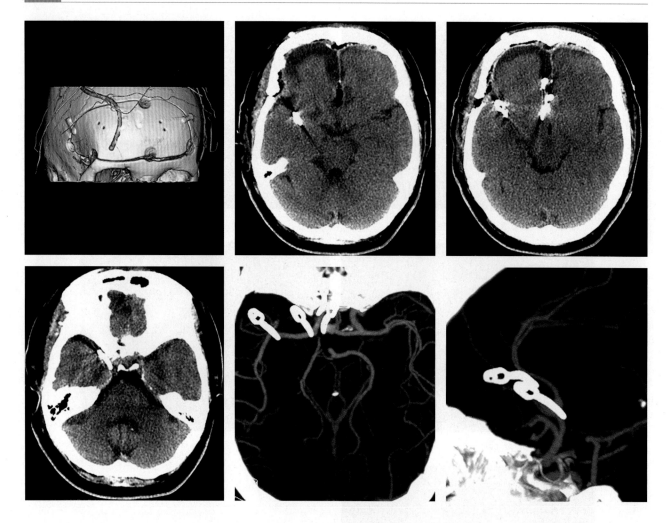

【点评】 此例颅内存在4枚动脉瘤，全部位于颅中线左侧前循环，属于颅内多发动脉瘤的 I 型。由于术前CTA检查发现左侧A1段缺如，右侧A1段为前动脉的优势供血，为了在术中对前交通动脉瘤供血血管的良好控制，手术方式选择冠状切口入路，骨瓣设计兼顾纵裂及侧裂入路，在术中经侧裂可以处理后交通及中动脉动脉瘤，经额底纵裂可以对前交通及A2段动脉瘤的处理。开颅后首先对颈内动脉主干的后交通动脉瘤进行处理，显露过程按常规步骤进行操作，该后交通动脉瘤瘤颈绝大部分位于颈内动脉，瘤颈近端位于后交通动脉起始部后缘，属于 II 型后交通段动脉瘤，动脉瘤瘤体较小，瘤壁似血泡样动脉瘤瘤壁一样菲薄，考虑一旦夹闭时瘤壁撕裂造成的后果是灾难性的，因此在夹闭后交通动脉瘤前我们在动脉瘤壁及瘤颈处进行加固，之后选择微弯动脉瘤夹将其安全夹闭，ICG造影证实夹闭效果良好，动脉瘤完全消失。显露左侧中动脉分叉部动脉瘤时发现M1早期分支在动脉瘤顶部穿过，与瘤顶部粘连十分紧密，使用枪状瘤夹夹闭后发现M1早期分支因与瘤顶粘连为造成扭曲，为避免术后颞叶缺血或梗死，在临时阻断M1后将M1早期分支由瘤顶部小心分离，再次夹闭后M1早期分支未再扭曲，中动脉分叉各支血管保护良好。之后变换显微镜及手术床的角度进行前循环远端动脉瘤的处理。在术前阅读影像学检查可见右侧大脑前动脉A1段缺如或对侧A1优势供血，前交通动脉整体膨大，真正动脉瘤体偏向于前交通动脉与同侧A1起始处，右侧A2远端动脉瘤。因此做好术前准备，在术中我们仔细辨认前交通动脉、双侧A2及前交通穿支血管走行与动脉瘤的关系，后将前交通复合体整体显露清楚，看清左侧A2起始处膨大并与前交通动脉的关系，再进一步将动脉瘤与前交通动脉及右侧A2起始处的解剖结构完全显露清楚，临时阻断左侧A1控制后进行动脉瘤夹闭。而A2远端动脉瘤按一般的夹闭步骤操作，显露载瘤动脉近端及远端情况，发现动脉瘤瘤颈较宽、载瘤动脉部分膨大，选择侧弯动脉瘤夹沿载瘤动脉走行进行夹闭，避免了直夹夹闭后引起的载瘤动脉管腔狭窄，最后进行ICG造影确认夹闭效果良好。

（王 昊 许民辉）

病例 48 双侧大脑中动脉瘤合并短期内"起伏"的基底动脉顶端动脉瘤

【病史简介】 患者女性，38岁，"突发头痛伴意识障碍1天"。2017年7月18日17：00突发头痛，随即意识不清、呼之不应，立即被送至我院CCU救治。既往2017年6月因"类风湿关节炎、中度贫血、肝功能异常、败血症"在当地医院就诊。现服用硫酸氢氯奎片、骨化三醇胶囊、醋酸泼尼松片、甲氨蝶呤片。父母健在，家族无传染病及遗传病病史。入院查体：体温36.6℃，脉搏72次/分，呼吸21次/分，血压101/59mmHg。神经系统：刺痛睁眼、言语不清、刺痛屈曲、（GCS：8分），双瞳圆形、不等大，左侧3.5mm，右侧2.5mm，光反射迟钝，颈强直，右侧腱反射减弱，左侧正常，巴宾斯基征（＋）。Hunt-Hess分级Ⅲ级。

【术前诊断】 ①颅内多发动脉瘤（双侧大脑中动脉动脉瘤），蛛网膜下腔出血；②脑梗死（双侧丘脑、大脑脚）；③类风湿关节炎。

【治疗过程】

2017年7月18日入院后于内科治疗，给予预防肺部感染、脱水、预防血管痉挛及对症治疗。经内科治疗10天后意识状态好转，查体：嗜睡状态，呼唤睁眼、言语不清、遵嘱活动。双瞳孔圆形、不等大，左侧3.5mm，右侧2.5mm，对光反射迟钝。颈强直，四肢肌力正常，腱反射正常，巴氏征（＋）。GCS评分12分。

2017年7月29日转入神经外科，2017年8月3日在全身麻醉下行右侧翼点入路右侧MCA动脉瘤夹闭术；术后情况：呼唤睁眼，对答不切题，无遵嘱活动，双侧瞳孔不等大，左侧3.5mm，右侧2.5mm，对光反射消失，巴宾斯基征（＋）。GCS评分8分。治疗予以脱水、抗血管痉挛、预防癫痫、激素（地塞米松）、营养神经及营养支持等治疗。2017年8月5日术后复查CTA发现基底动脉动脉瘤形成，瘤体（高）1.75cm×（宽）1.18cm。2017年8月11日复查头部CTA发现基底动脉顶端动脉瘤瘤体进行性生长，瘤体较前明显增大（高）1.98cm×（宽）1.30cm。

2017年8月18日经治疗后患者意识状态好转，查体：嗜睡状态，言语不清，双瞳孔圆形、不等大，左侧3.5mm，右侧2.5mm，对光反射迟钝，右侧肢体肌力4级，左侧2级，巴宾斯基征（＋）。GCS评分13分。患者出院，回当地康复治疗。

2017年10月12日，患者康复情况：神志清楚，言语清晰，回答基本切题，记忆力、定向力减退，右侧肢体肌力5级，左侧4级。需家人照料下进行日常生活。外院复查CTA基底动脉动脉瘤，瘤体（高）1.3cm×（宽）1.0cm。

2018年5月10日回院复查，头部DSA检查：右侧MCA动脉瘤夹闭良好，左侧MCA动脉瘤，基底动脉动脉瘤大小（0.62cm×0.32cm）。2018年5月16日在全身麻醉下行左侧翼点入路大脑中动脉动脉瘤夹闭术。术后情况：患者精神状态良好，神志清楚，言语不清，对答切题，双瞳孔等大、正圆3mm，对光反射灵敏，四肢肌力、肌张力正常。

2017-7-19 头部CTA

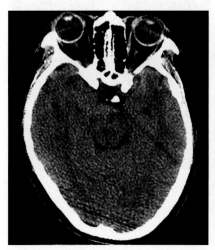
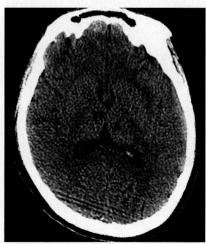
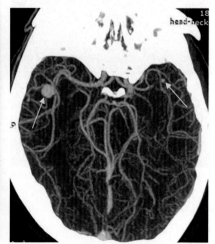

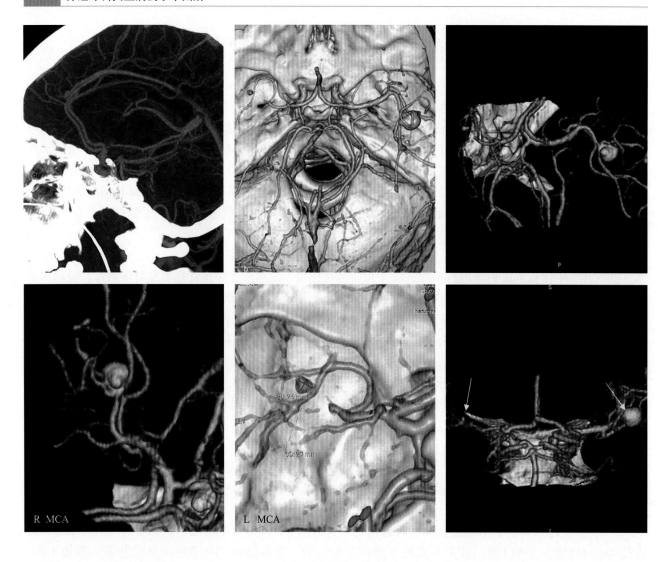

R MCA

L MCA

2017-7-20 头部MRI

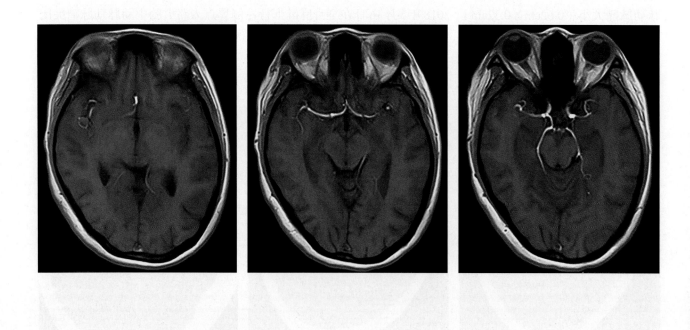

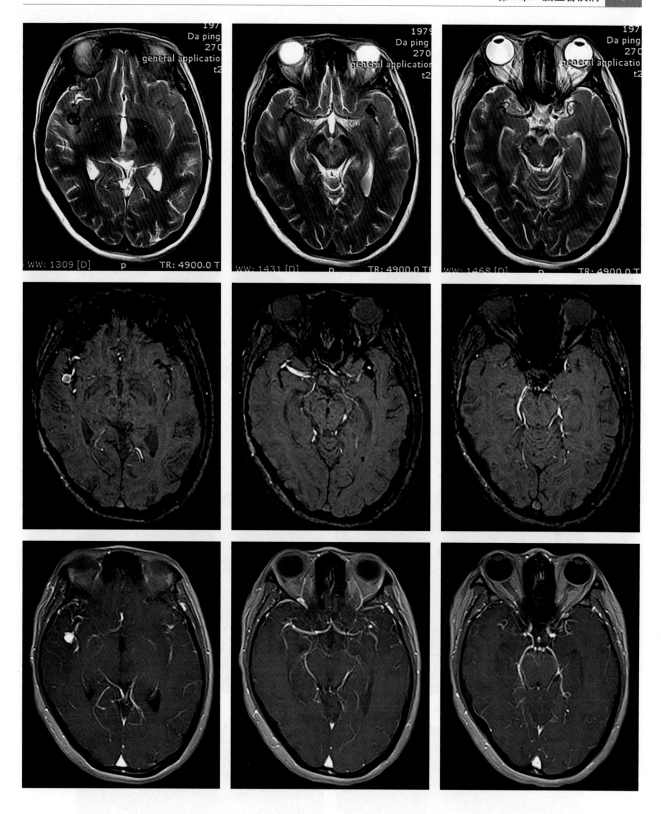

2017-7-27

查体：患者嗜睡状态，呼唤睁眼、言语不清、遵嘱活动，GCS评分12分，双瞳孔圆形、不等大，左侧3.5mm，右侧2.5mm，对光反射迟钝，颈强直，四肢肌力正常，腱反射正常，巴宾斯基征（＋）。治疗同前。

2017-7-28 头部CT

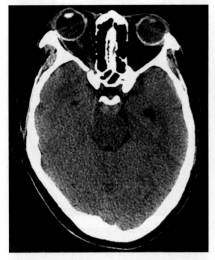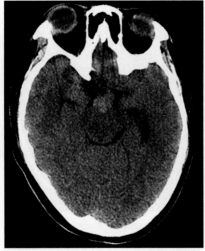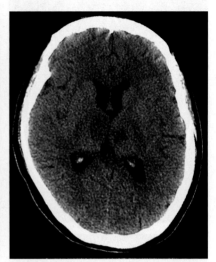

2017-7-29 转入神经外科

2017-8-3 手术

【麻醉方式】 气管插管全身麻醉。

【手术体位】 仰卧位。

【手术名称】 右侧翼点入路右侧MCA动脉瘤夹闭术。

【手术过程】

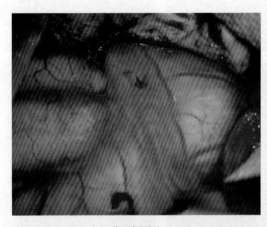

分开侧裂池

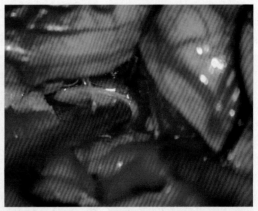

显露M1段

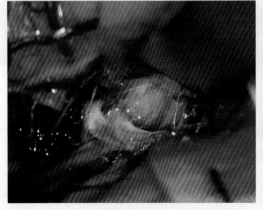

进一步游离M1上干及瘤体

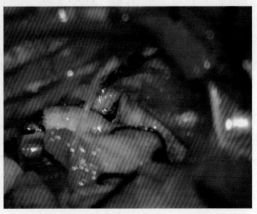

显露并游离早期额底分支动脉，包绕瘤体

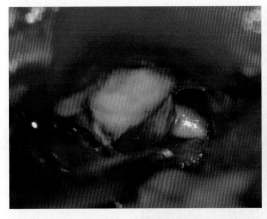

临时阻断后探查M1下干

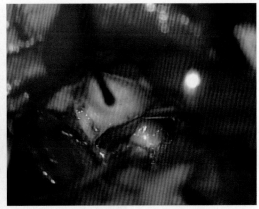

充分显露瘤颈，夹闭大部瘤体

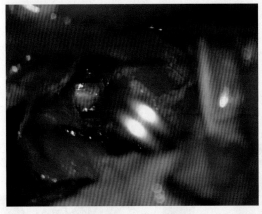

夹闭后可见瘤体张力仍高

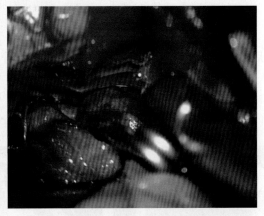

弯型夹避开早期分支动脉后组合夹闭

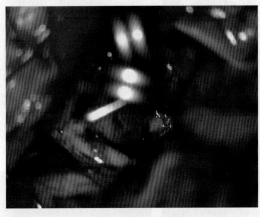

夹闭后见M1下干保留良好，瘤颈部仍膨大

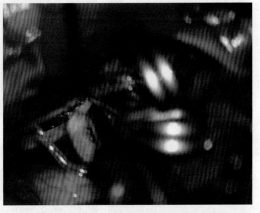

直型动脉瘤夹夹闭残余瘤颈

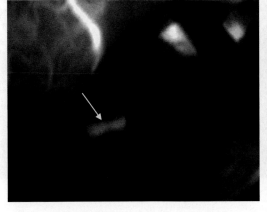

行ICG造影显示M1主干通畅，显影良好

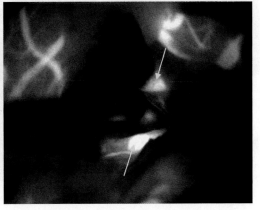

M1上干及下干通畅，显影良好

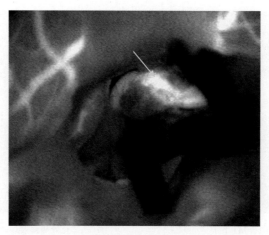

早期分支动脉显影良好

【术后情况】 呼唤睁眼，无遵嘱活动，瞳孔不等大，左侧3.5mm，右侧2.5mm，对光反射消失，巴宾斯基征（＋），GCS评分8分。

2017-8-5 头部CTA

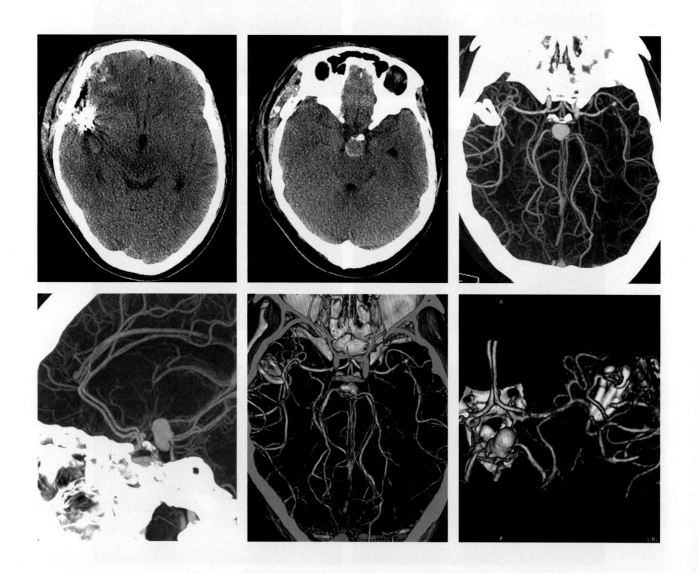

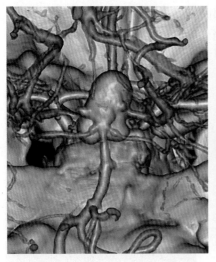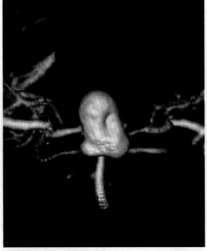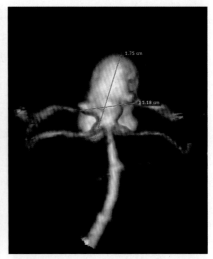

2017-8-11 头部CTA

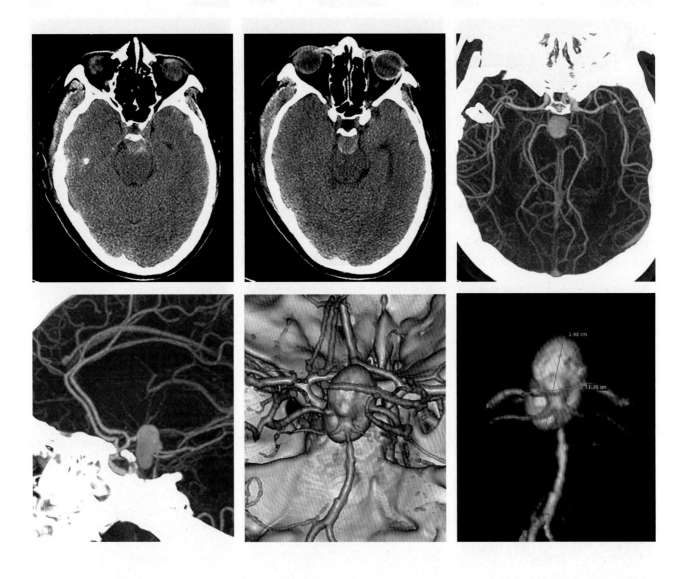

2017-8-18 患者嗜睡状态，言语不清，双瞳孔圆形、不等大，左侧3.5mm，右侧2.5mm，对光反射迟钝，右侧肢体肌力4级，左侧2级，巴宾斯基征（＋）。患者出院，回当地康复治疗。

2017-10-12 外院复查CTA：基底动脉AN 1.0cm×1.3cm。

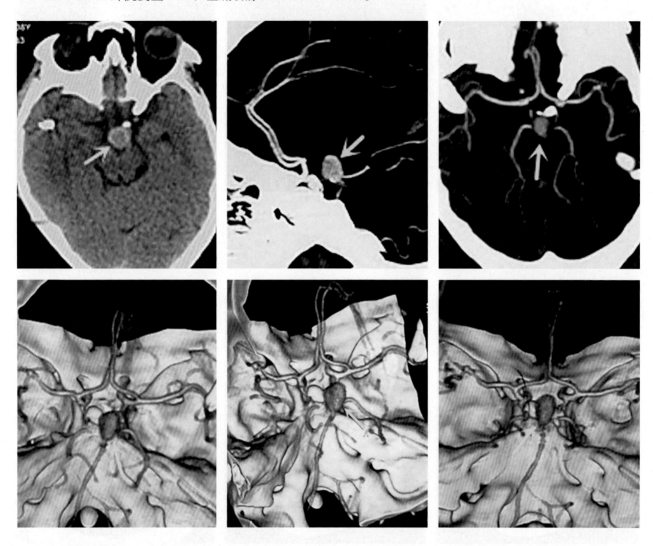

患者神志清楚，言语清晰，回答基本切题，记忆力、定向力减退，右侧肢体肌力5级，左侧4级。需家人照料下进行日常生活。

2018-5-10 复查头部DSA

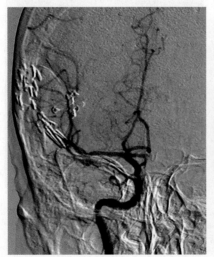
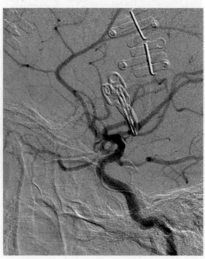
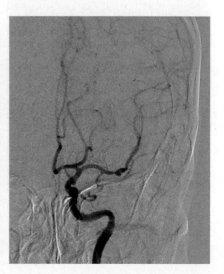

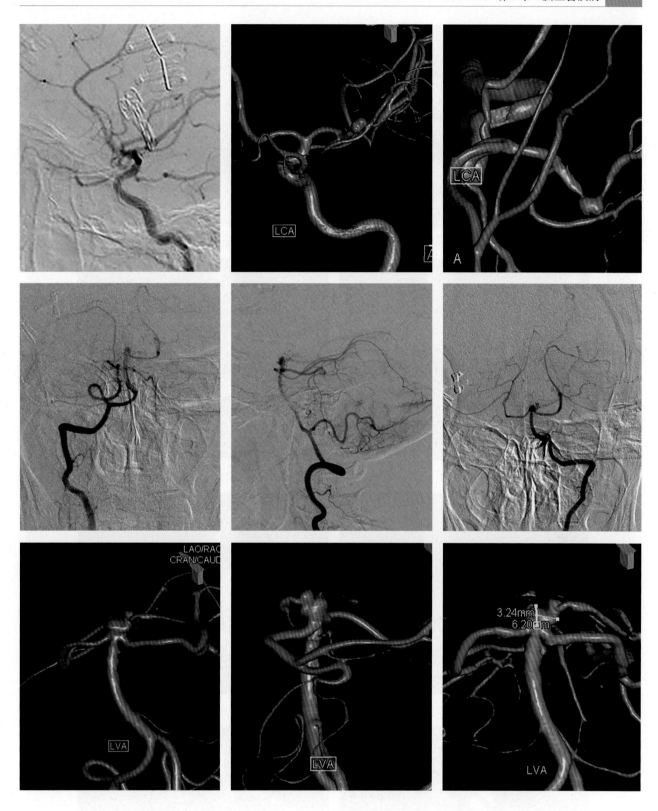

2018-5-16手术过程

【麻醉方式】 气管插管，全身麻醉。

【手术体位】 仰卧位。

【手术名称】 左侧翼点入路大脑中动脉动脉瘤夹闭术。

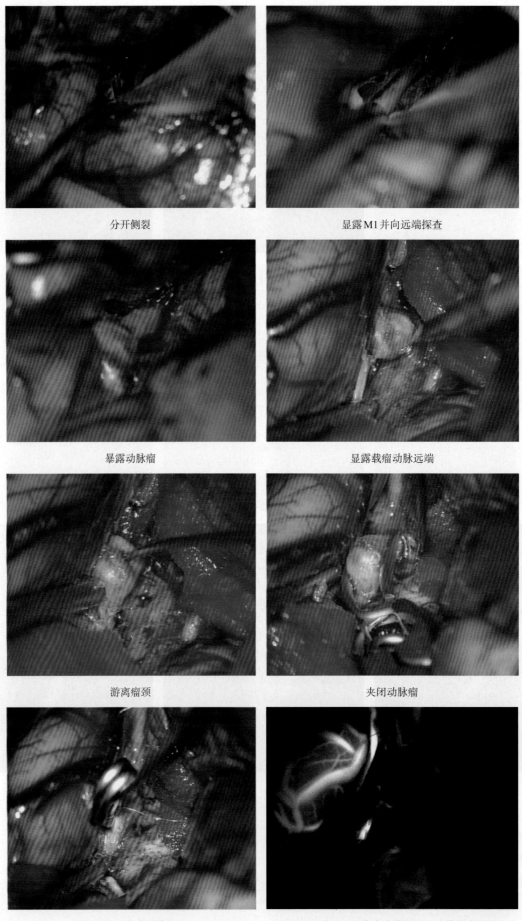

分开侧裂

显露M1并向远端探查

暴露动脉瘤

显露载瘤动脉远端

游离瘤颈

夹闭动脉瘤

夹闭后探查载瘤动脉情况

行ICG造影显示载瘤动脉通畅，动脉瘤未显影

2018-5-16 头部 CT

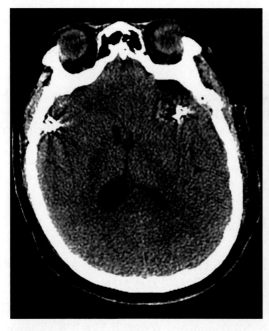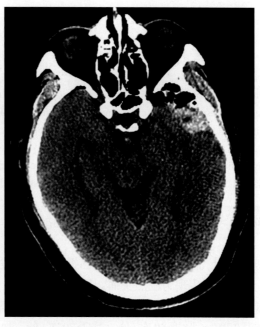

【术后情况】 患者精神状态良好，神志清楚，言语不清，对答切题，双瞳孔等大正圆 3mm，对光反射灵敏，四肢肌力、肌张力正常。

【点评】 此例是一种非常特殊的脑血管疾病，颅内动脉瘤累及颅内前后循环多支血管，首次发病以自发性蛛网膜下腔出血为特点，但首次影像学检查为双侧大脑中动脉动脉瘤，并未发现基底动脉动脉瘤存在，责任动脉瘤为右侧大脑中动脉分叉部动脉瘤破裂，发病后虽然蛛网膜下腔出血不多，但临床症状较一般的蛛网膜下腔出血患者严重，经过内科治疗后 Hunt-Hess 分级好转，但动态复查却发现基底动脉顶端新发动脉瘤形成，后进行外科治疗，处理动脉瘤遵循一般中动脉动脉瘤的夹闭策略，手术也较顺利，术后复查也未见明显的脑血管痉挛，但 GCS 评分再次降低，术后经 2 个月的药物及康复治疗后好转，再次复查 CTA 可见基底动脉动脉瘤有所缩小，术后 8 个月再次来院复查 DSA 后发现基底动脉动脉瘤明显缩小，进行了二期左侧中动脉动脉瘤夹闭手术，手术后患者一般情况良好。此病例仍在随访中。

讨论该病例动脉瘤形成的原因，根据患者既往病史有类风湿、败血症等与自身免疫系统相关的基础疾病，我们认为可能属于动脉炎性脑血管病的一种。回顾文献，按发病原因将动脉炎性脑血管病分为 4 类：①感染性动脉炎性脑血管病，包括梅毒性、细菌性和病毒性动脉炎性脑血管病；②原发性动脉炎性脑血管病，只累及中枢神经系统，包括结节性动脉炎性脑血管病、过敏性肉芽肿性脑血管病、颞浅动脉炎性脑血管病、Takayasu 综合征、Wegner 肉芽肿性脑血管病、淋巴细胞性动脉炎性脑血管病和过敏性动脉炎性脑血管病；③继发性动脉炎性脑血管病，为系统性或全身性疾病所引起，包括自身免疫病合并动脉炎（系统性红斑狼疮、风湿性关节炎、硬皮病、重叠性胶原病和干燥综合征），以及感染、药物和肿瘤相关性过敏性动脉炎；④不能分类的动脉炎累及中枢神经系统，如血栓闭塞性动脉炎、烟雾病、Sneddon 综合征、Cogan 综合征和孤立的中枢神经系统动脉炎。这些因素导致早期表现为血管壁炎性细胞浸润、坏死、渗出和血栓形成，后期出现血管壁纤维化和动脉瘤形成。

临床上常出现可逆性卒中、脑神经病变、癫痫等表现。一方面，由于血管腔闭塞或血栓形成而引起局灶或多灶性脑梗死，伴或不伴有出血改变。另外，由于动脉壁局灶性坏死和炎性动脉瘤形成引起血管壁破裂导致颅内出血、蛛网膜下腔或硬脑膜下腔出血、脑血管痉挛等表现。动脉炎性脑血管病的诊断目前缺乏统一精确的诊断标准，主要依靠患者的临床表现、影像学检查和病理改变特点，对于出现不能解释的头痛、慢性动脉炎和青年人卒中应考虑此病。对自身免疫性动脉炎的治疗首选联合应用激素和环磷酰胺。不论是活检证实还是血管造影确诊的动脉炎，应用激素联合免疫抑制剂均有一定的疗效。但到目前为止，还没有确定是否所有诊断为动脉炎的患者均应使用，且药物剂量以及疗程长短也没有统一的标准。此类疾病需要更大的临床样本及深入的研究。

（王 昊 许民辉）

参 考 文 献

[1] Calabrese LH，Duna GF，Lie JT．Vasculitis in the central nervous system．Arthritis Rheum，1997，40：1189-1201.

[2] Moore PM．Vasculitis in the central nervous system．Curr Rheumatol Rep，2000，2：376-382.

[3] Scolding NJ，Jayne DR，Zajicek JP，et al．Cerebral vasculitis-recognition，dignosis and management．QJM，1997，90：61-73.

[4] Zubr M，Blustajn J，Arquizan C．Angiitis of the central nervous system．J neuroradiol，1999，26：101-117.

[5] Rehman HU．Primary angiitis the central nervous system．J R Soc Med，2000，93：586-588.

病例49 大脑中动脉早期分支镜像动脉瘤 + 前交通动脉瘤 + A3段动脉瘤

【病史简介】 患者女性，57岁，已婚。因"突发剧烈头痛1小时"入院。既往高血压病史10年，未正规服药；发病主要表现为剧烈头痛，呈爆裂样剧痛，伴有恶心、呕吐，呈喷射性，急诊送至我院。入院查体：神志嗜睡，精神差，呼唤睁眼、言语含糊、回答切题，查体欠合作，GCS评分11分，Hunt-Hess评分Ⅲ级。体温37℃；脉搏89次/分；呼吸20次/分；血压201/95mmHg，双侧瞳孔等大正圆约3mm，对光反射迟钝，四肢肌张力正常，双侧病理征阴性。头颅CTA提示颅内多发动脉瘤，蛛网膜下腔出血；DSA检查提示前交通动脉瘤，大脑前动脉A3段动脉瘤，双侧大脑中动脉分叉部动脉瘤。

【术前影像】

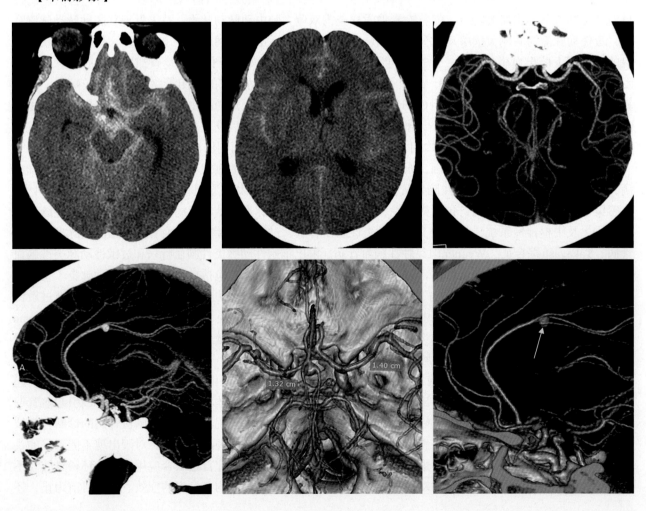

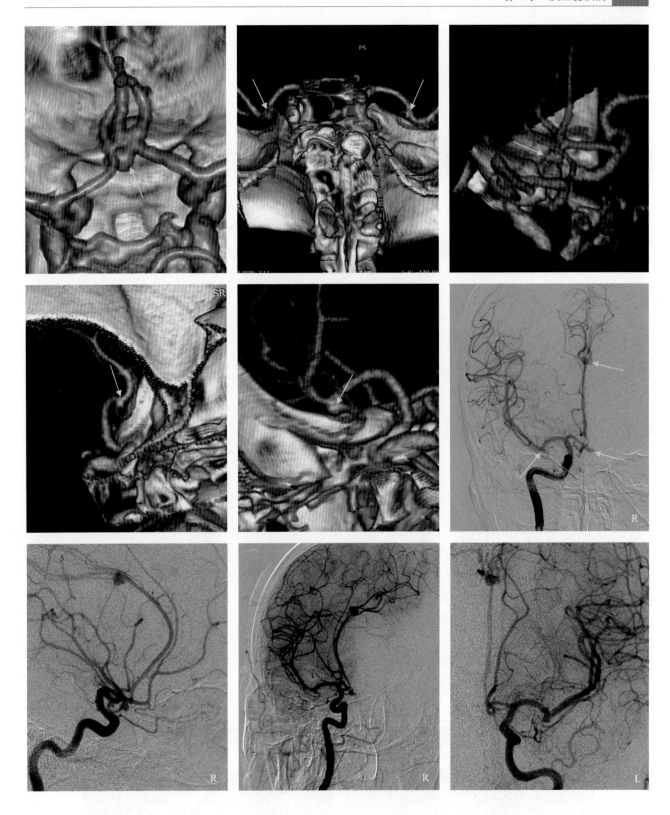

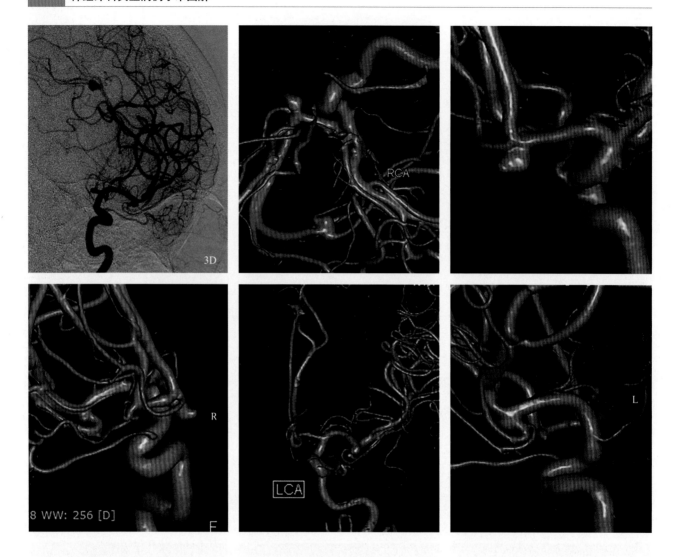

【**术前诊断**】 ①前交通动脉瘤；②大脑前动脉A3段动脉瘤；③双侧大脑中动脉分叉部动脉瘤；④自发性蛛网膜下腔出血；⑤高血压3级，极高危。

【**麻醉方式**】 气管插管全身麻醉。

【**手术体位**】 仰卧位。

【**手术名称**】 右侧额颞开颅颅内多发动脉瘤夹闭术。

【**手术过程**】

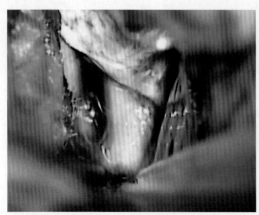

开放颈动脉，探查颈内动脉分叉部

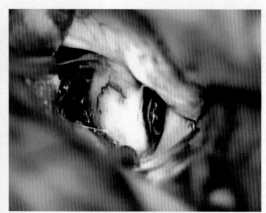

显露鞍上池

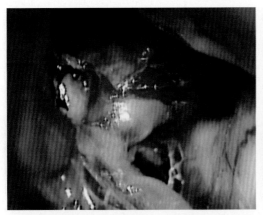

显露动脉瘤颈，同侧A1、A2及对侧A2

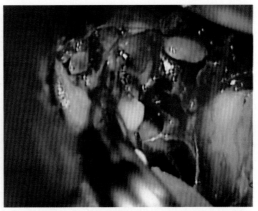

夹闭前交通动脉瘤

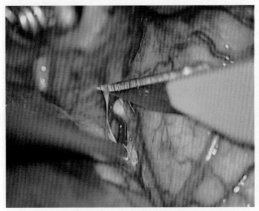

经侧裂远端锐性分离蛛网膜

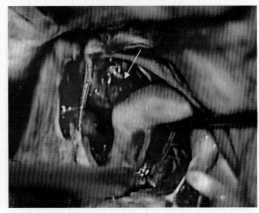

显露动脉瘤、中动脉M1段、早期分支及内侧穿支

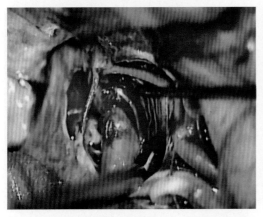

动脉瘤腹侧瘤颈与早期分支远端走行、外侧穿支关系

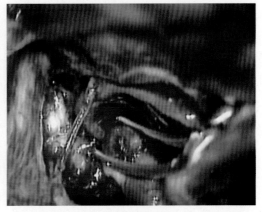

夹闭动脉瘤

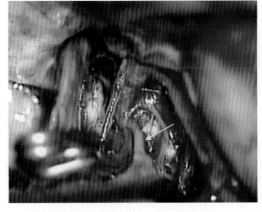

探查早期分支无狭窄、穿支保护好

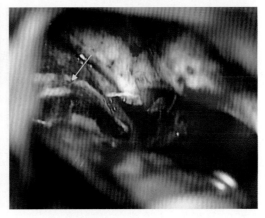

牵开额叶经视交叉到达对侧，保护嗅神经

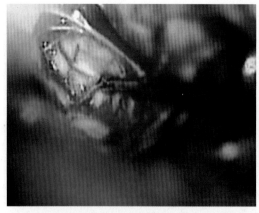

显露M1近端，以备临时阻断

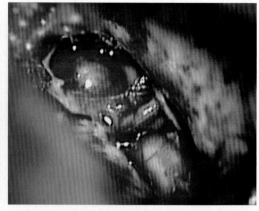

锐性分离对侧侧裂蛛网膜暴露动脉瘤

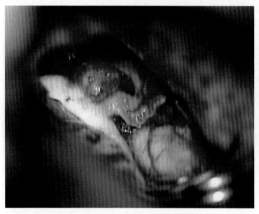

临时阻断后充分游离瘤颈部

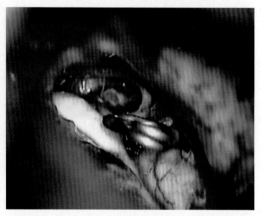

迷你夹夹闭动脉瘤

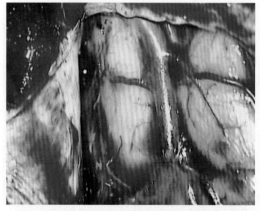

转向纵裂

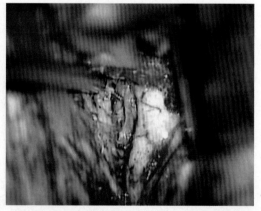

显露A3及分支

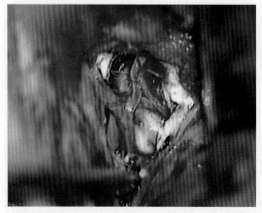

显露动脉瘤及A3近端、远端走行

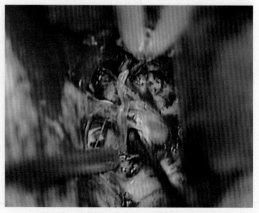

分离显露瘤颈

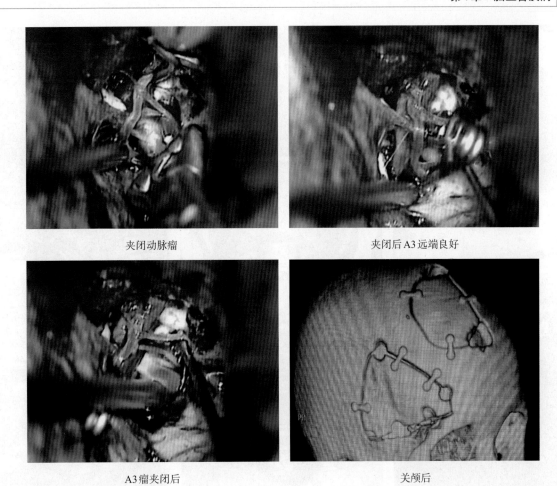

夹闭动脉瘤　　　　　　　　　　　　夹闭后A3远端良好

A3瘤夹闭后　　　　　　　　　　　　关颅后

【术后影像】

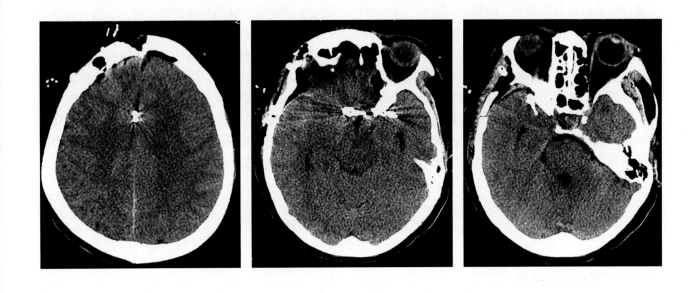

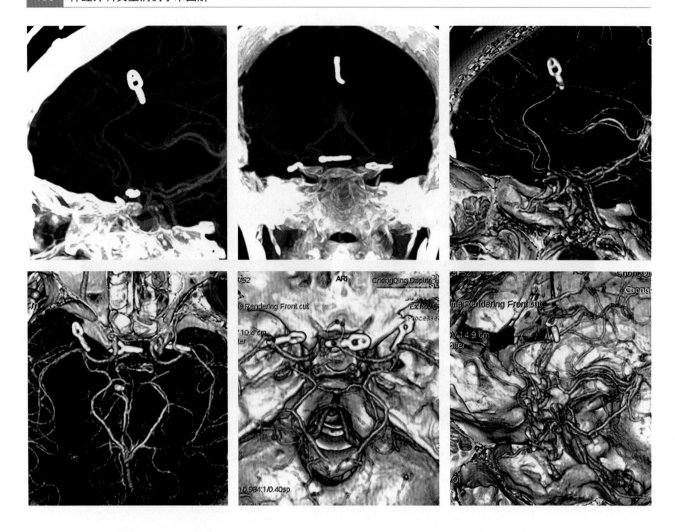

【点评】 此例根据动脉瘤位置属于颅内多发动脉瘤的第二种类型，多发动脉瘤分布于颅中线两侧。根据术前影像学检查，发现蛛网膜下腔位于纵裂、双侧侧裂积血较对称，鞍上池、环池内积血较多，结合前交通动脉动脉瘤瘤体较大，瘤顶指向前下，考虑责任动脉瘤为前交通动脉动脉瘤破裂出血。双侧大脑中动脉动脉瘤为双侧M1早期分支镜像型动脉瘤与大脑前动脉A3段动脉瘤均为未破裂动脉瘤，瘤体较小。测量双侧颈内动脉分叉至M1早期分支距离均≤14mm，具有单侧开颅夹闭双侧动脉瘤的条件。根据以往我们处理颅内多发动脉瘤的经验，此次仍选择额颞双骨瓣开颅夹闭颅内多发动脉瘤，除了遵循一般各部位动脉瘤手术原则外，手术还应在麻醉及电生理监测的配合下进行。更重要的是需要有丰富经验的显微外科医师和熟练掌握脑血管病手术技术的助手相互配合操作，尽量缩短手术时间，减少脑组织暴露，将手术并发症将至最低。如果术中发现动脉瘤夹闭困难，应及时停止手术，避免勉强夹闭，因为一旦造成输送血管或功能血管狭窄、缺血，术后将出现严重脑梗死以及脑血管痉挛等并发症，这将引起致残甚至致命性严重后果。

（王 昊 许民辉）

第二节 脑血管畸形

一、脑动静脉畸形

病例50 左侧额叶大型动静脉畸形

【病史简介】 患者女性，44岁，因反复头痛、头晕4天入院。入院查体：嗜睡，GCS评分14分，言语正常，四肢肌力4级，肌张力正常。CT示左侧额叶混杂稍高密度影，考虑血管畸形出血破入脑室。MRI示左侧额叶、脑室前脚、尾状核头处异常信号影，大小约5.5cm×8.5cm，考虑血管畸形并出血。

【术前影像】

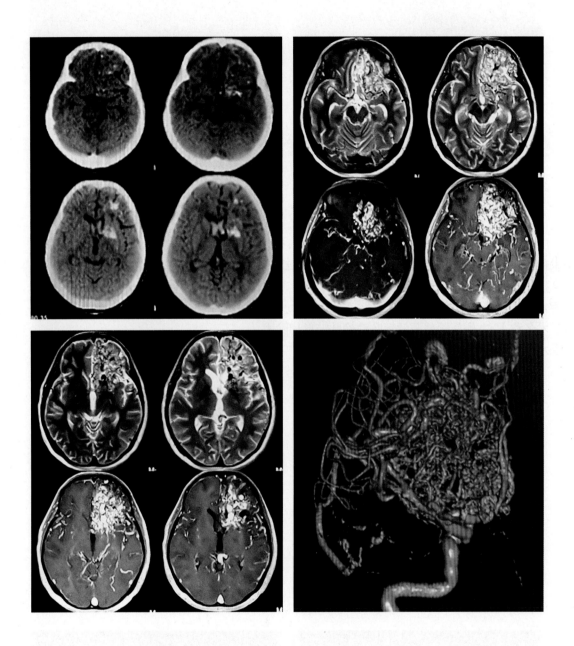

【术前讨论】　①本例为左侧额叶动静脉畸形（Spetzler-Martin分级Ⅲ级），主要供血动脉为大脑前动脉A1段分支及大脑中动脉M1段额叶方向分支。病灶位于非功能区，可先行介入栓塞主要供血动脉，缩小病灶体积后行显微手术切除。②介入栓塞时应注意仅栓塞供血动脉，尽量不让胶进入畸形血管团，否则显微切除时病灶将变硬，造成病灶牵拉及显露困难。③开颅骨瓣范围应足够大，两侧应显露侧裂及矢状窦，前方显露至前颅底，避免骨瓣过小，止血困难。

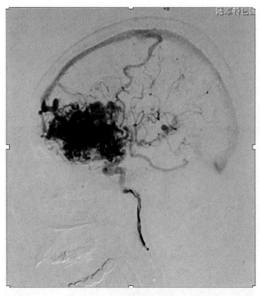
介入栓塞前

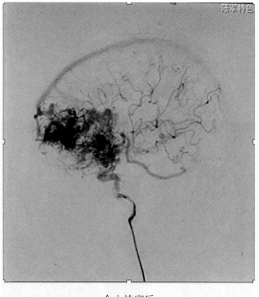
介入栓塞后

【术前诊断】　左侧额叶动静脉畸形伴出血（Spetzler-Martin 分级 Ⅲ 级）。

【麻醉方式】　气管插管全身麻醉。

【手术体位】　仰卧位。

【手术名称】　左侧额颞部开颅额叶动静脉畸形切除术。

【手术过程】

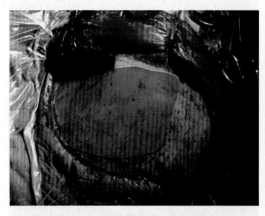
开颅及骨瓣范围

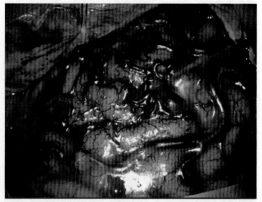
显露病灶

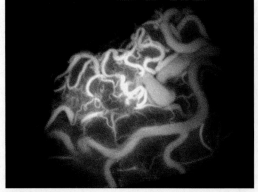
ICG造影

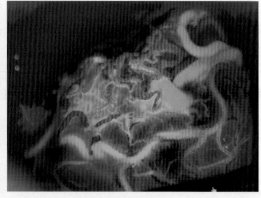
Flow800明确引流静脉（蓝色）

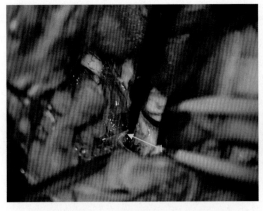

充分分离侧裂，并离断明确的供血动脉（1）

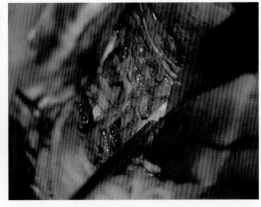

显露大脑前动脉及周围的供血动脉

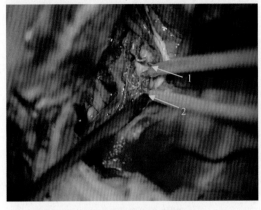

离断由大脑前动脉发出的供血动脉（1、2）

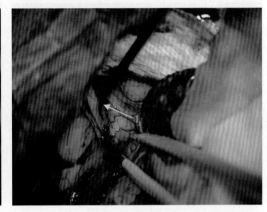

分离至中线显露嗅神经（1）

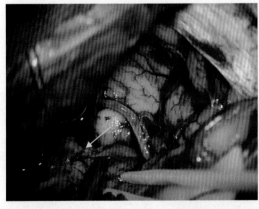

显露胼周动脉及其发出的供血动脉（1）

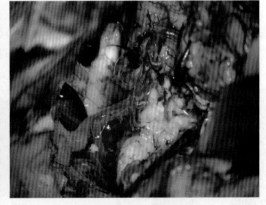

四周分离畸形团

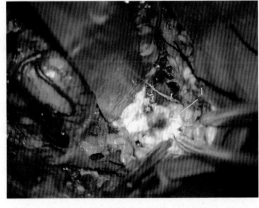

分离畸形团，电凝离断脑白质供血动脉（1）

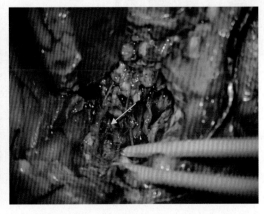

大脑中动脉发出的供血动脉（1：术前已栓塞）

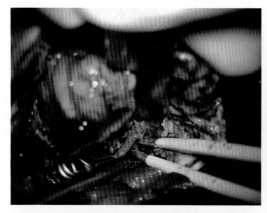

离断大脑中动脉发出的供血动脉（1）

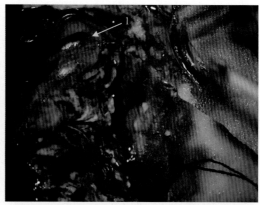

供血动脉离断完后，切段引流静脉（1）

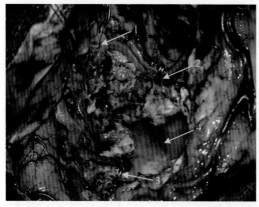

切除术后视野（1、2、3：主要供血动脉离断后动脉瘤夹夹闭；4：脑室额角）

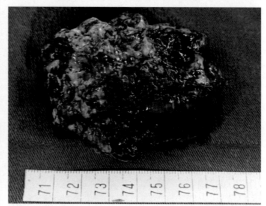

整块全切病灶（8cm）

【术后情况】　术后意识清晰，言语正常，记忆力计算力定向力基本正常，四肢肌力肌张力正常。术后CTA：术区无出血，血管畸形团未见残留。术后3个月随访GOS评分5分。

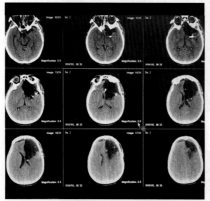

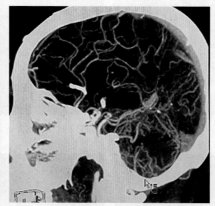

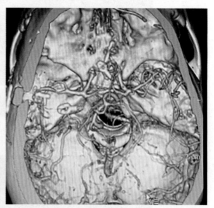

【点评】　本病例属于额叶大型动静脉畸形。Lawton将额叶动静脉畸根据具体位置形分为额叶外侧、额叶内侧、额叶旁中央、额叶侧裂、额叶底面5种类型。本例病灶达较大8.5cm，主要位于额叶外侧面，累及额叶侧裂及额叶底面。首先，动静脉畸形的显微手术开颅骨窗应足够大，一定要获得充分合理的显露。通过术前MRI，病灶主要位于额中回、额下回、两侧到达中线及侧裂，深部达侧脑室额角，因此采取扩大翼点入路，仰卧位，头部旋转至病灶平行于手术操作平面的位置。取左侧次冠状切口，骨瓣范围较翼点入路大，应显露侧裂及矢状窦，前方显露至前颅底。

术中首先需确定好切除病灶边缘、供血动脉及引流静脉。额叶外侧动静脉畸形有上、下两支流出静脉系统。若是升支，引流到矢状窦，位于病灶的上缘（手术体位下），若是降支，引流到侧裂静脉或其他静脉，在病灶的下缘。也可通过ICG造影来确定引流静脉，对于本例我们显露病灶后先行ICG造影，根据血流方向及到达时间可确定引流静脉位于病灶上缘至上矢状窦。对于ZEISS显微镜可同时行Flow800血流伴定量分析，可通过彩图清晰显示判断引流静脉位置，值得推荐。同时通过术前造影可明确主要供血动脉，本例病灶主要供血动脉为大脑中动脉上干及大脑前动脉A2段，沿着侧裂的额叶侧及大脑纵裂可以发现。

确定了病灶范围、供血动脉及引流静脉后，需遵循合理的手术操作步骤。原则为先易后难地显露主要供血动脉，逐步沿病灶四周离断供血动脉，最后处理引流静脉。本例我们首先充分分离侧裂显露大脑中动脉上干供血动脉，再分离前颅底，显露大脑前动脉A1及A2来源的主要供血动脉，当主要供血动脉阻断后病灶张力降低，再沿中线及上缘分离病灶，离断细小供血动脉。遵循正确解剖顺序，可减少出血，并保持术野清晰。值得一提的是，当发现较粗大可疑的供血动脉时，需先临时阻断后沿其分离至明确汇入病灶的地方再将其离断，避免造成供血动脉的误判。对于较粗的供血动脉，离断后可使用迷你夹或AVM夹夹闭，预防术后再通出血。对于本例深部的切除延伸至侧脑室额角，可能会有室管膜动静脉畸形（本例未合并室管膜AVM）。外侧豆纹动脉可能为病灶深层供血，需要切除至终端。这些穿支通常很难发现并电凝止血，需要缩小AVM体积或临时阻断夹协助完成手术操作。本例病灶位于优势半球，病灶主体切除时要注意保护Broca区和运动区，以及深层皮质脊髓束白质纤维。

（许明伟　许民辉）

病例51　左侧颞枕叶动静脉畸形合并出血

【病史简介】　患者男性，62岁。因"突发剧烈头痛伴呕吐1天"入院。既往5年前因左侧颞枕叶动静脉畸形于我科行介入栓塞＋伽马刀治疗。入院查体：意识清醒，GCS评分15分，言语缓慢欠流畅，右侧肢体肌力4级，左侧肢体肌力正常。MRI示左侧颞枕叶动静脉畸形伴出血，大小约8.0cm×5.5cm。

【术前影像】

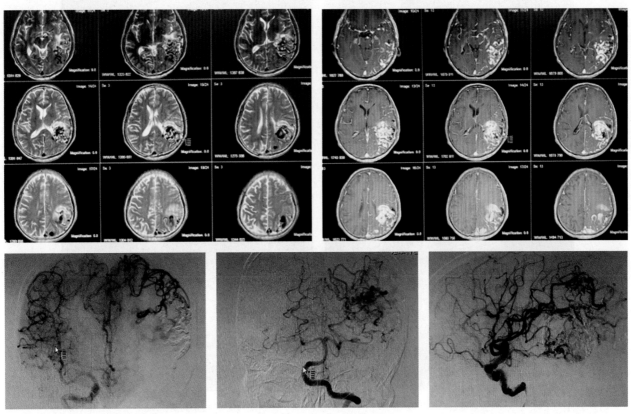

病灶上方由对侧大脑前供血　　　　　病灶后方由大脑后动脉供血　　　　　病灶前方由大脑中动脉供血

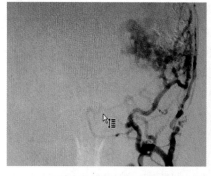
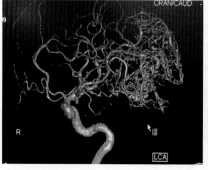
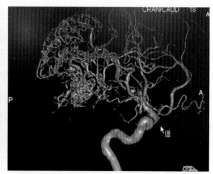

右侧颈外动脉向病灶供血

【术前诊断】 左侧颞枕叶动静脉畸形伴出血（Spetzler-Martin分级V级）。

【术前讨论】 ①本病例主要位于颞枕交接，累及角回、缘上回等功能区，存在深部引流静脉。Spetzler-Martin分级V级。属于高风险动静脉畸形。②供血动脉范围广，包括颈外动脉、大脑前、大脑中、大脑后均有供血。5年前已行介入栓塞治疗，此次病灶再次破裂出血。手术指征明确。③术前介入栓塞主要供血动脉可减少术中出血，缩小病灶体积，有利于手术切除。本例在术前使用Onyx胶栓塞大脑后动脉主要2支供血动脉。

【麻醉方式】 气管插管全身麻醉。

【手术体位】 侧卧位。

【手术名称】 左侧颞部开颅颞枕叶血管畸形切除术。

【手术过程】

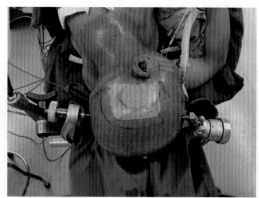

手术体位及骨瓣范围

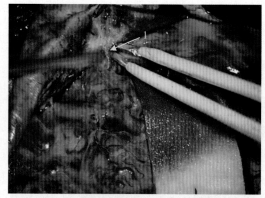

翻开硬膜应很小心，合并硬脑膜动静脉瘘
合并多处硬脑膜动静脉瘘，电凝后切断

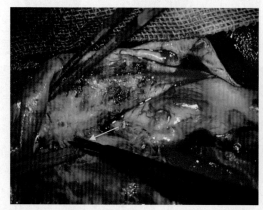

1：硬脑膜动静脉瘘
合并多处硬脑膜动静脉瘘，电凝后切断

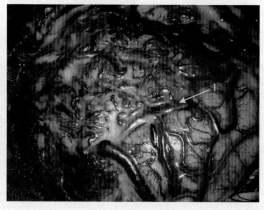

1：已栓塞的供血动脉
通过血肿确认畸形前界，逐步分离切断供血动脉

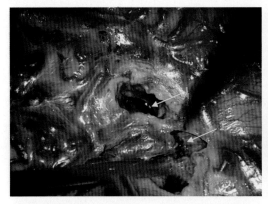

确认病灶边缘（1：血肿腔；2：已栓塞的供血动脉）
通过血肿确认畸形前界，逐步分离切段供血动脉

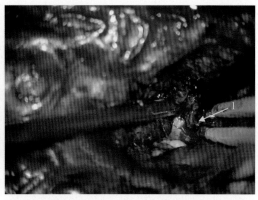

分离病灶（1：已栓塞的供血动脉）
通过血肿确认畸形前界，逐步分离切段供血动脉

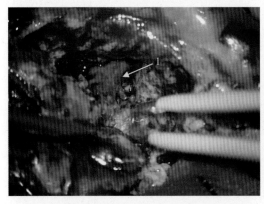

分离病灶前界（1：已栓塞的供血动脉）
通过血肿确认畸形前界，逐步分离切段供血动脉

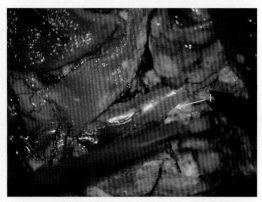

分离病灶后界（1：颞叶中后供血动脉）
逐步分离切断下界、后界、上界供血动脉

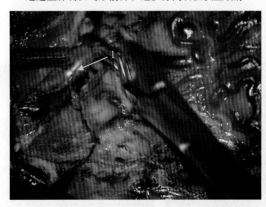

该供血动脉较粗，先临时阻断夹阻断（1）
逐步分离切断下界、后界、上界供血动脉

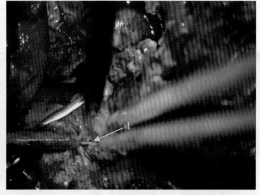

分离至终末进入畸形团处离断供血动脉（1）
逐步分离切断下界、后界、上界供血动脉

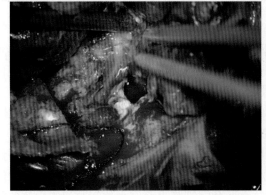

分离至终末端进入畸形团处离断供血动脉
逐步分离切断下界、后界、上界供血动脉

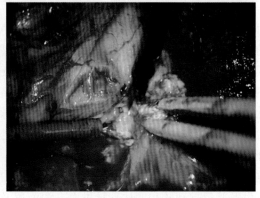

离断所有供血动脉后，切端引流静脉
切段引流静脉，切除畸形团

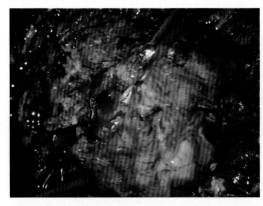
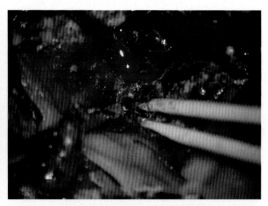

切除畸形血管团
切段引流静脉，切除畸形团

深面合并室管膜AVM，止血困难
深部白质穿支血管止血困难，应连同脑组织电凝止血

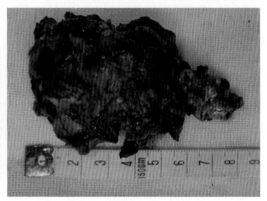

术区止血

畸形团长约8cm

【术后情况】 术后患者意识清晰，言语理解表达能力正常，肢体活动正常。术后3个月随访GOS5分。术后复查CTA示左侧颞枕叶动静脉畸形完全切除。

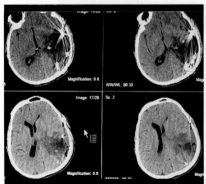
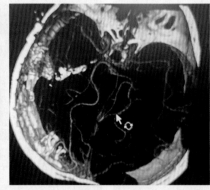
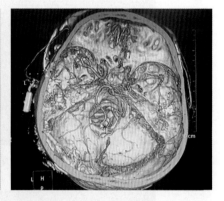

【点评】 本例动静脉畸形主体位于颞叶。颞叶AVM的供血动脉既有前循环来源的（通过外侧裂内的大脑中动脉下干供血），也有后循环来源的（通过大脑脚池和环池的大脑后动脉分支供血）。总体来说，颞叶侧裂区及外侧面的血供主要来于自大脑中动脉分支；而颞叶下部及底面主要由大脑后动脉分支供血。颞叶前内侧组织，包括杏仁体和海马，血供来自于脉络膜前动脉、丘脑前穿通支（后交通动脉的分支）和大脑后动脉穿通支。颞叶后内侧的血供来自大脑后动脉的分支。颞叶动静脉畸形病变位置不同，大脑中动脉和大脑后动脉的供血情况也不同；因此，术前每一例型AVMs都需要单独研究。

颞叶动静脉畸形可分为颞叶外侧面、颞叶底面、颞叶侧裂、内侧颞叶几种类型。该病例主要位于颞叶外侧面靠后累及颞枕交界，前方主要供血动脉有MCA下干的分支动脉，上方有对侧大脑前动脉供血，后方和下方由颞叶后部动脉和颞枕动脉供血。深面累及脑室颞角室管膜表面，由位于脑组织内侧的脉络膜前动脉和大脑后动脉P2段的小穿支动脉供血。引流静脉主要位于颞叶浅表并向上引流到大脑侧裂浅静脉和蝶顶窦。本例深部累及侧脑室颞角合并室管膜动静脉畸形，大大增加了手术切除难度。本例切除至脑室颞角时室管膜AVM出血不止，先压迫止血，迅速切除表浅的畸形团后获得充分的视野及操作空间后再止血，止血时可配合血管夹或两把吸引器吸住出血点，这种出血点属于深部白质穿支血管出血，需采取带有周围少许脑白质进行电凝烧灼法有利于止血。

　　源于脑膜中动脉的跨硬膜小供血血管可以为AVMs供血，打开硬膜时应该仔细查找并发现这些血管以防撕裂。本例打开硬膜是发现4处硬脑膜动静脉瘘，瘘口均较大，需仔细电凝后切断，避免直接撕裂大出血。同时本病例累及Wernicke区及角回缘上回，需保护语言及书写功能。策略如下：首先在脑沟进行蛛网膜的解剖，并在病变周缘循着大的供血动脉进行分离；清晰分辨供血动脉和引流静脉。循着大的供血血管分离直到病变部位才能阻断，因为大血管在向病变延伸的过程中会发出分支血管供应语言皮质或其他（功能）静止性皮质。病变深部四周的供血血管可以通过吸除病灶周围胶质增生带，以便显露并尽量靠近病灶阻断。经脑沟分离切除Wernicke区小的致密型AVMs是安全可行的。延伸到颞角并接受脉络膜前动脉供血的大型AVMs，脉络裂内的脉络膜前动脉主干和非供血的穿支动脉应该小心保护。

（许明伟　许民辉）

病例52　左侧侧裂区动静脉畸形

【病史简介】　患者男性，14岁，因反复发作性意识丧失伴肢体抽搐1年余入院。既往史无特殊。入院查体：意识清醒，GCS15分，言语正常，记忆力、计算力、定向力正常，四肢肌力、肌张力正常对称。

【影像检查】　MRI示左侧侧裂区异常信号影，大小约3.5cm×2.5cm，诊断动静脉畸形。

【术前影像】

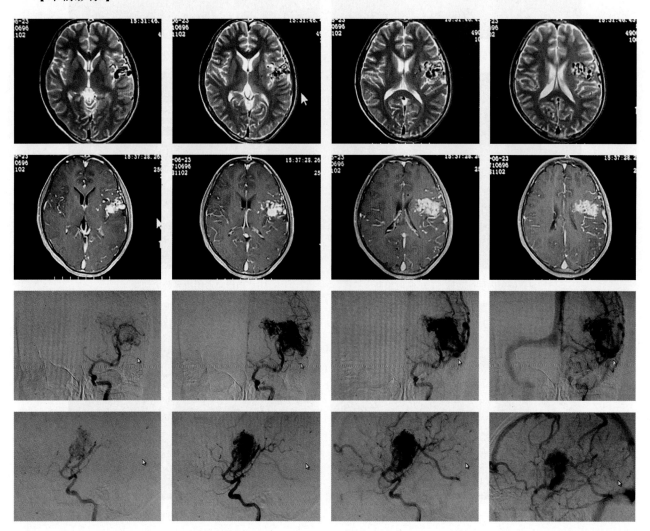

【术前诊断】 ①左侧侧裂区动静脉畸形；②继发性癫痫。

【术前讨论】 ①本病例诊断左侧侧裂区动静脉畸形，累及左侧Broca区。患者以癫痫起病，目前神经系统无阳性体征。Spetzler-Martin分级Ⅲ级。②供血动脉主要来自M2和M3分支，供血动脉位于病灶的深部和内侧，通过浅表和深部侧裂静脉引流静脉血，最终主要汇入上矢状窦。③本例畸形团累及Borca区，患者为年轻男性，手术除了切除畸形团解决癫痫问题难点在于语言功能的保护。有条件情况下可考虑行唤醒麻醉下病灶切除。但大脑侧裂动静脉畸形主要位于侧裂区及相应的蛛网膜下腔，没有明显的脑组织侵犯，这种特点可以通过精准地显微外科操作技术在不影响神经功能的情况下切除病灶。

【麻醉方式】 经鼻插管全身麻醉。

【手术体位】 仰卧位。

【手术名称】 左侧翼点入路侧裂区动静脉畸形切除术。

【手术过程】

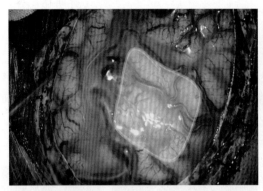

病灶位于侧裂后方，额下回后部

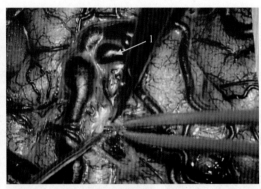

侧裂引流静脉（1）动脉化，颜色偏红

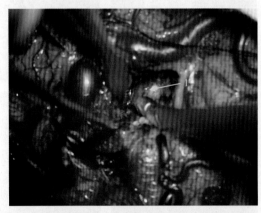

显露侧裂内供血动脉（1），临时阻断

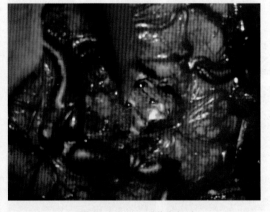

严格沿畸形团边界分离切除

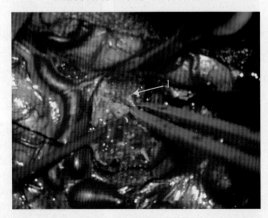

M2分支供血动脉（1）

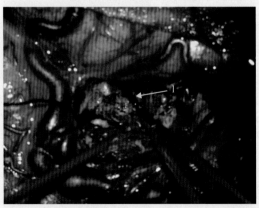

仔细电凝后将其切断（1）

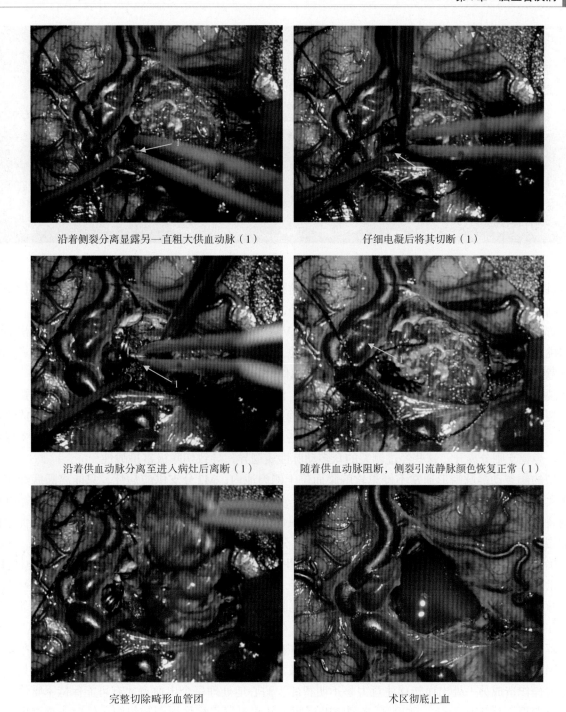

沿着侧裂分离显露另一直粗大供血动脉（1）　　　　仔细电凝后将其切断（1）

沿着供血动脉分离至进入病灶后离断（1）　　　随着供血动脉阻断，侧裂引流静脉颜色恢复正常（1）

完整切除畸形血管团　　　　　　　　　术区彻底止血

【术后情况】 术后患者恢复顺利，言语功能正常，四肢肌力肌张力正常。术后半年随访GOS评分5分，无癫痫再发作。术后MRI示术区无出血、梗死灶。MRA示左侧侧裂动静脉畸形团动静脉畸形完全消失。

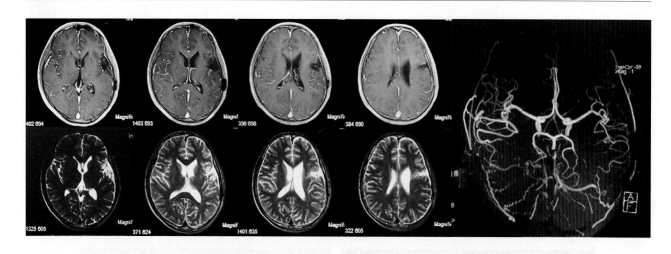

【点评】　侧裂区动静脉畸形的显露类似大脑中动脉动脉瘤手术，通过标准的翼点开颅术。头位摆放设计需时刻注意颅内静脉回流，使患者头高于心脏水平，颈部轻度过伸，避免头部过度向一侧扭转。这些措施可预防颅内静脉高压，否则会使颅脑手术特别是AVM手术困难重重。由于AVM手术存在术中出血风险及技术挑战，手术视野必须宽阔以提供多种工作角度，适应及时处理皮质下出血情况。最后，患者体位还应充分考虑手术路径以利于早期接近AVM的供血动脉和尽最大可能减少损伤引流静脉。

侧裂轻微分开，显露从岛叶M2段到皮质M4段；流出静脉汇入侧裂静脉，也通过分开侧裂显露。动脉化的侧裂浅静脉可在术野中造成遮挡。额叶侧裂动静脉畸形可有M3盖部动脉供血，可发出分支或终止至畸形团。供血动脉由终支、过路支、旁观支组成，各支处理不同：终支阻断于AVM周边，过路支保留血管主干，旁观支则分离开。这些经过侧裂的众多动脉性质迥异，导致切除极富挑战性。

典型的侧裂动静脉畸形通常不侵犯软脑膜而位于侧裂池内，M2分支供应病灶，只能离断病灶相关血管。在大脑侧裂池内有丰富的血管，不能滥用电凝止血防止血管损伤。大脑侧裂分离使用标准显微外科技术，侧裂浅静脉在分离操作的最初牵拉颞叶时可以探及，一般为动脉化侧裂浅静脉，一定要小心保护避免早期破裂出血。M1段可以在分离侧裂底部时显露，分离M1的末端逐步显露M2和M3供血动脉，注意只有当明确为病灶终末供血血管时才能离断。内下侧粗大的供血动脉要求使用迷你夹夹闭而不应电凝止血，通过手术通道内血管的保护才能保证脑组织血供。手术医师要在操作中保持软脑膜及实质的完整性，直到供血动脉被彻底阻断、病灶完全移除。不加区分的电凝止血将有灾难性后果，仔细分离出过路、邻近动脉对减轻并发症是必要的。

在解剖分离AVM的脑实质内部分时，对脑白质内AVM的供血动脉的出血点进行压迫止血几乎不能奏效，会因为隐藏出血或远隔部位的脑内出血引起脑张力增高。应立即耐心地处理出血点。放任一处出血不管，却因操作造成另一处出血转移注意力是不明智的。耐心地处理每个出血点才有可能保持术野清晰。本例动静脉畸形因位于Broca区，切除严格围绕畸形团，基本不侵犯病灶周围脑组织，最后完整取出的病灶周围表面基本无脑组织，术后患者语言功能完全正常。因此，能完美切除AVM的手术医师应该具备的关键元素包括：①将三维解剖瞬间转化为术中所见；②准确的术中决断和"手术直觉"；③手艺精湛；④耐力持久；⑤意志坚定；⑥沉着冷静地处理危机；⑦当然最重要的是经验。

（许明伟　许民辉）

病例53　小脑动静脉畸形团出血致脑疝形成

【病史简介】　患者女性，23岁。突发剧烈头痛后意识不清6小时入院。既往无高血压及其他病史。查体：血压178/82mmHg，心率135次/分，呼吸22次/分，血氧饱和度100%。意识浅昏迷，急诊平车推入病房，GCS评分7分（睁眼1分、言语1分、肢体活动5分），双侧瞳孔1mm，对光反射消失。四肢刺痛可定位。其余查体无法配合。

影像检查头颅CT示右侧小脑血肿，约20ml，幕上脑室轻度扩张。CTA示右侧小脑表面畸形团，约3.0cm×3.5cm，主要供血动脉为右侧小脑后下动脉，主要引流至右侧横窦。

【术前影像】

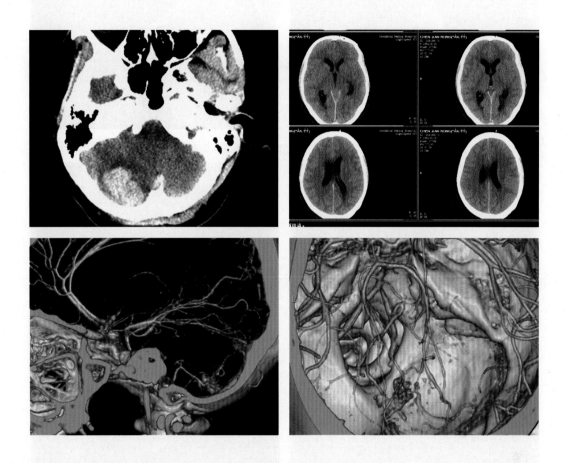

【术前诊断】 ①右侧小脑血肿；②右侧小脑动静脉畸形。
【麻醉方式】 气管插管全身麻醉。
【手术体位】 俯卧位。
【手术名称】 后正中入路右侧小脑动静脉畸形团切除术。
【手术过程】

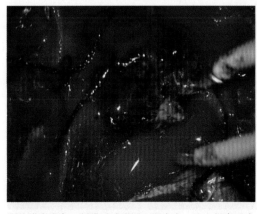
硬脑膜张力高，硬膜后畸形团立即疝出，止血相当困难

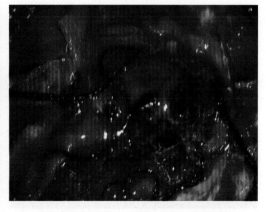
畸形团高出硬膜1cm，搏动剧烈，张力极高

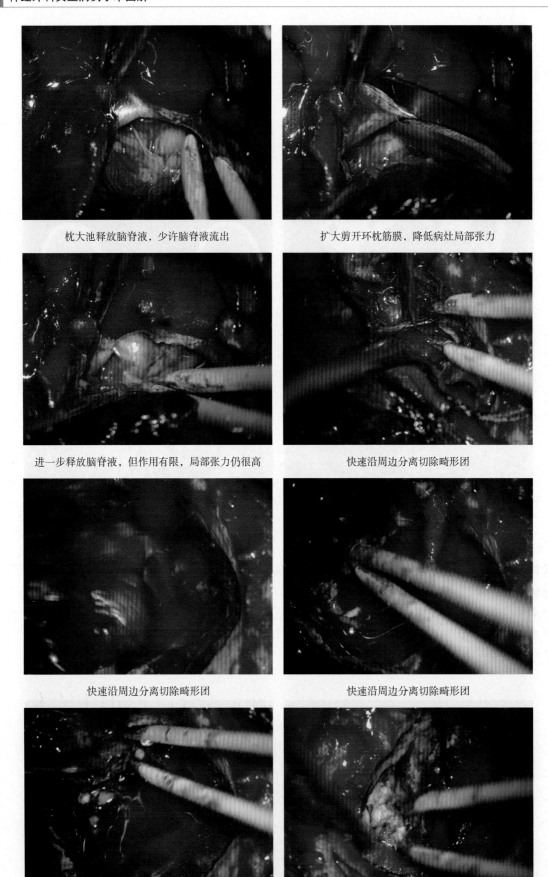

枕大池释放脑脊液，少许脑脊液流出

扩大剪开环枕筋膜，降低病灶局部张力

进一步释放脑脊液，但作用有限，局部张力仍很高

快速沿周边分离切除畸形团

快速沿周边分离切除畸形团

快速沿周边分离切除畸形团

切除畸形团主体后，止血变得容易

沿四周仔细电凝每一供血动脉

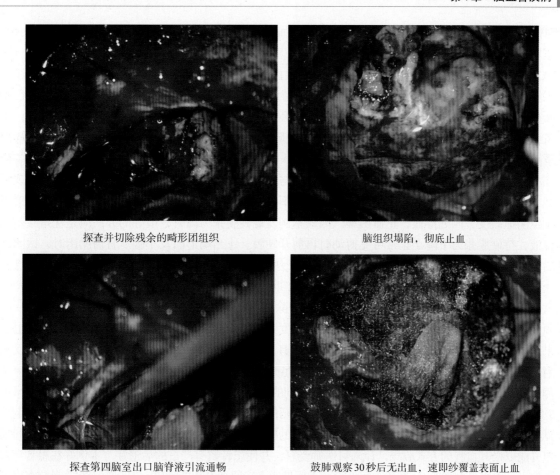

探查并切除残余的畸形团组织 脑组织塌陷，彻底止血

探查第四脑室出口脑脊液引流通畅 鼓肺观察30秒后无出血，速即纱覆盖表面止血

【术后情况】 术后第1天，患者意识嗜睡，四肢活动正常。术后第3天，患者完全清醒，可遵嘱活动。术后第10天患者步行出院。术后CTA示畸形团完全切除。术后3个月随访GOS评分5分。

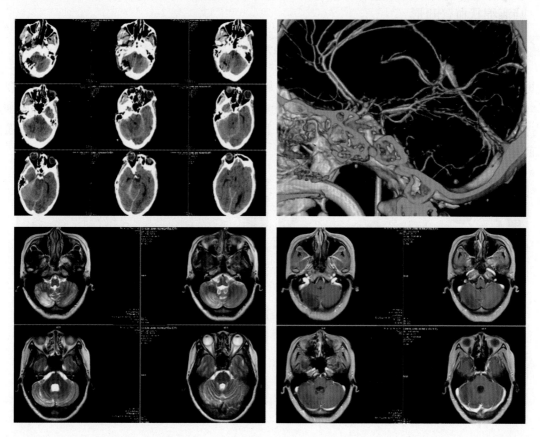

【点评】　本例为小脑动静脉畸形团出血导致小脑血肿，量约15ml，但颅后窝局部张力很高，头颅CT示环池受压明显，结构不清，幕上脑室系统轻度扩张。患者年轻，无高血压病史，因此术前需排除血管畸形，通过CTA明确出血原因为右侧小脑表面血管畸形，供血动脉为右侧小脑后下动脉。该畸形团位置浅表，约3cm，理论上讲难度不大，但本例出现了打开硬膜后畸形团破裂出血致脑膨出的紧急情况，手术过程有惊无险。回顾整个过程，需总结以下几点：①手术采取俯卧位，后正中入路开颅。同时应将上半身抬高，颈部前区后尽量让头部位置高于心脏，避免因体位摆放导致脑静脉回流不畅增加手术难度。②患者术前意识前昏迷，血压高，心率快，为颅内压突然明显增高所致，入院后开启绿色通道，以最快的速度开颅减压。骨瓣不宜太小，本例骨窗主要位于右侧小脑半球，骨窗过小与术中脑膨出有一定关系。③本例开颅完后发现硬脑膜张力极高，这时剪开硬膜小脑表面畸形团立即疝出，不可避免地损伤畸形团表面的引流静脉造成畸形团血流动力学发生明显改变，四处渗血，止血困难。回顾本例发现硬膜张力高时，最好的办法应是枕角穿刺，释放部分脑脊液，待硬膜张力下降至正常可见搏动时再剪开硬膜。④当畸形团及小脑从骨窗膨出时，试图去止血是徒劳的。本例刚开始试图烧闭表面出血点，但在张力极高、血流很快的情况下，双极电凝根本无法止血，且盲目止血可能进一步破坏了畸形团的引流静脉，加重出血。好在本例畸形团较小，术者采取扩大剪开硬膜，枕大池释放脑脊液，大号吸引器快速四周分离切除主体畸形团后，快速清晰地显露出血点并一一止血。⑤对于颅后窝，靠近皮质的小动静脉畸形出血，虽难度不大，但如果违反了动静脉畸形的切除原则也会带来不良恶果。本例最大的错误为颅后窝硬膜张力过高时剪开硬膜，损伤了小脑表面的引流静脉。值得反省，任何手术当你发现硬脑膜张力极高时，剪开硬膜前应做足充分准备。

　　动静脉畸形的术中破裂，相比于其他术中可能遇到的情况，是一项非常独特的挑战。动静脉畸形术中破裂的处理是对神经外科医师的沉着和成熟度，以及技术技巧的最高级别的检测。最好的应对方式是避免引起动静脉畸形破裂。因此我们需要深究导致动静脉畸形术中破裂的根本原因。动静脉畸形手术常以优雅的显微外科操作开始，但却可能以极其血腥的方式收场，让外科医师受窘，并使患者留有严重的后遗症。本例好在患者年轻，同时畸形团较小，术中出血600ml，过程有惊无险，术后患者未遗留神经功能障碍。但却深深在笔者脑海里印下了"在动静脉畸形供血动脉全部切断之前，畸形血管团内部承受不住急剧的血流动力学改变"这一重要概念。

（许明伟　徐伦山）

二、脑海绵状血管畸形

病例54　脑室镜下第三脑室底造瘘及中脑导水管海绵状血管瘤切除

【病史简介】　患者男性，19岁。头部胀痛伴双眼复视1周，头部胀痛症状不重，无发热、感冒等病史。入院查体：体温正常。双眼上视障碍，右眼明显，无其他神经系统阳性体征。头颅CT平扫见中脑导水管低密度占位病变；头颅MRI见病变主要在中脑导水管上口，T_1稍高信号，T_2高信号，病变周边有强化。

【术前影像】

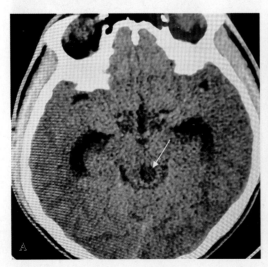
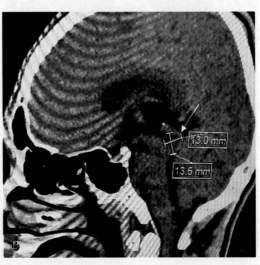

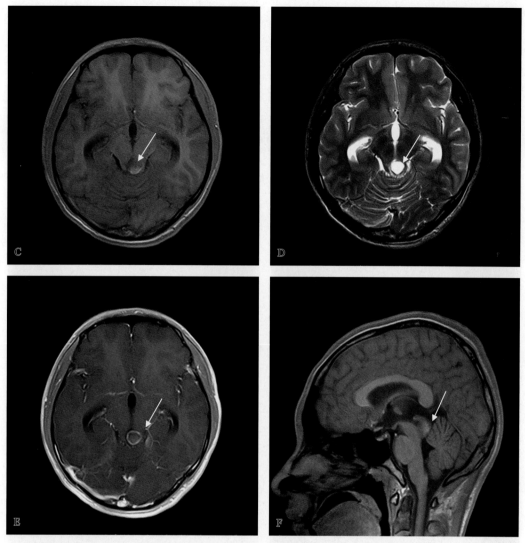

术前影像学检查：A、B.CT平扫，中脑导水管上口附近低密度占位病变（箭头所示）；C～F.头颅MIR影像，T_1显示病变（箭头所示）混杂稍高信号（C、F），T_2高信号（D），病变周边有强化（E）

【术前讨论】　①诊断和鉴别诊断：首先，定位诊断明确，在中脑导水管上口附近囊性病变，定性诊断不明确，从MRI增强序列看（图E），周边强化，有脓肿的特征，但患者无感染病史，入院时体温也正常，所以脓肿可能性小；其次，胶样囊肿，该囊肿常在第三脑室内近室间孔处，典型影像学特征是CT高密度，MRI见T_1高信号，T_2低信号，囊壁一般不强化，该患者影像特征与胶样囊肿的典型影像特征不完全相符；再次，室管膜瘤，一般为实质性肿瘤，囊性少见，所以，室管膜瘤可能性不大；最后，考虑海绵状血管瘤，但CT低密度及MRIT_2均匀高信号又不完全支持。总之，定性诊断不清。②治疗：因患者目前有头部胀痛及双眼上视障碍，病变在中脑导水管，已经引起了梗阻性脑积水，所以需要治疗。手术治疗是唯一选择，手术目的在于通畅脑脊液循环。手术方式可有如下选择：脑室腹腔分流；病变切除；脑室腹腔分流联合病变切除；第三脑室底造瘘；第三脑室底造瘘联合病变切除。选择哪种方式，根据以尽可能小的手术创伤解决尽可能多的临床问题原则，第三脑室底造瘘联合病变切除是最佳手术方式，硬质脑室镜和软性脑室镜联合应用，首先在硬质脑室镜下完成第三脑室底造瘘，然后在软性脑室镜子下切除病变。

【术前诊断】　中脑导水管海绵状血管瘤。

【麻醉方式】　气管插管全身麻醉。

【手术体位】　仰卧位。

【手术名称】　脑室镜下第三脑室底造瘘及中脑导水管海绵状血管瘤切除术。

【手术过程】

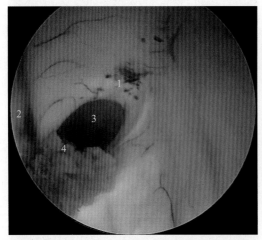

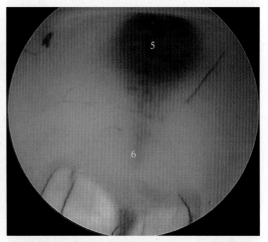

找到室间孔，1：穹窿；2：隔静脉；3：室间孔； 进入第三脑室底，5：漏斗隐窝；6：Liliequist膜区
4：脉络丛

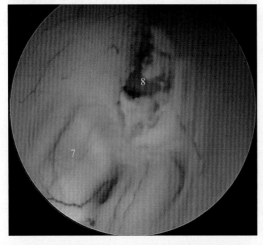

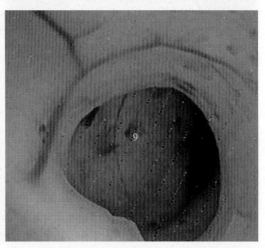

造瘘成功，7：乳头体；8：造瘘口 换软镜定位到导水管上口，9：病变

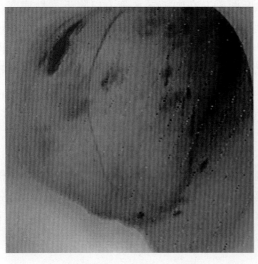

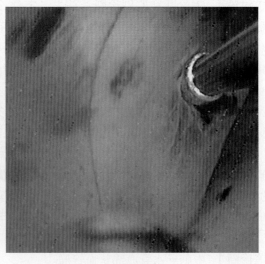

抵近观察病变室管膜下，呈囊性 电凝病变囊壁

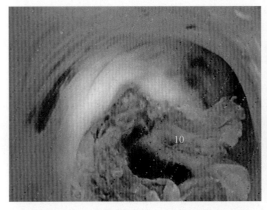

切开囊壁，冲洗出囊内容物（10：絮状囊内容物）

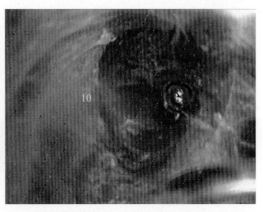

抵近观察囊内容物，并取标本送检（10：絮状囊内容物）

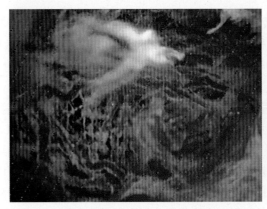

抵近见囊壁内表面大量增生血管网

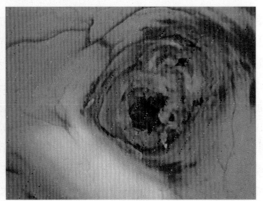

手术结束

【术后情况】 患者术后常规防感染治疗，恢复顺利，术后7天拆线出院。病理检查：小血管增生伴扩张，未见炎症细胞浸润，未见肿瘤细胞，结合术中所见，诊断为海绵状血管瘤。术后复查CT、MRI及病检结果如下：

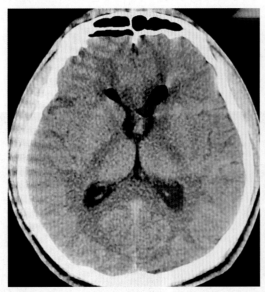

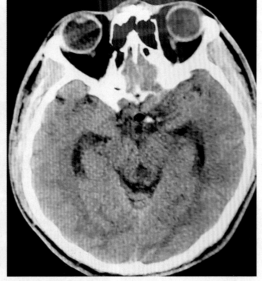

术后当天复查头颅CT，术区及脑室系统无出血

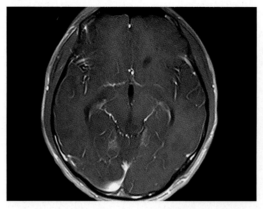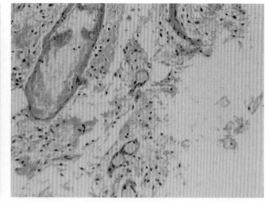

术后3天MRI：占位解除　　　　　　病理检查：小血管增生伴扩张，未见炎细胞浸润，
　　　　　　　　　　　　　　　　　　未见肿瘤细胞

【点评】　本例囊性病变位于中脑导水管上口，造成脑脊液循环障碍从而导致梗阻性脑积水，引起患者严重的脑积水症状。术前讨论拟采取两个手术确保患者脑积水改善：①利用硬脑室镜行第三脑室底造瘘术；和常规脑室镜手术一样，头皮穿刺点定位，以硬性脑室镜能顺利行第三脑室底造瘘为原则，在冠状缝前约1cm，中线旁开2.5cm，造瘘点选择在乳头体和漏斗隐窝之间最薄弱的无血管区，通常瘘口直径不小于5mm，并打开Liliequist膜，保证镜下可以清晰地看到基底动脉，确认瘘口通畅、与脚间池充分沟通。②通过软镜切除中脑导水管上口的囊性病变，恢复脑脊液循环通路，解除占位并明确病理诊断。从术前MRI片看，病变起源于导水管上口左侧，病变在室管膜下，所以，术中注意在导水管上口左侧寻找病变，术中证实导水管壁左侧向导水管腔突出部分即为病变所在部位，切除肿瘤过程中务必操作轻柔，防止挫伤脑室结构，肿瘤囊壁出血可予电凝烧灼止血，小的出血点可予37℃生理盐水反复冲洗止血。术前认真读片了解肿瘤精确位置很重要，对术中病变的定位可起关键作用。术后病理诊断海绵状血管瘤。术后患者脑积水症状改善，复查提示脑室较术前明显缩小。

（贺绪智　梁　鸿）

病例55　脑干海绵状血管瘤

【病史简介】　患者男性，19岁。突发头晕伴舌尖麻木6天入院。患者6天前无明显诱因出现头晕，伴舌尖麻木，无恶心呕吐，无肢体抽搐。未给予特殊治疗，3天后头晕加重，站立不稳。当地医院头部CT显示脑干斑片状稍高密度影，考虑出血或占位病变可能。查体：生命体征平稳，步入病房。神志清楚，查体合作。视力正常，瞳孔及眼球活动正常。双侧鼻唇沟对称，伸舌居中。四肢肌力，肌张力正常。生理反射存在，病理反射未引出。门诊MR提示脑桥海绵状血管瘤。

【术前影像】

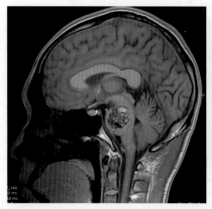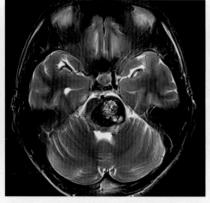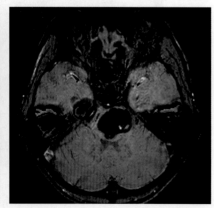

磁共振显示脑干占位，体积较大，脑干组织受压。T₁混杂信号，T₂典型"爆米花"样改变；病变中心高信号，周边散在低密度信号，考虑为陈旧性出血；磁敏感成像提示病变存在陈旧性出血信号，考虑为海绵状血管

【**术前诊断**】　脑桥海绵状血管瘤。

【**麻醉方式**】　全身麻醉。

【**手术体位**】　侧卧位，头略屈曲，对侧旋转约10°。

【**手术名称**】　左侧乙状窦后入路脑桥海绵状血管瘤切除术。

【**手术过程**】　根据病变位置选择经左侧乙状窦后入路，显露左侧脑干侧方，自三叉神经下区域切开进入脑干。手术全程电生理监测，导航辅助定位。耳后"S"形切口切开，如患者肌肉发达，可使用"反钩"形切口，以保证充分显露乳突及其后方骨质。磨钻于横窦、乙状窦拐角处打孔，铣刀开颅形成骨瓣。并磨除部分乙状窦表面乳突骨质，显露部分乙状窦。这样切开硬膜后，可见将乙状窦与硬膜一起牵向前方，以获得更为平直的脑干侧方视角和更浅的手术野，同时避免对小脑组织过度牵拉。

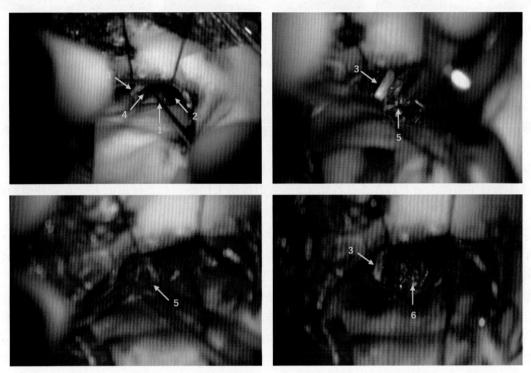

1：三叉神经；2：岩上静脉；3：面、听神经复合体；4：三叉神经旁区；5：海绵状血管瘤；6：海绵状血管瘤切除后残腔

如图切开硬膜后，枕大池释放脑脊液，使小脑塌陷，可直视三叉神经根，确认三叉神经根下区域，导航确认病变位置后，切开脑桥即可见到肿瘤。海绵状血管瘤质地多偏软，可压缩，较易推挤移位、分离边界。且由于反复出血，血管瘤周围含铁血黄素沉积，粘连不重，易于分离。但本病例病变体积较大，且难以压缩，边界粘连较为紧密。需锐性切除部分病变，获得空间后，锐性分离边界，以减少对周围脑干的牵拉。大块取出病变，可见清洁的瘤床。术后患者对侧肢体一过性感觉异常，无其他并发症。

【术后影像】

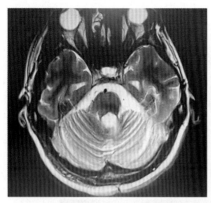
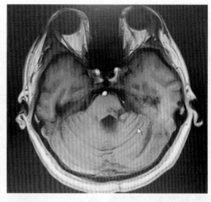
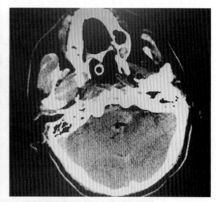

术后复查可见血管瘤切除满意，患者出现一过性同侧肢体轻度麻木，其余未见明显异常。术后病理证实为海绵状血管瘤

【点评】 海绵状血管瘤，又称海绵状血管畸形（CM）。是由众多薄壁毛细血管组成的海绵状血管团，其间没有或极少存在脑组织。可发生于中枢神经系统任何部位，发生于脑干的海绵状血管瘤占15% ～ 20%。脑干海绵状血管瘤年出血率约6.6%，再出血率高达39.5%，故对于脑干海绵状血管瘤，建议积极处理。目前研究认为静脉引流障碍可能是导致海绵状血管瘤出血的重要原因。由于静脉内压力不高，出血多表现为反复少量的出血。出血机化，导致瘤体不断增大，逐渐产生占位压迫效应。磁共振T_2序列影像上表现为典型的"爆米花"样改变，此外磁敏感序列可明确出血性信号。

一般认为对于急性出血者应在亚急性期（2 ～ 6周）手术切除；非急性出血者，在含铁血黄素沉积层形成后，行手术治疗可能更为安全。由于脑实质内海绵状血管瘤血供多不丰富，边界相对清楚，手术难度并非顶级。导航下显露海绵状血管瘤后，沿边界分离，可以咬切钳切除部分病变，以获得分离边界的空间。由于脑干手术空间较小，周围均为关键解剖结构，应以精细、小功率电凝断离血管，精细显微镊分离肿瘤，最大程度地保护脑干组织。可不必过分处理胶质增生带，以隔离保护脑干内功能结构。

根据海绵状血管瘤位置可分为中脑、脑桥、延髓海绵状血管瘤。而脑干内存在重要的神经核团和神经传导束，需要根据海绵状血管瘤与上述结构的关系选择手术入路。手术目的为：完全切除CM，对周围的重要组织损伤最小或无损伤。一般认为应从距离脑组织表面最浅部位进入，手术难度更小；若须穿过功能结构，最短的经神经距离可能并不是最理想的。有时应选择更长的、穿过更少功能结构的手术通路。根据神经解剖及神经影像研究成果，中脑、脑桥至延髓存在13个可安全进入的区域。但由于病变占位效应，术前使用磁共振DTI序列重建神经束，明确其与病变位置关系，结合术中导航可有效提升手术安全性。

本例海绵状血管瘤位于中脑，距离脑干表面最浅处位于脑桥左侧前外侧部，应选择自三叉神经上区、三叉神经旁区进入脑干，避开前方的皮质脊髓束和后方的脑干神经核团。可显露这一区域的入路，包括经岩前入路（Kawase入路）、颞下经小脑幕入路、乙状窦后入路等。鉴于病变体积较大，其下端达到内听道水平，故我们选取了乙状窦后这一相对简单的常规入路。如图所示，为另一例脑桥-延髓交界部位海绵状

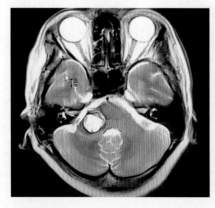
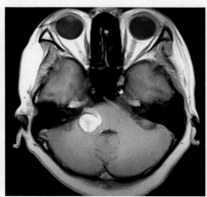
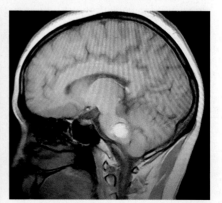

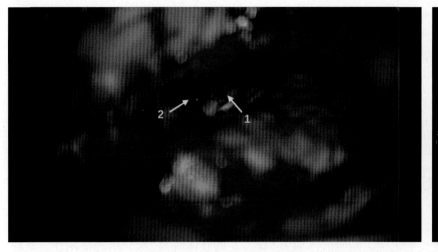
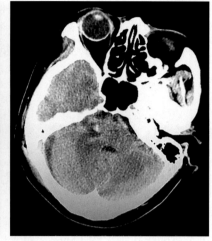

另一例经乙状窦后切除脑干海绵状血管瘤。1：面听神经外侧脑干表面黄染；2：岩上静脉

血管瘤，其位置更低，采用乙状窦后入路更为合适。显露面听神经后，显露三叉神经外侧脑桥区，可见面听神经与头侧脑干皮质黄染。自此进入，顺利切除病变。

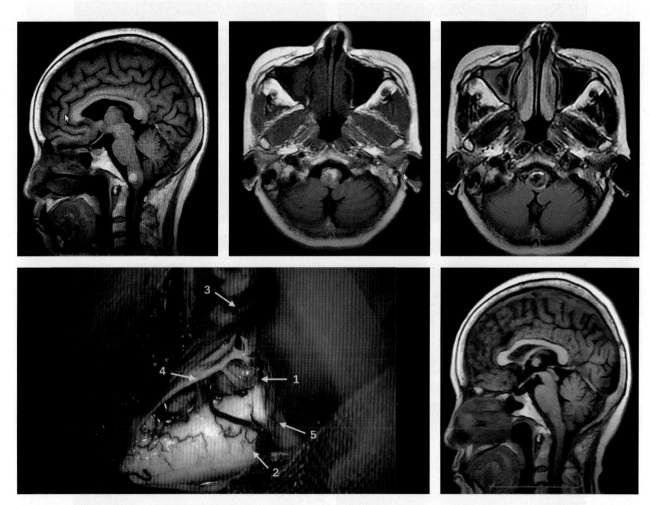

经远外侧入路切除延髓海绵状血管瘤。1：椎动脉；2：延髓；3：枕骨大孔边缘；4：辐神经脊髓支；5：小脑扁桃体

图所示为延髓海绵状血管瘤，延髓安全区域包括经前外侧沟、经橄榄、经后正中和经小脑下脚入路，前二者用于处理前外侧病变，后二者用于处理延髓后方病变。本病例位于延髓前方、颅颈交界水平，经研

究后采用前外侧沟入路，并向颈1神经根延伸，通过远外侧入路显露，顺利切除，术后无并发症。但以上入路均无法直视脑干腹侧，对于位于腹侧正中的病变处理尚有难度。随着经鼻内镜及内镜辅助技术发展，这一问题逐步得到改善，但由于内镜下器械限制，处理血管性病变尚存在难度。

（王旭辉　徐伦山）

第三节　脑　出　血

病例56　自发性基底节区脑出血

【病史简介】　患者男性，46岁。主因"突发左侧肢体无力、言语不清3小时"入院。入院查体：浅昏迷，双侧瞳孔等大约2.5mm，对光反射迟钝，右侧肢体肌力5级，左侧肢体肌力2级，病理征阴性。既往高血压病史。入院CT：右侧基底节区脑出血，CTA示颅内血管未见明显异常。

【术前影像】

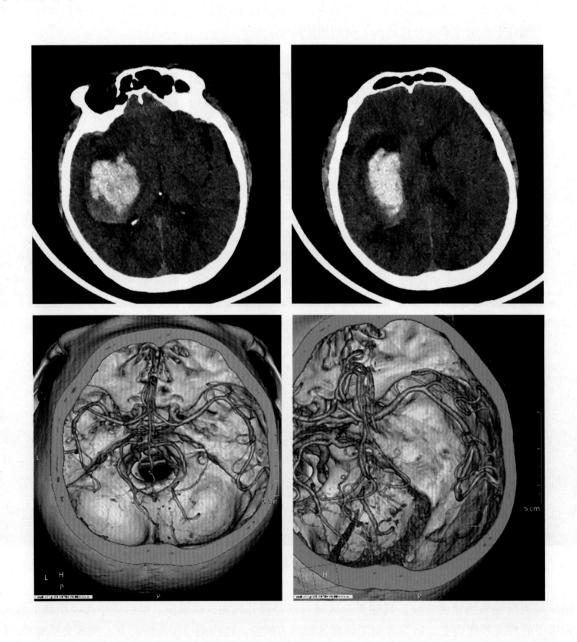

【术前诊断】　自发性基底节区脑出血。

【麻醉方式】　经口气管插管全身麻醉。

【手术体位】　仰卧位、头左偏。

【手术名称】　小骨窗开颅经侧裂基底节区血肿清除术。

【手术过程】

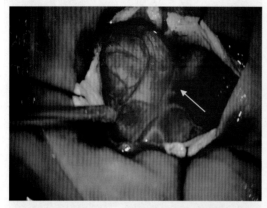

打开硬脑膜，暴露外侧裂（箭头示外侧裂）

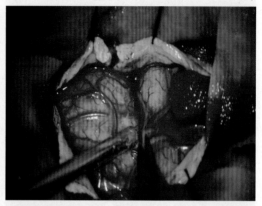

分离外侧裂

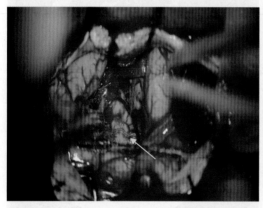

暴露岛叶（箭头示：岛叶）

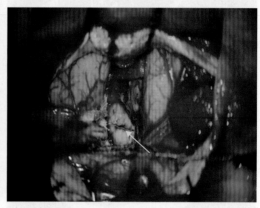

电凝岛叶表面小血管（如箭头示）

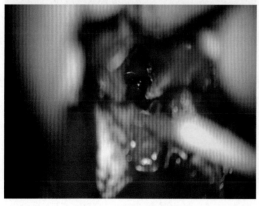

切开岛叶，即可见血肿

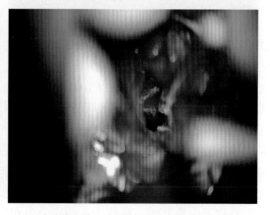

逐步清除血肿，吸引器保持在血肿腔中央操作，避免吸引器头触碰血肿壁

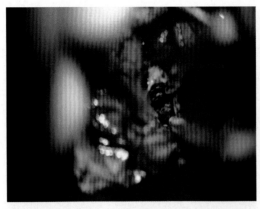
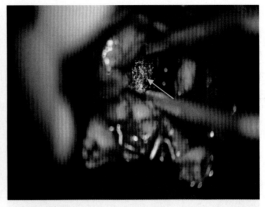

清除血肿完毕，各方向探查无活动性出血　　　　术腔铺薄层止血纱布，关颅（箭头示：止血纱布）

【术后情况】 术后CT示血肿清除满意；术后患者恢复良好，遗留左侧轻度偏瘫，继续行康复治疗。

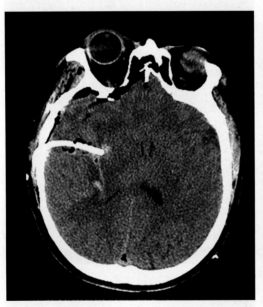
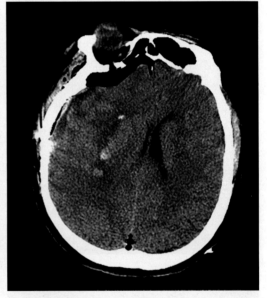

【点评】 自发性脑出血中，高血压脑出血所占比例最高，而在高血压脑出血中，基底节区是最常见的出血部位，约占高血压性脑出血的60%。

高血压脑出血的发病原因是脑内小动脉受长期高血压的作用，在发生慢性病变基础上破裂所致，这些慢性病变包括小动脉硬化、脑血管透明脂肪样变性以及粟粒状微动脉瘤形成等。这些小动脉一般是由颅内大动脉直接发出的直径大为100～200μm的穿通血管，包括豆纹动脉、丘脑穿通动脉以及基底动脉的脑干穿通支等，其中豆纹动脉由大脑中动脉垂直发出，受到的压力冲击更大，是高血压导致脑血管病变最常见的部位。

高血压脑出血按不同的出血部位，有不同的临床特点。对于基底节区出血，尤以壳核为最好发部位，因为血肿主要位于内囊外侧，故称为外侧型，出血多来源于豆纹动脉外侧组，可向不同方向扩散，累及放射冠或占据岛叶，甚至扩展至颞叶皮质下。位于内囊内侧的血肿，则称为内侧型。基底节区脑出血的主要临床表现除了头痛、呕吐、意识障碍等一般症状外，因为内囊受压或被破坏而表现出出血对侧偏瘫、偏身感觉障碍和同向偏盲，即所谓的"三偏征"。如果出血破入脑室，可使病情迅速加重，由于出血对脑干、丘脑的刺激以及急性脑积水，可使患者出现不同程度的意识障碍，甚至迅速昏迷。此外，还可能有双眼同向凝视、失语等表现。

高血压脑出血的诊断并不困难，对于中老年人，特别是有高血压病史者，根据其突然发病，迅速出现的神经功能障碍以及颅内压增高体征，应高度怀疑本病。CT的应用可对高血压脑出血做出快速而准确的判断，CTA则可排除颅内动脉瘤、动静脉畸形等引起的出血。

由于基底节区出血往往累及内囊引起偏瘫，对适合手术的病例，清除血肿可缓解血肿对周围组织的压迫和破坏，恢复脑功能，减少死亡率和致残率。高血压脑出血的手术方式多样，应综合血肿的大小及部位、术者手术技巧、器械设备等情况选择合适的手术方式。高血压脑出血常用的手术方式有以下几种。

1. 常规骨瓣开颅血肿清除术　以血肿最大层面为中心，设计头皮切口和骨瓣的位置以及大小，选择血肿最表浅或避开重要功能区的脑沟、裂入路。术中可综合患者的血肿量、术前意识水平、术中脑组织牵拉情况、预计术后水肿程度等，以决定是否去除骨瓣。常规骨瓣开颅术的缺点是手术创伤大、时间长、对脑组织牵拉重、术后水肿反应大；去除骨瓣者还需要再次手术行颅骨修补。

2. 小骨窗血肿清除术　此术式属于常规开颅手术的微创化改良，根据术前影像定位或立体定向，确定血肿在体表的投影，骨窗直径3cm左右。此方法简化了手术操作，对脑组织牵拉轻、创伤小，术后亦不需行颅骨修补术，尤其适用于血肿位置表浅、术前脑肿胀程度轻者。其缺点是需要显微操作基础，术中可能存在术野小、止血困难。

3. 锥颅或钻孔血肿抽（碎）吸引术　其优点是可在局部麻醉下操作，简单、快速、创伤小，可迅速吸引出血肿液性部分，利用纤溶药物可碎化和液化部分血凝块，尤其适用于有严重基础疾病不能耐受开颅手术者，利于在基层医院开展。该术式也有明显的缺点，由于不是直视下操作，不能有效止血，也可能造成额外的损伤，加重出血；对于液性部分少的血肿，减压效果往往不满意。

4. 立体定向神经内镜辅助下血肿清除术　在立体定向引导下选择钻孔位置和入路，一般选择血肿长轴方向入路，直接将内镜导入血肿腔，或者先置入套筒（撑开器）再导入内镜，在内镜辅助直视下进行血肿清除和止血操作。这种术式能够精确定位，脑损伤较轻，尤其适用于空间小、位置深的小脑出血；其缺点主要在于不易控制较大的出血，受操作角度限制可能无法看到血肿全貌而致血肿清除不彻底，血凝块易使视野模糊而影响操作等。

对于最常见的基底节区脑出血，笔者推荐小骨窗经外侧裂入路。在外侧裂的体表投影线上下直线或弧形切开头皮，形成直径约3cm大小的小骨窗。此方式简化了常规骨瓣开颅的手术操作，借助手术显微镜的良好照明和放大作用，可在直视下清除血肿，手术效果不亚于常规骨瓣开颅，清除大部分血肿后往往效果肯定，不需担心术后颅内高压的形成。手术操作过程中对脑组织的牵拉轻、损伤小，但可能存在术野狭小、术中止血困难等问题。不必强求清除全部血肿，尤其是血肿腔周边及底部的血肿，以免术中止血困难或继发新的出血。

此病例及手术入路基于对外侧裂、岛叶的解剖认识，在外侧裂体表投影线上做一小的直行或弧形切口，铣开一直径2～3cm的小骨瓣即可。在显微镜下仔细分离外侧裂，向深部暴露岛叶，切开岛叶皮质一般即可发现血肿，血肿往往可以自行涌出一部分，吸引器力道要柔和，尽量吸取血肿腔中心的血肿，靠脑组织压力自行将周围血肿推挤到中心。吸取周围血肿时，如血肿较硬、与脑组织粘连紧密，不可强力吸引和牵拉，以免发生难以控制的出血，可配合冲洗或用取瘤镊夹碎血肿块。不必追求清除全部血肿以及影像上的"完美"，应综合考虑手术时间、对脑组织的牵拉损伤等。如脑压明显降低，脑皮质塌陷，脑搏动良好，即使残留小部分血肿，亦不会对预后产生不良影响。

（张景宇　杨　伟　陈广鑫　许民辉）

病例57　自发性小脑出血

【病史简介】　患者女性，65岁。主因"突发神志不清6小时"入院。既往高血压病史。入院查体：神志浅昏迷，双侧瞳孔直径约3mm，对光反射迟钝。入院CT：左侧小脑出血，CTA示颅内血管未见明显异常。

【术前影像】

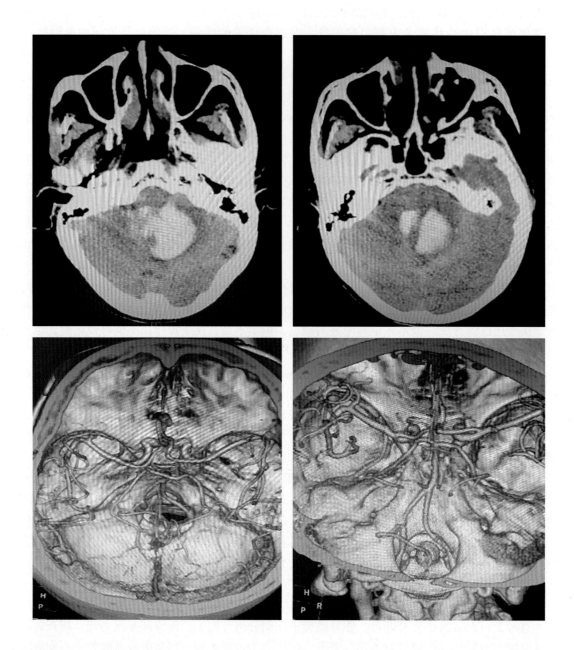

【术前诊断】　自发性小脑出血。

【麻醉方式】　气管插管全身麻醉。

【手术体位】　俯卧位。

【手术名称】　枕下旁正中入路小骨窗开颅小脑血肿清除术。

【手术过程】

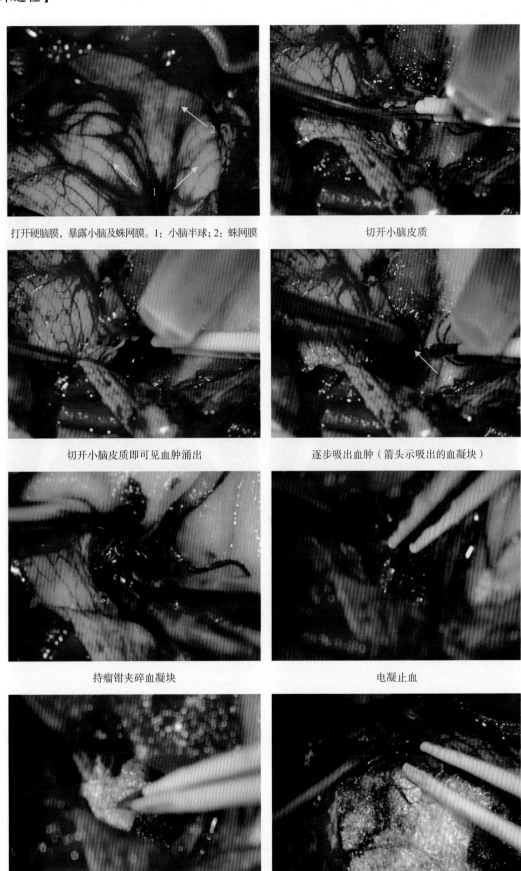

打开硬脑膜，暴露小脑及蛛网膜。1：小脑半球；2：蛛网膜　　切开小脑皮质

切开小脑皮质即可见血肿涌出　　逐步吸出血肿（箭头示吸出的血凝块）

持瘤钳夹碎血凝块　　电凝止血

血肿清除完毕，术腔彻底止血后铺止血纱布　　处理小脑表面渗血，关颅

【**术后影像**】 术后复查CT示血肿清除满意，引流管位置良好。术后患者恢复良好，无脑积水发生。

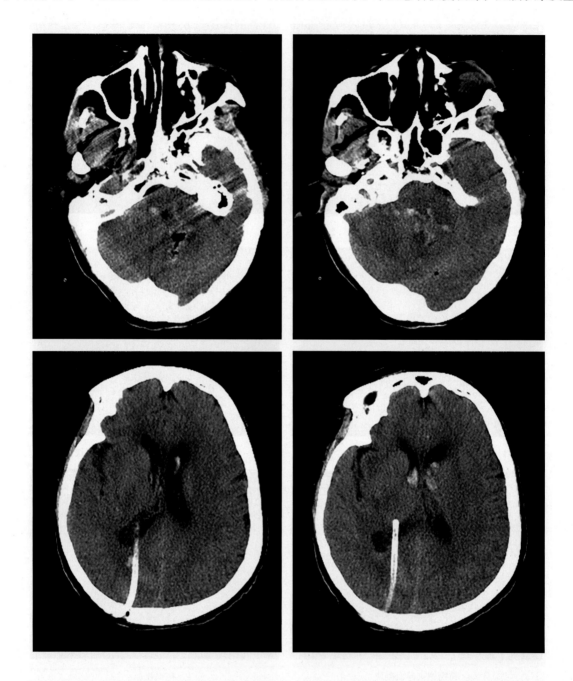

【**点评**】 高血压脑出血中，小脑出血约占10%，多位于一侧小脑半球齿状核及其附近。出血来源动脉主要为小脑上动脉、小脑前下动脉以及小脑后下动脉的分支。小脑出血的症状主要表现为突发剧烈呕吐、枕部疼痛、眩晕、共济失调等。查体可能有颈强直、眼震、构音不清等体征。因颅后窝缓冲空间小，且易阻塞脑脊液循环通路，故脑积水、脑疝发生率高，故小脑出血的手术应该更加积极，手术要尽早进行。

自发性小脑的手术方式亦有骨瓣成形血肿清除术、血肿穿刺引流术、小骨窗血肿清除术以及内镜下血肿清除术等。笔者推荐采用枕下正中或旁正中切口小骨窗开颅显微镜下清除血肿＋单侧或双侧侧脑室后角穿刺外引流的手术方式，并且开颅前先行脑室穿刺引流。理由：①侧脑室后角穿刺引流操作简单易行；选择侧脑室后角穿刺可避免变换手术体位；②开颅前先穿刺置管到位，缓慢释放脑脊液，骨瓣打开后往往可获得满意的减压效果，便于手术操作；③手术后可能残留小部分血肿，或因脑组织肿胀压迫等脑脊液循环通路仍然阻塞，则可在脑脊液循环通畅之前，持续行脑脊液外引流；④因有脑脊液外引流的减压保证，骨瓣也不需太大，不需切除寰枢椎椎板，这样手术可以更加安全、快速。近几年，随着内镜技术的发展普及，内镜下血肿清除术在自发性小脑出血中的应用越来越广泛，颅后窝部位空间小、位置深，内镜手术可以很好地发挥其优势。

（张景宇 欧阳庆 陈广鑫 许民辉）

第四节 动 静 脉 瘘

病例58 经静脉入路栓塞罕见眶内硬膜动静脉瘘

【病史简介】 患者男性，56岁。因"右眼酸胀伴眼球突出8个月余"入院，入院查体：右眼球结膜血管怒张，角膜透明，眼球外突，双侧瞳孔等大正圆3mm，对光反射灵敏，眼底小瞳下未见明显异常；眼压：右眼24mmHg，左眼15.4mmHg；OD：1.0 OS：0.8；眼部AB超声示双眼玻璃体混浊，右眼血管异常回声（颈动脉海绵窦瘘？）；右眼眼外肌增粗待查。头颅CT、MRI检查示考虑颈内动脉海绵窦瘘。

【术前影像】

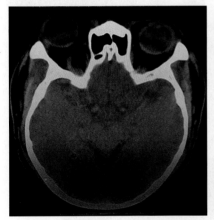 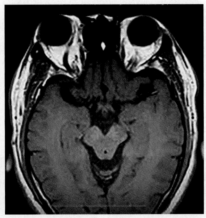 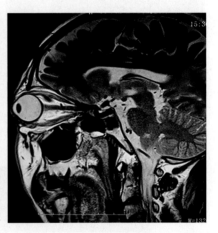

头颅CT示右侧眼球突出、眼外肌稍增粗　　MRI（T₁轴位）右侧眼球突出、右侧眼上静脉增粗，考虑颈内动脉海绵窦瘘的可能　　MRI（T₂矢状位）右侧眼球突出、右侧眼上静脉增粗，考虑颈内动脉海绵窦瘘的可能

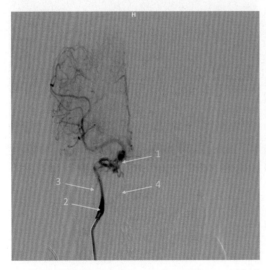 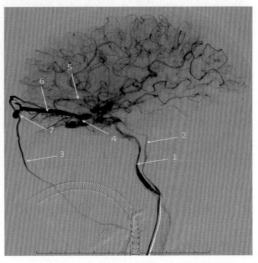

DSA（右侧颈内动脉）正位片。1：瘘；2：颈内动脉；3：颈外静脉；4：岩下窦　　DSA（右侧颈内动脉）侧位片。1：颈内动脉；2：岩下窦；3：面静脉；4：瘘口；5：颈外静脉；6：眼上静脉；7：内眦静脉

【术前诊断】 右侧眶内动静脉瘘。

【麻醉方式】 气管插管全身麻醉。

【手术体位】 仰卧位。

【手术名称】 采用经静脉入路硬膜动静脉瘘介入栓塞术。

【手术过程】

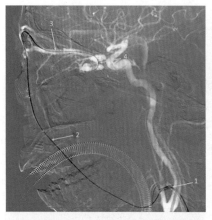 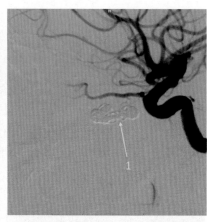 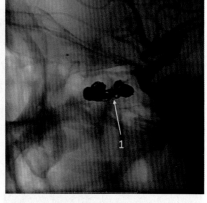

DSA路图下示微导管经面静脉、眼上静脉到位瘘口。1：导引导管；2：微导丝导引微导管经面静脉；3：眼上静脉；4：瘘口

DSA术中即刻造影（侧位减影与侧位不减影）。1：弹簧圈填塞瘘口

【术后影像】

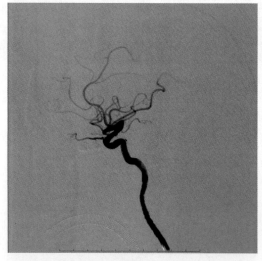 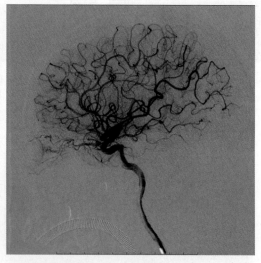

DSA术后即刻造影示瘘消失，颈内动脉及其分支显影正常（侧位片）—动脉期

DSA术后即刻造影示瘘消失，颈内动脉及其分支显影正常（侧位片）—毛细血管期

术前、术后眼征对比

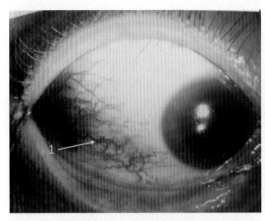
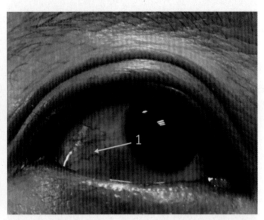

术前右眼。1：球结膜血管怒张　　　　　术后1周右眼。1：球结膜充血明显缓解

　　【点评】 硬膜动静脉瘘（dural arteriovenous fistula，DAVF）是指仅在硬膜中发生的一类动静脉异常直接连接（中间无毛细血管网和畸形团），属获得性病变，成人DAVF发生率约为0.16/10万，占所有颅内动静脉分流中的10%～15%。硬膜动静脉瘘按发生部位可分为硬脑膜动静脉瘘和硬脊膜动静脉瘘，发病机制相同但临床表现不同。

　　本病例诊断为眶内动静脉瘘，是硬脑膜动静脉瘘中罕见亚型，目前英文文献检索报道不超过26例。其临床症状和体征与颈内动脉海绵窦瘘的眼部表现类似，如突眼、复视、球结膜水肿、视力下降、眼球运动障碍等，属良性的瘘。既往报道的治疗策略包括保守治疗、外科手术、经动脉或经静脉血管内介入治疗，近年来随着血管内治疗技术的不断进步、介入材料（弹簧圈、PVA、ONYX胶等）的不断改进，使其逐渐成为治疗此类疾病的首选。经动脉入路在本例患者中未采用，主要担心造成视网膜中央动脉的误栓，同时术中造影见瘘供血动脉细小，经动脉超选瘘口、微导管进入瘘口内非常困难。选择经面静脉入路，但难点在于内眦角静脉的解剖学急弯结构，经微导丝反复尝试（耗时长），才得以通过，最终成功闭塞瘘口（微导管经面静脉–内眦静脉–上睑静脉–眼上静脉）到达瘘口附近，放置3枚AXIUM-HELIX系列弹簧圈（ev3 Neurovascular；Irvine，CA，USA）3mm/8cm、3mm/8cm、2mm/6cm。术中即刻造影提示瘘口完全闭塞。术后1周来院，患者自诉右眼酸胀感、眼球外突较术前稍缓解。

　　综上所述，眶内动静脉瘘临床非常少见，文献报道的外科手术与血管内治疗均有效，眶内动静脉瘘为低流量瘘，类似于间接动静脉瘘，很少有危及生命者，部分患者可能从保守治疗或随访观察中获益，若出现明显神经系统症状或视力进行性下降时，通过外科方式闭塞瘘口仍为首选。眶内的瘘管由滋养眼眶的动脉供血，包括眼动脉、脑膜中动脉、内上颌动脉和面动脉等，通过眼上或眼内静脉引流。此类病例首先明确诊断非常重要，再根据患者具体情况选择个体化的最优治疗方式。同时还需从更深层次的解剖与血流动力学机制入手，对该病的发病机制进行研究，以期获得更高级别的循证医学证据和更好、更稳定的临床疗效。

（曾　实　杨东虹）

病例59　经静脉入路左侧海绵窦区硬脑膜动静脉瘘弹簧圈辅助ONYX胶栓塞

　　【病史简介】 患者54岁，男性。因"左眼球不明原因充血肿胀3周"入院。患者神志清醒，精神良好，左眼视物稍模糊，全身情况良好。查体：左眼球轻度突出，球结膜轻度充血，视力0.6，眼压升高，眼球活动轻度受限，右眼正常。DSA检查示左侧海绵窦区硬脑膜动静脉瘘，由左侧颈外动脉数分支（颌内、脑膜中、颞浅动脉）供血，瘘至左侧海绵窦，并经眼上静脉–面静脉回流。颈内动脉未见参与。

【术前影像】

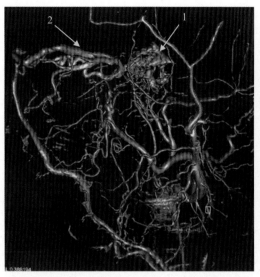 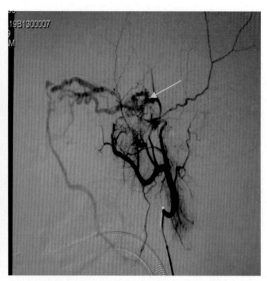

DSA颈外动脉重建。1：瘘口；2：眼静脉　　　　颈外动脉侧位DSA。瘘由颌内、脑膜中、颞浅动脉末梢支供血。箭头为瘘口区

【术前诊断】　左侧海绵窦区硬脑膜动静脉瘘（DAVF）。

【麻醉方式】　气管插管全身麻醉。

【手术体位】　仰卧位。

【手术名称】　经股动静脉穿刺插管静脉入路左侧海绵窦区DAVF栓塞术。

【手术过程】

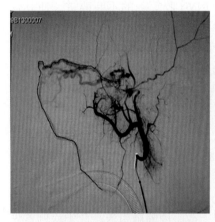 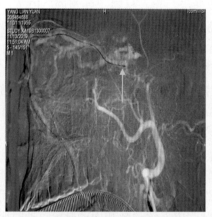 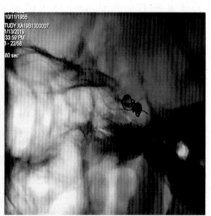

红线为经静脉逆行路径　　　　　路图下微导管到达瘘口　　　　经微导管植入微弹簧圈，以减缓血流

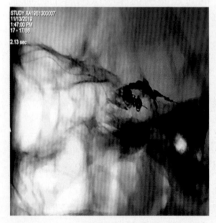 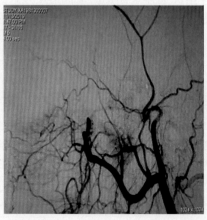 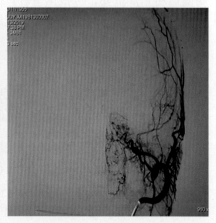

经微导管注入ONYX胶弥散于瘘口内及其周边　　栓塞术后颈外侧位造影：DAVF完全消失　　栓塞后颈外动脉侧位造影

【点评】　海绵窦区硬脑膜动静脉瘘为海绵窦区附近硬脑膜小动脉直接瘘入静脉窦内，导致引流静脉压增高引起的相关临床表现。发病机制可能与体内雌激素水平改变、蝶窦炎及海绵窦炎、血管肌纤维发育不良或颅脑外伤或开颅手术诱发等相关。临床表现与静脉引流部位、引流方向、动静脉瘘的流量及瘘口所在部位相关，临床常因眼科就诊时发现。经眼静脉向前引流者多表现为眼球充血、突眼或视力下降。其次海绵窦内血管压力升高后膨出压迫或产生盗血现象，可影响第Ⅲ、Ⅳ、Ⅴ眼支和Ⅵ脑神经。向岩下窦或岩上窦引流者常缺乏眼部症状，部分伴有耳鸣。头痛少见。流量大、流速快时，听诊可闻及颅内血管搏动性杂音，压迫颈动脉时杂音多可消失或减弱。头颅CT、CTA、MRA及MRI均可发现异常，DSA检查最为准确。

治疗：轻微局部症状的可采取压颈等保守治疗观察，少部分可自愈。有明显症状者，需手术治疗。血管内栓塞为目前首选治疗方法，主要选择经静脉途径，效果安全可靠。动脉途径虽治愈率也较高，但术后发生头痛、脑神经损伤等并发症的概率较经静脉途径明显增高。可供选择的栓塞材料有弹簧圈、液体胶、可脱落球囊、Onyx液体栓塞剂等。血管内栓塞失败或无栓塞指征者，可考虑手术治疗。部分栓塞成功的患者仍有再次复发的可能。静脉途径以经眼静脉和岩下窦逆行入路较为常见。眼静脉入路时，手术难点主要在于寻找面静脉开口，开口与颈内静脉多以急转锐角形式存在，且分支较多。内眦静脉处常较纤曲，且与多支静脉相沟通，通过较为困难，常需反复调整微导管及微导丝，多次尝试方能进入眼静脉。如仍不能通过，可行眼静脉切开穿刺进入。微导管到达瘘口区后，血流速度慢者可单纯行弹簧圈栓塞或医用胶注射，可达到满意效果，流速快者常先以数枚可脱弹簧圈填塞，减缓血流后再于瘘口底部注胶，注胶不可进入眼静脉，不宜反流入供血动脉，特别是颈内动脉有脑膜支供血者需注意，常以颈内动脉内球囊保护后注胶。操作过程中需反复造影，确认瘘口完全闭塞后即可停止。经岩下窦入路时，部分患者此窦可不显影，可以较粗导丝与导管配合，尝试盲超选。进入岩下窦后，微导管到达常较眼静脉入路更易到达瘘口，两者栓塞方式基本相同。

此例患者为海绵窦区硬脑膜动静脉瘘，其瘘口位于左侧海绵窦区外、后侧壁，瘘口众多，主要供血动脉为同侧颈外动脉所发出的脑膜中动脉、颌内动脉末梢支，经眼上、下静脉—内眦静脉—面静脉回流至同侧颈内静脉。左侧颈内动脉及右侧颈内外动脉均未参与供血，也未累及右侧海绵窦区，瘘口受累范围较局限，血流速度中等，静脉压力偏高，左眼突眼不严重，若任其发展，可能导致眼球活动、突眼、充血进一步加重，甚至视力明显下降，严重者失明，以及其他脑神经受压症状出现。目前介入栓塞治疗是最可靠且安全的方法，其他如压颈、外科手术等均为后备治疗方案。治疗常经动脉和静脉途径，以弹簧圈及医用胶封堵瘘口，效果满意。根据DSA资料分析，瘘口供血动脉的末梢极细小且纤曲，动脉途径时微导管很难直接进入瘘口内，仅能到达瘘口附近，此部位不能放置弹簧圈减缓血流速度，仅能注入医用胶进行封堵，有较大概率完全封闭瘘口。但注胶过程中，医用胶也会进入供血动脉其他末梢分支，根据以往经验来看，术后很容易出现术区疼痛、动眼及展神经功能受损等并发症，部分患者经治疗可能恢复，但仍有部分患者术后存在长期并发症，故不作为首选路径。而经静脉途径入路，即经颈内静脉—面静脉—内眦静脉—眼静脉—海绵窦，于海绵窦内先填入微弹簧圈减缓血流，再注入医用胶完全封闭瘘口，常能达到封堵完全、不累及周围脑神经的良好效果。但此路径困难之处常在寻找面神经开口，以及如何通过内眦静脉进入眼静脉。如路径不畅，也可行经眶上切开眼静脉穿刺直接植入微导管较为直观。

（杨华江　杨东虹）

病例60　前颅底硬脑膜动静脉瘘

【病史简介】　患者男性，47岁。无明显诱因出现头晕、头痛10天，伴冷汗，以左侧为主。无意识障碍，四肢抽搐。在当地医院行头颅CTA提示动静脉瘘。查体无明显神经系统阳性体征。既往有高血压病史。术前脑血管造影示大脑前动脉及眼动脉众多分支参与供血，瘘与颅内的主干静脉窦无关，几乎都由皮层静脉引流。余血管未见明显异常。

【术前影像】

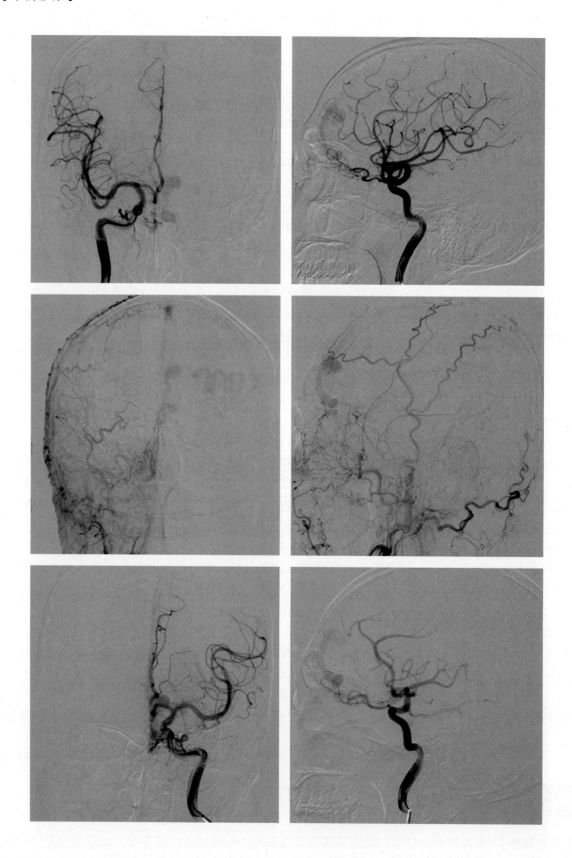

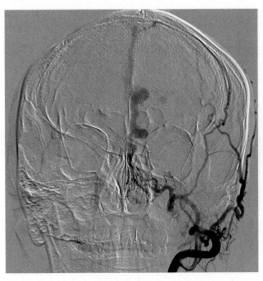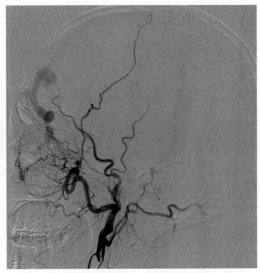

【术前诊断】　前颅底硬脑膜动静脉瘘（左侧）。

【麻醉方式】　气管插管全身麻醉。

【手术体位】　仰卧位。

【手术名称】　左侧额下入路瘘口闭塞术。

【手术过程】　以眶顶为基底，"U"形或"十"字形切开硬脑膜，注意探查和保护下方附着在硬脑膜上的动脉化静脉。

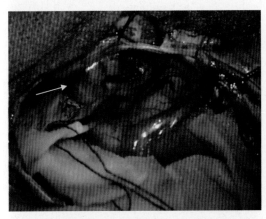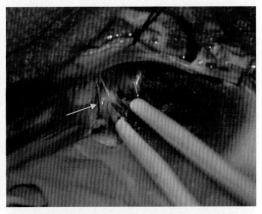

当硬脑膜被最大程度地翻起后，轻轻抬起额叶，沿着前筛板可找到动脉化引流静脉与脑膜的连接处，该处 dAVFs 由筛动脉供血，将静脉或曲张静脉与周围脑组织分开，暴露引流静脉（箭头）

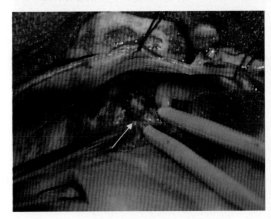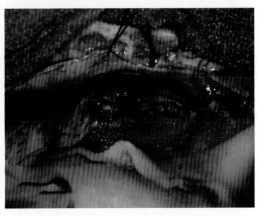

在颅底动脉化引流静脉起源烧灼，可见静脉血恢复暗蓝色（箭头）。烧灼满意后离断

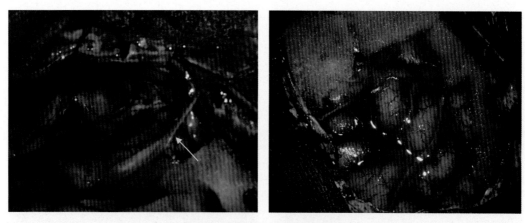

可见皮质引流静脉自然塌陷（箭头）

术后1周复查脑血管造影未见明显异常。

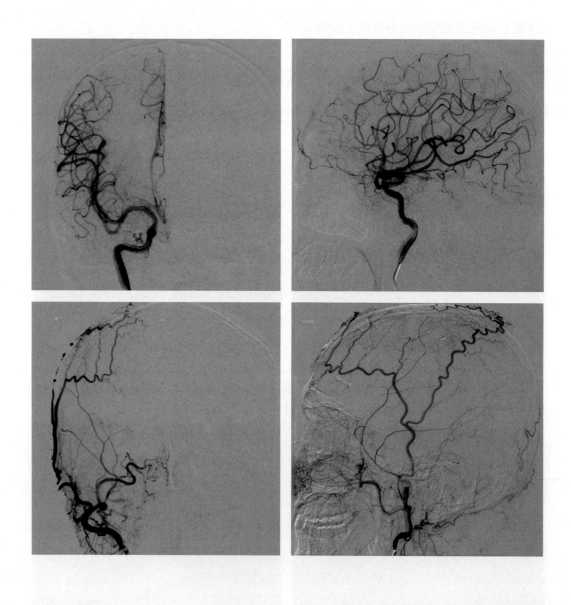

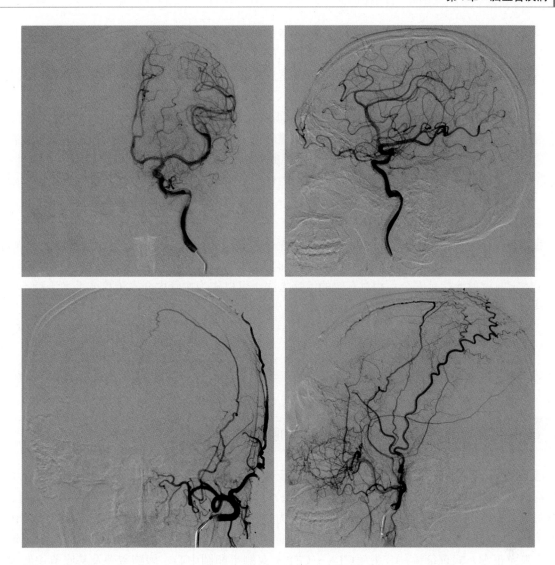

【点评】 颅内硬脑膜动静脉瘘（dAVFs）是一组获得性血管畸形，由于动脉和静脉越过毛细血管床直接沟通而得名。畸形局限于硬脑膜，由颈外动脉分支、颈内动脉天幕支，椎动脉脑膜支和罕见的大脑动脉软膜支供血。

dAVFs或者说瘘本身位于硬脑膜窦的壁内。其可继发于硬脑膜静脉血栓、感染、手术或创伤，虽然有很多病例是特发性的。上述病变的炎症反应可导致血管生成（瘘附近的高浓度血管内皮生长因子可以证实）。一些瘘直接与皮层静脉（软膜静脉）沟通。

一些学者提出胚胎学理论，即由于炎症反应和静脉窦梗阻，异常的原始动静脉连接再通。在普通人群，动静脉畸形（AVMs）的发病率接近0.15%，其中10%～15%是dAVFs。有多种dAVFs的分类系统。

预测临床侵袭性的主要因素是皮质静脉引流。与静脉窦不同，皮质静脉不受硬脑膜保护，不能承受动脉压。因此，有皮质静脉引流的dAVFs（Borden Ⅱ和Ⅲ型）有较高的破裂和出血危险。

颅内出血是这些dAVFs最常见的临床表现形式。出血可发生于脑内、蛛网膜或硬膜下腔。非出血的临床表现包括搏动性耳鸣/可闻及的杂音，其他临床表现有头痛、意识状态变差（由于静脉性淤血）。由于大型静脉曲张导致的CSF梗阻或静脉窦高压导致的CSF吸收障碍，可出现脑积水或水肿。

筛骨dAVFs位于颅前窝底，由筛前动脉、眼动脉脑膜支和起源于眼动脉的大脑镰前动脉供血，形成瘘口样连接，在额叶下方颅前窝硬脑膜基底部或内侧的大脑镰引流至一根软脑膜静脉（额静脉或嗅静脉）。

对于无皮质静脉引流的患者，观察是合理的。而未经过治疗的伴有皮质引流静脉的dAVFs具有较高的致残和致死风险，筛骨dAVFs动脉化静脉中的曲张静脉发生破裂的风险高。必须通过闭塞瘘口的静脉侧来治疗dAVFs，单纯闭塞动脉将无法获得有效和持久的疗效。静脉为软脑膜来源，实际操作中无法通过经静脉途径到达。经动脉途径则需要穿过眼动脉，闭塞后存在失明的风险。而手术治疗从技术层面上相对容易，风险低，可治愈。

筛骨dAVFs手术的目的是在瘘口所处的硬脑膜周围发现动脉化的引流静脉，进行结扎并彻底离断。一般行单侧眶上开颅即可。除去引流静脉位于鸡冠两侧的情况，一般很少用到双侧开颅。即便是双侧供血的dAVFs，多数情况下该入路也是不必要的，因为需要离断的引流静脉多位于单侧。

患者取仰卧位，轻度伸展头部，使得额叶在重力作用下下垂，但应避免过度后仰而导致眶上缘阻挡手术视野。笔者常放置腰大池引流，以便于抬起额叶。在回流静脉同侧，行眉弓或Soutar切口。由于在开颅时额窦往往会被打开，因此需预先保留骨膜。

为治愈dAVF必须阻断瘘的静脉侧。血管内治疗是大多数dAVFs的一线方案，包括CCF、邻近横窦、乙状窦和上矢状的dAVFs。然而，筛部和岩部dAVFs首选手术，因为血管内途径到达病变处困难，手术风险小。立体定向放射治疗是安全、相对有效的治疗方法，可以作为血管内介入治疗或手术治疗不满意患者的补充治疗，或用于不愿接受侵袭性治疗的患者。

（任明亮　杨　伟　许民辉）

第五节　其　他

病例 61　放疗后致颈部解剖结构不清的颈动脉内膜切除术

【病史简介】　患者男性，67岁。因"头晕、伴反复跌倒5个月"入院；患者于2年前因记忆力下降在当地医院就诊，诊断"脑供血不足；腔隙性脑梗死；认知功能障碍"，经治疗症状有所改善。近5个月出现头晕明显，行走踩棉花感，出现反复跌倒3次，为进一步治疗来院就诊。既往鼻咽癌放疗后10年，右侧锁骨转移灶。入院查体：神志清楚，言语清晰，回答切题，双瞳等大正圆3mm，对光反射灵敏，四肢肌力、肌张力正常，病理征（－）。头颅CTA＋CTP示双侧半卵圆中心、侧脑室旁及基底节区腔隙性脑梗死；左侧小脑半球软化灶；双侧颈动脉窦部、颈内动脉起始段及右侧近颅内段混合性斑块，并有溃疡形成，以左侧颈内动脉起始段狭窄为著，局部接近闭塞，右侧轻度狭窄。右侧大脑中动脉M1段远端节段性狭窄。双侧颈内动脉岩段、虹吸段多发钙化斑块。CTP示左侧大脑半球广泛血流灌注降低，提示脑供血不足。

【术前影像】

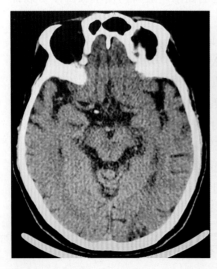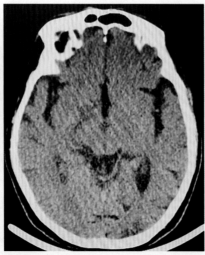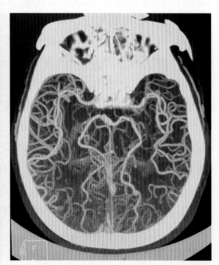

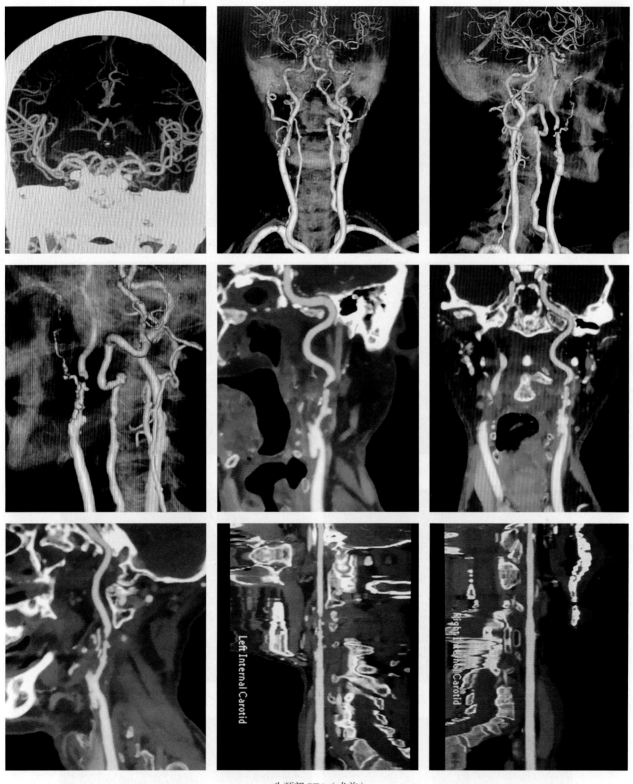

头颈部CTA（术前）

【术前诊断】 ①左侧颈动脉狭窄；②颅内动脉多发斑块伴狭窄；③腔隙性脑梗死；④鼻咽癌放疗后；⑤右侧锁骨转移灶。

【麻醉方式】 气管插管全身麻醉。

【手术体位】 仰卧位。

【手术名称】 左侧颈动脉内膜切除术。

【手术过程】

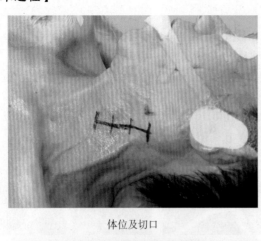

体位及切口

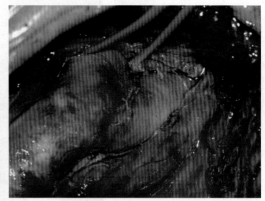

显露各血管及舌下神经

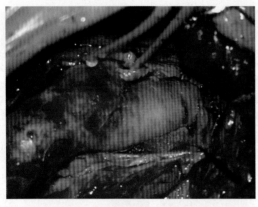

无明显解剖层次，颈内动脉管壁裂口

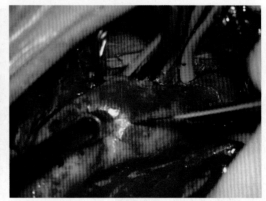

切开管壁

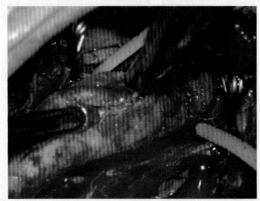

剪开颈内动脉管壁

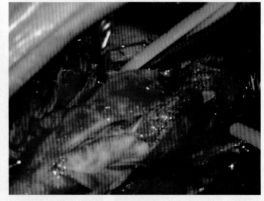

剥离斑块

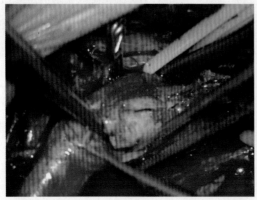

剪断斑块远端

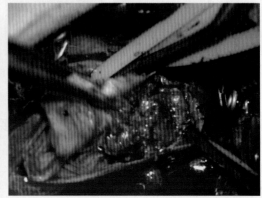

向颈内动脉剥离，可见斑块溃疡

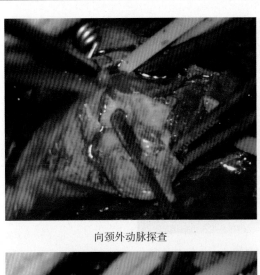

向颈外动脉探查

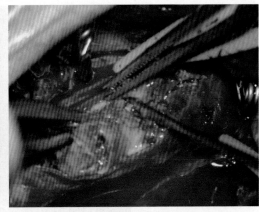

剥离颈外动脉起始处斑块

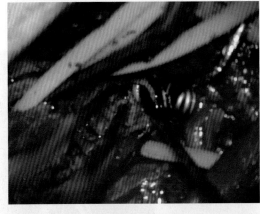

仔细辨认颈内动脉远端斑块剥离情况，精致修剪残端

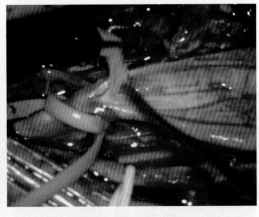

修剪管壁内斑块残端

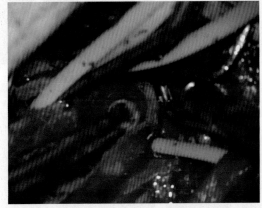

临时释放颈内动脉，观察有无血栓形成

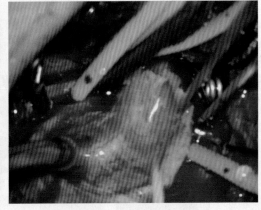

肝素盐水冲洗管腔，观察有无漂浮斑块

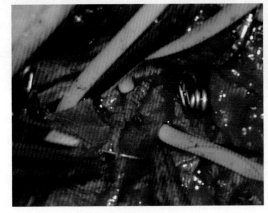

连续缝合管壁

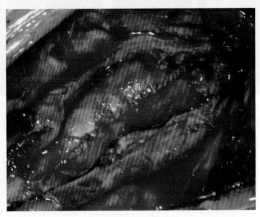

顺序释放阻断夹

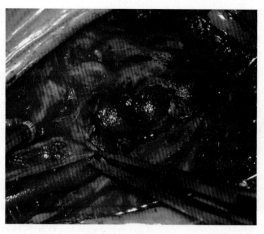

修复颈动脉鞘

【术后影像】

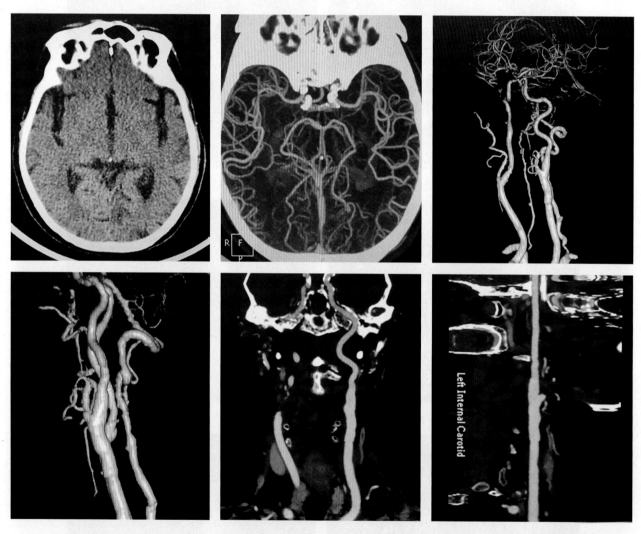

【点评】　颈动脉狭窄是引起脑卒中的重要病因之一，颈动脉狭窄的典型症状为短暂性脑缺血发作，即TIA，例如一过性黑矇（眼前发黑）、一过性单侧肢体麻木无力、一过性失语或者言语不清等。颈动脉内膜切除术（CEA）作为预防卒中的重要手段已在国内广泛开展。对脑卒中高危人群和既往有TIA、脑卒中病史者应该进行颈动脉筛查。颈动脉狭窄性疾病的检查手段包括颈动脉超声、MRA、CTA和DSA等。颈动脉内膜切除术的手术指征包括：①对有症状颈动脉狭窄，狭窄率为50%～99%，围术期卒中/死亡率≤6%；②对无症状颈动脉狭窄，狭窄率为70%～99%，围术期卒中/死亡率≤3%。另外，对50%～69%中度狭窄，如果有症状或斑

块有溃疡、出血、易损斑块（不稳定斑块、软斑）者，应积极应用手术治疗方案。CEA手术采用全身麻醉的方式更为安全，常用的术式为标准颈动脉内膜切除术（standard carotidendarterectomy，sCEA）和外翻式颈动脉内膜切除术（eversioncarotid endarterectomy，eCEA）。术中根据情况应用转流或者不用转流；根据情况应用补片成形术，必要时应用钉合技术。术中配合脑电图、脑氧监测和体感诱发电位等辅助，确保手术安全。

　　此病例患者病史较复杂，有脑缺血症状，术前检查明确左侧颈动脉重度狭窄，斑块呈溃疡性，狭窄节段位于$C_2 \sim C_4$，但患者因鼻咽癌放疗术后10余年，头颈部放疗后对颈部的正常组织结构造成影响，需要在术中进行仔细解剖和辨认。此例选择标准颈动脉内膜切除术，沿胸锁乳突肌前缘纵行皮肤切口，沿胸锁乳突肌前缘切开深筋膜，自下而上游离颈动脉，开放颈动脉鞘时发现粘连十分明显，几乎无正常解剖层次，由于放疗造成舌下神经与颈动脉鞘完全粘连，同时血管壁脆性增强，在暴露颈内动脉时可见管壁出现裂口，予以缝合后继续显露颈动脉及甲状腺上动脉，在探查清楚各支血管及神经后分别置入阻断带，依次阻断甲状腺上动脉，颈内、颈外及颈总动脉。将血压升高基础血压的20%～30%，切开管壁，由远及近剥离斑块，剥离完后反复冲洗动脉管腔并清除漂浮的残余斑块，开放颈内动脉，观察回血情况。将血压降低至130mmHg左右，开始缝合血管，血管缝合完毕前留最后1针，肝素盐水进行腔内冲洗，然后依次开放颈外动脉、颈总动脉及颈内动脉，见充盈良好后打结。皮下放置负压引流管，皮内缝合皮肤。术后应严格控制血压，避免过度灌注等并发症。CEA手术并发症发生率应控制于1%以内，目前CEA的有效性和安全性也已得到证实，成为治疗颈动脉狭窄的金标准。

（王　昊）

病例 62　颞浅动脉–大脑中动脉 M4 段旁路移植治疗缺血性脑血管病

病例 62-1

　　【病史简介】　患者男性，60岁。因"3个月内一过性右眼黑矇发作2次，持续性左侧肢体麻木无力1天"于2019年6月10日入我院神经内科。既往史：糖尿病病史10年余，脑梗死病史3个月。入院查体：神清语利，右侧视野缺损，右侧鼻唇沟稍浅，示齿口角向左歪斜。左侧指鼻试验、轮替试验、对指试验完成欠佳，腱反射（＋＋），双侧Chaddocak征（＋）。头颅CTA和CTP提示双侧大脑中动脉多发狭窄，双侧大脑中动脉M1段接近闭塞。左侧小脑半球、右侧颞枕叶和左侧颞叶广泛血流灌注降低。

　　【术前影像】

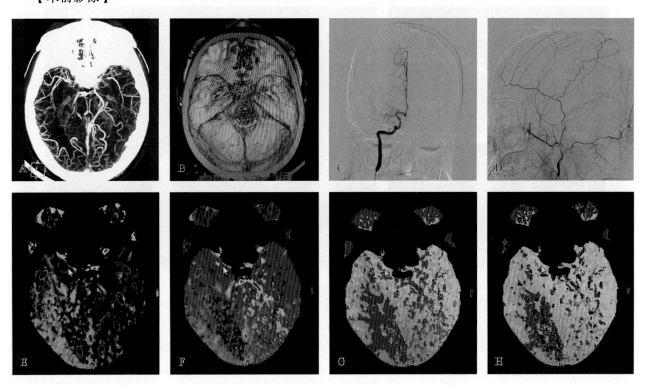

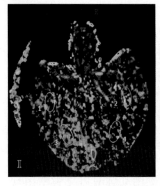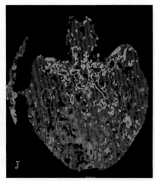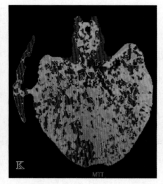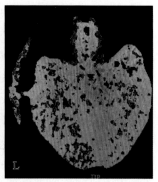

患者术前和术后影像学资料

A、B.术前CTA；C、D.术前DSA（右侧颈内动脉及颈外动脉造影）；E～H.术前CTP（CBV、CBF、MTT、TTP）；I～L.术后CTP（CBV、CBF、MTT、TTP）

【术前诊断】　①双侧大脑中动脉M1段狭窄；②右侧颞枕叶脑梗死；③2型糖尿病。

【麻醉方式】　气管插管全身麻醉。

【手术体位】　仰卧位。

【手术名称】　右侧翼点入路颞浅动脉-大脑中动脉M4段吻合术。

【手术过程】　术前B超描记STA前支和后支。先从横向切口开始，牵开至颞浅筋膜表层位置。使用组织分离剪在血管周围剪开软组织。颞浅动脉完全位于颞浅筋膜中，可以在其两侧用分离剪直接剪至颞肌表面。颞浅动脉分离的顺序为：后支远端—后支近端—前支远端—前支近端—颞浅动脉主干。受体血管可选择M3段或M4段。将血管的蛛网膜360°游离且阻断区域无分支。供体血管常规修剪，呈袖套样，边缘整齐且无外膜成分。吻合前用亚甲蓝染色，剪开受体血管呈三角形吻合口。采用双定点间断缝合，缝合第一针和第二针为关键针，两针边距为壁厚的2倍。在进针时可让助手持续冲水，保持吻合口的清亮透明，以便看清楚受体血管壁。水滴冲击的张力可以使受体血管的血管壁分开，防止误缝。吻合完成后先开放受体血管远心端夹，再开放受体血管近心端夹，最后开放供体血管夹。逐层关闭硬膜，还纳骨瓣，缝合肌肉、皮下及皮肤。

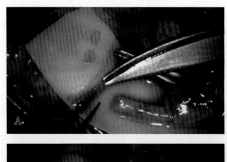
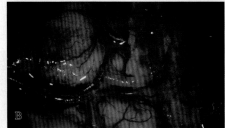
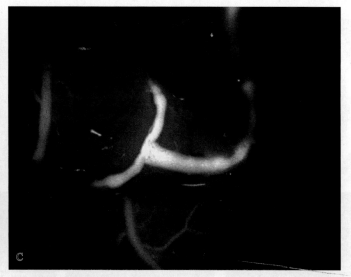

术中情况

A.供体血管和受体血管的修剪；B.搭桥完成后吻合口畅通；C.吲哚菁绿造影显示吻合口畅通

【点评】　脑血管病是我国的第一大致死性疾病，其中缺血性脑血管病约占80%。对于血流动力学性低灌注的颅内大动脉粥样硬化性狭窄/闭塞疾病，颅内-颅外血管旁路移植术（extracranial-intracranial bypass,

EC-IC Bypass）作为一种可能能够改善脑缺血患者血流灌注的外科治疗方法，在国内外各大神经外科中心均有开展。对于该术式是否能够改善患者远期卒中发生率、认知功能和生活质量在学术界尚存争议，还有待更加细化的大型临床随机对照研究释疑。

　　该治疗领域最著名的多中心前瞻性随机对照研究是美国国立健康研究院分别于1977年和2002年启动的IEIBS（International EC-IC Bypass Study）研究和COSS（Carotid Occlusion Surgery Study）研究。在IEIBS研究中，手术及药物组和药物治疗组分别入组患者663例和714例，均接受55.8个月的随访。令人遗憾的是，在降低缺血性卒中发生率方面，手术及药物治疗并未比单纯药物治疗显示出优势。COSS研究也因术后30天内过高的卒中发生率而提前终结，在入组研究的195例患者中，97例接受EC-IC手术和药物治疗，98例仅接受药物治疗。术后两年内手术组卒中发生率为21.0%（20例），药物治疗组22.7%（22例）。术后30天内，两组的卒中发生率分别为14.4%（14例）和2.0%（2例）。虽然上述两项研究均提示EC-IC旁路移植手术较药物在治疗颅内大动脉粥样硬化性狭窄/闭塞疾病方面并不具备优势，但这一研究结果并未在学术界达成共识。陆续有学者对两项研究设计的科学性和严谨性提出质疑。有学者认为，IEIBS研究的患者纳入标准中未对患者的脑血流低灌注状态做出严格要求，从而降低了患者的手术获益。此外，两项研究均出现的术后30天内过高的缺血性卒中发生率（12.2%和14.4%）也被学者们所诟病。特别是在COSS研究中，手术组患者约60%的卒中事件发生在术后2天以内。因此，学者们认为围术期的卒中发生率在很大程度上抵消了手术组的治疗效果，提出应该提高围术期管理的规范性。

　　部分学者认为EC-IC旁路移植仍然是血流动力学性低灌注的颅内大动脉粥样硬化性狭窄/闭塞疾病的有效治疗方式。其理由在于，脑氧摄取分数（oxygen extraction franction，OEF）升高被认为是患者缺血性卒中发作的独立危险因素，而多项研究已证实EC-IC旁路移植能够降低同侧大脑半球的OEF。同时，日本学者组织的前瞻性随机对照JET（Japanese EC-IC Bypass Trail）研究中，手术及药物治疗患者在术后2年的严重卒中及死亡率（5.1%）明显低于单纯药物治疗组15个月的随访数据（14.3%）。COSS研究团队在对数据进行再次分析后也提出，若以术后48小时开始计算，接受手术患者术后2年的同侧半球卒中发作率仅为9%，远低于药物治疗组的22.7%。此外，部分小样本量的回顾性研究显示出良好的治疗效果，张东教授团队2011年对13例接受颞浅动脉-大脑中动脉（STA-MCA）旁路移植的动脉粥样硬化脑缺血患者进行回顾性研究，结果显示患者术后15天rCBF、rMTT和rTTP改善明显，术后3个月改良Rankin量表评分较术前明显下降。13例患者的脑缺血症状在术后远期发作随访中均缓解或消失。

　　笔者认为，目前对于血流动力学性低灌注的颅内大动脉粥样硬化性狭窄/闭塞疾病的STA-MAC旁路移植适应证可以参考CMOSS（The Carotid and Middle cerebral artery Occlusion Surgery Study）研究的部分入组标准：①年龄18～65岁。②DSA显示单侧的ICA或MAC闭塞。③改良Rankin量表（mRS）0～2分。④闭塞或狭窄血管供血区域的TIA发作或脑梗死在12个月内发生过。⑤最近一次缺血症状发作在3周前。⑥神经功能缺损必须稳定在1个月以上。⑦CT或MRI检查未见MAC供血区域超过50%的梗死面积。⑧CTP证实存在Ⅱ度以上的脑血流动力学损害（MTT＞4秒，相对CBF＜0.95）。此外，在旁路移植手术获益的事件中，除关注术后缺血性脑卒中发作率以外，还应关注该治疗方式对患者认知功能和生活质量上的影响。

　　该患者3个月内出现两次黑矇和左侧肢体麻木无力发作，左侧指鼻试验阳性。头颅CTP示：右侧颞枕叶MTT缩短和CBF降低，左侧小脑MTT缩短和CBF降低。缺血区域供血血管为右侧MCA和PCA，左侧PICA和AICA。头颈部DSA和CTA示：患者双侧大脑中动脉显影差，左侧尤为严重。左侧为原始大脑后动脉，即有发达的后交通动脉，该动脉对左侧颞枕叶供血起到了一定的代偿作用。因为这种代偿作用的存在，解释了右侧MCA显影虽好于左侧MCA但右侧颞枕叶缺血更严重的原因。右侧后交通动脉细小，未起到代偿作用，右侧P2段有一明显狭窄。左侧椎动脉开口完全闭塞，在椎动脉V2段远端有甲颈干代偿供血。左侧PICA未显影。总结该患者血流特点：前循环缺血以右侧为主，左侧虽差但有代偿。后循环Wills环以下左侧供血好于右侧，后循环Wills环以上右侧供血好于左侧。采用一期STA-MCA旁路移植解决右侧前循环缺血，同时缓解大脑中动脉和大脑后动脉供血分水岭区域的缺血，手术时机为患者最近一次脑缺血发作3周后。二期枕动脉－椎动脉旁路移植改善左侧后循环的低灌注。

　　术后3个月内，患者均未出现右眼黑矇发作和左侧肢体麻木症状。术后4个月，患者出现TIA发作1次，表现为左侧上肢肢体感觉麻木。

（易　良　许志强）

参 考 文 献

［1］Group, E.I.B.S. Failure of extracranial-intracranial arterial bypass to reduce the risk of ischemic stroke. Results of an international randomized trial. N Engl J Med, 1985, 313: 1191-1200, doi: 10.1056/NEJM198511073131904.

［2］Powers, W.J. et al. Extracranial-intracranial bypass surgery for stroke prevention in hemodynamic cerebral ischemia: the Carotid Occlusion Surgery Study randomized trial. Jama, 2011, 306: 1983-1992, doi: 10.1001/jama.2011.1610.

［3］Awad, I.A. & Spetzler, R.F. Extracranial-intracranial bypass surgery: a critical analysis in light of the International Cooperative Study. Neurosurgery, 1986, 19: 655-664, doi: 10.1227/00006123-198610000-00028.

［4］Grubb, R.L., Jr. et al. Surgical results of the Carotid Occlusion Surgery Study. J Neurosurg, 2013, 118: 25-33, doi: 10.3171/2012.9.JNS12551.

［5］Grubb, R.L., Jr. et al. Importance of hemodynamic factors in the prognosis of symptomatic carotid occlusion. Jama, 1998, 280: 1055-1060, doi: 10.1001/jama.280.12.1055.

［6］Gibbs, J.M, Wise, R.J, Thomas, D.J, et al. Cerebral haemodynamic changes after extracranial-intracranial bypass surgery. Journal of neurology, neurosurgery, and psychiatry, 1987, 50: 140-150, doi: 10.1136/jnnp.50.2.140.

［7］Reynolds, M.R, Derdeyn, C.P, Grubb, R.L, et al. Extracranial-intracranial bypass for ischemic cerebrovascular disease: what have we learned from the Carotid Occlusion Surgery Study? Neurosurg Focus, 2014, 36: E9, doi: 10.3171/2013.10. FOCUS13427.

［8］黄正，薛静，张东，等. 颞浅动脉－大脑中动脉搭桥术治疗动脉粥样硬化性脑缺血13例报告. 中国卒中杂志，2011，6（2）：111-118.

［9］Ma，Y. et al. The Carotid and Middle cerebral artery Occlusion Surgery Study（CMOSS）：a study protocol for a randomised controlled trial. Trials, 2016, 17: 544, doi: 10.1186/s13063-016-1600-1.

病例62-2

【病史简介】　患者女性，68岁。因"反复心前区不适伴头晕耳鸣3个月"于2019年7月20日入我院心血管内科。既往史：高血压病史10年余。入院查体：神清语利，右上肢及左侧肢体肌力5级。头颅CTA及CTP提示：①右侧枕叶异常密度影，考虑软化灶形成。②双侧脑室旁多发腔隙性脑梗死。③右侧大脑中动脉M1段闭塞，远端血管稀疏。④左侧大脑前动脉A2段及双侧大脑后动脉多发局限性狭窄，以左侧A2段及右侧P2段狭窄明显，狭窄程度50%～70%。⑤双侧颈内动脉虹吸部见钙化斑块，血管腔狭窄约30%。⑥右侧颈动脉窦部软斑块，血管腔狭窄程度约30%。⑦右侧锁骨下动脉起始部混合性斑块、左侧软斑块，血管腔轻度狭窄。

【术前影像】

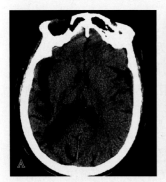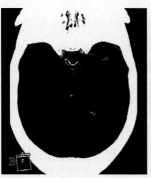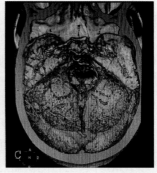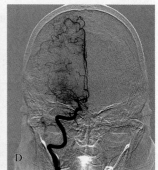

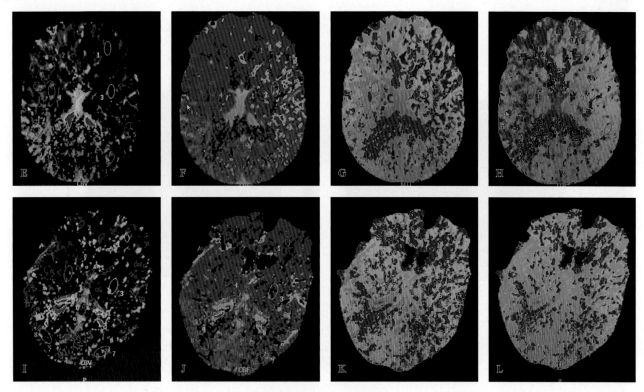

患者术前和术后影像学资料

A.CT平扫；B、C.术前CTA；D.术前DSA（右侧颈内动脉造影）；E～H.术前CTP（CBV、CBF、MTT、TTP）；I～L.术后CTP（CBV、CBF、MTT、TTP）

【术前诊断】　①右侧大脑中动脉M1段闭塞；②右侧颈动脉狭窄伴斑块形成；③颅内多发性腔隙性脑梗死。

【麻醉方式】　气管插管全身麻醉。

【手术体位】　仰卧位。

【手术名称】　右侧翼点开颅颞浅动脉－大脑中动脉M4段吻合术。

【术中情况】

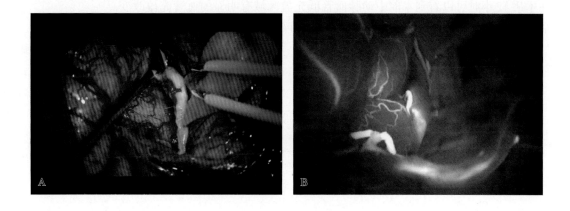

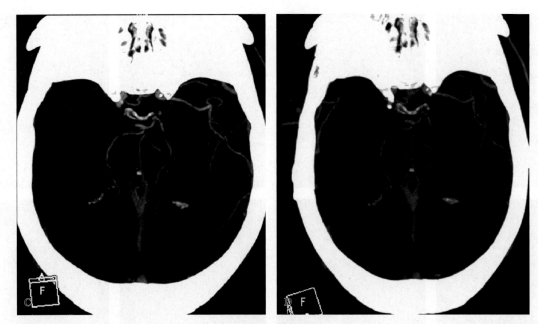

术中情况

A.旁路移植完成后吻合口畅通；B.吲哚菁绿造影显示吻合口畅通；C.术前术后CTA对比，显示缺血区域血管充盈改变

【点评】

①术前分析：右侧大脑中动脉主干闭塞，有烟雾样血管生成。大脑中动脉供血区由大脑前动脉逐渐代偿。CTP显示右侧大脑中动脉供血区低灌注。

②手术体会：a.针状单极可提高颞浅动脉的游离效率。b. STA主干近心端的暴露要小心。按照从远心端向近心端分离暴露的原则。c.在供体血管冲洗过程中，血管壁容易因针头的搓捏而分层。在吻合前需要剪掉供体血管头端内膜分层的一小段。d.在M4段没有合适的备选血管时可充分解剖侧裂，寻找M3段的血管。该患者的大脑中动脉完全闭塞，在岛叶皮质表面发现匹配的M3段受体血管。e.受体血管周围的分支血管在阻断前要充分离断。深部的受体血管下方可以用小块明胶海绵铺垫，明胶海绵的膨胀效应可使血管背面的分支血管更易显露，同时也抬高受体血管从而减少了吻合操作的深度。f.在吻合前，可利用罂粟碱扩张痉挛的受体血管。

③术后复查：受体血管位于侧裂深部，可以看到M3段血管旁路移植的血流灌注改变较M4段旁路移植更明显，在术后12小时可以看到术前中动脉血管低充盈区域有明显的血管充盈改变。

④术后随访：术后随访8个月，患者头晕、耳鸣症状在术后消失，随访期间无脑缺血发作症状。

（易　良　许志强）

第 2 章

颅内肿瘤

第一节 胶 质 瘤

病例63 神经内镜下经鼻扩大入路视神经胶质瘤切除术

【病史简介】 患儿女性，10岁。因"体检发现左眼视力下降2周"入院。发育正常。入院查体：神志清楚，语言清晰，左眼视力光感，右眼视力0.9，对光反射灵敏，四肢肌力肌张力正常。垂体相关激素皮质醇、女性激素全套、甲状腺功能全套、生长激素正常，血HCG正常。头颅磁共振显示：鞍上一软组织肿块影（箭头所示），1.4cm×1.8cm，T_1等信号，T_2高信号，增强扫描轻度不均匀强化；头颅CTA：鞍区占位病变（箭头所示），病变低密度，无钙化，鞍底骨质无破坏，左侧视神经管扩大，无动脉瘤。

【术前影像】

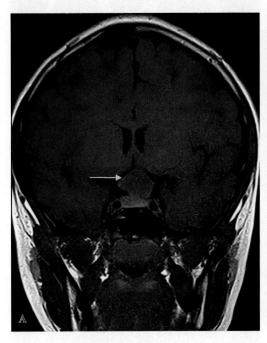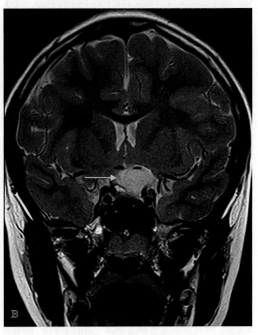

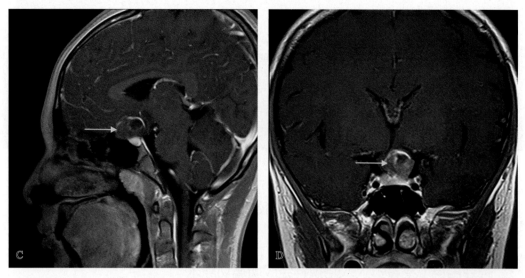

头颅MRI，鞍上一软组织肿块影（箭头）。A. T_1序列，等信号；B. T_2序列，高信号；C，D.增强序列，病变不均匀强化

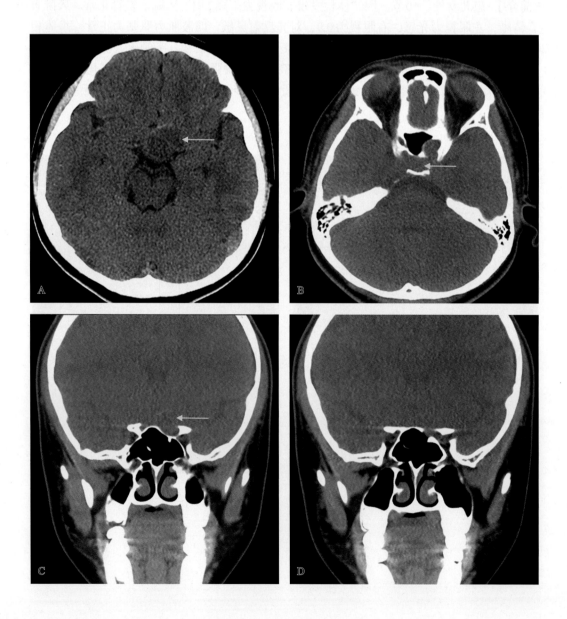

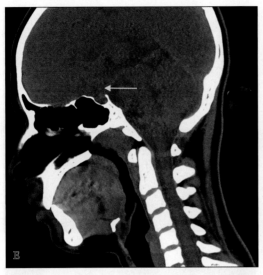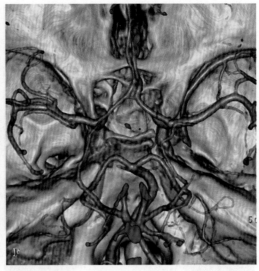

头颅CTA，鞍区占位病变（箭头）。左侧视神经管扩大（B～D），病变周围血管无动脉瘤（F）

【术前讨论】 ①诊断和鉴别诊断：首先考虑视神经胶质瘤。其依据如下：患者儿童，是视神经胶质瘤的常见发病年龄；以视力下降为主要表现，左眼为重，目前仅有光感；头颅MRI显示鞍上占位病变，T_1等信号，T_2高信号，增强扫描轻度不均匀强化，符合低级被胶质瘤的表现，头颅CT见左侧视神经管扩大，视神经管内有软组织肿块，是视神经胶质瘤的必然结果。鉴别诊断：首先，颅咽管瘤，也常发生于儿童，常引起儿童发育迟缓，CT常可见钙化，不会损害视神经管，而该患儿发育正常及视神经管扩大，不支持颅咽管瘤；其次，生殖细胞瘤，儿童常见，特征性表现是HCG异常升高，而该患儿HCG正常，不支持生殖细胞瘤。②治疗：手术治疗是唯一最佳选择，一是减除占位，二是获得病理诊断，以便下一步治疗。手术入路有以下选择，一是左侧翼点开颅，此入路创伤大，视神经管内肿瘤处理困难，视神经管减压也不充分，优点就是没有脑脊液漏；二是神经内镜下经鼻手术，该入路创伤相对小一些，可有效处理视神经管内肿瘤，也可行视神经管充分减压，缺点在于有脑脊液鼻漏风险，目前的带血管蒂鼻中隔黏膜瓣修补方法可有效避免脑脊液鼻漏。综上所述，采用神经内镜下经鼻扩大入路视神经胶质瘤切除术。

【术前诊断】 视神经胶质瘤。

【麻醉方式】 气管插管全身麻醉。

【手术体位】 仰卧位。

【手术名称】 神经内镜下经鼻蝶扩大入路视神经胶质瘤切除术。

【手术过程】

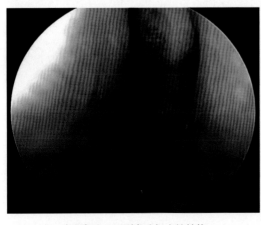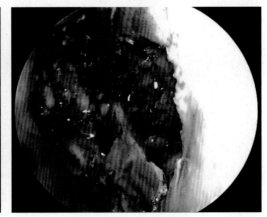

清醒鼻腔，识别鼻腔标志性结构　　　　　　　　　显露蝶窦前壁及部分前颅底

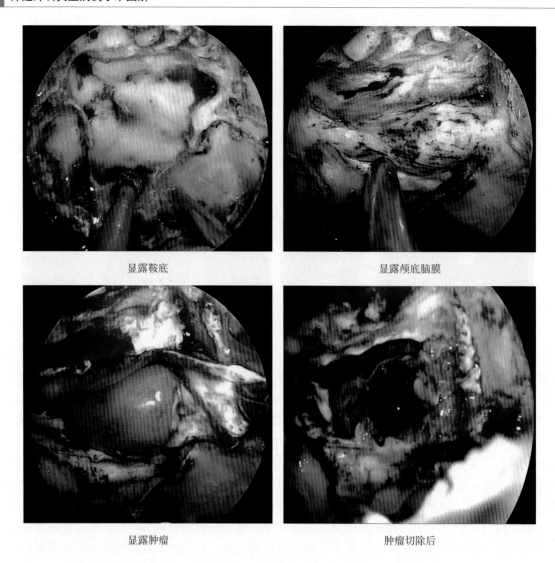

显露鞍底　　　　　　　　　　　　　　　　显露颅底脑膜

显露肿瘤　　　　　　　　　　　　　　　　肿瘤切除后

【术后情况】　术后常规防感染等治疗，恢复顺利，无脑脊液鼻漏，视力无好转，也无加重，术后10天出院，无手术相关后遗症。病理检查：毛细胞星形细胞瘤，WHO Ⅰ级。术后72小时内头颅CT、MRI复查：术区无出血（A），肿瘤切除满意（B～D）；术后3个月MRI复查：原术区无肿瘤性病变。

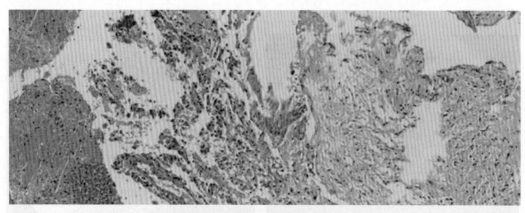

病理检查：毛细胞星形细胞瘤，WHO Ⅰ级

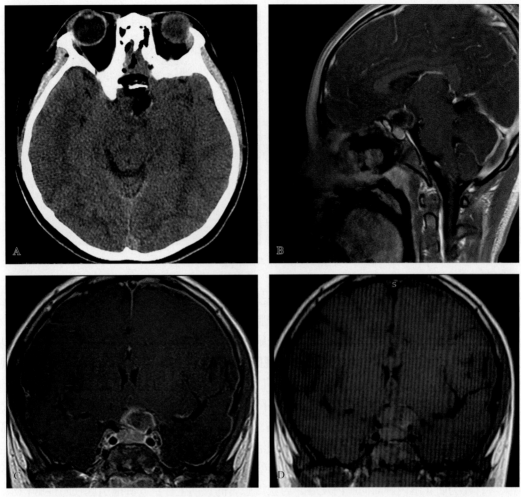

术后72小时内影像复查。A.术后当天头颅CT，术区无出血；B～D.术后2天MRI复查，肿瘤切除满意

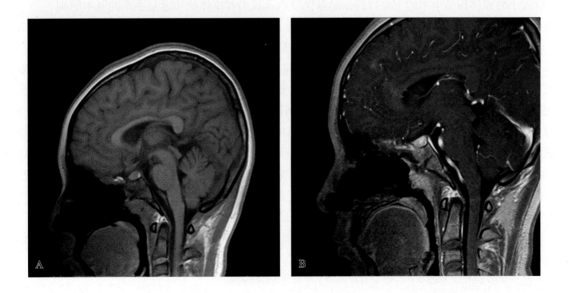

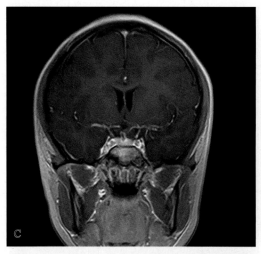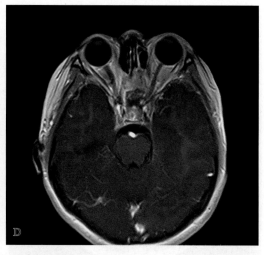

术后3个月MRI复查，原术区未见明显肿瘤性病变

【点评】　起源于视神经及视交叉部的胶质瘤多发生于儿童，此部位胶质瘤发生率很低，是一种自然病程多变的罕见肿瘤，病理多为低级别的毛细胞型星形胶质细胞瘤，恶性极为罕见，肿瘤常累及下丘脑，手术全切可能性较小。肿瘤可发生于眼球后视神经、视交叉、下丘脑、视束至外侧膝状体通路上的任何部位，可从视神经上长出，也可从第三脑室的侧壁经前、后或侧方侵入视路。根据其侵犯部位可分为眶内视神经型、视交叉型、颅内弥散型。视神经胶质瘤的临床表现因其累及部位不同而各不相同。前路最常见，首发症状为视力下降及视野缺损、单侧眼球突出等；视交叉胶质瘤以双侧视力下降、视野改变多见，无单眼视力下降或视野改变；弥散型累及下丘脑则多伴有下丘脑损伤症状，表现为性早熟、精神淡漠、肥胖、多饮、多尿等，颅内压增高出现相对较早，视力、视野改变在肿瘤晚期才表现出来。病理活检和影像学检查是诊断视神经胶质瘤的重要手段。手术指征如下：①渐进性视力障碍和进行性颅内压增高；②影像学检查示肿瘤增长较快；③经规范的放射治疗后肿瘤继续增大者；④为防止眶内肿瘤向颅内发展，为获得患者的长期生存；⑤肿瘤引起梗阻性脑积水；⑥不能明确诊断需做活检确诊者。手术应从视力受损害明显一侧切开进行肿瘤切除，除局限、外生的肿瘤应追求全切除外，尽量缩小肿瘤体积是手术的主要目的；尽量保留残存视力和垂体柄功能是手术的基本原则。

　　该病例关键点在于术前诊断，考虑颅咽管瘤、生殖细胞瘤、胶质瘤等，从发育及HCG正常来看，颅咽管瘤、生殖细胞瘤可能性不大。从术前CT检查可发现，左侧视神经管扩大破坏，提示病变来自左侧视神经，所以考虑视神经胶质瘤。了解到这步，术中应特别注意对视神经的保护，确保术后视力障碍不加重。手术选择神经导航内镜下扩大经蝶入路，切除右侧中鼻甲，做带蒂右侧鼻中隔黏膜瓣，广泛磨除蝶窦前壁和底壁，显露以下解剖标志：鞍底、斜坡、双侧颈内动脉管、双侧视神经管、双侧MOCR、鞍结节、蝶骨平台等。蝶窦后壁的骨质磨除中应注意：磨除MOCR时需要持续冲水降温，避免损伤视神经；磨除骨质的顺序一般从鞍底、鞍结节骨质开始，然后向两侧磨除鞍旁两侧颈内动脉管表面部分骨质、MOCR骨质，然后向前磨除蝶骨平台区骨质；海绵间窦出血可采取流体明胶封堵止血；切开鞍底硬膜过程及切除肿瘤过程中需注意对垂体柄、垂体上动脉、颈内动脉、大脑前动脉等重要结构的保护，减少拖拽动作，锐性分离。术中因脑脊液漏，需要做严密的颅底重建。术后病理诊断：视神经胶质瘤。

（梁　鸿　贺绪智）

病例64　右侧翼点入路切除罕见视交叉节细胞胶质瘤

　　【病史简介】　患者男性，13岁。因"双眼视力视野下降3年，加重2个月"入院。3年来，双眼视力逐渐下降，以右侧为重，未予以重视，入院前2个月，双眼视力进一步明显下降，右眼逐渐加重至失明，眼科门诊查右眼失明，左眼0.15，颞侧偏盲。生产史正常。入院查体：生命体征正常。发育正常。双眼形态正常，眼球活动自如。视力：右眼光感，左眼0.15。双侧瞳孔等大正圆，直接和间接对光反射灵敏。术前视野：右眼全盲，左眼颞侧偏盲。术前影像学检查：头颅CT：视交叉破坏肿大，累及右侧视神经颅内段，肿瘤向右侧前床突内后方生长达中脑前方，双侧视神经管未受破坏，垂体柄形态正常；头颅MRI检查：视交叉破坏肿胀，T_1混杂等低信号，T_2混杂稍高信号，病变斑块样强化及囊变共存，垂体柄形态正常。

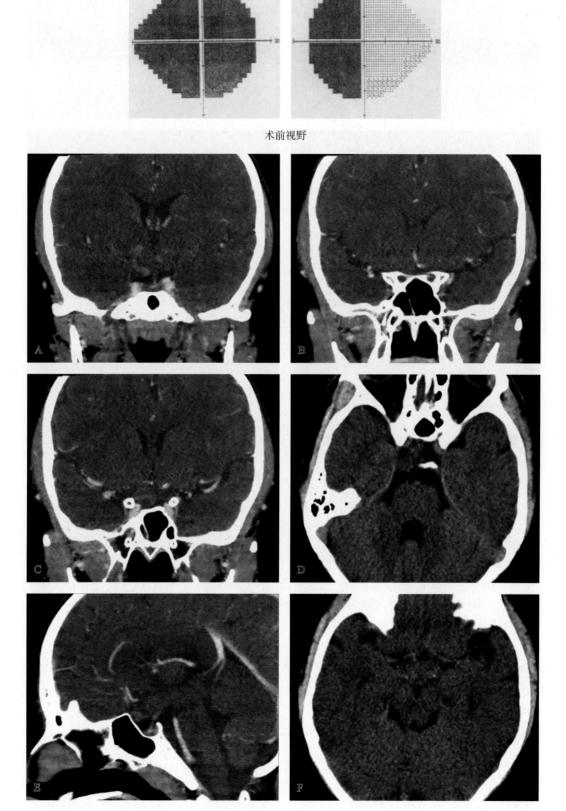

术前视野

头颅CT。A.视交叉破坏肿大；B.双侧视神经管形态正常；C.右侧前床突内后方肿块；D.右侧视神经颅内段肿大；E.垂体柄形态正常；F.肿瘤到达中脑前方

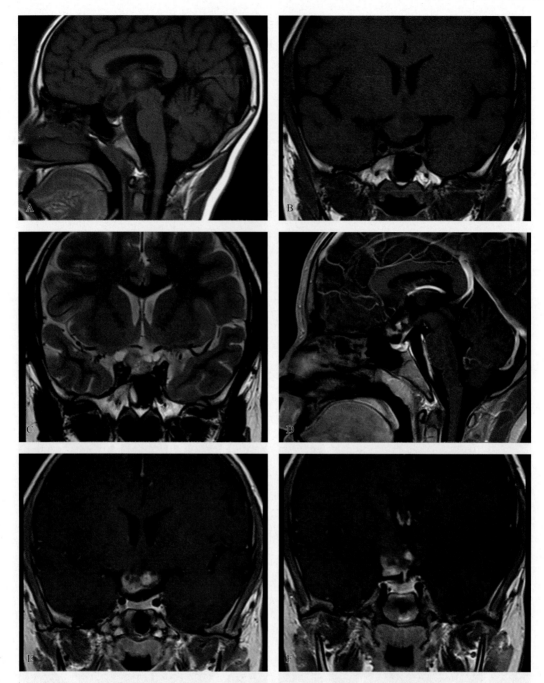

头颅MRI。A. T₁序列，视交叉破坏肿胀，混杂等低信号，垂体柄清晰可见；B.视交叉肿块，T₁序列不均匀等稍低信号，垂体柄形态正常；C. T₂序列，病变混杂稍高信号；D.增强序列，病变斑块样强化及囊变共存，向视交叉右后方生长；E、F.增强冠状位进一步显示视交叉破坏，病变向后方生长，F.可见垂体柄形态正常

【术前诊断】 视交叉胶质瘤。

【麻醉方式】 气管插管全身麻醉。

【手术体位】 仰卧头左偏位。

【手术名称】 右侧翼点入路视交叉胶质瘤切除术。

【手术过程】

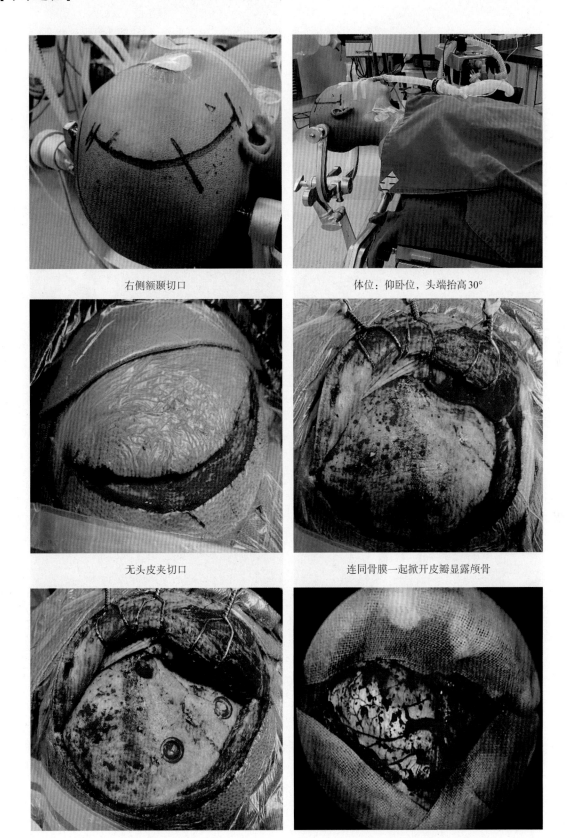

右侧额颞切口

体位：仰卧位，头端抬高30°

无头皮夹切口

连同骨膜一起掀开皮瓣显露颅骨

颅骨钻孔3个

掀开骨瓣显露硬脑膜

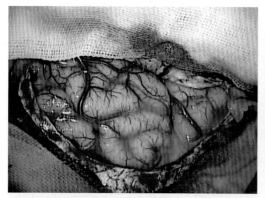

剪开并掀起硬脑膜显露脑组织

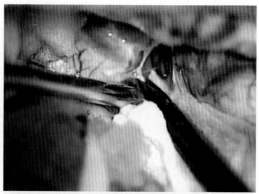

剪开侧裂蛛网膜

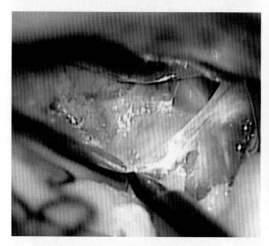

依次打开颈动脉池及视交叉池

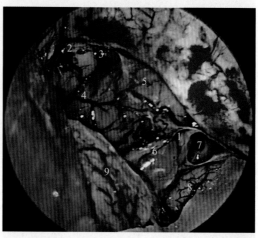

显露肿瘤1：右侧颅内动脉；2：左侧视神经；3：第一间隙；4：视交叉；5：右侧视神经；6：肿瘤；7：第三间隙；8：颞叶；9：额叶

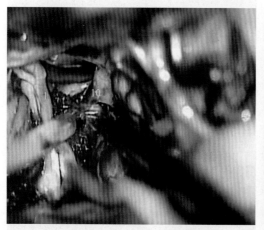

分离肿瘤与右侧动眼神经之间的粘连

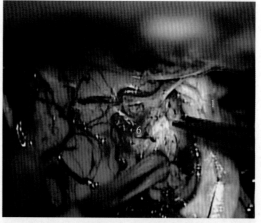

切开肿瘤表面并逐步分块切除

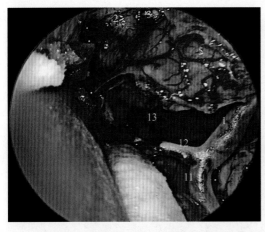

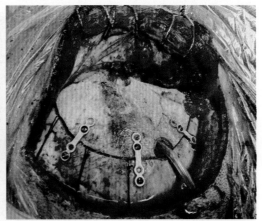

肿瘤切除后，左侧视神经保护良好 还纳骨瓣，再缝合切口，结束手术

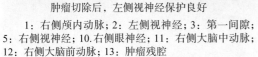

1：右侧颅内动脉；2：左侧视神经；3：第一间隙；
5：右侧视神经；10.右侧眼神经；11：右侧大脑中动脉；
12：右侧大脑前动脉；13：肿瘤残腔

【**术后情况**】 患者术后常规防感染治疗，恢复顺利，左眼视力保护良好。术后复查及病理检查如下：术后4小时头颅CT复查：术区无出血；术后48小时头颅MRI复查：肿瘤切除满意。病理检查：节细胞瘤（WHO Ⅰ级）。

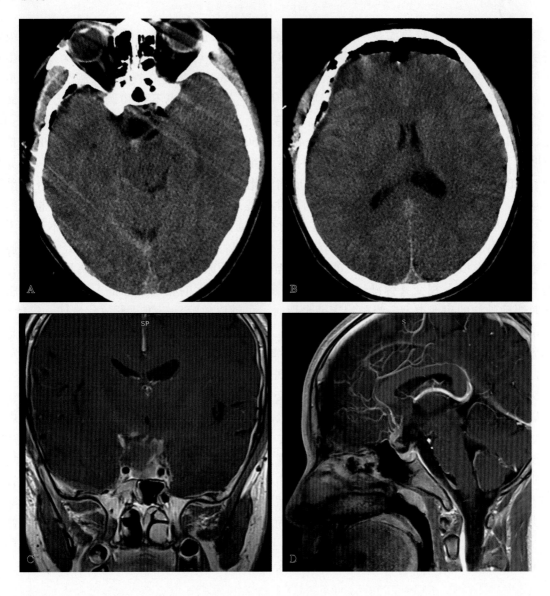

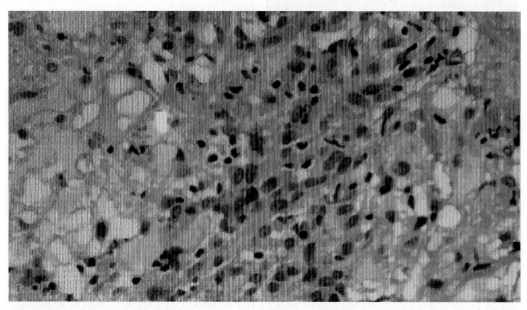

A，B.术后4小时头颅CT复查示术区无出血；C，D.术后48小时头颅MRI复查示肿瘤切除满意；E.病理检查示节细胞胶质瘤（WHO Ⅰ级）

【点评】 神经节细胞胶质瘤是一种少见的含有神经元及胶质成分的混合性肿瘤，属低级别胶质瘤，占所有脑肿瘤的0.4%～1.3%，常见于儿童和青少年，平均年龄12岁，男多于女。可发生在中枢神经系统的任何部位，颞叶多见，常以难治性癫痫为主要表现；发生在视神经、视交叉、视束等视觉通路上的神经节细胞胶质瘤更为少见，直到2019年底，文献报道也不到30例，局限于视交叉起源的更少，临床上以视力、视野障碍为主要表现。影像学上没有特异性征象，CT一般为低密度，1/3可出现钙化；MRI形态上有囊性、囊实性及实性，40%～50%为囊性，T₁序列常为低信号，T₂高信号，可能没有明显强化或实质性均匀性强化或边缘强化。在组织学上，极少数神经节细胞瘤可发生异柠檬酸脱氢酶1（IDH1）基因突变，从而向高级别胶质瘤转化，短期内复发，预后差，多发生在年龄相对偏大的青年人。大多数神经节细胞胶质瘤表现为良性进展，病死率低，预后相对较好。中枢神经系统肿瘤WHO分类将神经节细胞胶质瘤定为Ⅰ级。针对视觉通路神经节细胞胶质瘤治疗，不管是手术、放疗还是化疗，由于病例数较少，一直还没有形成广泛共识。借鉴颞叶等其他部位神经节细胞胶质瘤的治疗措施，通常在以下情况考虑手术：单侧视神经受累导致眼球突出、失明或两者同时存在；视交叉外生型导致占位效应。视交叉弥漫性受累或广泛浸润性是手术的相对禁忌证。手术可以控制肿瘤进展，同时明确肿瘤的病理类型。当肿瘤未能全切时，可辅以放疗，三维适形放疗最佳，年龄＜7岁的患儿，不推荐放疗。当肿瘤全切时，不需要放疗。至于化疗，没有确切证据予以支持，但是，当神经节细胞肿瘤向高级别胶质瘤转化时，可借助高级别胶质瘤化疗的推荐方案进行。该病例为13岁男性，符合神经节细胞瘤的高发年龄，以双眼视力视野障碍为主要表现，入院时查右眼失明，左眼颞侧偏盲。头颅CT和MRI见视交叉破坏，肿瘤在视交叉后方沿右后下生长，CT等密度，无钙化，视神经管无破坏扩大；MRI可见囊变，实质部分有强化，垂体柄形态基本正常。所以，据病史及影像学分析，病变起源于视交叉，向右后下外生型生长，大小约2.0cm×2.4cm×1.5cm，对右侧视神经颅内段有侵犯，没有侵犯视神经管段及眶段。术前诊断：视交叉胶质瘤。注意与颅咽管瘤、下丘脑错构瘤及下丘脑胶质瘤相鉴别。因肿瘤有明显的占位效应，右眼失明，左眼颞侧偏盲，所以有手术适应证，手术目的在于控制肿瘤生长，去除占位效应，从而保留左侧残存视力。如不手术，肿瘤继续生长必然加重左眼视力致失明，再继续增大出现梗阻性脑积水而危及生命。因右眼视力更差，所以选择右侧翼点入路。术中证实肿瘤起源于视交叉，向右后方外生性生长，与右侧动眼神经及后交通动脉都有不同程度的粘连和推挤。手术切除了视交叉的全部外生性肿瘤，左侧神经及视交叉的左侧边缘保留完好，右侧视神经部分保留，故有少许肿瘤残留，再辅以放疗。术后病检：节细胞胶质瘤（WHO Ⅰ级），故不辅助化疗。

（梁 鸿 贺绪智）

病例65 中脑导水管胶质瘤

【病史简介】 患者女性，20岁。头痛1个月，双眼视物重影1周。既往史：无。入院查体：神清语利，视物左右重影，视力右眼0.4，左眼0.3。Romberg征（＋）。头颅CT：第四脑室近中脑导水管处占位，低级别胶质瘤可能性大，幕上梗阻性脑积水。

【术前影像】

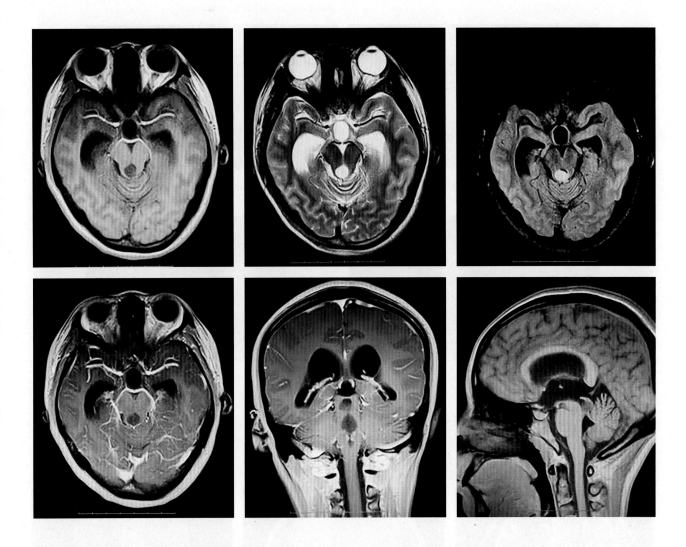

【术前诊断】 中脑导水管胶质瘤。

【麻醉方式】 气管插管全身麻醉。

【手术体位】 俯卧位。

【手术名称】 枕下后正中入路中脑导水管肿瘤切除术。

【手术过程】

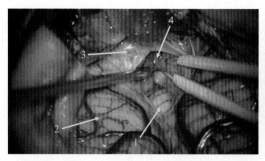

剪开硬膜后，开放枕大池，释放脑脊液，显露第四脑室开口。1：小脑蚓部；2：小脑半球；3：枕大池；4：第四脑室开口

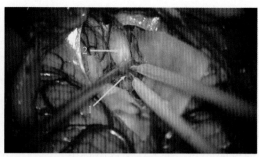

松解第四脑室及小脑蚓部蛛网膜，显露第四脑室底部，可见第四脑室脉络丛及舌下神经三角。1：第四脑室脉络丛；2：舌下神经三角

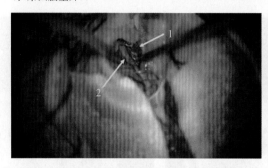

继续向上分离可见小脑后下动脉。1：第四脑室脉络丛；2：小脑后下动脉

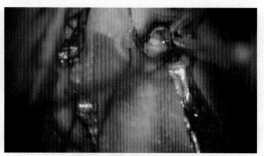

小脑蚓部造瘘1cm×1cm，进入第四脑室

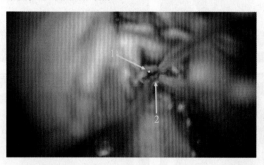

沿瘘口向上即见肿瘤，肿瘤位于中脑导水管开口处。1：中脑导水管；2：肿瘤

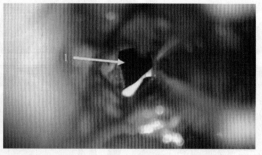

肿瘤全切后可见中脑导水管通畅。1：中脑导水管

【术后情况】 术后患者恢复良好，术后清醒，视力较前明显改善，视物重影基本消失。无共济失调，无小脑语言，无其他神经功能障碍。术后顺利出院，术后即刻头颅CT未见出血，术后MRI见肿瘤全切，未见肿瘤残留。术后病理：弥漫性星形细胞瘤，WHO Ⅱ级。

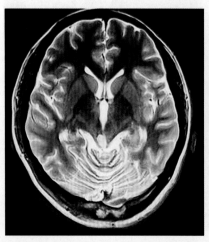

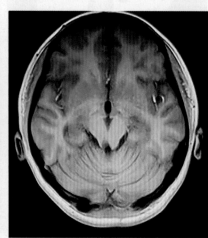

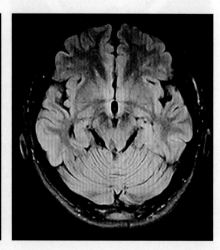

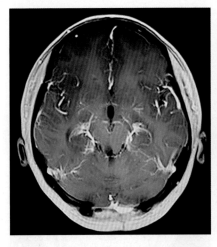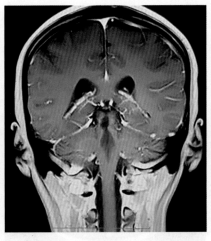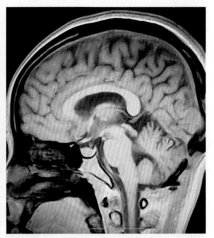

【点评】 对于中脑导水管出口处的肿瘤，可选用枕下小脑幕上（poppen）入路、幕下小脑上入路、蚓部造瘘后正中入路均可到达该区域，但poppen入路更适用于四叠体池向第三脑室生长的肿瘤，对于本例路径较长，需切开的小脑幕范围较大，幕下小脑上入路同样面对牵开小脑不充分的问题，且有汇入大脑内静脉的静脉系统遮挡，蚓部造瘘可较近到达中脑导水管出口，入路上无重要血管遮挡，且术中出血较易控制，不用担心术中出血流向下方造成脑室系统堵塞的风险，即便术中出血较多，也可全程探及中脑导水管至闩门的区域清除血肿，而如选择其他入路则较难处理流向下方的血液，一旦出血难以控制流入第四脑室，极易造成术后脑干受压，脑脊液循环受阻。

本例肿瘤位于中脑导水管与第四脑室延续处，手术目的为切除肿瘤，解除脑室系统梗阻，查阅文献，大量此区域的肿瘤都选择脑室腹腔分流手术，脑室腹腔分流虽可暂时解决脑积水问题，短期内缓解脑积水造成的临床症状，但无法解决根本问题，无法逆转疾病最终结局。切除肿瘤即可打通脑室系统，如仍存在梗阻，可二期行脑室腹腔分流术。

此入路对脑组织最大的损伤在于小脑蚓部的切开，小脑蚓部的损伤可能造成术后小脑性缄默，共济运动障碍。一般认为切开下蚓部较上蚓部更为安全，且切开范围应尽可能小，满足手术需求即可。除此之外常见的并发症还有静脉窦的损伤导致出血和脑肿胀，脑神经麻痹和第四脑室内的操作牵拉脑干导致心律失常甚至心搏骤停。对于枕窦发达的病例可通过改变体位、降低血压等措施减少出血，脑组织肿胀时除通过改变体位、过度通气、静脉应用脱水药物等常规措施外，还可释放枕大池和小脑延髓池脑脊液使脑组织塌陷。术中操作应尽量避免牵拉脑干，避免损伤脑干背侧结构。本例患者术后无共济运动障碍，无小脑缄默，无脑神经麻痹等并发症，复视有明显改善，术后随访4年余，肿瘤无复发，患者正常工作、生活。

（张 楠 李 兵）

第二节 脑 膜 瘤

病例66 颅内巨大脑膜瘤

【病史简介】 患者男性，18岁。发作性抽搐，伴意识丧失4年余。患者4年前（2015年）无明显诱因出现发作性全身抽搐，伴意识丧失，发作持续数分钟。就诊于当地医院提示颅内巨大肿瘤，考虑为恶性，未行手术治疗。直至近期全身抽搐症状反复发作，抽搐时间增加至10余分钟至半小时，来院就诊。复查头部磁共振显示：颅内巨大肿瘤，较2015年明显增大，考虑为脑膜瘤。查体：不能行走，轮椅推入病房。神志清楚，查体合作，对答切题。双侧瞳孔等大正圆4mm，对光反射灵敏。眼球运动正常，双侧视力下降眼前20cm数指。四肢肌张力正常，双下肢肌力4级。生理反射存在，病理反射未引出。诊断为颅内巨大肿瘤，继发性癫痫。建议手术治疗，切除肿瘤。

【术前影像】

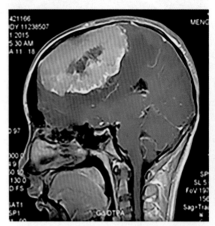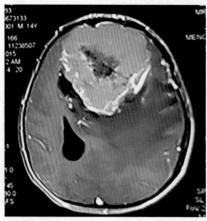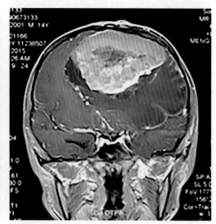

2015年磁共振显示：脑外肿瘤，体积巨大，侵犯双侧额顶部颅腔。基底位于上矢状窦双侧硬膜，侵犯阻塞上矢状窦，可见脑膜尾征。肿瘤边界清晰，蛛网膜间隙存在。肿瘤压迫双侧脑室，脑室系统偏移扩大。肿瘤强化明显，质地不均匀，周围水肿带明显。考虑脑膜瘤可能性大

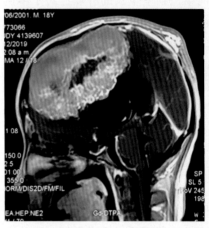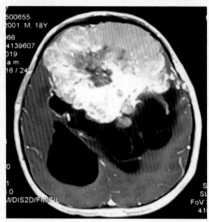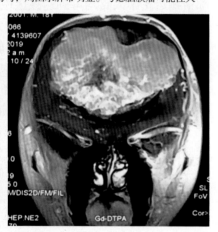

2019年磁共振显示：肿瘤较4年前明显增大，脑室系统受压、扩张加重。肿瘤周围脑组织受压囊变，肿瘤周围水肿带明显。颅腔扩大，颅骨变薄，局部颅骨受侵蚀增生

【术前诊断】　颅内巨大脑膜瘤。

【麻醉方式】　气管插管全身麻醉。

【手术体位】　平卧位，头托固定头部。下颌稍内屈，大范围显露双侧额顶部。

【手术名称】　双侧额顶部入路。

【手术过程】

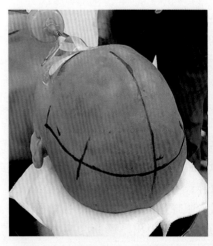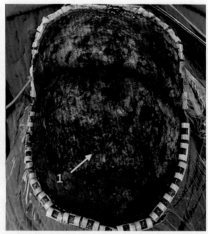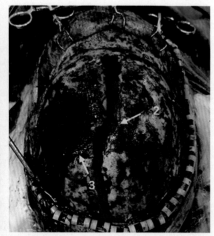

皮瓣设计及颅骨处理。1：骨膜层；2：沿中线磨除颅骨，骨槽内明胶海绵压迫止血；3：局部受肿瘤侵蚀颅骨出血，明胶海绵压迫止血

患者长期颅内高压，颅骨较薄，禁忌使用头钉固定头部，以防出现外血肿。设计双侧额顶部皮瓣，切开后沿帽状腱膜下分离，严密止血，部分骨膜被肿瘤侵蚀一并切除。考虑常规开颅、整块取下骨瓣可能较为耗时，出血较多；且硬膜广泛分离存在远隔部位血肿风险。故显露额顶部颅骨后，磨钻沿中线磨开骨槽，分双侧开颅。

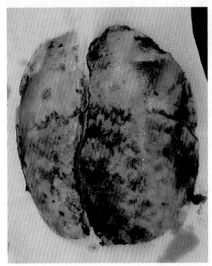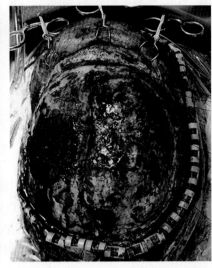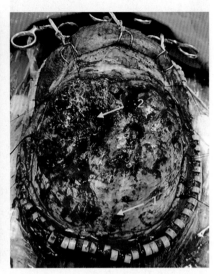

双骨瓣开颅。1：上矢状窦；2：肿瘤侵蚀、突破硬脑膜

首先铣刀切割取下右侧骨瓣，马上悬吊硬膜，预防硬膜外血肿。然后取下左侧骨瓣，悬吊硬膜，显露整个肿瘤基底硬膜。可见硬膜张力高，肿瘤侵犯右侧硬膜、颅骨乃至骨膜。

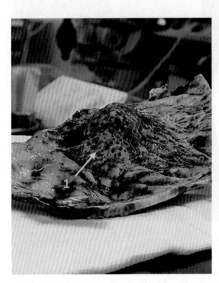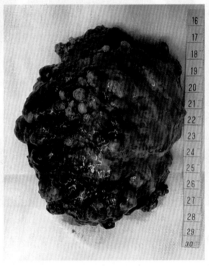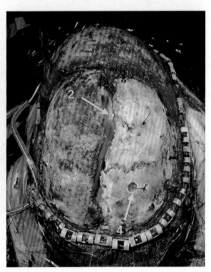

骨瓣内侧面及关颅情况。1：受肿瘤侵蚀增生的颅骨内板；2：中线骨槽，内可见白色硬膜修补材料；3：冠状缝；4：颅骨钻孔悬吊硬膜

受侵蚀颅骨内侧面，颅骨瘤化增生明显，切除增生的颅骨内板。随即切开肿瘤先行瘤内减压，后切开硬膜，沿周边分离，切除肿瘤。过程中辨认中央沟静脉，于该静脉前方结扎上矢状窦。于前后两端、自上而下切断大脑镰，整块取出肿瘤，可见肿瘤整块切除部分直径15cm。取10cm×10cm人工硬膜，配合残存可用骨膜瓣修补硬膜缺损，颅骨钻孔丝线悬吊硬膜。但由于患者颅腔过大，硬膜延展性不足，颅骨硬膜之间仍存在腔隙。硬膜下、皮下留置引流管2根，常规关颅。术后病理结果：脑膜瘤（WHO I级）。

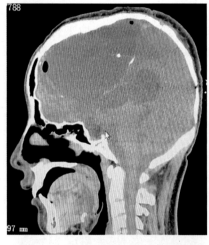
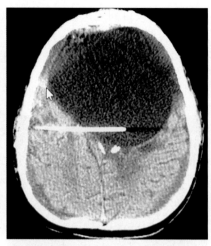
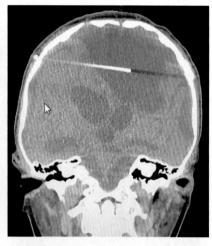

植入Omaya囊术后CT显示：引流管尖端位于巨大瘤腔较低处，位置理想；可见少量硬膜下积液

术后复查肿瘤切除彻底，但是中路空腔巨大，4天后拔除硬膜下引流管，5天后拔除皮下引流管。拟通过腰池引流解决患者发热及脑脊液皮下漏问题，但效果不佳。患者每日发热39～40℃，脑脊液皮下漏反复出现，脑脊液白细胞高，葡萄糖含量低，蛋白含量高，提示颅内感染，但多次培养并无阳性结果。考虑无菌性炎症及瘤腔内引流不佳、坏死脱落物质刺激所致。给予手术于囊腔内防止Omaya囊，配合静脉输液针，持续引流脑脊液。

【术后情况】

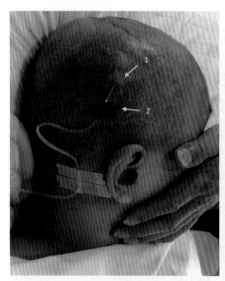
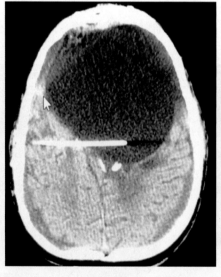
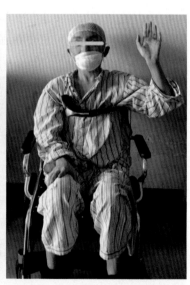

静脉输液针穿刺Ommaya囊持续引流脑脊液
1. 头皮下Ommaya囊位置；2. 普通静脉输液针经头皮穿刺引流

虽然每日脑脊液引流量在200～300ml，但患者发热及脑脊液检验指标并无明显改善。考虑为脑脊液与皮下沟通仍存在，皮下炎性物质进入脑脊液；同时患者瘤腔巨大，可达800ml，正常每日脑脊液分泌总量450～500ml，亦不能将囊腔内液体交换一次。故给予Ommaya囊，每日以温盐水置换脑脊液200～300ml。后患者体温逐渐正常，脑脊液澄清，白细胞及蛋白含量逐渐下降。术后1个月，患者状态良好，可乘坐轮椅外出。

【点评】 如上所见，本例脑膜瘤可诊断为：累及上矢状窦及双侧的额顶脑叶的窦镰旁脑膜瘤。一般认为脑膜瘤直径大于5cm，即可定为巨大脑膜瘤。而此例肿瘤直径可达15～18cm，极为罕见。其手术显露范围及术后残腔处理，仅解剖性半球切除手术与之类似，可作为参考：大范围的开颅，巨大的肿瘤切除，上矢状窦的结扎切除，中央沟静脉保护，术后颅内出血预防，肿瘤切除术后的巨大空腔的引流，术后脑脊液漏、感染预防，以及含铁血黄色沉积预防。以上问题均可导致致命后果，故均应纳入术前计划讨论之中。

首先，团队根据肿瘤范围，设计双侧额顶冠状切口，确保充分显露肿瘤边界。鉴于开颅骨瓣巨大，且横跨上矢状窦，故采用双骨瓣方案：沿中线磨穿颅骨，将骨瓣分为左右两半，分别切割取下；并马上悬吊硬膜，防止硬膜外血肿形成。开颅后电凝及明胶压迫控制硬膜出血。由于脑组织张力极高，直接显露边界的方案不能实施，故首先部分切除肿瘤实质，以降低压力、创造空间。随即，沿肿瘤周围剪开硬膜，沿边界整块切除肿瘤，此过程严格显微操作，并无特殊。

最后，关颅过程尤为关键。肿瘤切除后遗留巨大空腔，约800ml；肿瘤侵犯大片硬膜，已随肿瘤一并切除，硬膜缺损直径10～12cm；部分骨膜已被肿瘤侵犯，可用面积不足皮瓣面积的1/4。故此情况应纳入修复重建范畴，而不仅仅是常规关闭颅腔。由于术前对于硬膜缺损面积预计不足，没有设计更大的皮瓣，以大范围取得带蒂组织瓣。切除后单纯使用人工硬膜，配合剩余骨膜修复硬膜缺损，硬膜下留置引流管。但由于人工硬膜面积有限，延展性不足；加之由于肿瘤长期生长，患者颅腔偏大，硬膜与颅骨之间存在较大空隙。由于关颅过分依赖人工硬膜，硬膜愈合缓慢，反复出现脑脊液皮下漏。患者术后长期高热，脑脊液白细胞及蛋白含量明显异常，但多次培养未见细菌感染。考虑因存在脑脊液与皮下沟通，皮下渗出及脱落组织进入颅内，导致发热及脑脊液异常。故肿瘤残腔引流不仅限于单纯引流脑脊液，还包括大量坏死脱落组织。为此我们将Ommaya囊置入瘤腔，给予持续引流，脑脊液置换等处理，患者硬膜逐渐愈合，脑脊液皮下漏不再出现，脑脊液白细胞正常。虽蛋白含量偏高，考虑为人工硬膜相关的无菌性炎症，对症处理。

此过程说来平淡，实则步步揪心，但凡有某次操作瑕疵，导致颅内感染，后果将极为严重。身处微创神经外科时代，加之不断改进的各种关颅修补材料，神经外科医生少有组织修复重建的理念及相关知识。对于某些极端病例，或切除范围较大的颅底手术中，我们应更为重视活组织重建硬膜及骨性颅腔，可使患者更快恢复，减少不必要的术后风险。

（王旭辉　陈广鑫　许民辉）

病例67　巨大蝶骨嵴脑膜瘤

【病史简介】　患者男性，57岁。头晕、头痛2年。患者入院前2年开始无明显诱因出现头晕、头痛，程度中等，变化不定。无恶心、呕吐，无意识障碍，肢体抽搐等。曾就诊，但未行头部影像学检查。入院前1个月，头痛加重，伴四肢乏力、有左侧肢体明显。查体：生命体征正常，左侧腹壁反射减弱，右侧未见异常。双下肢肌力4级。其余生理反射存在，病理性反射未引出。

当地医院行头部CT检查发现右侧额、颞部位占位，考虑脑膜瘤可能性大。

【术前影像】

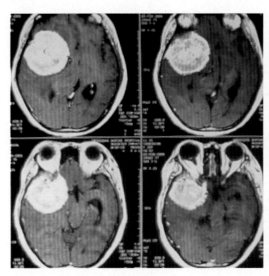
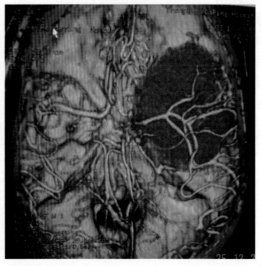

术前患者MRI显示颅内额颞部位巨大脑外肿瘤，蝶骨嵴为中心，侵犯额颞颅底，可见脑膜尾征。肿瘤与脑组织边界清晰，可见血管流空。CTA显示肿瘤血供丰富

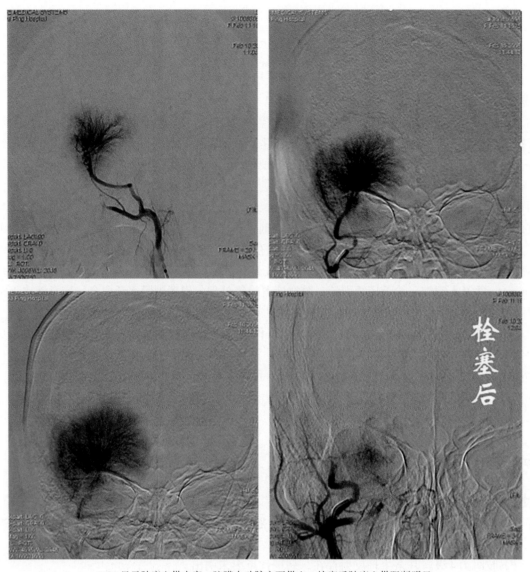

DSA显示肿瘤血供丰富，脑膜中动脉主要供血，栓塞后肿瘤血供阻断明显

【术前诊断】 右侧蝶骨嵴脑膜瘤。

【麻醉方式】 气管插管全身麻醉。

【手术体位】 平卧位，头对侧偏转30°，略后仰。

【手术名称】 右侧翼点入路蝶骨嵴脑膜瘤切除术。

【手术过程】 手术采用右侧翼点入路，筋膜下分离皮瓣。常规开颅形成额颞骨瓣，剪开硬膜，释放脑脊液，分离外侧裂，可见肿瘤。

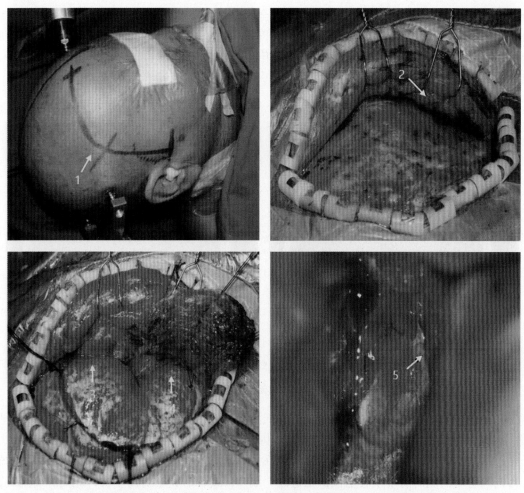

1：翼点入路；2：筋膜下分离；3：额部硬膜；4：颞部硬膜；5：硬膜下肿瘤

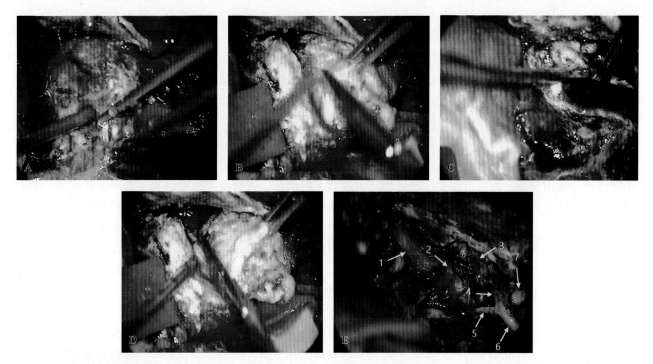

A～D.剪开硬膜断离基底，分块切除肿瘤；E.沿边界分离保护重要结构。1：对侧视神经；2：同侧视神经；3：颈内动脉周围残余肿瘤；4：颈内动脉；5：大脑前动脉；6：大脑中动脉；7：动眼神经

部分断离肿瘤基底，沿周边适度分离，确立安全操作界面，分块切除肿瘤。如此循环，最终可沿关键神经血管周边分离切除肿瘤。如图，重要神经血管得以保护。但由于设备条件限制，未能对颅底骨质处理，为确保安全，颈内动脉周围肿瘤少量残余，病理结果为脑膜瘤。

【术后影像】

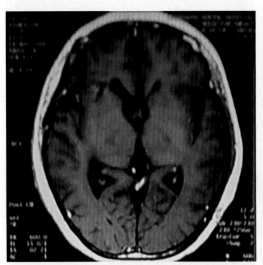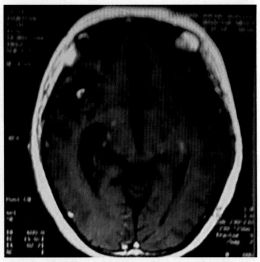

患者术后复查MRI显示肿瘤无复发迹象，脑组织复张良好

【点评】 蝶骨嵴脑膜瘤生长速度较为缓慢，如因早期无严重、典型症状，或因患者本身对于早期症状未给予足够重视，此类脑膜瘤可生长至体积非常巨大，直至出现更为严重的症状方才就诊。肿瘤生长形式多样，可向蝶骨嵴两侧的前中颅底生长，压迫额、颞叶；或者沿颅底匍匐生长，此类肿瘤基底宽阔，全切不易，复发率高。同时肿瘤可向鞍上及外侧裂方向生长，对鞍区周围结构压迫甚至包裹，如视神经、垂体柄、颈内动脉、大脑前动脉、大脑中动脉等，大大增加手术难度。此时肿瘤对血管的包裹程度、质地及血液供应成为成功分离的关键，其核心仍是分离的操作空间是否充分。空间充分，操作才能足够轻柔，无须过度牵拉；空间充分保证分离切除效率，较少的操作次数可减少对关键神经血管的牵拉和骚扰，减少严重并发症的发生率。而蝶骨嵴脑膜瘤操作空间可来自颅底骨质、肿瘤内减压、脑组织紧张程度和活动度，因肿瘤巨大几种方法可配合尝试使用。主流的方式为硬膜下断离基底—内减压—包膜外分离的策略的循环使用，可应对大多数此类肿瘤。但由硬膜外处理肿瘤基底的方式较为少用，此处讨论该方式的优点及局限，可根据具体情况选择使用。蝶骨嵴本身为向颅内明显凸起骨嵴，虽其自身体积并不大，但蝶骨嵴磨除、配合其两侧部分骨质切除，可使蝶骨嵴两侧硬膜明显向颅外塌陷，创造空间远大于其自身体积；同时蝶骨嵴脑膜瘤血供大部来自颅底，切除骨质同时断离血供，为其后的内减压创造条件；部分蝶骨脑膜瘤向视神经管、眶内侵犯，需进行相关颅底处理；可控制颈内动脉、视神经等重要结构，并降低复发率。本病例可见颈内动脉周围部分肿瘤残余，既因早期设备条件限制，无法处理颅底骨质，不能控制颈内动脉，无法安全切除肿瘤。最后术中决定少量残余，以保安全。但是，当肿瘤体积巨大，硬膜外空间狭窄，早期处理颅底存在一定困难。分离颅底硬膜时，颅底骨质往往出血汹涌，需要一个"浴血奋战"的过程，需要一定的经验和技巧训练。故颅底处理可作为可选项，或硬膜下切除完成后再做处理。但在肿瘤侵犯颅底情况下，无论先后，建议彻底处理颅底骨质，甚至切除肿瘤基底硬膜。后重建颅底，已确保患者术后迅恢复。

对于肿瘤与视交叉视神经、颈内动脉粘连紧密者或侵入海绵窦，在切除这些部位的肿瘤时应特别注意神经血管走行，可将肿瘤从各神经血管上剥离，如剥离困难，宁可残留小层状肿瘤以保留血管和神经，减少术后并发症。术中发现大部分患者视神经被肿瘤推向内下方，由于存在固定蛛网膜，一般分离并不困难，但在分离时应注意保护视神经、视交叉表面的滋养血管。要避免强行牵拉分离肿瘤和视神经，减少滋养血管损伤,电凝时要尽可能靠肿瘤一侧。滋养血管出血尽量不用电凝止血而改用速即纱或明胶海绵压迫止血。分离颈内动脉和大脑前、大脑中动脉以及一些深穿支,如肿瘤与血管之间有蛛网膜界面存在者,一般分离并不困难,可采用逆行追踪法即先找到大脑中动脉远端,向近端追踪,认清血管结构后再切除肿瘤;也可采用顺行追踪法,即先在鞍上池上解剖出颈内动脉近端,再仔细向远端解剖。对于质地较软、易吸除者切除肿瘤都无困难,血管也易得到保护。而对于包裹血管主干及分支且质地较硬者,不要强行分离以免损伤血管。尤其是老年人多有动脉硬化,且可能存在血管壁瘤化,剥离可能导致大血管破裂。可提前准备血管吻合器械,血管破裂可给予缝合,或选择残留少量肿瘤于血管壁周围,防止致命性出血。

对于肿瘤巨大、质硬血供丰富,且包绕重要神经血管时,以及患者年龄较大或术前全身情况较差,有高血压、糖尿病者,肿瘤切除困难时,则仅行大部分或部分切除达到视神经减压或降颅压目的,对残留肿瘤行γ-刀治疗也能达到满意的效果。

(周　椿　王旭辉　许民辉)

病例68　蝶骨嵴内侧型脑膜瘤

【病史简介】　患者男性,40岁。反复头痛1个月入院。1个月前无明显诱因出现反复前额疼痛,无视力下降、视物模糊,不伴有其他症状。查体:瞳孔等大正圆,对光反射灵敏,视力视野正常。未见其他神经系统异常体征。首诊医院头部磁共振显示右侧蝶骨嵴脑膜瘤。

【术前影像】

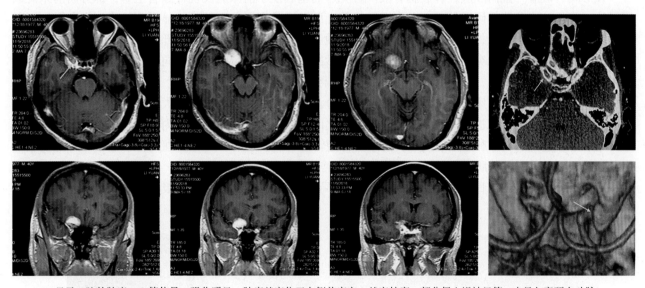

MRI显示:脑外肿瘤,T_1等信号,强化明显。肿瘤基底位于右侧前床突,基底较宽,部分侵入视神经管,未见包裹颈内动脉。
CT显示:前床突及视神经管上壁骨质异常,增生改变(黄色箭头所示)。
由于患者视神经管内肿瘤较少,结合患者无视力下降症状,考虑肿瘤起源于前床突表面,属2型前床突脑膜瘤

【术前诊断】　右侧蝶骨嵴脑膜瘤。
【麻醉方式】　气管插管全身麻醉。
【手术体位】　平卧位,头对侧偏转30°,略后仰。
【手术名称】　右侧扩大翼点入路蝶骨嵴脑膜瘤切除术。

【手术过程】

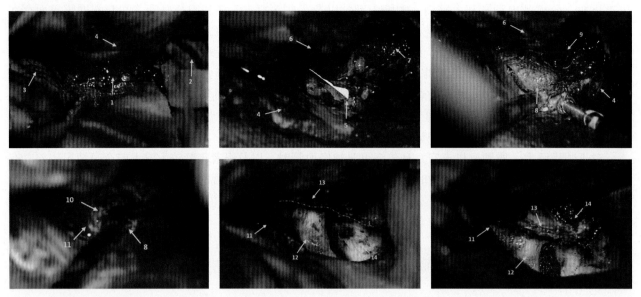

1：肿瘤；2：外侧裂静脉；3：额叶脑组织；4：额颞硬膜；5：眶脑膜韧带；6：眼眶外侧壁；7：中颅底；8：前床突；9：海绵窦外侧壁；10：床突三角；11：视神经；12：颈内动脉（床突上段）；13：颈内动脉远环；14：肿瘤基底（硬膜已切除，部分进入海绵窦，出血以明胶海绵压迫止血）

弧形切开硬膜，翻向颅底，释放脑脊液。可见肿瘤基底位于前床突及视神经管上壁，部分向前床突颞侧延伸。释放脑脊液获得硬膜外空间，自视神经管上壁及蝶骨大翼分离硬膜，显露眶脑膜韧带。锐性切断眶脑膜韧带，并沿眶上裂外侧锐性分离、抬起表面硬膜，显露前床突下表面和部分海绵窦外侧壁。分离充分显露前床突，可见前床突明显增生硬化。以金刚砂磨钻将前床突蛋壳化，并向内侧磨除视神经管上、外壁，向外侧磨除蝶骨小翼，向前断离视柱，剥离前床突表面硬膜，切除前床突。硬膜外处理完毕，再次回到硬膜下切除肿瘤。因前床突磨除，肿瘤血供大部分已被切断，且肿瘤体积不大，切除过程顺利。切除肿瘤后，可见因前床突、视神经管上壁被磨除，额颞之间硬膜变得较为平坦，颈内动脉远环及部分管内视神经清晰显示。进一步切除肿瘤基底硬膜，清理视神经管内肿瘤，达到Simpson1级切除。后取小片人工硬膜修补硬膜缺损，并以带蒂肌肉瓣封闭硬膜外空间，后常规关颅。

【术后病理】 右侧蝶骨嵴脑膜瘤（皮细胞型），局部侵犯脑实质，WHO Ⅱ级。

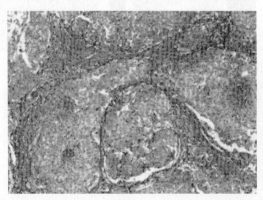
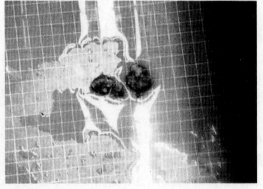

【点评】 蝶骨嵴脑膜瘤可以分为3类：①起源于前床突和蝶骨嵴内侧1/3的脑膜瘤；②起源于中和外侧蝶骨嵴脑膜瘤；③蝶骨嵴斑块状脑膜瘤或蝶眶脑膜瘤。本例属于蝶骨嵴内侧型脑膜瘤，由于邻近累及前床突，亦称为前床突脑膜瘤。前床突内侧参与构成视神经管外侧壁，其表面硬膜延伸参与形成颈内动脉远、

近硬膜环，与视神经、颈内动脉、动眼神经等结构关系密切。根据起源部位，前床突脑膜瘤分为3种类型：①1型起源于颈内动脉近、远硬膜环之间。该类型前床突脑膜瘤多包裹颈内动脉，且由于该段颈内动脉无蛛网膜覆盖，肿瘤与颈内动脉粘连紧密，切除风险高；②2型起源于前床突上方和外侧的硬膜，该类肿瘤虽然也常包绕颈内动脉，但由于该段颈内动脉有蛛网膜包裹。肿瘤和颈内动脉之间存在蛛网膜界面，多可安全切除；③3型起源于视神经管内，由于压迫视神经，多早期出现症状。且肿瘤与视神经之间无明显蛛网膜界面，切除后视力恢复可能性小。

前床突脑膜瘤为国内许多神经外科中心常规开展的颅底手术，多采用常规翼点入路，切开硬膜，硬膜下沿蝶骨嵴断离中立基底后，沿肿瘤边界分离，切除肿瘤。但此策略仅适用于2型肿瘤，对于1型和3型肿瘤，硬膜下处理前床突内侧、视神经管及颈内动脉周围肿瘤非常困难。应根据其详细的分型及其颅底解剖特点的手术策略。对于1型肿瘤，起源于颈内动脉远、近硬膜环之间，向颅外可侵犯海绵窦，向颅内可进入蛛网膜下腔，并包裹颈内动脉及其分支。安全切除肿瘤关键为控制颈内动脉部分海绵窦段、床突段，直至床突上段。手术应采用眶颧入路或扩大翼点入路，以Dolence技术分离中颅底硬膜内外层，显露海绵窦外侧壁；硬膜外磨除前床突，断离远环，实现颈内动脉控制、甚至移位，以使安全切除颈内动脉周围肿瘤成为可能。此外，对于1型蝶骨嵴脑膜瘤，控制及修复血管能力尤为重要，因肿瘤可能侵犯颈内动脉，导致血管壁瘤化，切除可能导致致命出血。一旦颈内动脉损伤出血，掌握血管缝合、旁路移植及血管内介入技术方能控制出血，挽救生命。而3型肿瘤起源于视神经管硬膜，手术重点在于开放视神经管，并切除管内肿瘤，实现视神经减压。所以仍至少采用扩大翼点入路，硬膜外磨除前床突及视神经管上壁，切开视颅底硬膜-镰状韧带-视神经束膜，切除肿瘤实现视神经减压，并在手术过程中最大程度地减少视神经牵拉，以保障术后最大程度地恢复视力。术前分型不清，术中策略针对性不强，往往是肿瘤残留及手术副损伤的重要因素。

本病例虽属于2型前床突脑膜瘤，但术前影像中观察前床突增生，骨质改变，考虑存在骨质侵犯，故常规给予磨除前床突，切除肿瘤基底硬膜，达到Simpson 1级切除标准。硬膜外处理基底断离肿瘤大部分血供，使肿瘤切除过程更为简单。术后病理为非典型脑膜瘤（WHO Ⅱ级），术前并未能预见，故无论何种分型追求更为彻底的切除，是降低复发率的不二法则。

（欧阳庆 王旭辉 徐伦山）

病例 69 蝶骨嵴中外侧型脑膜瘤

【病史简介】 患者男性，54岁。头晕、头痛3个月。患者无明显诱因出现头晕、头痛，不伴恶心呕吐、视力下降等症状。查体：神志清楚，查体配合，双侧瞳孔等大，对光反射灵敏。四肢肌力正常，未见明显神经系统异常体征。

首诊医院磁共振显示右侧额颞叶交界区域占位，考虑为脑膜瘤。

【术前影像】

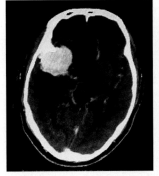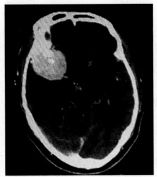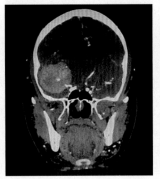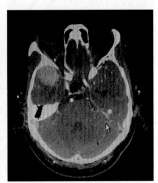

患者头部CT显示：右侧额颞部肿瘤，强化明显，肿瘤周边脑组织水肿严重。肿瘤基底主要位于蝶骨嵴中外，部分延伸至颞部，未见肿瘤包裹侵犯颈内动脉及视神经

【术前诊断】 右侧蝶骨嵴脑膜瘤。

【麻醉方式】 气管插管全身麻醉。

【手术体位】 平卧位，头对侧偏转30°，略后仰。

【手术名称】 右侧翼点入路蝶骨嵴脑膜瘤切除术。

【手术过程】 手术采用常规翼点入路，额颞开颅。于硬膜外分离硬膜，显露肿瘤基底的蝶骨嵴及其额颞骨质。分离磨除过程中颅底骨质出血汹涌，使用骨蜡及金刚砂磨头止血。

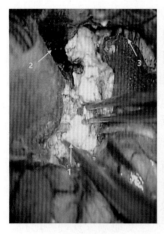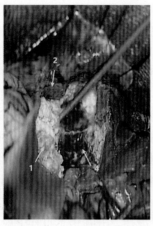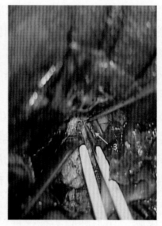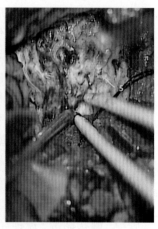

1：断离硬膜基底，少血供的肿瘤组织；2：肿瘤基底；3：外侧裂静脉；4：脑组织供血的肿瘤组织；5：切除肿瘤后的瘤床

剪开硬膜，释放脑脊液，分离侧裂显露肿瘤。可见经硬膜外断离肿瘤血供后，肿瘤中心实质苍白，几乎没有出血。且肿瘤质地变软，易于断离肿瘤基底。直至切除至肿瘤边缘实质，可见实质内再次出现血供，考虑来自周围脑实质供血。肿瘤与侧裂血管部分粘连紧密，锐性分离，保护侧裂静脉。切除后可见瘤床，肿瘤与脑组织之间无蛛网膜界面，直接压迫脑组织。肿瘤周围脑组织水肿，触之易出血。

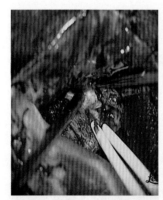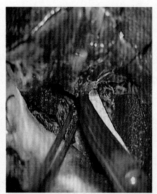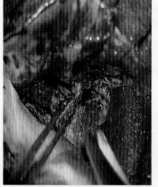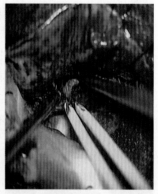

硬膜下肿瘤切除后，环形切除肿瘤基底硬膜，完成Simpson 1级切除

切除肿瘤，检查肿瘤基底见肿瘤严重侵蚀基底硬膜，切除肿瘤侵蚀硬膜，达到Simpson 1级切除。术后病理检查结果：脑膜瘤（WHO I级），患者状况良好，恢复迅速。

【术后影像】

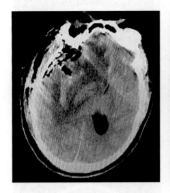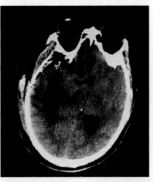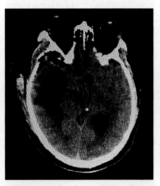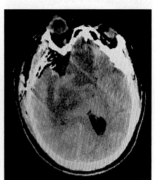

术后复查，肿瘤切除彻底，肿瘤周边水肿尚未消退

【点评】 蝶骨嵴脑膜瘤可以分为三类，除前文提及的起源于前床突和蝶骨嵴内侧1/3的脑膜瘤，还包括起源于中和外侧蝶骨嵴脑膜瘤和蝶骨嵴斑块状脑膜瘤或称蝶眶脑膜瘤。蝶骨嵴中外型脑膜瘤起源部位距离前床突较远，多数为硬膜下球状生长，与颈内动脉易于分离。肿瘤生长缓慢，多至肿瘤体积较大时出现症状，部分肿瘤体积巨大，可包裹颅内大血管。因无磨除前床突必要，常规手术方式为翼点入路，硬膜下切除肿瘤。此手术方式简单快速，多认为不需要硬膜外磨除蝶骨嵴。但笔者认为对于此类肿瘤如能在切除肿瘤前磨除蝶骨嵴，可大大降低手术难度。理由如下：①肿瘤基底位于蝶骨嵴两侧，硬膜外磨除蝶骨嵴使肿瘤基底部降低，以颅外空间换取颅内空间，降低分离肿瘤边界难度。②脑膜瘤血供大部分源自硬膜基底及其外部颅骨，磨除蝶骨嵴切断肿瘤大部分血供。且血供减少，能够使肿瘤组织变软，可压缩程度增加，等同于进一步扩大切除空间。③磨除蝶骨嵴、显露肿瘤基底硬膜，使此类脑膜瘤等同于凸面脑膜瘤，可连同硬膜一并切除，达到Simpson1级切除，减少复发概率。④侵犯颅外骨质的脑膜瘤与蝶骨嵴斑块状脑膜瘤（或称蝶-眶脑膜瘤）很难分辨。在切除硬膜下肿瘤后，残留于硬膜及骨质的肿瘤可能向中颅底、海绵窦、眼眶内生长，导致突眼、视力下降等症状。脑膜瘤复发侵犯眶内及海绵窦颇为棘手，手术难度大，并发症发生率高。如能在首次手术中一期彻底切除肿瘤基底及相关骨质，可最大程度避免复发及再次手术。尤其对于基底宽、广泛侵犯前、中颅底硬膜的肿瘤，多需连同肿瘤基底硬膜一并切除，并处理基底骨质。切除后遗留较大范围的硬膜缺损，故术前需要周密设计修复重建方案：以人工硬膜、自体游离或带蒂组织封闭硬膜，并以自体脂肪或肌瓣填塞颅外空间。颅骨复位，肌肉复位，加压包扎。切不可掉以轻心，经久不愈的脑脊液皮下漏，可导致感染及脑积水等严重后果。

（杨 伟 王旭辉 徐伦山）

病例70 岩斜区脑膜瘤

【病史简介】 患者女性，35岁。发作性行走不稳1个月，饮水呛咳20天。患者入院前1个月无明显诱因出现间断性行走不稳，易向后倾倒，发作时无肢体无力、麻木，无头晕、头痛，无视物模糊；无意识丧失及二便失禁。查体：神志清楚，步入病房，查体合作，言语欠清晰。眼球活动正常，瞳孔反射正常。四肢肌力、肌张力正常，双侧下肢腱反射轻度亢进。其余未见明显异常。当地医院头部CT提示：右侧脑干侧方肿瘤。

【术前影像】

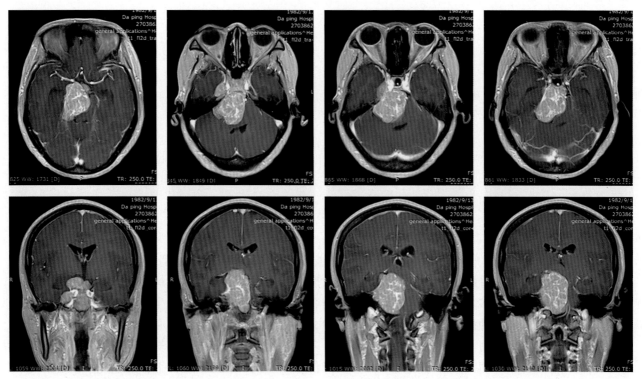

　　患者MRI显示岩斜区脑外肿瘤，肿瘤质地不均，强化明显，可见脑膜尾征。肿瘤体积较大，主体位于桥小脑角及鞍上，部分侵犯麦克囊。考虑为岩斜区脑膜瘤

【术前诊断】　右侧岩斜区脑膜瘤。
【麻醉方式】　气管插管全身麻醉。
【手术体位】　左卧位，头顶略下垂。
【手术名称】　右侧颞下入路岩斜区脑膜瘤切除术。
【手术过程】

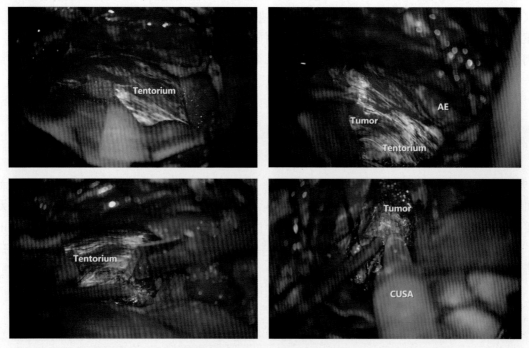

肿瘤切除过程。AE：弓状隆起；CUSA：超声刀；Tentorium：小脑幕；Tumor：肿瘤

　　磨除颞部骨质，平中颅底，为手术创造更为平直的视角。剪开硬膜，释放脑脊液。待脑组织松弛，以明胶海绵片保护颞叶组织，自动牵开器牵抬起颞叶，显露小脑幕。可见半月节内肿瘤隆起。于弓状隆起水平切开小脑幕，保护滑车神经，显露小脑幕下肿瘤。以超声吸引器切除肿瘤实质，以获得肿瘤周边的手术空间。

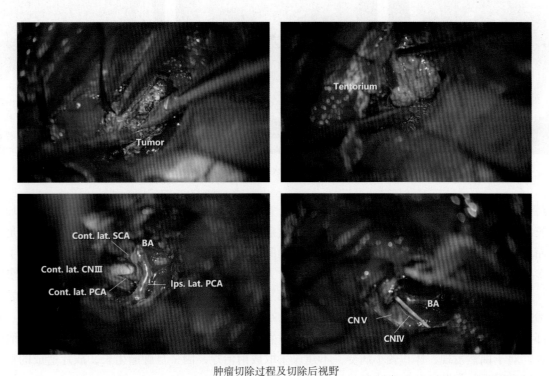

肿瘤切除过程及切除后视野

BA：基底动脉；Cont. lat. CN Ⅲ：动眼神经；Cont. lat. SCA：对侧小脑上动脉；Cont. lat. PCA：对侧大脑后动脉；CN Ⅳ：滑车神经；CN Ⅴ：三叉神经；Ips. Lat. PCA：同侧大脑后动脉；Tentorium：小脑幕；Tumor：肿瘤

　　进一步剪开小脑幕，电凝切断小脑幕下面及岩骨背面肿瘤基底，断离肿瘤血供。沿肿瘤周边分离，保护过路血管及周围神经。肿瘤切除后可见基底动脉及其分支：双侧大脑后动脉，小脑上动脉，以及位于对侧大脑后动脉和小脑上动脉之间的动眼神经。转移视野可见滑车神经保护完好及受压移位的三叉神经。术后患者恢复良好，病理证实为脑膜瘤（脑膜皮细胞性，WHO Ⅰ级）。

【术后影像】

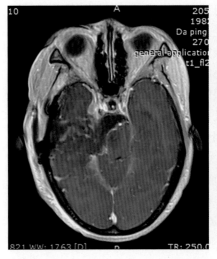
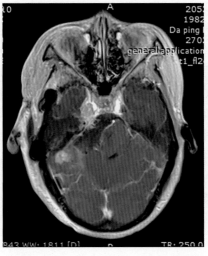
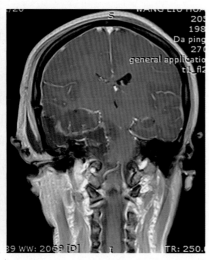

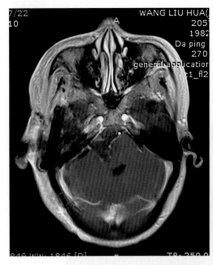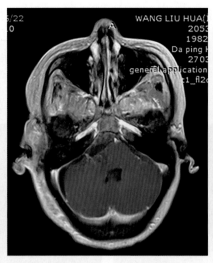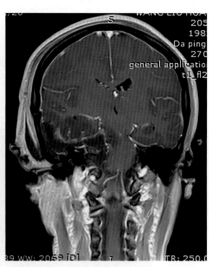

术后MRI显示：肿瘤切除满意，半月节少量残余，给予γ-刀放射治疗。随访至今，无复发迹象

【点评】　岩斜区病变包括脑膜瘤、神经鞘膜瘤、脊索瘤、胆脂瘤、转移瘤、动脉瘤等。该区域肿瘤性病变生长缓慢，症状轻，多以脑神经受累及脑干压迫症状就诊。此时往往肿瘤体积已比较巨大，足以威胁生命，而切除难度较大，是一直困扰神经外科医生的问题。岩斜区脑膜瘤为一种起源于岩斜裂中上斜坡的肿瘤，多位于三叉神经内侧。可沿斜坡向上、下两个方向生长，向上可累及鞍区及中颅底、海绵窦等硬膜外空间；向下可累及全斜坡，直至枕骨大孔，位于几乎所有颅后窝脑神经的内侧，或包裹神经。岩斜区脑膜瘤的治疗可为观察、手术及放射治疗，部分体积较小脑膜瘤可定期复查，观察其生长变化情况。有研究显示，部分颅底脑膜瘤终身体积变化不大，不会对患者造成明显伤害。放射治疗多为手术残余肿瘤的补充治疗方式。对于偶然发现、体积较小病变，不建议采取放射治疗，因一旦肿瘤生长，放疗造成的粘连将给手术造成巨大困难，并发症发生率较高。

　　而手术治疗仍为岩斜区脑膜瘤的主要治疗方式，手术核心问题在于显露。岩斜区脑膜瘤的生长方式：肿瘤以岩斜裂、中上斜坡为中心，几乎全部累及岩尖，主要三叉神经内侧，甚至累及对侧；可向上蔓延至中颅底，向下蔓延至全斜坡，枕骨大孔。根据肿瘤的累及范围，学者将岩斜区脑膜瘤分为多种类型，指导规划手术入路。但由于岩斜区域结构复杂，以及相关手术入路多样。过于简单的分型并不能精确指导手术入路选择，而过于复杂的分型因不便理解，可操作性差，难以推广使用。但学习手术分型的核心思想，可有助于理解岩斜区解剖，以个性化选择手术入路。岩斜区脑膜瘤手术面临以下问题：①抵达岩尖、三叉神经内侧区域；②中线斜坡，颅后窝脑神经内侧区域显露；③同期显露中、颅后窝，处理沟通病变；④肿瘤质地及手术操作空间；⑤颅内大血管及重要穿支保护。

　　岩斜区脑膜瘤起源于岩斜裂为中心的中上斜坡，无论肿瘤大小，均累及岩尖区域，且与三叉神经关系密切。肿瘤体积较小，多位于三叉神经内侧；随着肿瘤体积增大，可蔓延至三叉神经外侧，推移、甚至包裹三叉神经。对于局限于岩尖的肿瘤，充分显露岩尖，处理三叉神经遮挡为手术关键。由此入路大体分为幕上、幕下两个进入方向。颞下（小脑幕上）入路为最主流的手术入路，该方向显露肿瘤主要处理覆盖在肿瘤表面的小脑幕和岩骨嵴。于弓状隆起水平垂直（后外侧）切开小脑幕缘，至岩上窦；随后沿岩上窦向前内继续切开，直至三叉神经孔处，随即向前开放麦克囊，可充分松解三叉神经，并显露其内侧岩尖区域。切开小脑幕过程中，肿瘤部分血供被断离，且随着肿瘤切除，三叉神经可进一步上下移位，为肿瘤切除提供更为宽阔的空间。如有岩骨嵴遮挡可于硬膜下，根据需要磨除部分岩骨嵴，可进一步显露岩尖和松解三叉神经。近期，随着神经内镜技术兴起，可在内镜辅助下有效观察岩骨嵴下方区域。不必磨除岩骨嵴，亦可彻底切除肿瘤。此外，另一种常规方法为Kawase等推崇的硬膜外磨除岩尖（Kawase三角）的方法。根据颅底标志（三叉神经第三支、岩浅大神经、内听道、岩骨嵴）彻底磨除岩尖后，使用颞底平行于岩上窦切口＋于三叉神经孔硬膜环水平垂直横断岩上窦、延伸至颅后窝的"T"字形硬膜切口；随即自岩上窦切口由前内向后外切开小脑幕，显露幕下的肿瘤和三叉神经。硬膜外开放麦克囊进一步松解三叉神经，为肿瘤切除提供空间。此方法根据明显标志准确磨除岩尖，可有效减少颞叶牵拉，但耗时长，需要断离岩上窦，显露颈内动脉岩骨段后表面，存在一定风险，需要一定颅底实验室培训基础。幕下入路为比较常见的乙状窦后入路，多可于三叉神经内侧见到肿瘤。配合内听道上结节磨除，进一步显露岩尖和三叉神经内侧区域。同时可通过幕下小脑上、沿岩骨崤视角，自三叉神经上方观察岩尖区域。但三叉神经松解程度有限，如无肿瘤本身通道，手术空间颇为受限。由于对颅后窝的充分显露，本入路为主体位于颅后窝肿瘤的不二选择。即便肿瘤存在少量麦克囊或海绵窦残留，可观察或通过放射治疗控制肿瘤生长。无论是幕上、幕下入路均为外侧入路，如肿瘤更为靠近中线斜坡，甚至蔓延至对侧，应选取更为靠近中线入路，或通过磨除颅骨使术野更浅，如颞极入路、联合经岩骨入路、远外侧入路等。此时，肿瘤位于脑神经内侧，经神经间切除肿瘤，脑神经并发症发生率增高，精准操作极为重要。

局限于岩尖区域的脑膜瘤情况较为简单，多可通过上述制式入路安全切除。但随着肿瘤向上斜坡、鞍区，中颅底、海绵窦，以及颅后窝、中下斜坡3个方向蔓延，将涉及更多区域，复杂性加大。难以通过单一入路完成肿瘤切除，此时面对主要问题是在主要入路的基础上，匹配联合入路，多区域显露，解决肿瘤沟通问题。以颅中底为主的入路，如扩大中颅底入路（Kawase）入路，颞下入路，Dolence入路，可通过磨除Kawase三角、剪开小脑幕显露幕下区域，解决双侧内听道连线以上的肿瘤。而以颅后窝为主的手术入路，多采用乙状窦后入路，虽可通过切开小脑幕向幕上扩展，但程度有限，安全性存疑。但可通过联合远外侧入路切除累及枕大孔的全斜坡肿瘤。对于巨大的岩斜肿瘤，多个复杂颅底入路联合方可充分显露，如联合经岩骨入路、乙状窦前入路、联合远外侧入路等。虽可满足手术需要，但手术时间长，手术创伤大，不确定因素明显增加。并且对于医生的颅底技术训练水平、体力、精力、经验都提出极高要求，难以简单依据理论复制过程。故对于此类巨大肿瘤，采取分期手术不失为一种可接受的方式：首次手术切除肿瘤发源部分及绝大部分肿瘤，对于残余肿瘤采取观察、择期二期处理的方式，可减少并发症、保证患者生存质量。并且，有观察结果显示，部分失去基底血供的残余肿瘤长期静止，可免于再次手术处理。

由于复杂颅底入路本身造成的创伤和并发症问题，更多医师倾向于使用更为简单实用的手术入路，如前面提到的硬膜下-颞下入路和乙状窦后入路，减少大范围地磨除颅底骨质。并且随着显微器械和内镜辅助的发展，通过简单入路可以解决更多的岩斜区肿瘤。而且各地医师通过不同渠道，报道较多通过简单、甚至"锁孔"入路切除较大岩斜区肿瘤。使入路使用指征和显露范围变得更为模糊，难以把握；也让更多医师盲目相信岩斜区脑膜瘤正在变成一种可以普遍开展的简单手术。笔者认为简单入路的显露范围仍逊于颅底入路，虽开颅相对简单，但肿瘤切除过程难度相对增大。需要肿瘤通道、显微器械、手术技术、手术经验等诸多因素相互配合，方能安全完成手术。所以，术前对手术指征和入路使用评估应更为慎重考究，同时客观评价自身资源，以保证手术顺利进行。切忌盲目乐观，一种入路包打天下的想法，害人害己。

岩斜区脑膜瘤手术操作空间狭小，稍大的肿瘤多半需要行瘤内减压，以获得继续手术的空间。但对于某些质地极为坚韧，或血供极为丰富的肿瘤，瘤内减压难以实现，肿瘤全切极为困难。此种情况下，视野不清，反复操作，过度牵拉导致并发症发生概率极高，应考虑终止手术。尤其对于前面提到的"锁孔"入路，肿瘤通道或肿瘤本身提供的空间尤为重要。故术前仔细评估肿瘤质地，极为重要。但截至目前，仍无有效的影像学指标可准确提示肿瘤质地信息，此为岩斜脑膜瘤手术一大极为重要的不确定因素。而只有当具备充分的显露和操作空间时，精确的血管周围肿瘤切除方可实现，颅内大血管和重要穿支才能得以保护。可见，累及多区域的岩斜区脑膜瘤复杂性高，涉及众多不确定因素，至今尚无完美解决方案。术前、术中的评估、权衡和丰富的处理经验，可能是保证手术效果的最重要因素。

近期报道，通过扩大经鼻入路切除岩斜区脑膜瘤，可以更小的创伤切除岩尖区域的脑膜瘤，但存在诸多限制，其安全性和可复制性仍处于探讨阶段，个人认为前景可期。

（梁 鸿 王旭辉 许民辉）

病例 71 乙状窦后入路巨大桥小脑角脑膜瘤切除

【病史简介】 患者男性，55岁。头晕伴视力下降1年。患者入院前1年左右无明显诱因出现头晕，伴双侧视力下降，无头痛不适。无恶心、呕吐，无视物旋转，无吞咽困难及行走不稳等症状。近期头晕症状加重，就诊于某医院，行头部MRI检查显示：右侧桥小脑角占位病变，考虑脑膜瘤可能性大。神经系统查体未见明显异常，眼底未发现视盘水肿及萎缩。MRI检查示右侧桥小脑角占位病变，考虑脑膜瘤可能性大。

【术前影像】

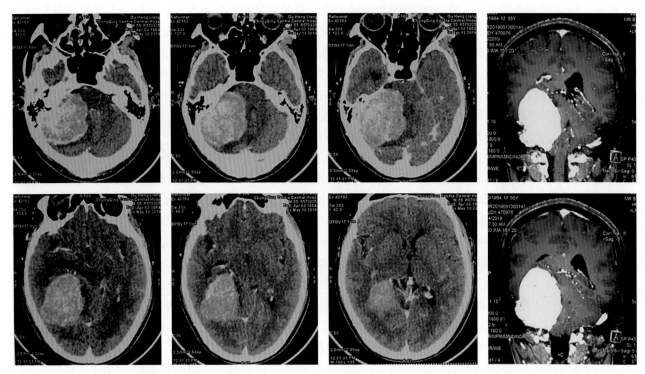

术前CT及MRI可见右侧桥小脑角巨大占位病变。脑外病变，边界清晰，质地不均，强化明显，岩骨背面可见脑膜尾征，考虑为脑膜瘤。肿瘤占据同侧颅后窝大部，并突破小脑幕侵犯幕上空间，小脑受压严重，同侧颞叶受压明显

【术前诊断】 右侧桥小脑角脑膜瘤。

【麻醉方式】 气管插管全身麻醉。

【手术体位】 左侧卧位。

【手术名称】 右侧乙状窦后入路桥小脑角脑膜瘤切除术。

【手术过程】

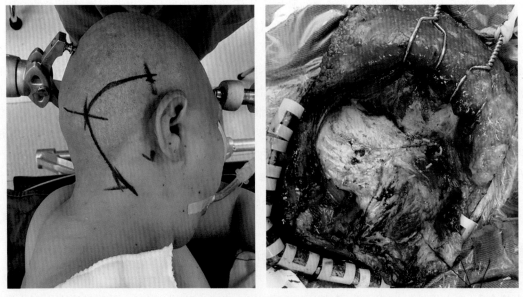

患者体位、皮肤切口及肌肉分离情况，蓝色虚线为乳突轮廓

扩大乙状窦后入路是在常规乙状窦后基础上，进一步磨除横窦、乙状窦表面骨质。切开硬膜后可将硬膜连同静脉窦一起牵向外侧，产生更为平直的视角，显露桥小脑角深部结构。可部分替代乙状窦前入路，尤其适用于斜坡深部病变及体积较大的桥小脑角病变。

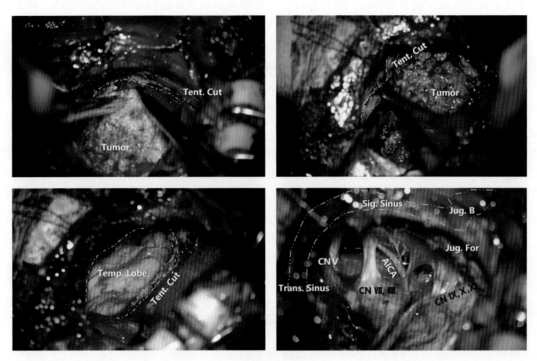

肿瘤切除过程

AICA：小脑前下动脉；Sig. Sinus：乙状窦；CN V：三叉神经；CN Ⅶ，Ⅷ：面听神经复合体；Trans. Sinus：横窦；Temp. Lobe：颞叶；Tent. Cut：小脑幕切口；CN Ⅸ，Ⅹ，Ⅺ：后组脑神经；Jug. B：颈静脉球；Jug. For：颈静脉孔；Tumor：肿瘤

开放较大的颅后窝骨窗，以获得更为宽阔的视野。自下而上，弧形切开硬膜，释放脑脊液，显露肿瘤。肿瘤巨大，难以彻底断离肿瘤基底。因为肿瘤血供并非十分丰富，给予大块切除肿瘤实质。当切除肿瘤空间足以分离，开始逐步断离肿瘤基底。肿瘤部分基底突破小脑幕，连同周围小脑幕一并切除，最终全切肿瘤。切除后可见上方颞叶底面，以及桥脑角内三组神经复合体。彻底电凝岩骨背面基底后，常规关颅。病理报告：脑膜瘤（WHO Ⅰ级）。

【术后影像】

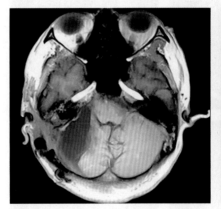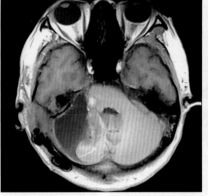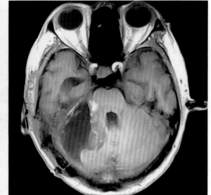

患者术后恢复良好，复查可见肿瘤全切

【点评】 乙状窦后入路为一种简单实用的常规幕下入路，可应对绝大部分桥小脑角肿瘤及部分小脑外侧肿瘤。常应用于听神经瘤、微血管减压、脑膜瘤等疾病的手术治疗。近期"锁孔"入路为一较为热门的概

念，可以看到很多经乙状窦后锁孔入路切除巨大肿瘤的案例。我们认为应酌情处理，例如，通过锁孔入路的微血管减压值得推荐，但对于体积较大，占位效应明显的病变，我们仍持谨慎态度。无论如何，颅后窝空间有限，沿乙状窦边缘观察桥小脑角内部结构，存在一定角度，此均为造成手术难度增加的因素。手术空间的获得，多从以下几个方面：脑脊液释放，脑叶移动，骨质磨除，以及肿瘤内减压创造的空间。对于较大的病变，我们应从以上几个方面做好细节工作，追求更为浅在、宽阔的视野，以及更为平直的视角，可增加手术安全性，并减少手术时间。首先，在常规乙状窦后入路的基础上可增加横窦及乙状窦边缘的显露。剪开硬膜后，以丝线缝合牵拉硬膜，使静脉窦分别向上方及外侧卷曲，以获得更为平直的视角，直视深部结构。同时，对于占位效应明显的病变，应酌情向内侧及下方扩大骨窗边缘。骨窗向下方延展，甚至开放枕骨大孔，切开硬膜后可直接进入枕大池释放脑脊液，防止小脑组织张力过高而膨出。同时，向内延展的骨窗，可降低小脑表面张力，防止其在剪开硬膜之处和手术过程中，小脑嵌顿于骨窗后缘而挫伤；并增加小脑半球的活动度，创造更为宽阔的桥小脑角空间。对于直视脑神经根部及椎基底动脉，尤为重要。并且，随着肿瘤的切除，空间将进一步扩大，进一步增加操作空间，保证手术安全。当然，以上操作需要更多的开颅时间，但由于降低硬膜内操作难度，手术总时间，并无明显延长。且硬膜下操作时间减少，可降低并发症，有利于术后患者的快速康复。但即便如此，桥小脑角空间仍较为有限，较大肿瘤需部分切除减压，以创造空间、显露边界，必不可少。如因肿瘤质地异常坚韧，或血供极为丰富，部分切除减压难以实现的极端情况下，手术难度及并发症发生风险将大大增加。应术前制订预案，协调一致，术中做相应处理。

（王旭辉　徐伦山）

病例72　巨大复发中颅底-颞下窝-眼眶沟通脑膜瘤

【病史简介】　男性患者，62岁。因中颅底脑膜瘤术后复发、突眼、视力下降1年，于2018年10月再次住院就诊。

此前该患者已经历2次外科手术。最初患者于2016年发现颞部皮下包块，行头部MRI检查发现巨大蝶骨嵴脑膜瘤，部分侵蚀颅骨，至颞肌下方。术前影像显示：肿瘤累及前、中颅底，蝶骨嵴，眶外侧壁，眶内未见肿瘤侵犯。于外院行首次手术治疗，术后无明显功能障碍。术后病理回报为：非典型脑膜瘤（WHO Ⅱ级）。2017年9月，即首次手术1年以后，患者出现右眼视力下降，伴有眼球充血突出。复查MR见肿瘤复发，并侵蚀眶外侧壁（蝶骨大翼）进入眶内，导致眼球突出。给予再次手术，术后γ-刀控制肿瘤生长，1年后肿瘤再次复发，眼球突出严重。

【术前影像】

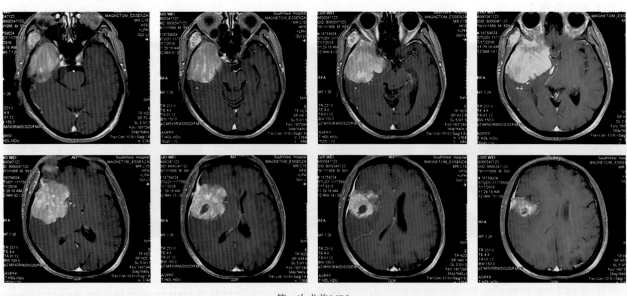

第一次术前MRI

肿瘤主体位于硬膜下、占据颞极空间，部分突向额叶。已可见少部分肿瘤侵犯颞肌

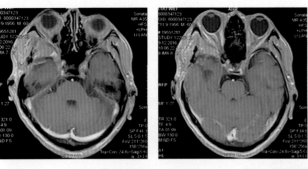
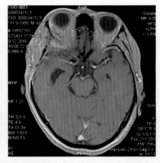
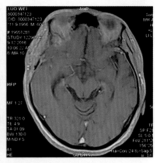

第一次术后MRI

颅内部分切除满意，硬膜外、蝶骨大翼可见肿瘤复发生长，体积较小。此时未见眶内肿瘤侵犯

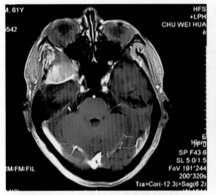
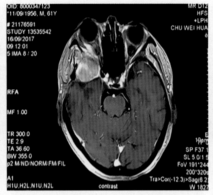
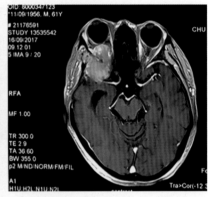

2017年9月MRI，首次术后复发

首次手术1年后，患者出现右眼视力下降，伴有眼球充血突出。复查MRI见肿瘤复发，并侵蚀眶外侧壁（蝶骨大翼）进入眶内，导致眼球突出

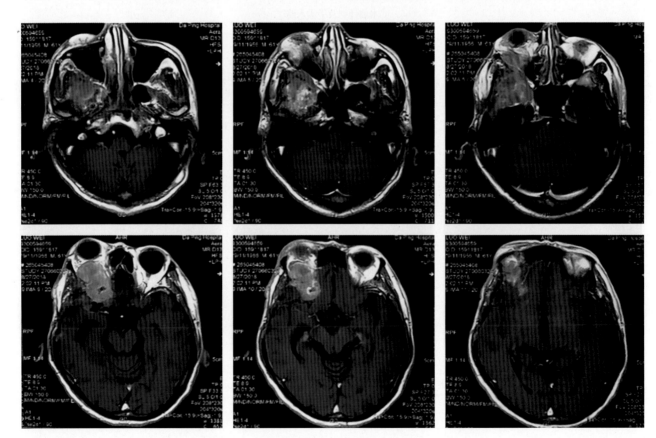

2018年9月（二次术后1年）MRI

患者视力下降及突眼症状加重，第三次来我院治疗。MRI显示：肿瘤复发，由颅内侵犯至眶内、颅中底、颞下窝、翼颚窝。至此，别无他选唯有周密计划，全切肿瘤

【术前诊断】 复发中颅底—颞下窝—眼眶沟通脑膜瘤。

【麻醉方式】 气管插管全身麻醉。

【手术体位】 平卧位，头对侧偏转30°，略后仰。

【手术名称】 右侧眶颧入路中颅底—颞下窝—眼眶沟通肿瘤切除术。

【手术过程】 术前计划选择Dolence技术，眶颧入路。拟断颧弓显露中颅底，由此切除中颅底肿瘤；向内切除眶内及海绵窦内肿瘤；向下切除颞下窝及翼腭窝内肿瘤。

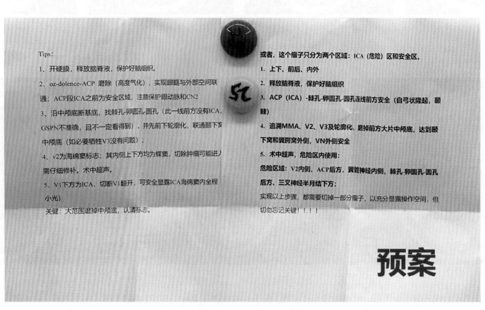

术前计划及手术入路

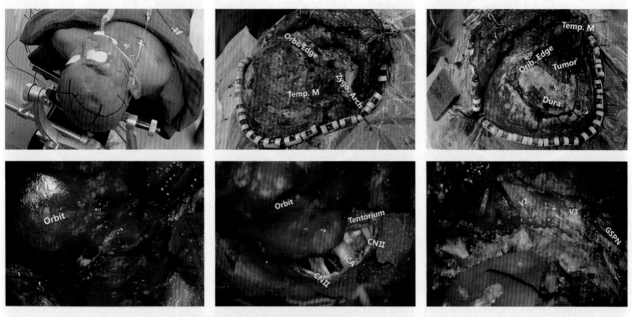

开颅及显露过程

Dura：硬膜；GSPN：岩浅大神经；Orbit：眼眶；Orbit.Edge：眶缘；Temp.M：颞肌；Tumor：肿瘤；Tentorium：小脑幕；V2：三叉神经第二支；V3：三叉神经第三支；Zygo. Arch：颧弓

在原切口基础上，分别向中线对侧及颧弓下方延伸扩大，以满足眶颧入路显露要求。分离下翻皮瓣，显露颧弓。切断颧弓，随颞肌下翻，即可见肿瘤。切断眶缘，可见肿瘤占据眼眶内空间、中颅底前部。硬膜下释放脑脊液，并初步分离，显露并保护部分重要结构，如颈内动脉、动眼神经等。首先切除眶内肿瘤，并沿中颅底硬膜间分离，寻找正常界面。

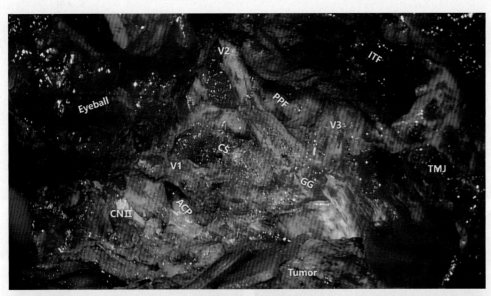

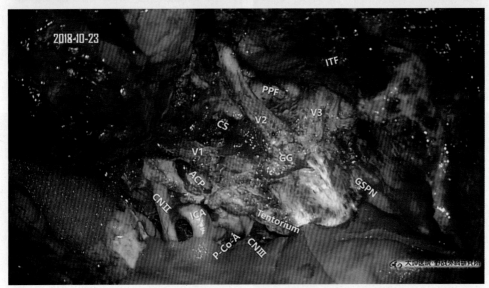

中颅底显露及肿瘤切除后中颅底全貌

ACP：前床突；CN Ⅱ：视神经；CN Ⅲ：动眼神经；CS：海绵窦；Eyeball：眼球；GG：半月神经节；
GSPN：岩浅大神经；ICA：颈内动脉；ITF：颞下窝；PPF：翼腭窝；P-Co-A：后交通动脉；Tumor：肿瘤；
Tentorium：小脑幕；TMJ：颞下颌关节；V1、V2、V3：三叉神经第1、2、3支

于中颅底硬膜间、三叉神经半月节表面找到肿瘤边界，最终沿小脑幕边缘整块切除肿瘤。并向下切除颞下窝及翼腭窝内肿瘤。可见中颅底全貌，包括颈内动脉，第Ⅱ、Ⅲ、Ⅳ、Ⅴ对脑神经（第1、2、3支），岩浅大神经，前床突，海绵窦，小脑幕，颞下窝及翼腭窝等结构。

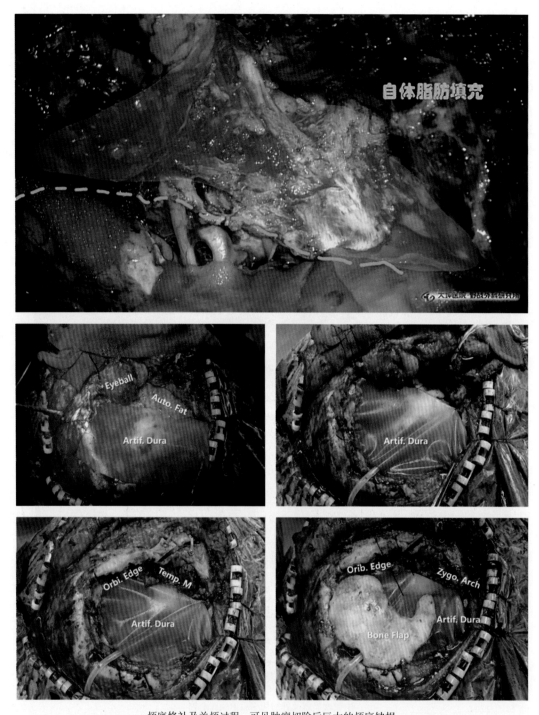

颅底修补及关颅过程，可见肿瘤切除后巨大的颅底缺损

Artif. Dura：人工硬膜；Auto. Fat：自体脂肪；Bone Flap：骨瓣；Eyeball：眼球；Orbi. Edge：眶缘；Temp. M：
颞肌；Zygo. Arch：颧弓

　　以人工硬膜沿绿色虚线尖端缝合人工硬膜，外侧与硬脑膜连续缝合，修补颅底。阴影区域以自体脂肪
及肌肉填充封闭。常规关颅，留置硬膜下及皮下引流管。

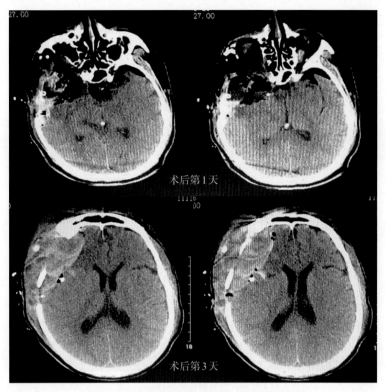

术后第一天CT及第三天CT，显示皮下大量出血

术后患者神志清楚，次日拔除气管导管。术后复查肿瘤全切术区未见异常，术后第三天患者突发头皮肿胀，眼球突出，复查显示皮下大量血肿。不得不再次接受手术清除皮下血肿，并重新安置引流管。由于两次手术打击，术后患者肺功能恶化，转入ICU，并一度出现颅内感染，给予脑脊液引流及抗生素积极控制。5天后病情稳定转入普通病房，术后病理结果回报：非典型脑膜瘤（WHO Ⅱ级）。

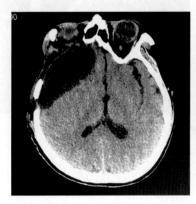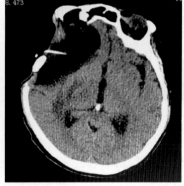

静脉留置针经皮穿刺，肿瘤囊腔引流

患者意识清晰，言语较差，查体配合，复查头部CT显示：手术部硬膜下积液，并有占位效应，加之存在颅内感染，给予经皮穿刺，置入留置针，硬膜下持续引流脑脊液。患者病情好转，颅内感染控制，鼻饲进食，可乘坐轮椅外出，并可搀扶下床行走。

12月2日（术后40天）起，患者逐渐出现体温升高，腰穿排除颅内感染，结合胸片结果考虑肺部感染。12月5日，患者肺部感染恶化，再次出现呼吸窘迫。急诊给予气管插管，并转入ICU处理肺部问题。随后肺部感染迁延不愈，同时头部CT显示脑积水逐步加重，患者逐步陷入淡漠状态，对外界刺激有微小反应。

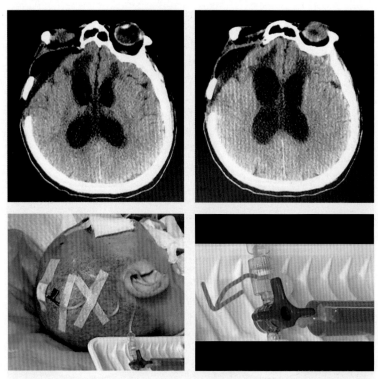

患者脑积水情况，以及静脉针经Ommaya囊引流方式

直至1月9日（术后第78天），患者肺部情况稳定，全身麻醉下给予安置Ommaya囊，引流脑脊液。每日200～300ml。但效果不佳，虽然CT显示脑室前角"带帽征"有所改善。

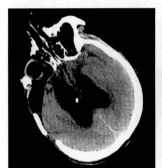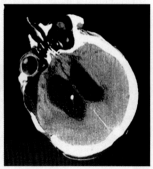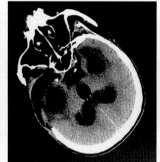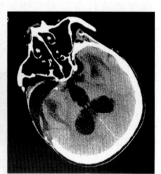

后期CT显示脑积水无明显改善

但引流只能微小改善患者意识状况，脑积水状况无根本改善。其仍神志淡漠，对外界刺激反应差，查体不能配合，生活难以自理。反复查CT显示脑积水改善并不明显，患者仍处于淡漠状态，生活质量差。手术疗效不佳。

【点评】 颞下窝和翼腭窝位于中颅底骨板下方，与颅中窝、眼眶、口腔、鼻腔、鼻咽等区域毗邻，且相互连通。该区域肿瘤来源多样，可为起源于颅内神经组织的脑膜瘤、神经鞘瘤；也可起源于颅外的上颌窦、颞骨、鼻腔、腮腺等组织，如皮脂腺癌、腺样囊腺癌、鳞癌等；也可见来自其他区域转移性肿瘤。但无论起源如何，该区域肿瘤均有可能侵蚀中颅底骨板，形成颅内外沟通性肿瘤，累及周围的眼眶、海绵窦、硬脑膜、脑组织等重要结构。极大增加了手术难度，并成为导致预后不良的重要因素。

该区域位于颅腔与头颈的交界部位，为神经外科、头颈外科、颌面外科共同关注的区域。神经外科处理该区域病变多采用扩大翼点、眶颧入路或经颧弓的中颅底入路。因该入路可以翼点入路为基础，切口延伸至颧弓下方，进而显露、切断颧弓显露至中颅底水平，易于掌握。不仅如此，采用该入路还可以同时处理眼眶、海绵窦，乃至部分颅后窝病变。但由于其自上而下的视角，不能直视下控制颞下窝深部结构。笔者认为，该入路更适用于原发于颅内，向下侵犯进入颞下窝、翼腭窝的良性肿瘤；而对颞下窝起源、向上发展的病变，尤其是需要连同部分正常组织整块切除的恶性肿瘤，处理仍有较大难度。如考虑为恶性病变，或病变范围广泛，与耳鼻喉头颈及口腔颌面外科更为可行。

病变切除首颅底修复重建过程非常重要，适当填充自体组织及引流，以放止积液和感染。审视术前清单，发现对于颅底重建的难度和方案，术前我们并没给予足够的重视。肿瘤切除后我们面临几个非常棘手的问题：①包绕颞极的硬膜连同肿瘤一同被切除，遗留一个从中颅底到颅后窝的巨大硬膜缺损，而且缺乏条件良好的硬膜边缘可供缝合；②大片眶壁骨质连同肿瘤切除后，眼眶内容物如何获得支撑；③常规取腹部脂肪封闭中颅底方案是否可行，取多少合适；④经过几次手术，骨瓣已经剩余不多，颞肌几乎完全萎缩，如何重建硬膜外部组织，并保持其张力，压迫止血；⑤即便修补到位，怎样尽量减少硬膜外无效腔，以减少颅内感染风险，并减少颅外淤血或坏死脱落物质进入颅内，而产生一系列相关并发症问题。而且在连续8小时的手术后，精力体力都出现极大消耗。术中临场思考决策这样的复杂问题，难免存在缺陷。术后发现，由于患者头面部组织缺损较多，尤其由于缺少眶壁支撑，术后局部加压包扎会挤压眼球，使其突出。故并未给予加压包扎，这可能是术后皮下出血的重要原因。

所以，面对此类极端复杂的手术我们需要：①更为周密的术前颅底修补计划；②客观认识手术后半段医师的判断能力，设置预备队；③必要的颅腔重建，基本保证各个功能间隔的完整和有效支撑，至少可以支撑术后的加压包扎；④颞肌对于保持张力、防止皮下出血及脑脊液漏非常重要，复位似乎更为合适，而不是全部用于修补颅底；⑤局部加压对于较大的切口是一种有效减少皮下出血及渗出的手段，应为其提供条件；⑥术后出现脑积水应积极处理，跳出"一般状况稳定后处理脑积水"的思维定式。

（王旭辉　许民辉）

病例73　CT表现为钙化而实际为质软的巨大脑膜瘤

【病史简介】 患者女性，57岁。因"反复头晕、头痛5年"入院。以左侧颞部疼痛为主要表现，近一年来偶出现言语表达不清，与人交流障碍，无恶心、呕吐、视物模糊、肢体活动障碍、四肢抽搐等。

【术前影像】

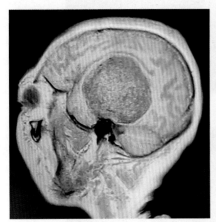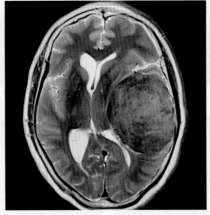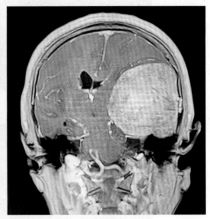

MRI显示左颞部较大类圆形占位性病变，等T_1等T_2混杂信号，均匀明显强化，周边蛛网膜间隙清楚，肿瘤周围无明显水肿，肿瘤与颞部凸面脑膜关系密切

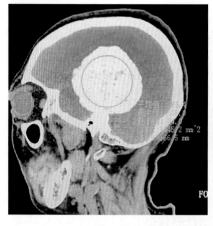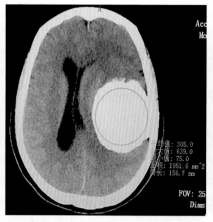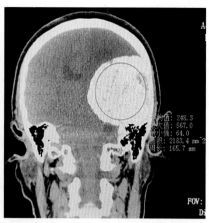

CT平扫显示左颞部较大类圆形占位性病变，高密度，与周围脑组织边界清楚，肿瘤内部CT值248～639HU

【**术前诊断**】　左颞部凸面脑膜瘤。

【**麻醉方式**】　气管插管全身麻醉。

【**手术体位**】　右侧卧位。

【**手术名称**】　左额颞顶开颅显微镜下镰旁脑膜瘤切除术。

【**手术过程**】

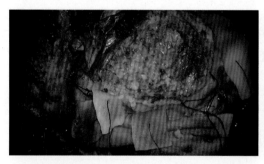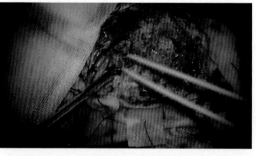

分离凸面与肿瘤粘连硬膜（肿瘤基底）后翻开硬膜　　　　　　　　　　沿肿瘤周边分离
完整显露肿瘤

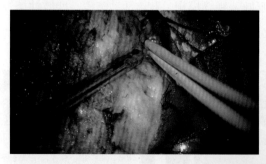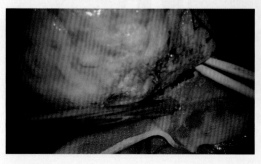

分离肿瘤

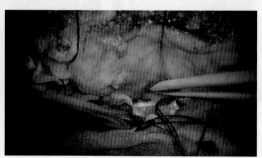

取出肿瘤

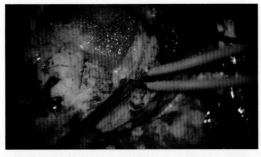
瘤床止血

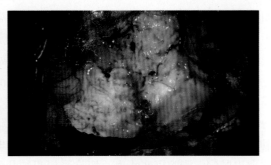
瘤腔

【术后影像】

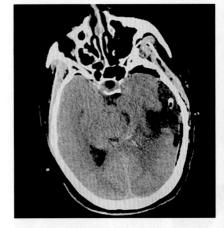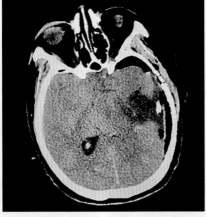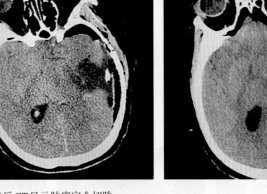

术后CT显示肿瘤完全切除

【术后病理】

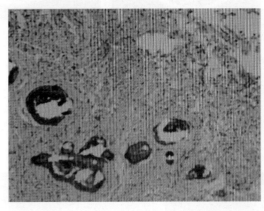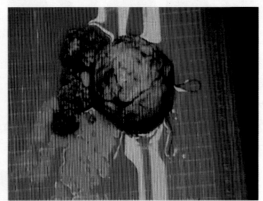

病理见多种细胞混合成分，其内部可见散在砂砾体钙化

【点评】 凸面脑膜瘤（cerebral convexity meningioma）是最常见的颅盖部肿瘤之一，其发病率仅次于窦镰旁脑膜瘤，类圆形，边界清楚，强化明显，周围神经组织及血管结构被推挤移位，肿瘤四周可见明显蛛网膜间隙。此肿瘤多数生长缓慢，与肿瘤紧邻的凸面硬膜常见扁平状或者线状的增强区域，称为脑膜尾征，此乃凸面脑膜瘤的重要影像学特征及诊断依据，早期肿瘤体积较小，无明显特异性临床症状，肿瘤体积较大时引起颅内压增高表现及相邻部位脑组织受压所导致的神经功能障碍就医。肿瘤血供丰富，多来自于凸面硬膜的脑膜动脉，肿瘤体积较大时也有周围脑组织表面血管参与肿瘤周边的供血，肿瘤周边的颅骨、硬膜、头皮血供明显增多，以适应肿瘤的供血及静脉的回流。手术切除是该病唯一有效的治疗方法，手术完全切除肿瘤及相邻的硬膜，多数可获得根治，切除肿瘤的同时尽量保护周围的神经血管结构，肿瘤切除后巨大瘤腔所导致

的脑组织复位过程及可能出现的继发性血肿是围术期需要关注的问题。临床上脑膜瘤切除程度分级（Simpson分级）为：1级，肿瘤全切除，并切除肿瘤累及的硬脑膜和颅骨；2级，肿瘤全切除，并用激光或电凝肿瘤附着的硬脑膜；3级，肿瘤全切除，肿瘤附着的硬脑膜未做处理；4级，肿瘤部分切除；5级，肿瘤单纯减压和（或）活检。近年来，一些学者通过临床和基础观察提出Simpson 0级切除的概念，即在1级切除的基础上，再将受累硬脑膜周围2cm的硬脑膜扩大切除，0级切除可以减少脑膜瘤的复发。此手术采取左额颞顶马蹄形皮瓣，骨瓣要充分显露肿瘤，头皮、颅骨、硬膜电凝止血后，阻断来源于颈外动脉系统的肿瘤血供，分离打开硬膜充分显露肿瘤周边，沿肿瘤边缘分离，边分离边止血，电凝离断肿瘤供血血管，分离保护肿瘤周边过路血管，直至整块取出肿瘤，瘤腔彻底止血，切除受侵犯的凸面硬膜，硬膜下置引流管，取骨膜严密修补缝合硬膜，骨瓣复位固定，逐层关闭切口。术后前3天，患者多采取头高位、健侧卧位、引流管置高25cm以防止脑组织复张过快。此病例肿瘤基底位于凸面脑膜，未累及颅骨，切除肿瘤基底脑膜，达到Simpson 0级切除。本病例特殊之处在于：术前根据MRI及CT影像学判断肿瘤质地较硬，MRI平扫表现为混杂信号，肿瘤CT值最大超过600HU，考虑肿瘤钙化或者砂砾体型可能性大，但术中发现肿瘤质地较软，肉眼下大体切开肿瘤无发现内部钙化，但术后病理切片发现肿瘤内含砂砾体，这可以解释术前CT肿瘤内部CT值较高的原因。

（曾　实　陈　军　许民辉）

病例74　多发脑膜瘤一次手术两个切口切除两个肿瘤

【病史简介】　患者女性，52岁。健康体检发现颅内多发占位性病变。无明确症状及阳性体征。

【术前影像】

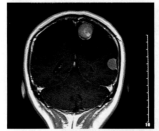 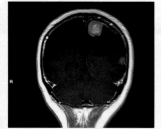 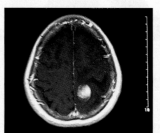 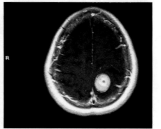

MRI显示左顶窦旁及左颞部类圆形占位性病变，边界清楚，明显强化

【术前诊断】　颅内多发脑膜瘤（左顶窦旁、左颞凸面）。

【麻醉方式】　气管插管全身麻醉。

【手术体位】　仰卧位，头右偏。

【手术名称】　左顶开颅、左颞开颅脑膜瘤切除术。

【手术过程】

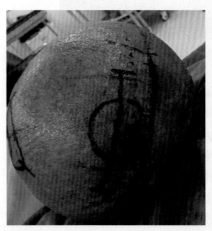 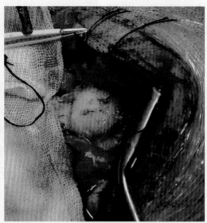 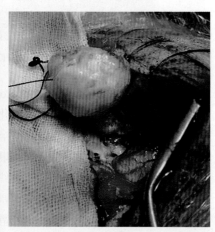

左顶部采取直切口，开颅后显露肿瘤，分离肿瘤与靠近矢状窦之硬膜后，取出肿瘤，一并切除受累之硬膜

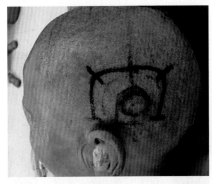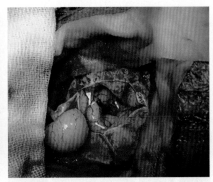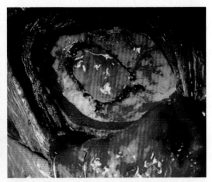

左颞采取马蹄形切口，开颅后环形剪开肿瘤周边硬膜后取出肿瘤

【术后影像】

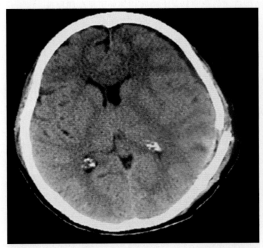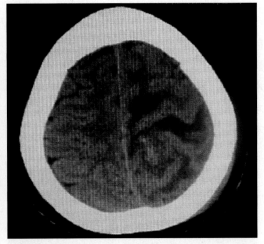

术后CT显示肿瘤完全切除

【点评】 多发脑膜瘤（multiple meningioma），是指同时存在2个或2个以上互不相连的脑膜瘤，占脑膜瘤的1.4%～10.5%，女性发病远多于男性，发病以年轻者居多，与单独发病的脑膜瘤相比复发率较高且体积较小，多发性脑膜瘤中，内皮性肿瘤较为多见，其次为过渡型及纤维型肿瘤，在病理学分型上与单发脑膜瘤并无明显差异。此病发病机制上尚不明确，研究表明其发生与遗传因素、静脉传播、脑脊液传播、单克隆起源与多中心生长、孕激素、肿瘤抑制基因的失活等因素相关。影像学表现与单个脑膜瘤无明显差异，也可发生于窦镰旁、凸面、颅底、小脑幕、颅后窝甚至椎管内，影像学特征也与单发脑膜瘤相同，根据磁共振成像诊断并无困难。手术指征应根据脑膜瘤的个数、部位、大小，患者的手术意愿综合判断。此病例两侧脑膜瘤均位于左侧幕上（左侧顶部窦旁及左侧颞部），肿瘤体积均不大，采用一次手术一个体位两个切口切除两个肿瘤，术前神经导航系统精确定位，顶部采取直切口，颞部采取马蹄形切口，由于肿瘤较小，周边蛛网膜间隙存在，与周边脑组织无明显粘连，环状切开肿瘤相连脑膜后可轻松取出肿瘤，缺损硬膜用切口内骨膜严密修补缝合。

（黎天尊 李 兵 周 椿）

病例75 额部镰旁脑膜瘤术后持续严重脑水肿

【病史简介】 患者女性，49岁。因"反复头痛2年余"入院。以前额部胀痛为主要表现，无恶心、呕吐、视物模糊、肢体活动障碍、四肢抽搐等，查体无神经系统阳性体征。

【术前影像】

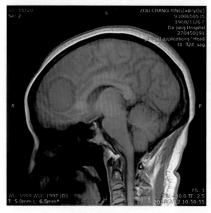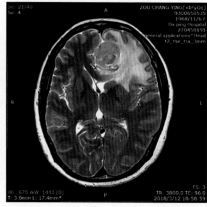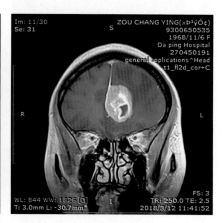

MRI提示左额深部类圆形占位性病变，瘤周水肿范围广，强化明显，大脑镰相邻处可见脑膜尾征

【术前诊断】 左额镰旁脑膜瘤。

【麻醉方式】 气管插管全身麻醉。

【手术体位】 仰卧位。

【手术名称】 左额开颅显微镜下镰旁脑膜瘤切除术。

【手术过程】

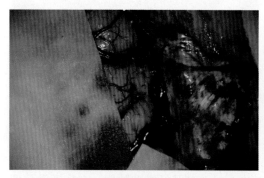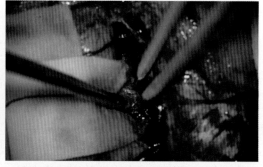

显露纵裂　　　　　　　　　　　　沿纵裂进入，电凝分离大脑镰基底

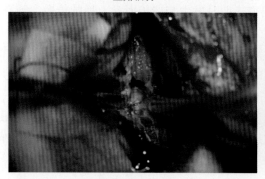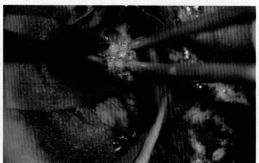

完全离断肿瘤大脑镰基底　　　　　　分离肿瘤与周边脑组织

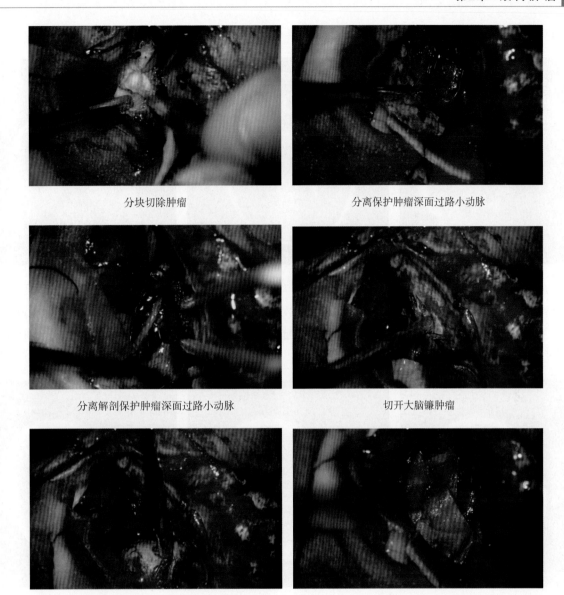

分块切除肿瘤　　　　　　　　　　　　　　　　分离保护肿瘤深面过路小动脉

分离解剖保护肿瘤深面过路小动脉　　　　　　　切开大脑镰肿瘤

切除受累大脑镰及凸入大脑镰对侧的肿瘤　　　　肿瘤完全切除后瘤腔

【术后情况】　术后1～3天期间患者神志清楚，言语清晰，诉伤口疼痛，偶有呕吐不适，四肢活动良好，肌力4级。

术后当天CT：

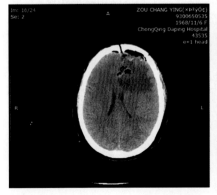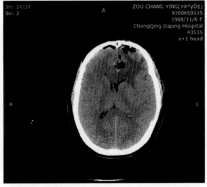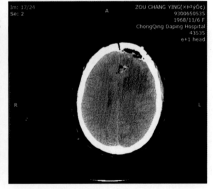

术后当天CT提示肿瘤完全切除，术野干净，瘤腔周围水肿，侧脑室显示尚可

术后第3天MRI：

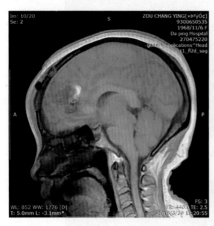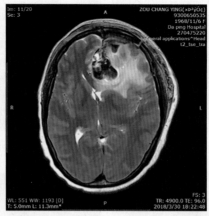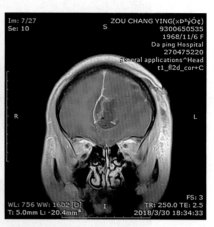

术后第3天MRI提示瘤腔少许出血，瘤周水肿仍较重，脑室显影较术后当天CT差

术后第4天，患者嗜睡，呼唤可睁眼，呕吐数次，四肢活动良好，肌力4级。当天晚21：00，患者尿失禁，生命体征平稳，刺痛不睁眼，无言语，刺痛见肢体收缩，GCS评分6分，双侧瞳孔圆形等大约3mm，对光反射迟钝。急诊行CT检查。

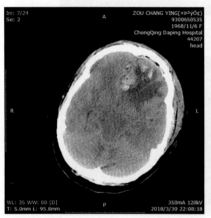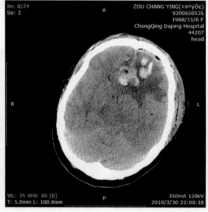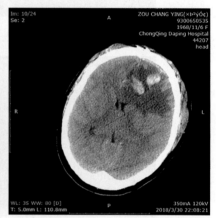

术后第4天，CT提示瘤腔散在出血，周围水肿较广泛，侧脑室受压明显变小

处理：地塞米松10mg静脉推注，呋塞米20mg静脉推注，甘露醇125ml快速静脉滴注。

病情变化：非手术治疗后呼唤可睁眼，遵嘱握手，肌力3级。

治疗方案：甘露醇125ml由每日3次改为6小时1次，地塞米松15mg静脉推注每日2次，20%人血白蛋白100ml每日1次（升胶体渗透压），维持水、电解质平衡，持续高坐位。

术后第7天，早晨查看患者生命体征平稳，刺痛不睁眼，无言语，刺痛见肢体收缩，GCS评分6分，双侧瞳孔圆形等大约3mm，对光反射迟钝。急查头部CT水肿加重，中线移位加重，左侧枕叶出现低密度影。

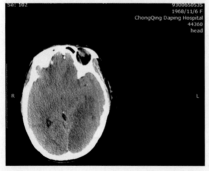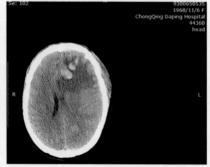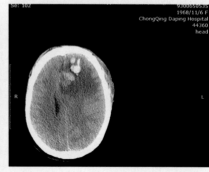

术后第7天，CT提示左侧大脑后动脉供血区域低密度灶，瘤腔出血稍有缩小

处理：临时甘露醇125ml快速静脉滴注后患者生命体征平稳，呈嗜睡状，呼之睁眼，遵嘱握手，双侧瞳孔等大圆形3mm，对光反射迟钝，决定继续非手术治疗。方案调整：甘露醇125ml由6小时1次改为每日2次，呋塞米20mg静脉推注每日2次，地塞米松15mg静脉推注每日2次，20%人血白蛋白100ml静滴每日1次，维持水、电解质平衡，持续高坐位。

术后第8天，患者病情有所缓解，呼之睁眼，遵嘱活动，复查CT。

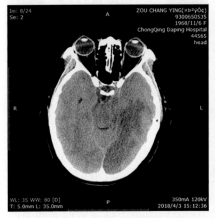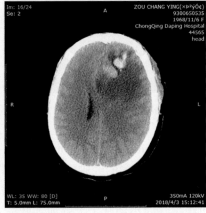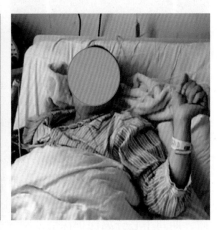

术后第8天，CT表现同前日无明显变化　　　　　　　　　术后第8天，患者可遵嘱活动

患者病情逐渐好转，术后第11天，停20%人血白蛋白100ml共使用6天，停地塞米松15mg静脉推注每日2次共使用7天。术后第13天，停呋塞米20mg静脉推注每日2次共使用9天。术后第17天，停甘露醇125ml每日2次，复查CT。

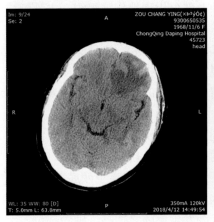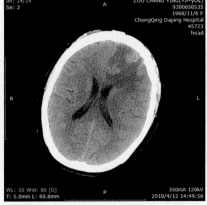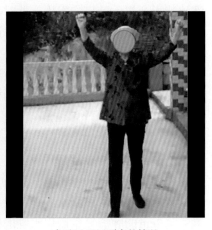

术后第11天，CT提示瘤腔血肿基本吸收，水肿范围明显缩小，侧脑室清晰显影，枕　　　术后20天回到家的情况
叶低密度区明显缩小

术后20天出院，患者生活完全自理，言语清晰，对答切题，四肢肌力正常。

出院后4个月复查MRI，肿瘤完全切除，枕叶梗死面积明显缩小。

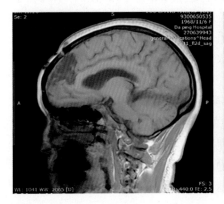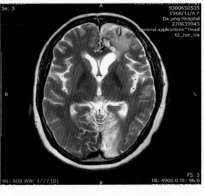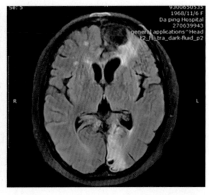

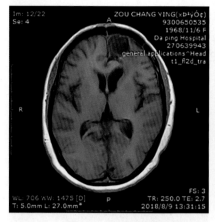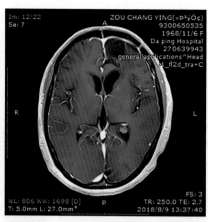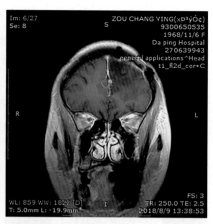

出院后4个月复查MRI提示左额术后改变，脑室正常，左枕叶小范围陈旧性梗死灶

【点评】　本例左额部镰旁脑膜瘤（cerebral parafalx meningioma），术前MRI显示瘤周水肿范围较大，术中为从前纵裂进入，离断了一根汇入前份矢状窦的经肿瘤表面皮质引流静脉，在切除肿瘤的过程中，首先沿大脑镰烧灼离断肿瘤基底，再分离肿瘤与左侧额叶脑组织，为减少牵拉，分块切除左侧额部深面肿瘤，期间小心分离保护深部从肿瘤边缘过路的小动脉（大脑前动脉分支），最后切除大脑镰肿瘤基底及凸入对侧的残余肿瘤。术后早期患者恢复正常，但随着手术区域水肿的逐渐加重，一过性左侧颞叶沟回疝形成（同侧枕叶低密度病灶），经加强脱水、维持水电解质平衡，密切观察病情变化并及时处理，在非手术治疗措施（非再次手术）下，患者逐渐康复并痊愈出院。该患者术后第3天影像提示术野少量出血，第4天至第8天病情十分严重，意识数次加深、影像学检查提示水肿明显加重，同侧大脑后动脉供血区域低密度片状影，提示脑疝的发生，此时也可考虑再次手术清除术野少量血肿及部分周围挫伤脑组织、去骨瓣减压，因为患者术前瘤周水肿就十分严重，再次手术即使不能大范围减压，但清除血肿及挫伤脑组织，减少少量的体积，颅内压力可能大幅下降（容积压力曲线），但患者家属不接受再次手术，故只能继续非手术治疗，在脱水药、利尿药、糖皮质激素的基础上加用人血白蛋白，在脱水的同时提高胶体渗透压，从而达到更好减轻脑水肿、降低颅内压的效果，此治疗过程需要严密观察病情变化并及时处理，最后患者基本痊愈实属不易。

此病例的手术治疗仅仅是一个方面，其围术期的处理重点在于瘤周水肿的防治。脑膜瘤的瘤周水肿是脑膜瘤非常常见的一种病理改变，其发生率约为60%。关于瘤周水肿的发生机制，目前尚不清楚，相关的因素包括：①肿瘤自身因素，与肿瘤部位、大小和组织类型有关，如凸面肿瘤发生率高于颅底部位肿瘤，有学者对脑膜瘤术后脑水肿加重的相关因素分析发现，窦镰旁部位是脑膜瘤术后脑水肿加重的独立危险因素；＜2cm的肿瘤发生瘤周水肿的概率较低，而＜6cm者随体积增大水肿发生率随之增高。肿瘤部位、大小对瘤周水肿的影响主要是由于引流静脉压迫所致；近年研究表明WHO Ⅰ级脑膜瘤中，血管型及分泌型的瘤周水肿较其他类型的瘤周水肿发生率明显增加，并与血管内皮因子的数量增加相关。②血脑屏障破坏，研究发现软膜的血供血管在肿瘤与脑组织之间穿过，通透性高，浸润肿瘤组织，进而破坏了肿瘤与脑组织的界面，导致瘤周水肿的发生。③肿瘤的内分泌属性，包括血管内皮生长因子（VEGF）、水通道蛋白-4（AQP-4）、类固醇激素受体、血小板活化因子、白介素-6等炎症介质也与脑膜瘤瘤周水肿有关。本例肿瘤体积不大，位于额叶相对较深部位，术前影像显示瘤周水肿较重，术后脑水肿持续时间较长，且一度出现脑水肿较术前加重并危及生命，值得重视，临床上对术前瘤周水肿较严重者术后应严密观察并及时处理。

关于脑膜瘤瘤周水肿的药物治疗仍值得研究，对于术前患者，多数学者认为脱水药加上糖皮质激素可以有效减轻水肿，降低颅内压，利于手术的进行，其中甲泼尼松龙的作用可能优于地塞米松。采用抗VEGF的治疗如贝伐珠单抗等以及针对AQP-4的治疗还在临床尝试或理论探索中，尚需要大量的临床应用研究。临床上除了脱水药和糖皮质激素外，实时足量应用人血白蛋白静脉滴注对部分患者治疗往往有较好效果，如本病例在脑水肿最重、临床状态最差的时候，降低甘露醇和糖皮质激素剂量的同时加用20%人血白蛋白50ml静脉滴注，每日2次，共6天，患者病情逐渐好转，影像也显示水肿明显减轻，临床症状也明显改善，治疗过程中始终保持患者头高位，床头抬高大于30°，改善头部静脉回流，利于水肿减轻也是十分必要的。当然本病例术后如有颅内压动态监测会更为安全，也可更好地观察药物疗效，这也是本病例治疗上的遗憾之处。

　　总之，要安全切除脑膜瘤，应完善术前各种相关检查了解肿瘤所在部位、大小、质地、血供及引流静脉，肿瘤毗邻周围的重要结构，对于术前水肿较重者应给予适当的脱水药和糖皮质激素治疗，手术采取头高位，术中关键在于操作轻柔，避免过度牵拉，仔细分离保护引流静脉，切忌随意电凝切断。对于瘤周引流进入重要静脉窦之静脉如被肿瘤包裹无法分离者可残留少许肿瘤，以免损伤后造成严重后果。肿瘤切除后仔细止血，防止术后出血，术后抬高头端30°，给予适量脱水药和糖皮质激素，以求获得最佳疗效。

（易　良　王　政　许民辉）

病例76　多发脑膜瘤术中并发邻近部位硬膜外血肿

【病史简介】　患者男性，25岁。头晕3个月，检查发现"颅内占位性病变"3天入院。查体：神经系统无阳性体征。

【术前影像】

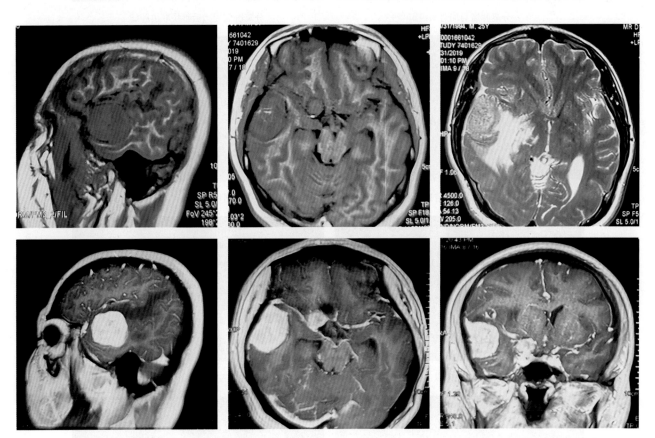

MRI显示右颞及右侧鞍旁占位性病变，形状规则，T_1混杂等信号，T_2混杂高信号，均匀明显强化，右颞病变周围水肿带明显

【术前诊断】　多发脑膜瘤（右侧颞部、右侧鞍旁）。

【麻醉方式】　气管插管全身麻醉。

【手术体位】　仰卧位头左偏30°，头架固定。

【手术名称】　右额颞开颅显微镜下右颞部肿瘤切除、右侧鞍旁肿瘤部分切除术。

【手术过程】

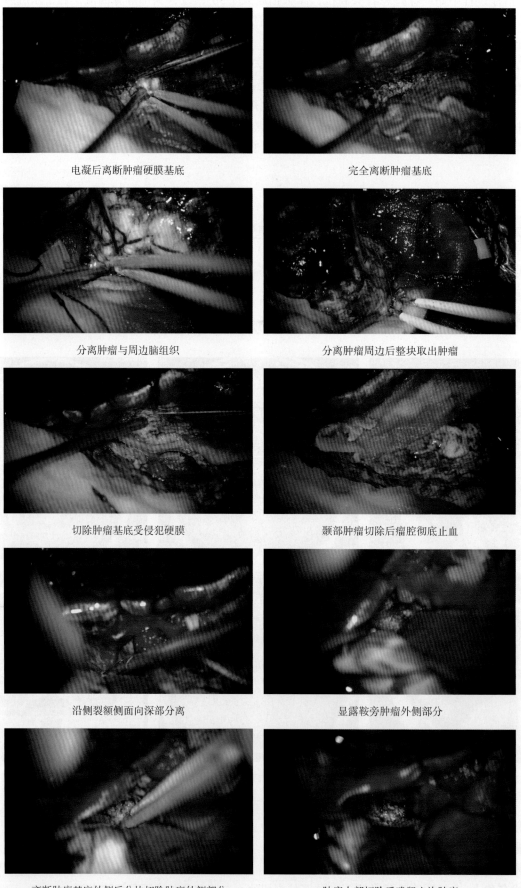

电凝后离断肿瘤硬膜基底　　　　　　　　完全离断肿瘤基底

分离肿瘤与周边脑组织　　　　　　　　分离肿瘤周边后整块取出肿瘤

切除肿瘤基底受侵犯硬膜　　　　　　　颞部肿瘤切除后瘤腔彻底止血

沿侧裂额侧面向深部分离　　　　　　　显露鞍旁肿瘤外侧部分

离断肿瘤基底外侧后分块切除肿瘤外侧部分　　　　肿瘤大部切除后残留少许肿瘤

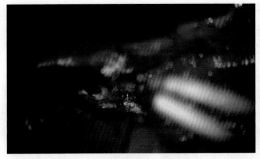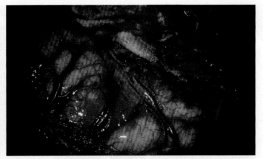

瘤腔贴敷止血纱布 关颅前术野额颞叶脑组织稍肿胀

术后患者苏醒，拔气管插管，四肢自主活动，言语正常，术后2小时复查CT如下。

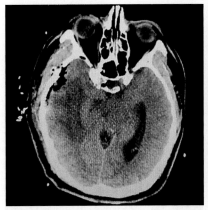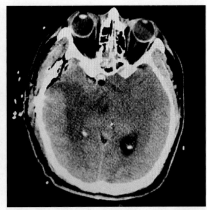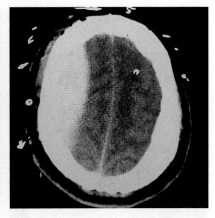

术后2小时CT：右颞部及右侧鞍旁手术区域术后改变，可见低密度水肿区，邻近手术区域的右额及右顶硬膜外血肿，环池显示不清，中线结构轻度向左侧偏移

二次手术，清除额顶部硬膜外血肿，血肿清除后，右额颞脑组织张力仍较高，略突出于骨窗，予以去除右颞部分骨瓣减压，术后1小时再次复查CT如下。

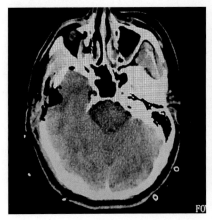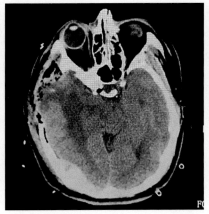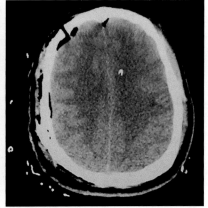

右额顶硬膜外血肿已清除，邻近的右枕出血硬膜外血肿，量少，环池清晰显示，中线结构基本居中

患者二次手术后，予以小剂量脱水药，病情逐渐好转，术后9天复查头颅CT如下。

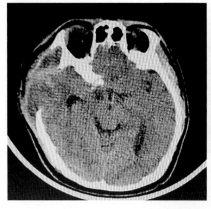
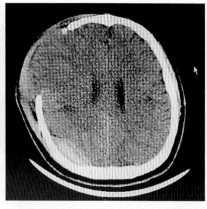
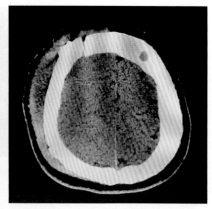

右枕硬膜外血肿有所吸收减小，中线结构基本居中，减压窗少许脑组织疝出

术后13天出院，出院时神志清楚、四肢自主活动，交流正常，复查头颅MRI如下。

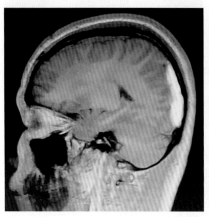
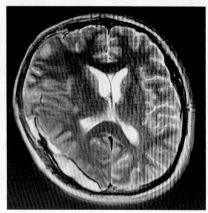
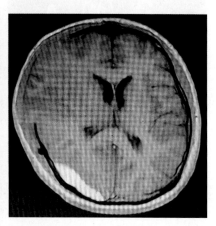

术区水肿消失，枕部硬膜外少许血肿，中线结构居中，减压窗少许脑组织疝出

术后3个月再次入院，复查头颅MRI。

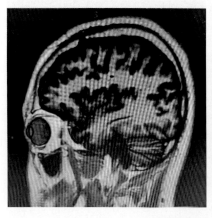
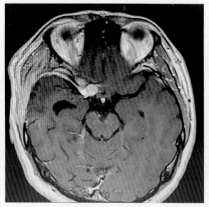
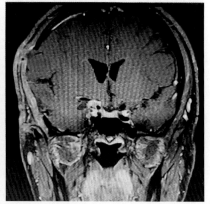

右枕硬膜外血肿完全吸收，减压窗疝出脑组织回复，右侧鞍旁残存少许脑组织

再次手术，手术方式：右额颞原切口入路鞍旁肿瘤切除术、颅骨修补术。

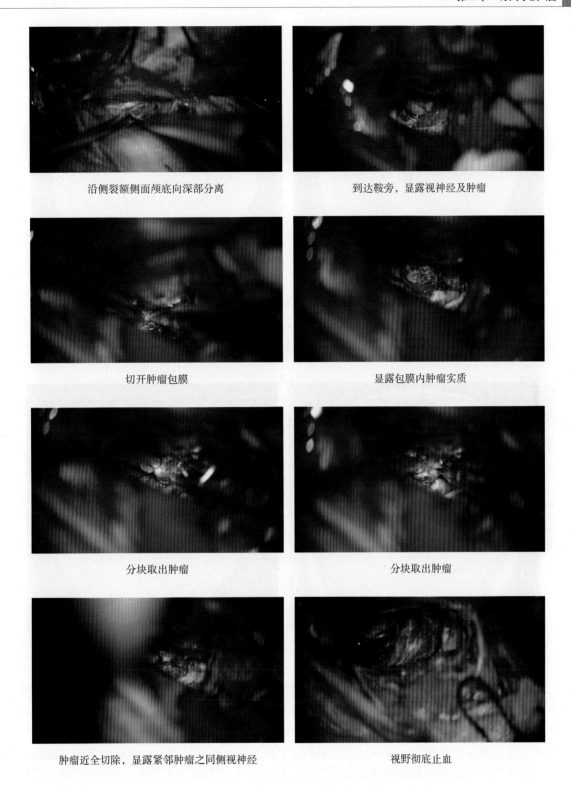

沿侧裂额侧面颅底向深部分离

到达鞍旁，显露视神经及肿瘤

切开肿瘤包膜

显露包膜内肿瘤实质

分块取出肿瘤

分块取出肿瘤

肿瘤近全切除，显露紧邻肿瘤之同侧视神经

视野彻底止血

右侧鞍旁肿瘤切除后行右颞颅骨修补术，术后2小时复查头颅CT如下。

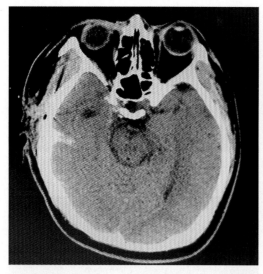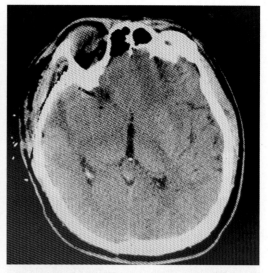

术野无出血

经常规术后处理，恢复正常出院，此次手术后3个月再次行头颅MRI检查如下。

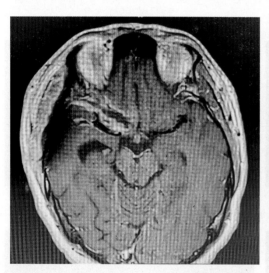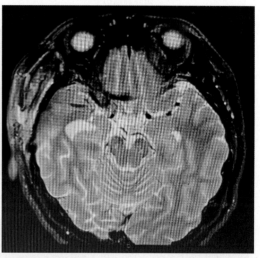

右侧鞍旁术后改变，未见明确残存肿瘤

【点评】 本例多发脑膜瘤，肿瘤位于右颞部及右侧鞍旁，一次手术一个切口同时处理两个肿瘤是最理想的手术方案，关于这两个脑膜瘤手术切除的具体相关情况已在相应病例术评中详细讲解，此处不再赘述，在此重点分析此病例术中遇到的情况及相应的应对方式。在第一次手术过程中，切除右颞部肿瘤相对顺利，但在切除右侧鞍旁肿瘤的过程中，感觉周围脑组织的张力越来越高，向术野内挤压，致使手术视野越来越小，术中考虑可能有邻近部位或者远隔部位血肿的发生，及时终止手术，复查CT提示同侧切口上方额顶部硬膜外血肿，再次手术，扩大切口及骨瓣，清除额顶部硬膜外血肿，并去除颞部骨瓣减压，术后再次复查CT提示额顶部血肿清除，但骨窗后方枕部再次出现硬膜外血肿，量减少，患者神志恢复，四肢活动自如，故未再次手术清除此部位血肿，密切观察病情变化，处理上颅内压监测、小剂量多次甘露醇脱水，患者恢复较好，未并发神经功能障碍。3个月后再次入院，头颅MRI提示枕部硬膜外血肿已经完全吸收，左侧鞍旁残存部分肿瘤，再次行手术切除右侧鞍旁残存肿瘤和颅骨修补术，术后患者恢复较好，最终达到痊愈。

开颅手术中并发颅内血肿是一种严重的并发症，一般较常发生于手术区域，其次是手术骨瓣邻近部位，少数发生于远隔部位甚至对侧大脑半球。发生术后颅内血肿的患者症状为术后麻醉转醒时间延长或者清醒后又逐渐转为昏迷。手术造成邻近部位的硬膜外血肿，其主要机制是术中硬膜和颅骨发生分离，导致硬膜和颅骨之间的滋养血管或者静脉断裂出血，出血聚集于硬膜与颅骨之间，体积不断增大，继续分离周边硬膜与颅骨的潜在间隙，最终形成血肿，对周围脑组织形成压迫，压力的传导使手术骨窗内的脑组织压力越来越高，视野变小，影响手术的进行。此时应及时终止手术，术中CT是最好的诊断方式，无术中CT的情况下就应尽快到CT室复查CT（麻醉清醒或者昏迷的状态）。若明确硬膜外血肿，量较大时必须立即再次手术清除血肿，这样才能最大限度地降低由此引起的神经功能障碍。关于此类血肿的防范，我们觉得应注意以下几点：①术中打开硬膜后，骨窗四周硬膜及时悬吊，防止硬膜颅骨从骨窗边缘分离后向邻近或者远隔部位延伸，特别是对于年轻患者；②术中释放脑脊液腰要适度，过度释放脑脊液有利于硬膜外腔的进一步增大；③关颅缝合硬膜时不可张力过大，可取骨膜或帽状腱膜减张缝合硬膜；④如果术中怀疑邻近部位硬膜外血肿，立即复查CT后根据情况及时处理。

（周　椿　许明伟　许民辉）

病例77　血供极其丰富的前颅底脑膜瘤

【病史简介】　患者女性，47岁，以头晕头痛3年，行为改变1个月入院。查体：反应慢，交流障碍。

【术前影像】

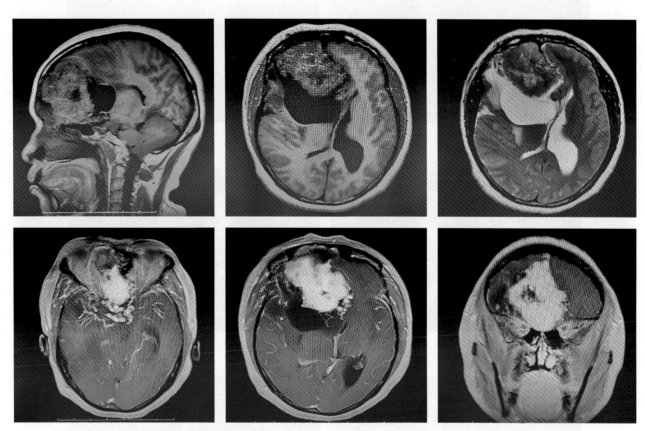

MRI显示右额及前颅底占位性病变，形状稍不规则，T_1混杂等信号，T_2混杂低信号，强化明显，内容非强化区，肿瘤后方侧脑室前角受压扩张

【术前诊断】　右额部脑膜瘤。

【麻醉方式】　气管插管全身麻醉。

【手术体位】　仰卧位。

【手术名称】　冠状切口右额开颅显微镜下肿瘤切除术。

【手术过程】

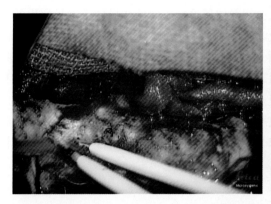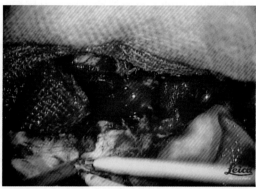

离断大脑镰侧肿瘤基底

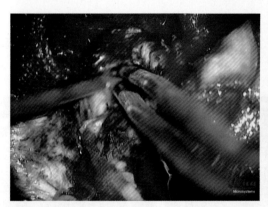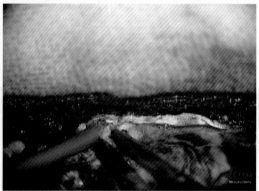

沿肿瘤颅底方向分离

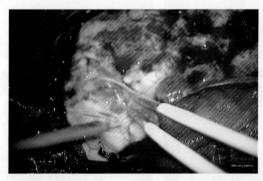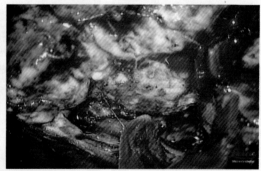

分离肿瘤上方及外侧边缘

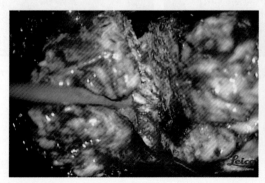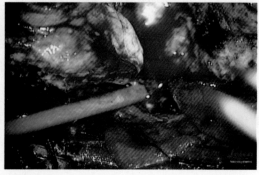

分块切除肿瘤内侧部分

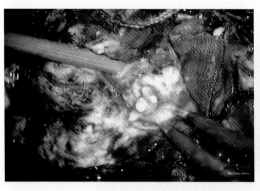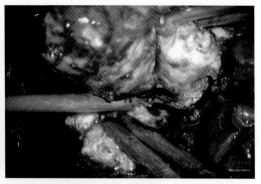

继续沿残存肿瘤周边分离，并分块切除肿瘤

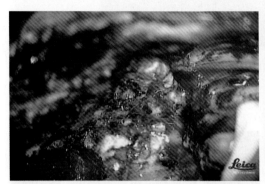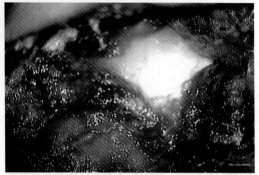

瘤腔止血后创面敷以止血纱布，显示无明显出血点

【术后影像】

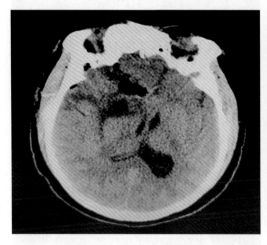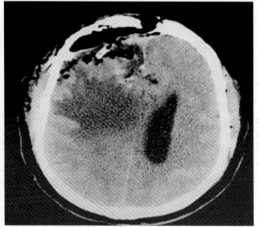

术后当天CT，瘤腔无明显出血

【术后病理】 光镜所见：

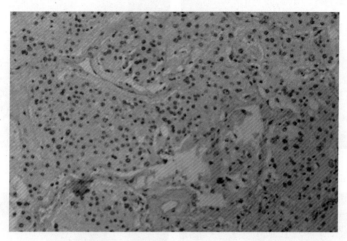

病理提示上皮细胞型脑膜瘤，WHO Ⅱ 级

术后3个月行头颅γ-刀，见下图。

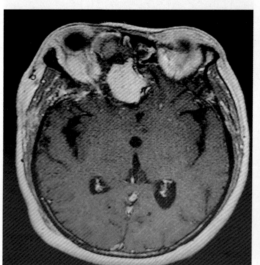
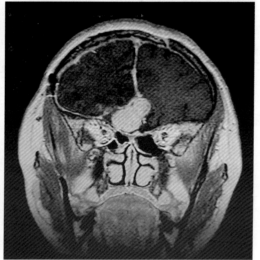

术后3个月行头颅γ-刀时显示前颅底残余小部分肿瘤

术后2年复查头颅MRI，见下图。

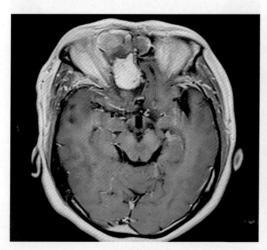
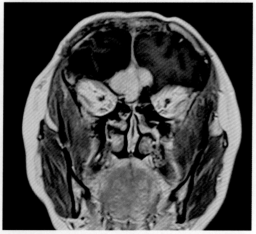

术后2年复查头颅MRI显示前颅底残存肿瘤无明确生长，继续定期复查

【点评】 此窦镰旁脑膜瘤（parasagittal and parafalcine meningioma）体积较大，基底位于前颅底鸡冠两侧及大脑镰。手术采取冠状头皮切口右额开颅过程中出血约800ml，显露肿瘤，探查见肿瘤颜色鲜红、血供极其丰富、质地偏硬、肿瘤表面及周边密布非正常扩张血管，肿瘤周边部分侵入脑组织，边界不甚清楚。先沿大脑镰方向烧灼离断肿瘤基底，再沿颅底方向烧灼分离，最后沿肿瘤上、外侧脑组织边界分离肿瘤，肿瘤体积较大、出血凶猛、与周围组织粘连紧密，用明胶海绵和脑棉片分离压迫肿瘤基底及周边间隙以减少出血，分块切除肿瘤内侧部分，创面彻底电凝止血，肿瘤压力有所降低后，出血速度有所降低，继续沿肿瘤周边分离，边分离边电凝止血并分块切除大部肿瘤。手术时间8小时，从开颅、切除肿瘤直至瘤腔止血及关颅全过程出血约3500ml，术中输红细胞2000ml，血浆1150ml，考虑出血量已达到3500ml，手术过程中数次发生血压下降，前颅底残留少许肿瘤未强行全切，瘤腔及肿瘤创面彻底止血后，逐层关闭切口，结束手术。术后立即复查头颅CT未见术区出血，患者逐渐恢复后于术后3个月行头颅MRI并对前颅底残存肿瘤行γ-刀治疗，术后2年复查头颅MRI提示残存肿瘤未明显增大，继续定期复查。对于此病例，如果术前行头颅CTA和DSA检查了解肿瘤血供情况，术前对肿瘤的供血有更全面的了解，必要时可行颈外动脉系统供血的栓塞治疗，也可能会减少术中出血，有利于肿瘤的切除甚至做到完全切除。

（易 良 王 政 许民辉）

病例78 左额窦镰旁脑膜瘤

【病史简介】 患者女，41岁，因"反复头晕、头痛8个月余"入院。以前额部胀痛为主要表现，无恶心、呕吐、视物模糊、肢体活动障碍、四肢抽搐等，查体无神经系统阳性体征。

【术前影像】

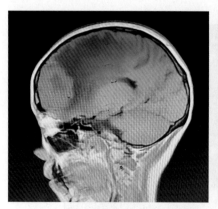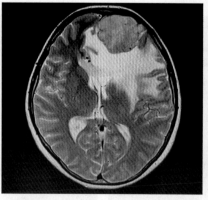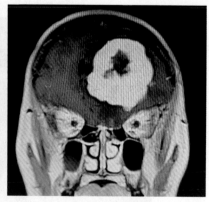

MRI显示左额深部占位性病变，主体位于左侧额部，靠近前颅底，少部分凸向对侧，形状较规则，类圆形，强化明显，周围可见蛛网膜间隙，瘤周水肿范围较广

【术前诊断】 左额窦镰旁脑膜瘤。
【麻醉方式】 气管插管全身麻醉。
【手术体位】 仰卧位。
【手术名称】 额部冠状切口左额开颅显微镜下镰旁脑膜瘤切除术。

【手术过程】

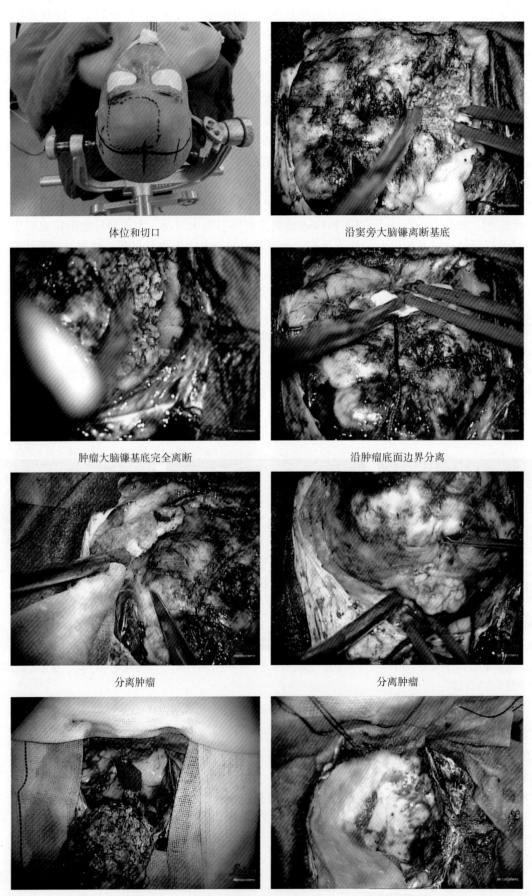

体位和切口

沿窦旁大脑镰离断基底

肿瘤大脑镰基底完全离断

沿肿瘤底面边界分离

分离肿瘤

分离肿瘤

取出肿瘤

显露瘤腔

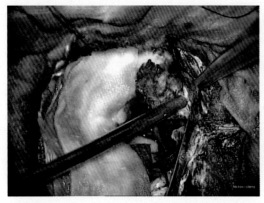 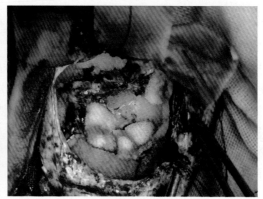

分离切除受侵犯的大脑镰基底及突入对侧的肿瘤组织　　　　　　瘤腔彻底止血

【术后影像】

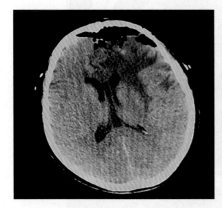 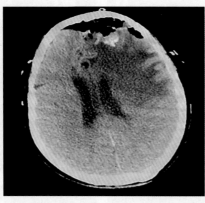 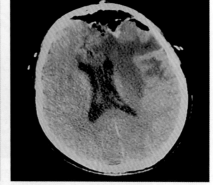

术后CT提示肿瘤完全切除

　　【点评】　窦镰旁脑膜瘤（parasagittal and parafalcine meningioma）隐藏于大脑皮质下方，其基底位于矢状窦及大脑镰，此类肿瘤血供丰富，其供血动脉多来源于大脑镰基底方向，与矢状窦及皮质引流静脉关系密切。以冠状缝和人字缝顶点为界，将此肿瘤分为前、中、后1/3窦镰旁脑膜瘤：中1/3窦镰旁脑膜瘤涉及中央前回、中央后回、旁中央小叶、中央沟静脉等重要结构，术中损伤将导致肢体偏瘫及恶性脑水肿；前1/3窦镰旁脑膜瘤原则上可以切断矢状窦及肿瘤表面的皮质引流静脉以利于肿瘤的全切，但对于术前瘤周水肿较为广泛的此类肿瘤，此操作也有加重术后脑水肿的风险，当肿瘤体积较大时，其前下方深部，大脑前动脉、胼周动脉、胼缘动脉受肿瘤挤压甚至包裹，处理此部位时应小心保护；后1/3窦镰旁脑膜瘤，特别是靠近枕极的肿瘤，手术时注意保护视觉中枢皮质及相邻的横窦、直窦、窦汇等大静脉。此病例属典型的前1/3窦镰旁脑膜瘤，肿瘤基底位于前额部大脑镰及矢状窦边缘，但肿瘤并未侵犯到矢状窦内，手术采取冠状切口，左额部过中线骨瓣，骨瓣前下方靠近眉弓，显露整个矢状窦表面，切开硬膜翻向中线及颅底，显露肿瘤后，沿矢状窦边缘及大脑镰分离肿瘤基底，边分离边止血，直至完全离断基底，再沿肿瘤下方、外侧、上方的顺序分离肿瘤与周边脑组织，直至整块取出肿瘤大部分。此时操作空间明显加大，小心分离矢状窦边缘及大脑镰肿瘤基底，分离切除残余肿瘤及受侵犯的大脑镰。瘤腔彻底止血，取骨膜严密修补缝合硬膜，骨瓣复位固定，皮下置引流管，逐层缝合头皮。此手术的关键点在于充分显露肿瘤及首先离断肿瘤基底，这有利于肿瘤分离切除及减少出血量。

（黎天尊　陈军　周椿）

病例79 旁正中幕下小脑上入路切除幕上型脑膜瘤

【病史简介】 患者女性，48岁。9天前无明显诱因出现突发意识丧失，无凝视、口吐白沫、四肢抽搐及大小便失禁，约10秒后自行清醒。后上班期间再次发作几次。我院行MRI提示左侧颞枕叶占位性病变。诊断：①枕部天幕脑膜瘤；②癫痫。MRI可以清楚地显示肿瘤的大小、形状、幕上下的累及范围、天幕的肿瘤基底范围以及与周围神经和血管组织的关系。T_2序列上的血管流空影可以显示出肿瘤与后循环动脉的关系。脑实质水肿高度提示肿瘤已经突破软脑膜。

【术前影像】

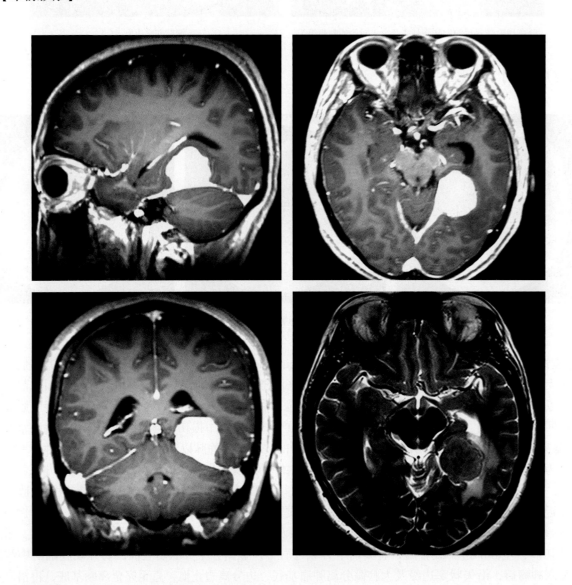

【术前诊断】 幕上型小脑幕脑膜瘤（左侧）。

【麻醉方式】 气管插管全身麻醉，放置腰大池引流有利于术中脑组织塌陷。

【手术体位】 改良的公园长椅位。

【手术名称】 旁正中幕下小脑上入路肿瘤切除术。

【手术过程】 旁正中垂直切口位于枕状隆突和乳突连线中点。该切口向横窦上方扩展1/3，向下方扩展2/3，长度7～8cm。

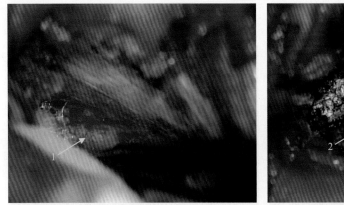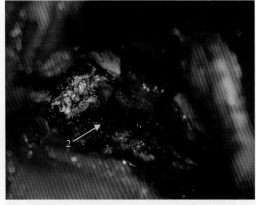

在横窦下缘钻一个小孔,距离中线和窦汇约2cm,骨瓣开颅。天幕表面肿瘤基底先电,阻断肿瘤血供,减少肿瘤切除过程中的出血。1:显露小脑幕边缘肿瘤;2:肿瘤基底大部分已切除

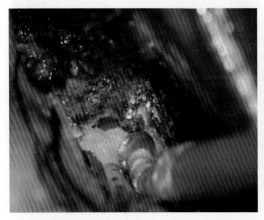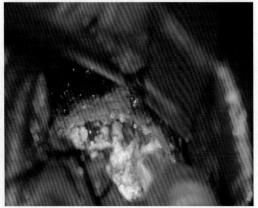

充分保护滑车神经的情况下,天幕切口可从岩骨边缘延伸至中线以包含肿瘤基底区域。吸引器和CUSA(超声吸引器)配合来进行切除,内减压

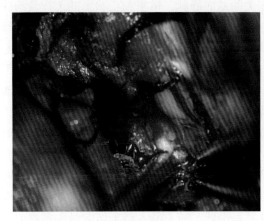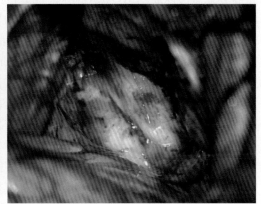

靠近肿瘤并切开天幕将会有助于减少肿瘤血供,分离瘤壁与周围脑组织时,注意寻找蛛网膜界面,小块的脑棉垫片用来逐渐垫开肿瘤与脑组织

【术后影像】

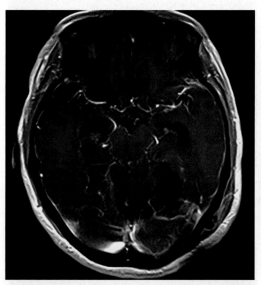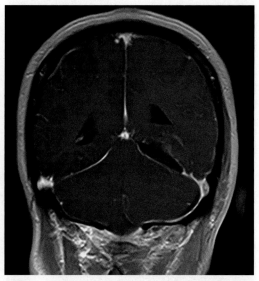

【点评】 起源于天幕的脑膜瘤占所有颅内脑膜瘤的3%～6%，其中30%的天幕脑膜瘤位于颅后窝。像其他部位的颅内脑膜瘤一样，天幕脑膜瘤主要发生于中年女性。天幕脑膜瘤可起源于天幕的任何部位，1/2左右起源于横窦区域，1/4起源于天幕游离缘，另1/4起源于天幕和大脑镰交汇区域并对两者都有侵犯。

Yasargil分类方法主要依据于脑膜瘤在天幕上的位置而进行分类，将天幕分为"三环"："内环"指的是天幕游离缘，"外环"指环绕横窦的天幕区域，在这两环之间的是"中环"区域。

由于天幕脑膜瘤生长缓慢，患者常没有任何症状以至于肿瘤体积很大时才被发现。天幕脑膜瘤可出现多种不同的临床表现，不同的临床表现主要取决于肿瘤的大小、位置、水肿范围以及肿瘤突向幕上还是幕下区域。天幕肿瘤可对脑干、脑神经（常见Ⅲ、Ⅵ、Ⅴ）、颞叶内侧或小脑产生压迫效应。最常见的临床症状是头痛、行走不稳和视力障碍（包括视野缺损和复视），精神状态改变和癫痫也很常见。

磁共振静脉显影可以显示出Galen静脉、直窦和相关的基底静脉，横窦和乙状窦的走行及与肿瘤的关系。术前的影像上要注意区分中线区域天幕脑膜瘤和岩斜区脑膜瘤。岩斜区脑膜瘤起源于三叉神经内侧的基底池内，而中线的天幕脑膜瘤一般位于三叉神经外侧并与周围神经血管结构通过一层蛛网膜相互分开。

天幕的血供主要来源于脑膜垂体干的天幕支（Bernasconi-Cassinari动脉），颈内动脉海绵窦段下外侧干的幕缘动脉以及小脑上动脉和小脑后动脉的天幕分支。这些血管都是天幕肿瘤血液供应的主要来源。天幕拥有数目多变的静脉湖和走行各异的静脉窦，由于天幕脑膜瘤压迫横窦和乙状窦，造成引流不畅，这些静脉窦和静脉湖可变得异常发达。在经天幕入路切开天幕过程中，可能会发生汹涌的静脉出血，此时的静脉出血可以通过明胶海绵压迫来控制。

小脑上入路在切开小脑幕后可以直接到达枕叶底部和颞叶后方，减少了顶枕入路术中对颞枕叶的牵拉所造成的脑损伤，并且有利于早期离断肿瘤基底，减少肿瘤主要血供，便于肿瘤切除。如果切除肿瘤和侵蚀的天幕可以达到Simpson 1级切除，这会使得肿瘤复发率很低。经天幕入路来切除绝大多数中线部位的天幕脑膜瘤。如果操作合适，这个入路可以看到肿瘤的全貌。Galen静脉汇入直窦的地方便是小脑幕的最高点，该静脉的绝大多数属支均位于小脑幕下方，因此，在小脑幕上方操作对Galen静脉系统造成损伤的风险较小。在小脑上入路的手术中，为了增加显露有可能要切断中线旁引流静脉。充分显露天幕游离缘的神经血管结构，在切开天幕游离缘时要注意保护滑车神经。相比于其他应用更广泛的手术入路，经天幕小脑上入路具有多个优点，但是入路深在和工作区域窄小是这一入路的缺点。

（任明亮　杨　伟　许民辉）

病例80 桥小脑角脑膜瘤

【病史简介】 患者男性，49岁，因头晕、头痛伴上嘴唇麻木3个月余，无恶心、呕吐，无吞咽呛咳。查体：听力正常，面部感觉无减退。MRI可见右侧桥小脑角区占位病变，大小4.1cm×2.4cm×2.5cm，长T_1长T_2信号，Flair高信号，DWI弥散轻度受限，增强明显强化。

【术前影像】

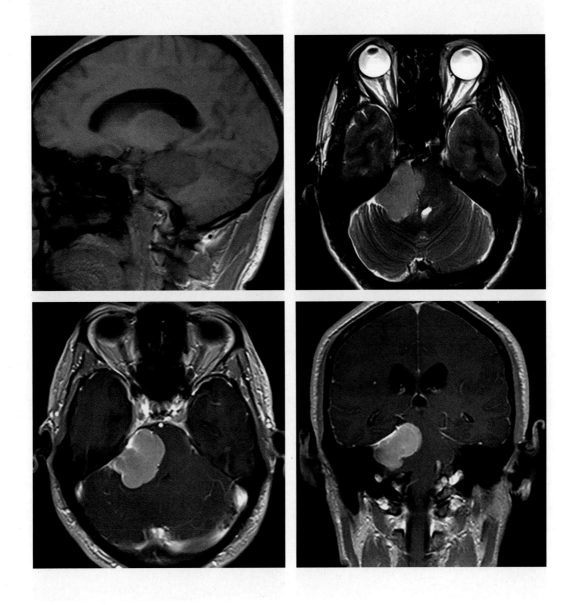

【术前诊断】 右侧桥小脑角脑膜瘤。

【麻醉方式】 气管插管全身麻醉。

【手术体位】 侧俯卧位。

【手术名称】 乙状窦后入路肿瘤切除术。

【手术过程】 术中脑干听觉诱发电位和体感诱发电位监测。

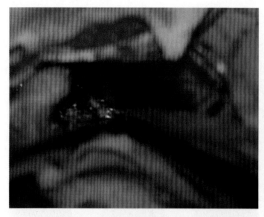
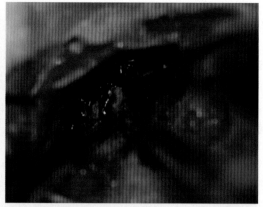

释放脑脊液后显露岩骨-天幕连接处，显露肿瘤基底，电凝并阻断部分基底。分离肿瘤与小脑表面蛛网膜粘连，电凝肿瘤表面血管后部分内减压

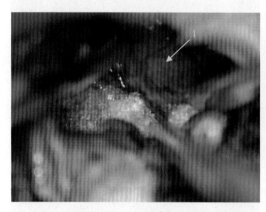
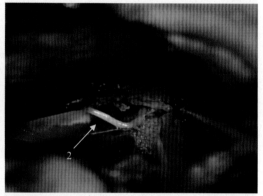

进一步内减压后可以方便的开始分离肿瘤包膜，从小脑外侧开始分离，并用棉片标记相应的分离界面，只需牵拉肿瘤，注意保护脑组织和神经周围正常蛛网膜。显露与肿瘤上极粘连滑车神经，仔细松解。1：肿瘤包膜；2：滑车神经

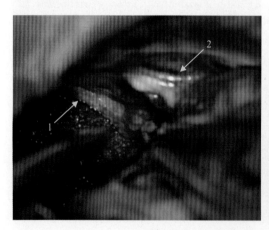
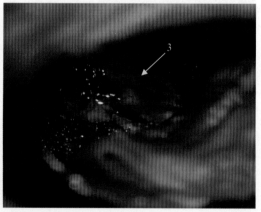

切除肿瘤后。1：三叉神经；2：面听神经；3：脑干表面蛛网膜

术后复查MRI。

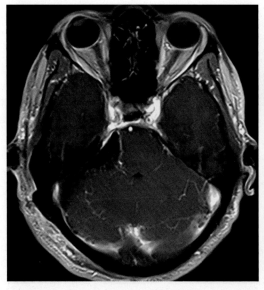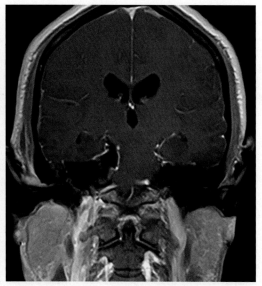

【点评】 桥小脑角脑膜瘤一般起源于覆盖在岩锥后表面的硬膜，位于三叉神经的外侧。大部分桥小脑角脑膜瘤起源于第Ⅴ、Ⅶ/Ⅷ、Ⅸ和Ⅹ对脑神经的后方，这些神经被肿瘤推挤向前方且与肿瘤之间存在完整的蛛网膜分隔。

根据肿瘤与内听道的关系，可分为内听道前型、内听道后型和混合型。越靠近中线的肿瘤以及侵犯Meckel腔、内听道、幕上、颈静脉孔或枕骨大孔的肿瘤预后较差，尤其是侵犯颈静脉孔，这类肿瘤手术并发症显著增加。所以，这些因素也是肿瘤次全切和复发率增加的预测因素。

桥小脑角脑膜瘤的临床表现与其他桥小脑角占位病变类似，常见的症状包括听力丧失、眩晕、头痛、面部疼痛/麻木以及平衡障碍；相对少见的症状有轻偏瘫、延髓压迫症状、偏身感觉障碍、声音嘶哑、吞咽困难以及并发梗阻性脑积水引起的颅内高压症状。内听道前型通常早期即可出现神经受压症状（面部疼痛/麻木）、轻度面瘫和听力丧失；而内听道后型肿瘤则一般等到肿瘤生长较大时才出现神经受压症状。

切除和其他部位脑膜瘤原则类似，断血供、内减压与分离交替进行。术中注意保护神经和脑组织表面的蛛网膜，充分的内减压后沿着界面分离至关重要。三叉神经是最能耐受推移的神经，需充分利用该神经上、下间隙作为工作通道。

肿瘤应是在安全的基础上尽量切除，保护神经功能是第一位的，术后可通过影像学复查动态观察残余肿瘤，若肿瘤增大可选择立体定向放射治疗。

（任明亮 徐伦山）

病例81 松果体区脑膜瘤

【病史简介】 患者女性，48岁。因视力下降1年，加重伴头痛1个月入院，查体：眼球运动正常，眼底无水肿、出血。双眼视力0.6，视野正常。MRI提示松果体区椭圆形占位，大小3.4cm×4.3cm，长T_1长T_2，Flair高信号，增强明显强化，边界清楚，幕上脑室扩张。

【术前影像】

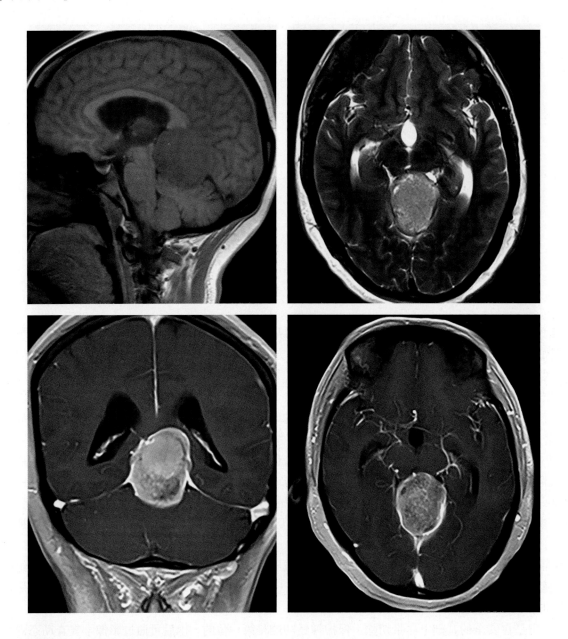

【**术前诊断**】 松果体区脑膜瘤。

【**麻醉方式**】 气管插管全身麻醉。

【**手术体位**】 手术采用公园长椅卧位，术前放置腰池引流，减少对脑组织的牵拉。

【**手术名称**】 右侧枕部开颅经小脑幕入路。

【**手术过程**】 马蹄形切口对大的肿瘤更适合，应充分显露静脉窦（上矢状窦、横窦和窦汇），骨瓣跨越中线并显露上矢状缝，是往内侧牵开硬膜瓣而不受阻的必备条件。"十"字形剪开硬膜，邻近横窦操作时候，避免损伤位于枕叶外侧和手术区域以外大的引流静脉。小的引流静脉可牺牲，手术显露区域一般没有粗的桥静脉。

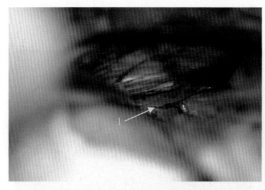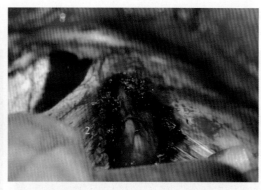

显露出矢状窦和横窦边缘，悬吊硬膜于骨窗边缘，剪开硬膜，利用枕叶自身重力下垂并适当用脑压板牵开枕叶，一般在直窦旁约1cm处平行于直窦切开小脑幕至游离缘，本例患者直窦受压不明显，避开小脑幕窦切开即可。1：肿瘤；2：小脑幕窦

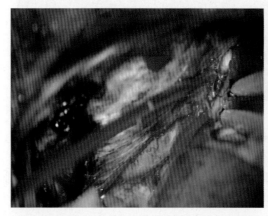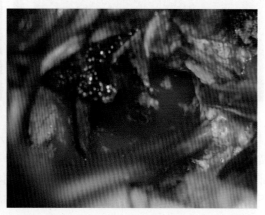

切除前需仔细观察、辨认周围重要血管与肿瘤的关系。基底静脉位于肿瘤前方深面，切开天幕后显露肿瘤，分块切除肿瘤内减压

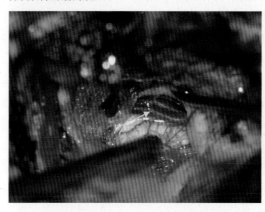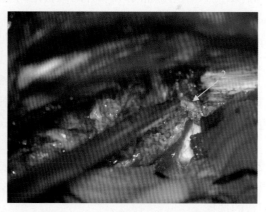

沿肿瘤表面分离，后下方显露蚓部上静脉，前方显示幕镰交界处。1：蚓部上静脉；2：幕镰交界处

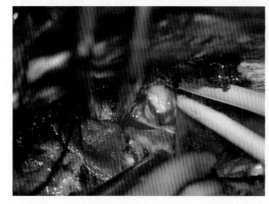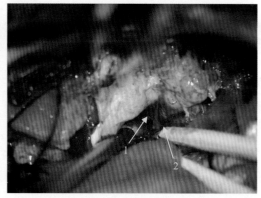

肿瘤前方和深静脉粘连。1：大脑内静脉；2：基底静脉，最终在静脉表面有少量残留

【术后影像】

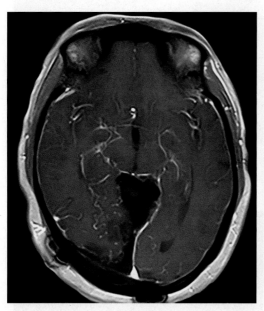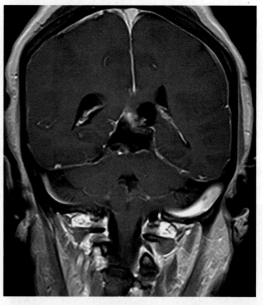

【点评】 松果体区脑膜瘤少见，占颅内脑膜瘤的0.3%～1.0%，占松果体区肿瘤的2%～8%，松果体区脑膜瘤往往发现时较大，单纯的小脑上入路可能并不足以充分地显露肿瘤，操作空间也较小。

枕部开颅经小脑幕入路是到达镰幕交界和松果体区的一种较好入路。侧卧位（如公园长椅卧位）并头顶朝下时枕叶借重力作用自然塌陷。此入路的适应证较广泛，尤其适宜切除大脑大静脉前上方的肿瘤和同时侵及幕上、下及大脑镰的肿瘤。人字缝水平以下的区域缺乏桥静脉，因此此区的纵裂通道更为宽阔。在天幕切开后，在基底静脉和切开的天幕之间有较大的操作间隙。枕部开颅经小脑幕入路还存在着一定的局限性，主要表现为对侧幕缘上、下的肿瘤显露困难，可联合采用幕镰切开，并经大脑镰切口切开对侧小脑幕的方法加以解决。枕部开颅经天幕入路必须注意避免不恰当地牵拉枕叶内侧面，以避免术后视野缺损。

在切除松果体区脑膜瘤之前，更应关注的是肿瘤对大脑大静脉、直窦的影响，以及静脉性侧支循环的建立情况。MRV越来越多地用于评估静脉窦的通畅程度和窦的大小、优势静脉以及横窦侧支循环情况。文献报道，肿瘤与静脉有两种常见位置关系，或位于大脑内静脉、大脑大静脉的前上方，或位于静脉的后下方。

比较其他松果体区肿瘤，脑膜瘤对静脉、静脉窦的影响似乎更明显，MRV影像上大脑大静脉、直窦未能显影的比例较高，此特征说明大部分脑膜瘤会影响静脉回流。为了保护静脉免于损伤而残留部分肿瘤可能是明智的选择。

（任明亮 欧阳庆 许民辉）

病例82 小脑幕上下沟通性脑膜瘤

【病史简介】 患者女性，53岁。因"反复头痛、头晕3年，加重伴呕吐3个月，查体无明显阳性体征。MR提示左侧颅后窝可见软组织肿块影，大小约5.6cm×5.0cm，呈长T_1长T_2信号，Flair呈高信号，增强明显不均匀强化，病变和横窦关系密切。

【术前影像】

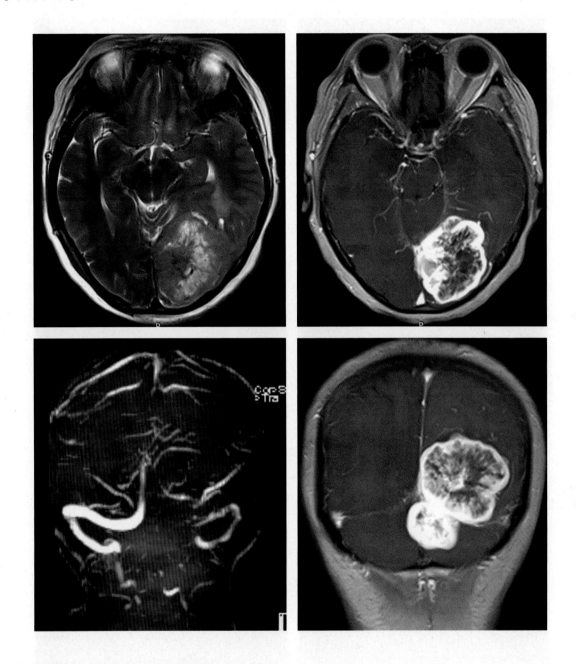

【术前诊断】 幕上、下沟通性脑膜瘤（左侧）。

【麻醉方式】 气管插管全身麻醉。

【手术体位】 俯卧位。

【手术名称】 左侧枕部开颅经天幕入路。

【手术过程】

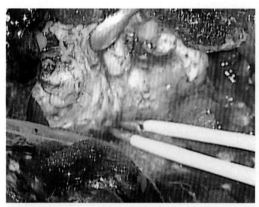
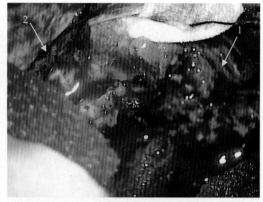

沿肿瘤表面分离，切除幕上大部分肿瘤。1：天幕；2：中线

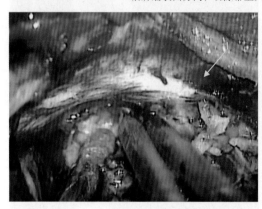
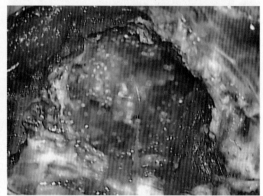

切除位于天幕肿瘤基底，进一步切开天幕切除幕下部分。1：天幕

病理示脑膜瘤，残留肿瘤行γ-刀治疗。

【术后影像】

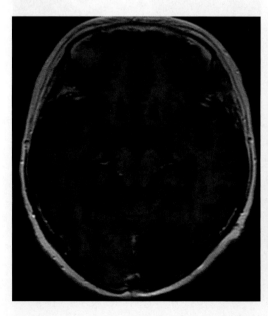
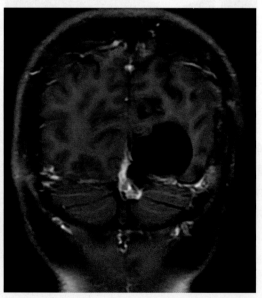

【点评】 起源于天幕的脑膜瘤占所有颅内脑膜瘤的3%～6%，其中30%的天幕脑膜瘤位于颅后窝。像其他部位的颅内脑膜瘤一样，天幕脑膜瘤主要发生于中年女性。天幕脑膜瘤可起源于天幕的任何部位，约1/2左右起源于横窦区域，1/4起源于天幕游离缘，另外1/4起源于天幕和大脑镰交汇区域并对两者都有侵犯。有很少一部分肿瘤起源于窦汇附近，并同时压迫包绕窦汇。

由于天幕脑膜瘤生长缓慢，患者常没有任何症状以至于肿瘤体积很大时才被发现。天幕脑膜瘤可出现多种不同的临床表现，不同的临床表现主要取决于肿瘤的大小、位置、水肿范围以及肿瘤突向幕上还是幕下区域。

天幕肿瘤可对脑干、脑神经（常见Ⅲ，Ⅵ，Ⅴ）、颞叶内侧或小脑产生压迫效应。最常见的临床症状是头痛、行走不稳和视力障碍（包括视野缺损和复视），精神状态改变和癫痫也非常常见。其他症状包括偏瘫、三叉神经痛及吞咽困难也曾有学者报道。

天幕肿瘤的采用何种手术入路取决于肿瘤的位置、尺寸、血供情况以及肿瘤凸向幕上、幕下还是两者皆有。跨幕上、下的肿瘤可以通过经枕经天幕入路或幕上下联合入路来切除，而体积巨大的跨天幕肿瘤幕上和幕下部分采用分期处理也是合理的。

对于侵犯矢状窦中段、直窦或窦汇的脑膜瘤患者，手术全切除肿瘤的疗效很好，但是全切明显增加手术复杂性和手术风险，尤其是如果合并高血压等基础疾病更会导致耐受大手术的能力下降，术后并发症多，围术期死亡率高。选择"安全"的手术方式，术后联合γ-刀治疗能有效控制肿瘤，降低手术风险，减少术后并发症，术后无进展时间长，提高了患者术后生活质量。至于是手术后即择机进行，还是观察到复发再做，目前还存在争议，建议根据患者年龄、治疗意愿来选择。

（任明亮　许民辉）

病例83　枕下外侧入路枕骨大孔区脑膜瘤

【病史简介】　患者女性，56岁。无明显诱因出现头晕、头痛伴双上肢麻木2个月，无恶心、呕吐，无吞咽呛咳等，查体：神志清楚，查体合作，言语清楚，四肢肌力肌张力正常。MRI：病灶呈类圆形，位于枕骨大孔腹侧偏右，呈等T_1等T_2信号，边界清楚，均将脑干朝背侧推挤移位，病灶明显均匀强化。

【术前影像】

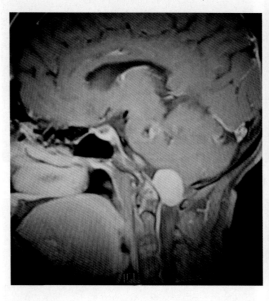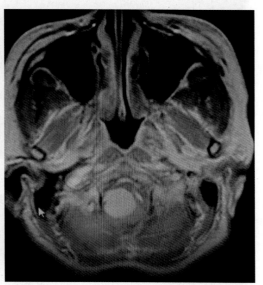

【术前诊断】　枕骨大孔区脑膜瘤。

【麻醉方式】　气管插管全身麻醉。

【手术体位】　俯卧位，颈部下屈，头架固定头部，切口起自颈4水平沿中线垂直向上，横跨上项线并弧形转至二腹肌沟（倒"七"字形切口）。

【手术名称】　后外侧经枕骨髁入路肿瘤切除术。

【手术过程】

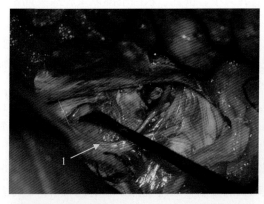
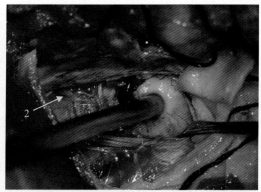

沿着第11对脑神经脊髓支，肿瘤位于枕颈交界，C₁神经下方，肿瘤质地较韧，血供一般。1：副神经；2：颈1神经

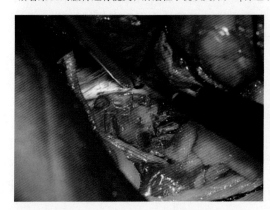
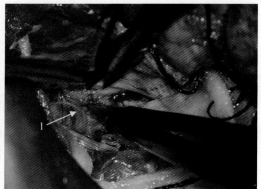

为利于显露和断基底，断掉颈1其中一个分支。1：离断的C₁残端

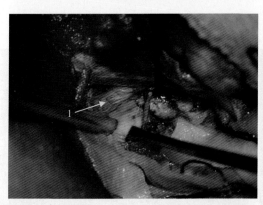
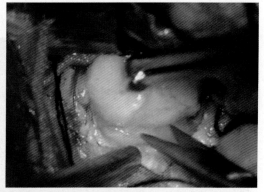

断基底后，肿瘤与脑干、脊髓相邻面无明显粘连，为减少牵拉，分块切除肿瘤。1：椎动脉

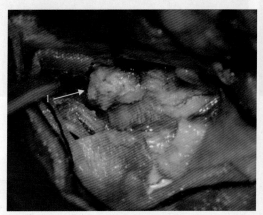
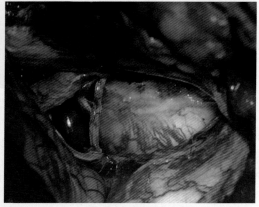

切除肿瘤基底部残留肿瘤，基底部脑膜予以电凝。1：基底部残留肿瘤

术后病理示：脑膜瘤（WHO Ⅰ级）。

【术后影像】

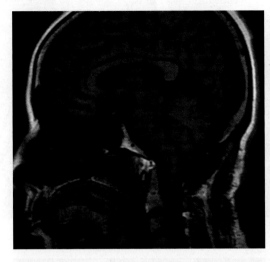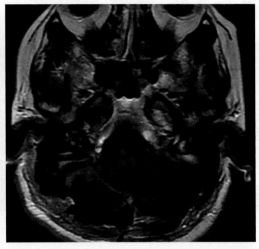

【点评】 枕骨大孔内有脑干下半部的延髓和后组脑神经以及椎动脉通过。目前处理该区域病变的手术途径，有枕下外侧入路、枕下后正中入路、远外侧入路和内镜下经鼻入路，以及立体定向放疗等。由于该部位肿瘤通常毗邻重要神经血管和后组脑神经，枕骨大孔区脑膜瘤具有一定挑战性。当脑膜瘤位于枕骨大孔前外部时，选择枕下外侧经枕骨髁入路是切除肿瘤安全的手术途径，不仅可以到达枕骨大孔前部，对延髓牵拉较小，而且能分辨重要结构以减少术中损伤。根据与椎动脉的关系将其分为椎动脉上、下和双侧型，其中最常见的为椎动脉下型；肿瘤也可见于颅颈交界区。成人发病的平均年龄为（55±4.2）岁，女性较男性常见。

患者全身麻醉下，取侧俯卧位，避免颈部前屈，否则可能加重神经轴位挤压。倒"七"字形切口或外侧弧形切口，骨瓣应接近枕大孔后缘。卸下C_1后弓增加显露范围。打开枕下三角显露C_1后弓、椎动脉和髁后导静脉。骨膜下剥离附着于C_1后弓处的枕项部肌群，并将其翻向外侧。通过最小化磨除枕髁（不超过1/3），就能够达到较好的显露。硬膜被剪开后，沿着第11对脑神经脊髓支，很容易在肿瘤后方发现C_1和C_2神经根。齿状韧带在其后方。必要时切断C_1的所有神经根和第11对脑神经的$1\sim2$支脊髓支，这样可以获得肿瘤的充分显露，同时可以移动第11脑神经。沿着外侧的附着点安全地阻断肿瘤的血供，然后分块切除以减小肿瘤体积。这一步骤重要性在于减少肿瘤体积，便于最终切除肿瘤。

肿瘤与脑干、椎动脉蛛网膜界面明确时，肿瘤一般可获得全切。肿瘤体积较大时，蛛网膜及软膜界面可能会消失，术前仔细阅读T_2像尤为重要，当蛛网膜界面消失时，术中如肿瘤与脑干较难分离，适当残留薄片肿瘤可避免术后灾难性后果。肿瘤与脑干间的小穿支血管，尽可能保护，如为供瘤血管，一定要电灼后锐性剪开。当蛛网膜界面消失时，术后脑干出现梗死的概率会大大增加，通常需要用一些扩容解痉的药物。术后呛咳、肺部感染，尽早的气管切开有助于恢复。

如果椎动脉被包绕，在手术早期可以使用多普勒超声探查血管的位置，其走行可以在术前影像学检查中进行评估。手术的首要目的是保留功能。如果有必要，可以在椎动脉、脑干、脊髓周围残留少量肿瘤。如果肿瘤已经侵犯至颈静脉孔区，后组脑神经往往被包含在肿瘤中，在肿瘤中分离后组脑神经不安全，可考虑次全切除。

（任明亮　许民辉）

病例84　神经内镜下经鼻扩大入路鞍结节脑膜瘤切除术

【病史简介】 患者女性，53岁。因"视物模糊伴轻微头晕头痛5个月入院"。无其他症状。入院查体：右眼眼前数指，左眼0.12，视野无法检查，余无阳性体征。垂体相关激素皮质醇、生长激素、甲功能全套、女性激素全套等化验检查均正常。术前头颅CTA：鞍区占位病变，病变周围血管无动脉瘤；头颅MRI：鞍结占位性病变，累及鞍内及前颅底，病变均匀强化，有脑膜尾征。

【术前影像】

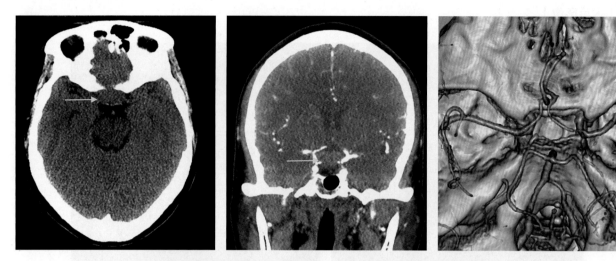

头颅CTA：鞍区占位病变（箭头所示），等密度，病变周边血管无动脉瘤

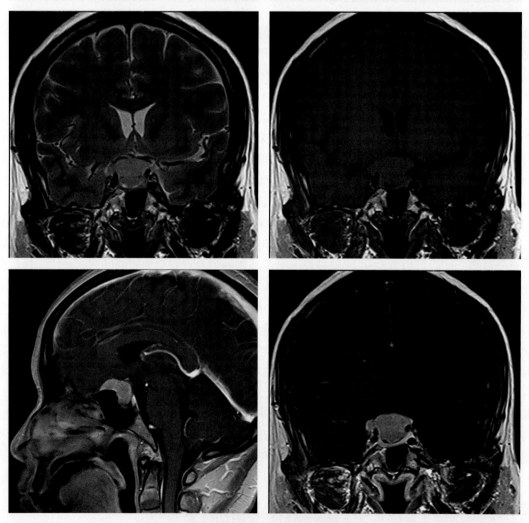

头颅MRI：鞍结节占位性病变，累及鞍内及前颅底，病变均匀强化，有脑膜尾征

【术前讨论】 ①诊断：临床诊断明确，鞍结节脑膜瘤，主要依据：以视力障碍为主要表现，符合鞍区肿瘤的临床症状；影像学检查见病变明显强化，有典型的脑膜尾征。②治疗：手术是唯一最佳选择，手术入路有：经翼点或眉弓开颅肿瘤切除，该入路最突出的优点在于能有效处理脑膜尾征及避免术后脑脊液漏，主要缺点在于体表遗留手术瘢痕及对正常脑组织有一定的牵拉损伤。其次是神经内镜下经鼻肿瘤切

除，其突出优点是手术创伤较小，对脑组织牵拉小，脑脊液鼻漏是该入路最大的风险，要有效处理脑膜尾征，前颅底开放范围也大，也将增加脑脊漏风险，防治脑脊液鼻漏，最有效措施就是制作带血管蒂的鼻中隔黏膜瓣进行颅底修补。综合利弊，最终选择扩大经鼻入路切除肿瘤。

【术前诊断】 鞍结节脑膜瘤。

【麻醉方式】 气管插管全身麻醉。

【手术体位】 仰卧位。

【手术名称】 神经内镜下经鼻蝶扩大入路鞍结节脑膜瘤切除术。

【手术过程】

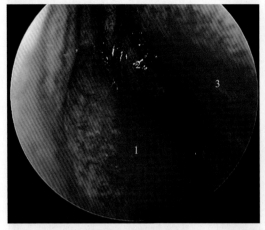
清洗鼻腔，辨识结构。1：下鼻甲；2：中鼻甲；3：鼻中隔

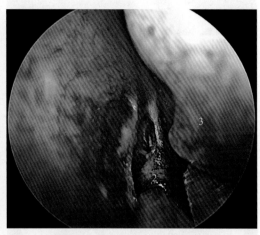
切中鼻甲。2：中鼻甲；3：鼻中隔

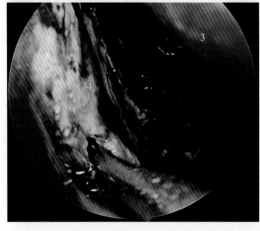
切钩突。3：鼻中隔；4：钩突标记

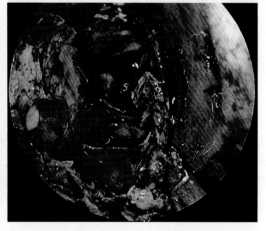
显露后组筛窦。5：后组筛窦

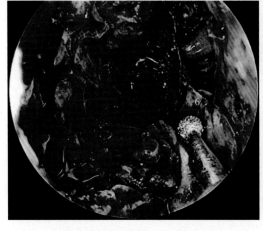
显露和磨出蝶窦前壁。6：蝶窦前壁

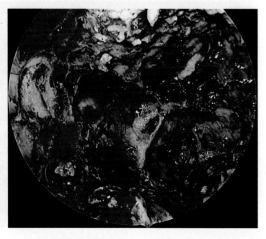
显露鞍底和前颅底。7：鞍底；8：前颅底

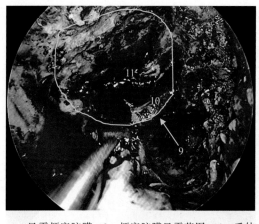
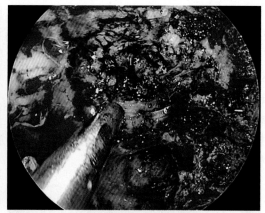

显露颅底脑膜。9：颅底脑膜显露范围；10：垂体区；11：视交叉区；12：前颅底区

显露肿瘤。13：肿瘤

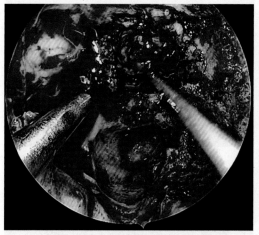
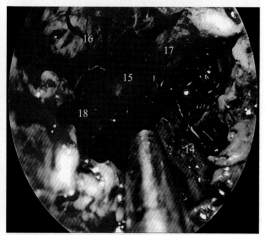

切除肿瘤

肿瘤切完后。14：垂体柄；15：视交叉；16：额叶；17：左侧视神经；18：右侧视神经

【术后情况】 术后常规防感染等治疗，鼻腔填塞纱条术后12天取出，2周后出院，没有并发脑脊液漏，术后右眼失明，左眼视力好转，出院前激素检查：皮质醇、甲状腺功能全套、女性激素全套均正常。病理检查：脑膜瘤，合体细胞型，WHO Ⅰ级。术后影像复查：4小时后复查CT见术区无出血，术后3天复查头颅MRI：无肿瘤残留。

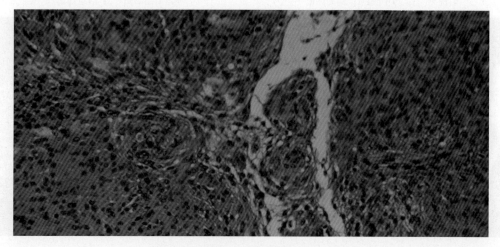

病理检查：脑膜瘤，合体细胞型，WHO Ⅰ级

【术后影像】

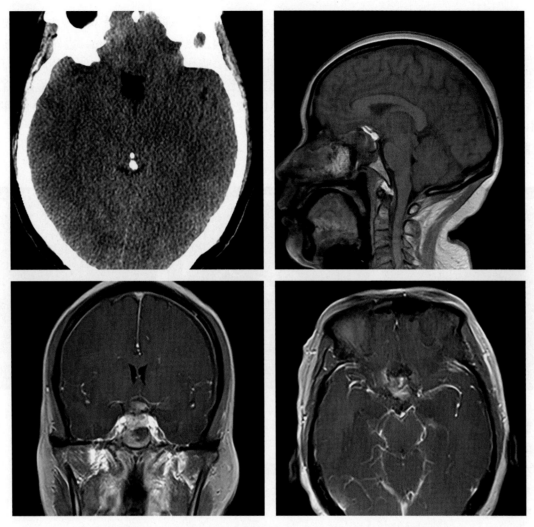

术后影像复查。4小时后CT复查术区无出血，术后3天MRI复查未见肿瘤残留

【点评】 鞍结节脑膜瘤是指包括起源于鞍结节、鞍膈、前床突、蝶骨平台的脑膜瘤，肿瘤常造成视力障碍。对于鞍结节脑膜瘤，可采用经额颞或眉弓入路，优点在于能有效切除前颅底的脑膜尾征部分且脑脊液漏的风险很小，近10年来内镜经鼻技术的发展，经鼻蝶切除鞍结节脑膜瘤也是一个非常有效的方法，其优势在于：①手术视野广，显露广，照明优势；②利用鼻腔自然孔道，损伤较小；③对脑创伤相对较小，能首先处理肿瘤基底，切除肿瘤的硬膜起源和相应的骨质；④减少在视神经及视交叉上方操作，减少进一步损伤视力的风险。术中导航确定肿瘤基底范围，对肿瘤基底区域的硬脑膜，减少肿瘤血供，并采取微型多普勒探头了解主要动脉情况，避免损伤。肿瘤切除采取先进行瘤内分块切除减压，待瘤壁塌陷后分离肿瘤边界，沿肿瘤包膜与周围血管神经结构表面的蛛网膜之间的界线分离，术中重点保护供应视路下方的垂体上动脉。为切除脑膜尾征部分就需要向前颅底扩大，增加术后脑脊液漏的风险，术中的颅底重建尤为重要，我们修补采取依次颅内填塞脂肪、人工硬膜、大腿外侧阔筋膜、带蒂鼻中隔黏膜瓣等，术后安置腰大池引流。经鼻还是经颅，需要结合手术者的自身优势和患者意愿共同确定。本例脑膜瘤是患者及其家属充分知晓各方面利弊后选择经鼻切除，全切肿瘤，术后无脑脊液漏及颅内感染，顺利出院，效果满意。

（贺绪智 梁 鸿）

病例85　右侧翼点入路切除偏侧生长的鞍结节脑膜瘤

【病史简介】　患者女性,51岁,因"突发双眼视力下降2个月"入院。入院查双眼视力0.8,视野缺损。术前行头颅MRI扫描提示:鞍区及鞍上见一肿块影,大小约4.3cm×3.5cm×3.6cm,边界清楚,病灶信号欠均匀,为稍长T₁长T₂信号,注射对比剂后,病灶明显强化,强化不均匀。病灶包绕右侧海绵窦及颈内动脉,垂体柄显示不清,视交叉受压。所见大脑各叶形态、大小、信号未见异常,完善术前检查,在全身麻醉下行右侧翼点入路脑膜瘤切除术,术后复查头颅MRI提示肿瘤全切,术后复查双眼视力0.8,视野缺损范围缩小。

【术前影像】

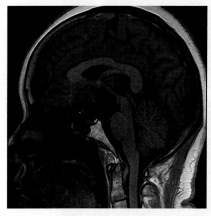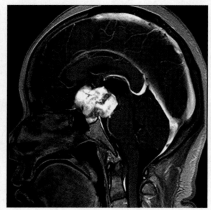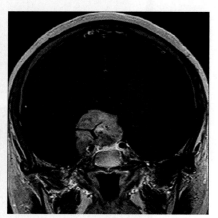

【术前诊断】　鞍结节脑膜瘤。
【麻醉方式】　气管插管全身麻醉。
【手术体位】　仰卧位,头端抬高约10°,向对侧旋转约30°,以Mayifeld头架固定头部。
【手术名称】　右侧翼点入路鞍结节脑膜瘤切除术。
【手术过程】

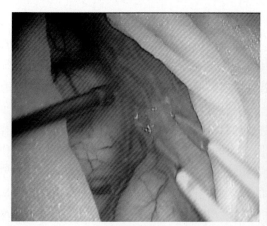

显露外侧裂

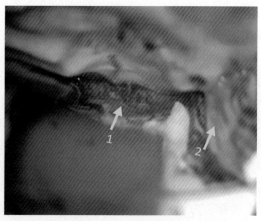

显露。1:肿瘤;2:外侧裂

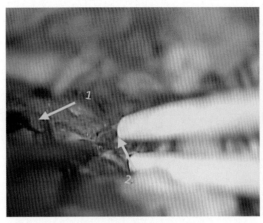

分离。1：额叶底部；2：肿瘤

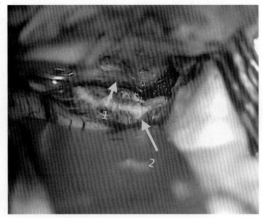

分离。1：蝶骨平台；2：肿瘤

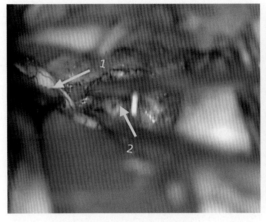

显露。1：嗅神经；2：肿瘤

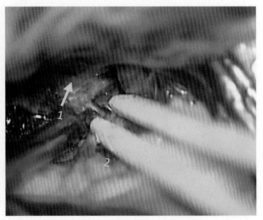

分离。1：蝶骨平台；2：肿瘤

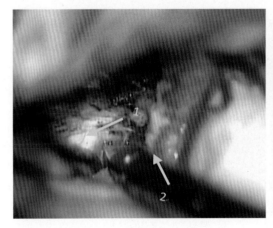

显露。1：右侧视神经；2：肿瘤

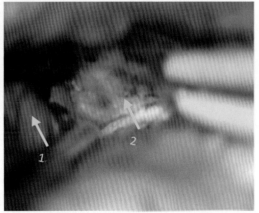

分离。1：右侧视神经；2：蝶骨平台

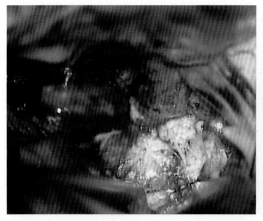

分块切除。1：肿瘤

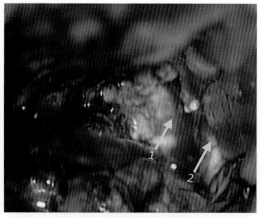

显露。1：肿瘤；2：右侧颞叶

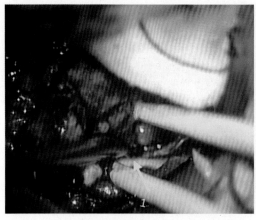

显露。1：右侧颈内动脉分支

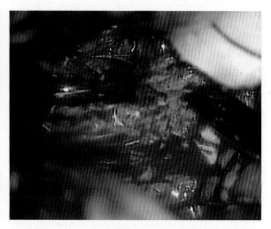

分块切除

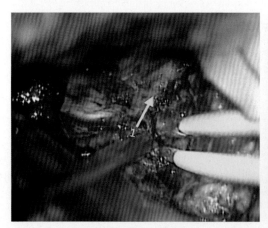

断肿瘤基底。1：蝶骨嵴

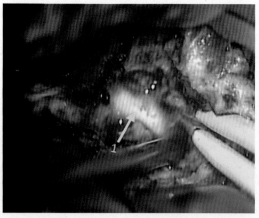

显露。1：颈内动脉

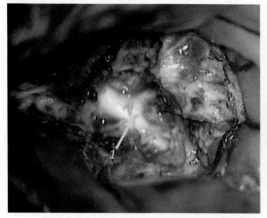

探查颈内动脉及分支（1）

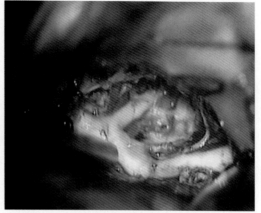

处理颞叶方向肿瘤

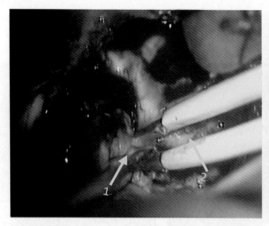

切除间隙内肿瘤。1：大脑前动脉；2：大脑中动脉

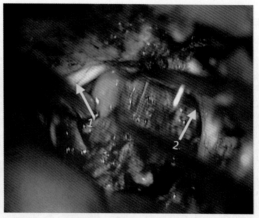

处理第二间隙内肿瘤。1：右侧视神经；2：右侧颈内动脉

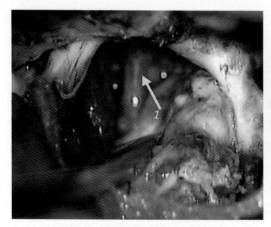

处理第二间隙内肿瘤。1：垂体柄

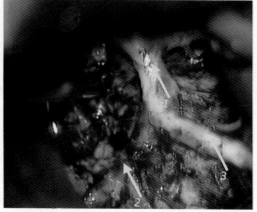

切除血管间隙内肿瘤。1：颈内动脉；2：大脑前动脉；3：大脑中动脉

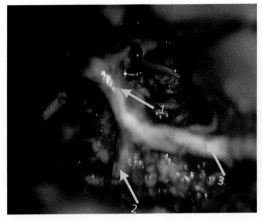 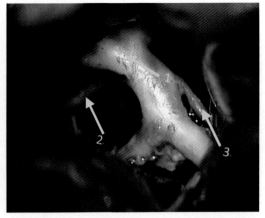

切除血管间隙内肿瘤。1：颈内动脉；2：大脑前动脉；3：大脑中动脉

全切肿瘤。1：颈内动脉；2：后交通动脉；3：脉络膜前动脉

【术后影像】

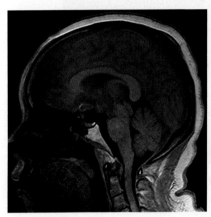 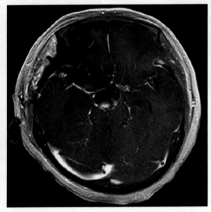 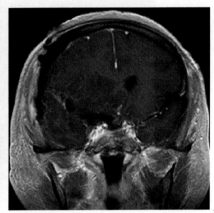

【点评】 鞍结节脑膜瘤是指起源于鞍结节或鞍结节周边范围不超过3cm内侧包括前床突、鞍膈和蝶骨平台，占颅内脑膜瘤的5%～10%，鞍结节是蝶骨上的一个小骨性突起，分隔蝶鞍的前顶部与视交叉沟，鞍膈前方附着于前床突及鞍结节上缘，后方附着于后床突及鞍背上缘，成人平均长约8mm，宽约11mm，因此直径1.5cm的鞍结节脑膜瘤可不产生临床症状。大小不同的肿瘤对周围邻近结构会产生不同的影响，同时周边结构对肿瘤生长也有一定的限制作用。例如，侧方有颈内动脉、后交通动脉及颈内动脉池蛛网膜，前方有视神经及周围蛛网膜，后方有垂体柄、漏斗及lililequist膜，上方有视交叉、终板及前交通、前动脉A1段，但在视交叉前方存在解剖薄弱处，肿瘤可以突破此处蛛网膜，沿视神经上方及蝶骨平台生长。肿瘤偏一侧生长可能造成视神经、视交叉、大脑前动脉、颈内动脉及其分支的包绕或移位，给手术带来一定的难度。鞍结节脑膜瘤可经如眶上锁孔、翼点、眶颧入路、眶外侧等入路切除。本例患者术前MRI检查提示肿瘤偏右侧生长，采用右侧翼点入路切除肿瘤：①释放外侧裂脑脊液降低颅内压；②鞍结节脑膜瘤的血供主要来源于筛动脉，颈内动脉的分支血供较少，分离侧裂后处理肿瘤基底，烧灼肿瘤与蝶骨平台的粘连，减少肿瘤血供；③保护好嗅束，避免术后嗅觉丧失；④显露的顺序可以是同侧视神经，也可以是对侧，分块切除肿瘤有利于显露肿瘤和颈内动脉、大脑前动脉，使肿瘤与视神经和脑血管早期分离，避免视神经和颈内动脉及分支的损伤，造成术后缺血，文献报道肿瘤虽然向视神经和颈内动脉之间生长，并包绕动脉，但血管表面仍可有蛛网膜层覆盖，全切肿瘤后各重要结构保留完好。

（张溢华　许民辉）

病例86 单额下纵裂入路显微切除大型前颅底脑膜瘤

【病史简介】 患者女性，31岁。因"头部胀痛5天"入院，术前无嗅觉障碍，无精神症状。眼底检查未见明显视盘水肿。术前头颅MRI检查提示：颅前窝见一等T_1等T_2信号肿块，大小约4.1cm×4.8cm，边界清楚，DWI轻度弥散受限，增强扫描明显强化，双侧额叶受压并见片状水肿带，双侧脑室前角受压变窄。余大脑实质内未见明确异常信号，脑中线居中，脑室系统无扩大，脑沟、脑裂及脑池无改变。脑干、小脑形态、大小、信号未见异常。术前检查无禁忌，在全身麻醉下行左额开颅纵裂入路前颅底肿瘤切除术，术后复查MRI提示肿瘤全切，术后嗅觉同术前，痊愈出院。

【术前影像】

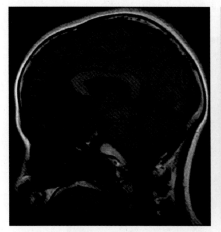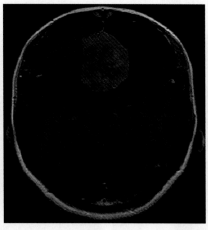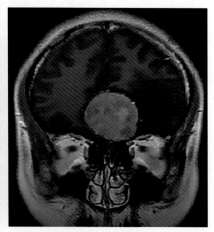

【术前诊断】 前颅底脑膜瘤。
【麻醉方式】 气管插管全身麻醉。
【手术体位】 平卧位，头抬高30°。
【手术名称】 左额开颅纵裂入路前颅底脑膜瘤切除术。
【手术过程】

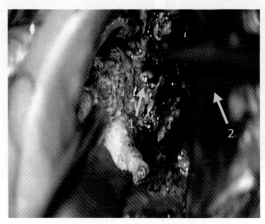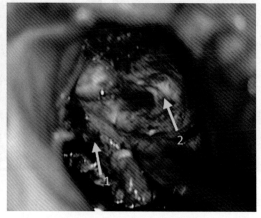

断肿瘤血供。1：肿瘤；2：大脑镰　　　　　　　分离边界。1：肿瘤；2：前颅底

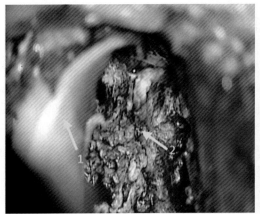

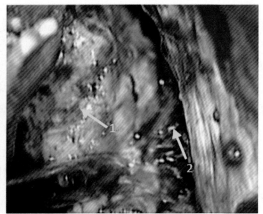

分块切除。1：左侧额叶；2：肿瘤　　　　　　边界分离。1：肿瘤；2：大脑前动脉分支

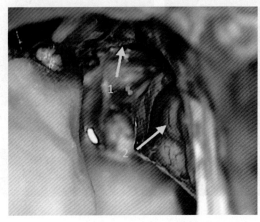

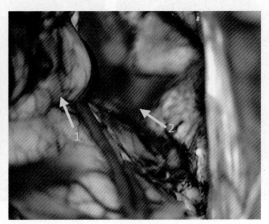

烧灼基底。1：前颅底；2：右侧额叶　　　　　止血。1：左侧额叶；2：肿瘤腔

【术后影像】

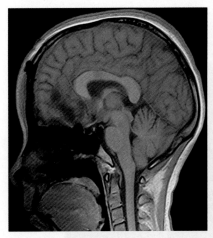

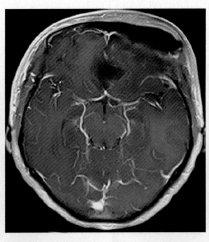

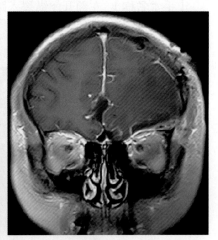

【点评】　前颅底肿瘤有良性和恶性肿瘤，主要源于脑膜、脑神经、眼眶、鼻咽、鼻旁窦等。常见的有脑膜瘤、脊索瘤、嗅神经母细胞瘤、巨细胞瘤等。前颅底肿瘤以手术切除为主，局限于眶内者眼科处理，也可神经外科处理，如颅眶沟通性肿瘤及局限于前颅底的肿瘤则有神经外科处理。前颅底脑膜瘤早期诊断率低，多数发现时肿瘤病变已较大，选择最佳的手术方式可减少术后并发症和复发率。前颅底肿瘤可采取单额入路、双额入路、改良翼点入路、眶外侧入路等。本例嗅沟脑膜瘤采用经左额下纵裂入路脑膜瘤切除术，经单额入路较双侧入路而言，减少了额叶挫伤、静脉窦损伤而导致脑肿胀的发生率。单额入路较改良

翼点入路、眶外侧入路便于处理肿瘤基底部，前颅底脑膜瘤主要的供血动脉位于肿瘤基底部，离断肿瘤基底后可减少肿瘤出血，分离肿瘤与周边脑组织、大脑前动脉分支。前颅底大型脑膜瘤易侵犯颅骨，累及该处硬膜和骨质，通常以电灼为主，再关颅时应注意颅底重建，避免术后出现脑脊液漏。嗅沟脑膜瘤是前颅底最常见的肿瘤，占颅底脑膜瘤的5%～10%，根据肿瘤起源可分为单侧型或双侧型，本例为双侧型，根据大小可分为小型（直径≤2.5cm）、中型（直径2.6～3.9cm）、大型（直径≥4cm）。根据所选定的手术入路开颅，切开脑膜，显露肿瘤，通过释放脑脊液降低颅内压，棉片保护脑组织并适当牵开，显露肿瘤前极后从前、外及底部开始分离将肿瘤稍向内牵拉，电凝切断来自脑膜的血供，分离肿瘤与颅底硬脑膜的附着处。然后自肿瘤前极中线进一步分离肿瘤基底与前颅底的粘连，边电凝边分块切除肿瘤。肿瘤较大者先行分块切除，边切除边断基底，如此反复，直到完全离断肿瘤基底，分离肿瘤包膜与额叶脑组织，并电凝肿瘤包膜使之缩小，尽量做包膜内切除后再将肿瘤全切除。处理肿瘤后下极是将肿瘤切除的重点和难点，因为此部分肿瘤与视神经、视交叉及颈内动脉、大脑前动脉、前交通动脉及其穿支血管可能紧密粘连甚至包裹。牵拉过重可能导致上述结构损伤，血管及其分支撕裂出血，因此，手术过程中应非常仔细地分离，找到蛛网膜间隙，保护上述重要结构，切除肿瘤后应仔细检查前颅底，根据骨质受侵袭程度做相应处理，避免术后发生脑脊液鼻漏。目前嗅沟脑膜瘤手术疗效较好，约95%能做到全切除，术后死亡率低于0.5%，但对于伴有前颅底骨质受侵袭术后仍有复发的可能。

（张溢华　许民辉）

第三节　血管周细胞瘤

病例87　颅后窝巨大血管周细胞瘤

【病史简介】　患者男性，20岁。发现"小脑占位性病变"7个月，头晕、头痛伴行走不稳2周。无恶心、呕吐，无视力下降、肢体无力。查体：神清语明，言语流利。眼震（＋）、轮替、指鼻试验阳性，共济失调步态。MRI可见小脑上蚓部软组织肿块，大小约4.8cm×4.5cm×5.3cm，边界清楚，长T_1长T_2信号，Flair高信号，DWI未见明显弥散受限，增强明显强化。

【术前影像】

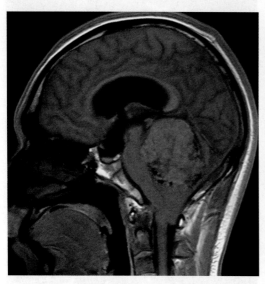
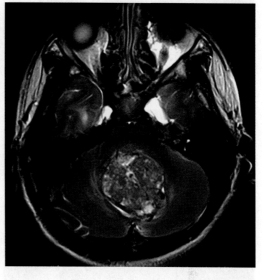

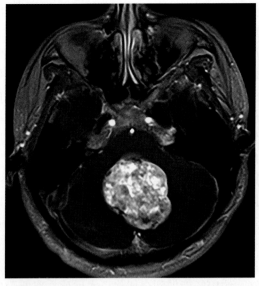
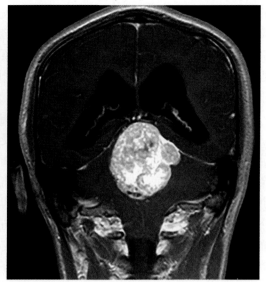

【术前诊断】 小脑幕脑膜瘤、梗阻性脑积水。
【麻醉方式】 气管插管全身麻醉。
【手术体位】 俯卧位。
【手术名称】 后正中入路显微镜下小脑幕脑膜瘤切除术。
【手术过程】

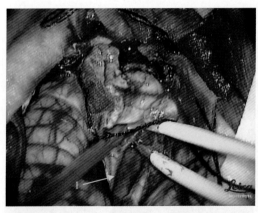
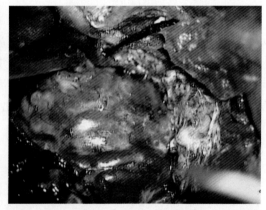

　　分离肿瘤的上下极和两侧，肿瘤表面暗红色，血供丰富，分块切除出血凶猛，考虑不是脑膜瘤。1：分开小脑扁桃体，显露肿瘤

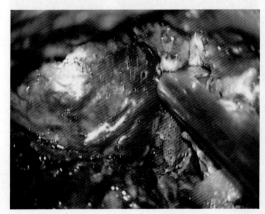
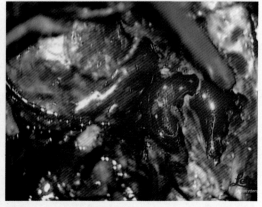

　　分块切除困难，适当扩大骨窗后充分显露，沿肿瘤包膜分离

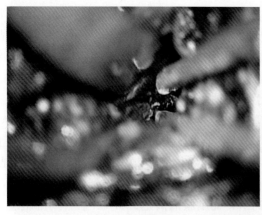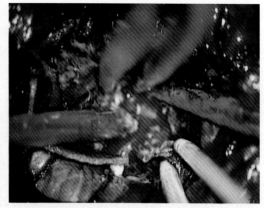

肿瘤体积大活动度差，试图分离腹侧时出血多，难以止血

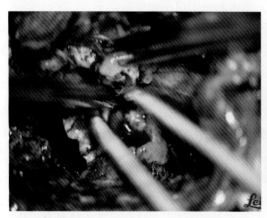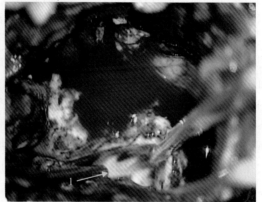

分块切除肿瘤大部后后处理腹侧的肿瘤及供血血管，最终全切肿瘤。出血较多，输红细胞和血浆共2000ml，自体血回收2300ml。1：第四脑室后壁

术后病理示血管周细胞瘤（WHO Ⅱ级），复查CT。

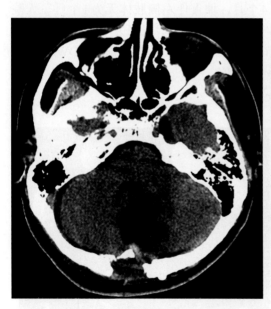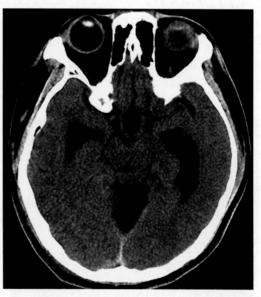

【点评】 血管周细胞瘤（hemangiopericytomas，HPC）又称血管外皮细胞瘤，是由毛细血管周细胞或后微静脉毛细血管周细胞分化出来的间质性肿瘤，可以发生于人体的任何部位，包括中枢神经系统和神经系统外的任何组织。中枢神经系统血管周细胞瘤（HPC）的病例较少见，常为单发。本病可发生于任何年龄，中年多见，平均年龄45岁，男性发病率略高于女性。病程长短不一，从数月至数年，较脑膜瘤病程短。

颅内HPC好发于颅底、矢状窦或大脑镰旁、小脑幕等硬脑膜或静脉窦附近，与脑膜瘤近似，常误诊为脑膜瘤。但由于HPC发展较快，至发现时病灶肿块常较大，形态可接近圆形或椭圆形，也常表现分叶状，表现为分叶时对提示本病有一定意义，病灶边界可清晰或不清晰，周围常有水肿，以中度、重度水肿为主。肿瘤占位效应明显，压迫邻近脑池，脑沟变浅或消失，脑室变形移位。

HPC多表现为T_1WI等、低信号，在T_2WI上，由于肿瘤钙化、坏死、囊变及出血，信号常呈不均匀之高信号，周围颅骨受侵时可见溶骨性破坏，与典型的脑膜瘤信号有所不同。脑膜瘤在MRI的T_1WI往往表现为较均一的低信号或等信号，在质子加权像上，较T_1WI信号明显变高，少数不变化；在T_2WI上信号较质子加权像低，这种脑膜瘤的显著信号特征，具有很高的鉴别诊断价值。T_1WI增强扫描，HPC有显著强化，但强化常不均匀，这也与肿瘤内伴钙化、坏死、囊变及出血有关。肿瘤中常可见到血管流空影，出现脑膜尾征的概率相对脑膜瘤较低，HPC出现脑膜尾征为22.2%，而脑膜瘤高达53.8%。血管周细胞瘤少见，影像特征不明显，因此误诊率较高，在颅内易误诊为胶质瘤和脑膜瘤。幕下血管周细胞瘤还需要和实质性血网相鉴别，实质性血网信号较均匀，周围无明显水肿，瘤内和瘤周可见血管留空影。

手术前往往误诊，颅内HPC的手术治疗常是一场"遭遇战"，怀疑此病时要根据肿瘤的位置选择适合的入路，骨窗应充分显露肿瘤及毗邻的重要血管。手术中应首先辨别肿瘤基部，遵循血供丰富肿瘤的一般原则，想办法整块切除，先尽可能充分电凝肿瘤供血动脉以减少肿瘤供血，迫不得已分块切除时，发现肿瘤富含血窦时应沉着冷静，在电凝止血的同时适时给予输血治疗。

颅内HPC为潜在的恶性肿瘤，手术切除是治疗HPC的首选治疗方法，因其复发和转移率较高，肿瘤应进行广泛外科切除，术后可行辅助性放射治疗。手术切除和放射外科治疗可以反复使用以控制复发或转移肿瘤。

本例的手术难点在于肿瘤体积大，位置深，血供主要从肿瘤的前方来源，而枕下后正中入路由于肿瘤体积巨大在不能分块切除的情况下难以先阻断前方的血供，使得肿瘤切除非常困难。历经10小时手术，最终将肿瘤完全切除，术后无并发症。

（任明亮　许民辉）

病例88　小脑幕上下沟通性血管周细胞瘤

【病史简介】　患者女性，45岁。因"头晕、头痛4个月，加重伴左侧肢体无力1个月"入院。查体：轮椅推入病房，左下肢近端肌力4级，远端肌力3级，余肢体肌力正常。肌张力不高。MRI提示：左侧桥小脑角区可见不规则等T_1等T_2信号，大小约2.7cm×2.6cm×4.2cm，Flair呈稍高信号，DWI可见轻度弥散，DTI示白质纤维受压推移。增强后明显强化，与左侧小脑幕相连。

【术前影像】

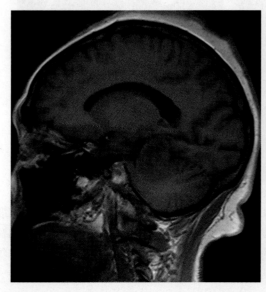
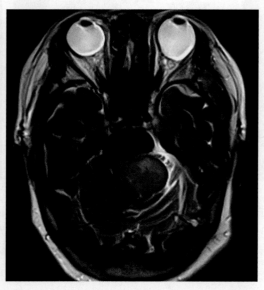

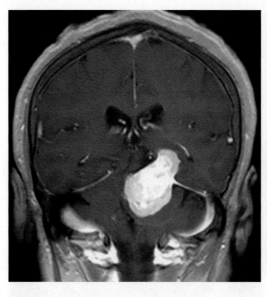
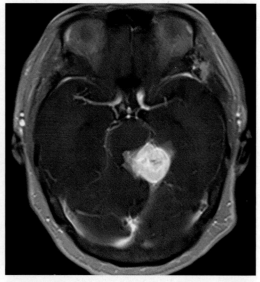

【术前诊断】 小脑幕上下沟通性脑膜瘤。

【麻醉方式】 气管插管全身麻醉。

【手术体位】 右侧俯卧位，术前放置腰池引流，减少对脑组织牵拉。

【手术名称】 右侧枕部开颅经小脑幕入路肿瘤切除术。

【手术过程】 马蹄形切口，应充分显露静脉窦（上矢状窦、横窦和窦汇），骨瓣跨越中线并显露上矢状缝，是往内侧牵开硬膜瓣而不受阻的必备条件。"十"字形剪开硬膜，邻近横窦操作时要避免损伤位于枕叶外侧和手术区域以外大的引流静脉。小的引流静脉可牺牲，大部分手术显露区域没有桥接静脉。

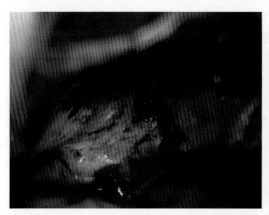
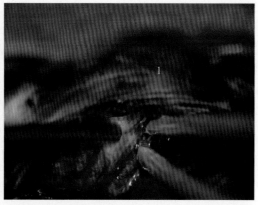

显露肿瘤，显露出矢状窦和横窦边缘，悬吊硬膜于骨窗边缘，剪开硬膜，利用枕叶自身重力下垂并适当用脑压板牵开枕叶，沿肿瘤边缘切开小脑幕，内减压后，沿肿瘤边缘分离。1：小脑幕

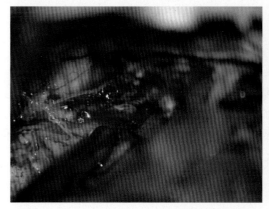
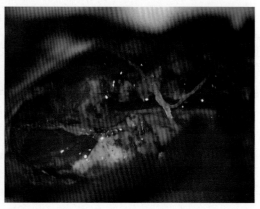

全部切除肿瘤后软脑膜基本保持完整

病理示：血管周细胞瘤（WHO Ⅱ级）。

【术后影像】

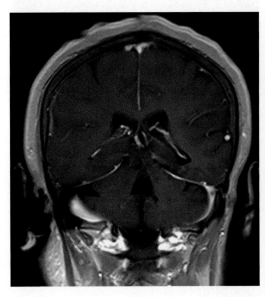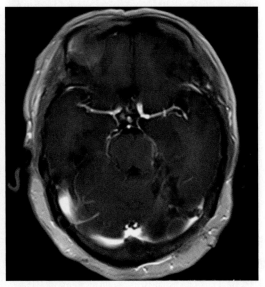

【点评】 小脑幕区肿瘤手术入路必须进行个体化设计，主要考虑两个因素：①肿瘤在小脑幕上的位置，包括前后关系和内外侧关系。②肿瘤位于幕上、幕下或跨幕，与小脑幕的上下关系。也要考虑患者对入路的熟悉程度。枕部经小脑幕入路多用于肿瘤基底位于镰幕交界区的肿瘤，便于首先处理肿瘤基底，减少肿瘤血供，还可通过切除部分大脑镰，达到扩大显露的目的，术中注意保护深静脉系统以及相关大静脉窦。对于骑跨幕上、下巨大肿瘤，可考虑幕上、下联合入路，离断肿瘤基底结合瘤内切除减压，保持肿瘤蛛网膜界面清晰，对与重要神经、血管粘连紧密处先留薄层肿瘤，最后锐性分离，原则上沿基底边缘将其全切除；对受累横、直窦，如DSA证实已经完全阻塞，可在窦阻塞段两端扎断，连同肿瘤基底一并切除，否则，只切除窦壁外侧肿瘤，特别注意保护窦壁完整、不影响窦腔引流。

血管周细胞生物学行为虽然恶性但生长速度并不快，多为低度恶性。对无瘤生存时间影响最大的是首次手术是否全切肿瘤。全切除组患者可以获得更长的生存时间，中位生存时间为13年。血管周细胞极少见、易误诊，但其临床和影像学仍有一些特点。治疗的复杂性源于其容易复发和转移的特点，手术全切是治疗首选，术后应积极辅助放疗；手术切除和放射外科治疗可以反复使用以控制复发或转移肿瘤。

（任明亮 许民辉）

第四节 垂 体 瘤

病例89 质地坚韧垂体瘤的内镜经鼻蝶手术治疗

【病史简介】 患者男性，61岁，双眼视力下降3年，加重1个月。查体：右眼0.2，左眼失明。右眼仅残存内上象限1/4视野，余无神经系统阳性体征。术前化验：皮质醇、女性激素全套、甲功全套、生长激素均正常。头颅CTA检查：鞍区巨大占位，无动脉瘤；垂体MRI检查：鞍区巨大占位，均匀强化。视野检查：右眼仅残存内上象限1/4视野。术前诊断：巨大垂体腺瘤。

【术前影像】

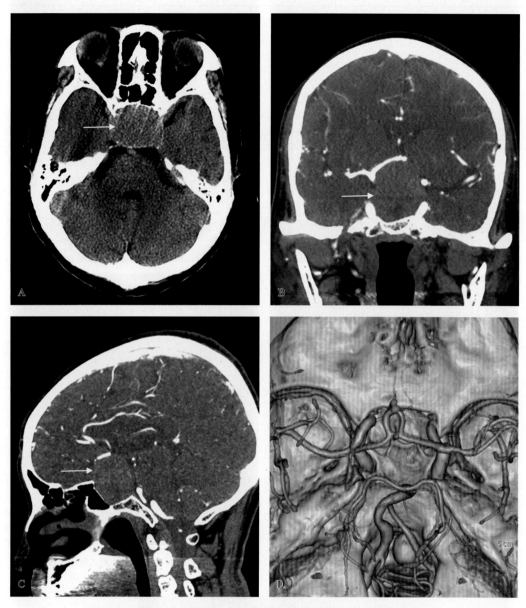

头颅CTA：鞍区巨大占位，A～C. 箭头所示，稍高密度（A）；无动脉瘤（D）

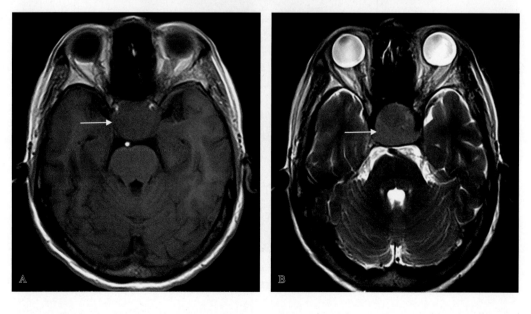

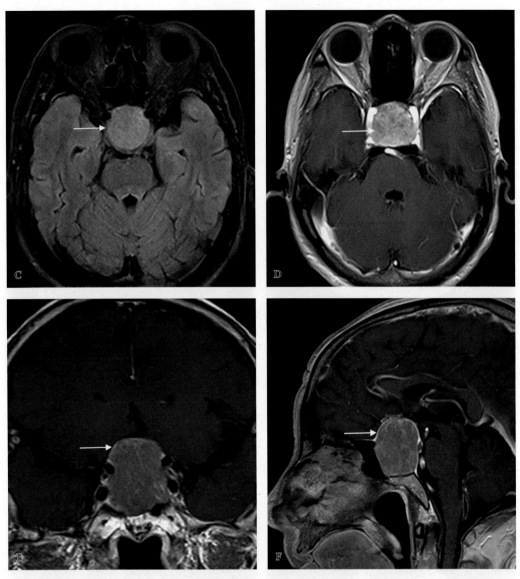

鞍区MRI：鞍区巨大占位，充满全蝶窦（A～F箭头所示），T_1、T_2均等信号（A、B）FLAIR稍高信号（C），明显均匀强化（D～F）

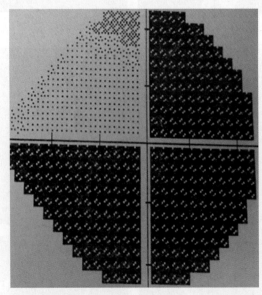

双眼视野检查，左眼失明无法检查，右眼仅存鼻侧
1/4象限视野，其余象限视野均缺损

【术前讨论】 诊断明确，巨大垂体腺瘤。治疗：神经内镜下经鼻蝶是垂体腺瘤手术的常规选择，从冠状位分析，肿瘤Knosp分级2级，估计肿瘤没有突破海绵窦内侧壁，不增加肿瘤切除的难度，所以，能否全切，主要取决于肿瘤的质地。术后常规注意皮质醇、甲状腺功能及尿崩的检测与调控。

【术前诊断】 垂体腺瘤。

【麻醉方式】 气管插管全身麻醉。

【手术体位】 仰卧位。

【手术名称】 神经内镜下经鼻蝶垂体腺瘤切除术。

【手术过程】

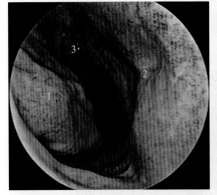

辨清鼻腔结构。1：下鼻甲；2：鼻中隔；
3：中鼻甲

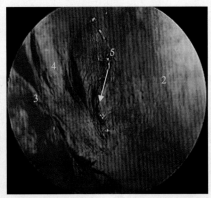

显露蝶窦开口。2：鼻中隔；3：中鼻甲；
4：上鼻甲；5：蝶窦开口

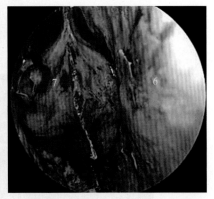

显露蝶窦前壁。6：对侧鼻中隔黏膜；
7：蝶窦前壁

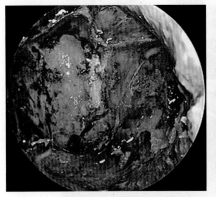

显露鞍底。8：鞍底骨质

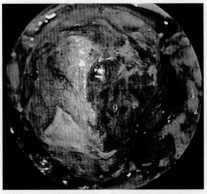

显露肿瘤。9：肿瘤

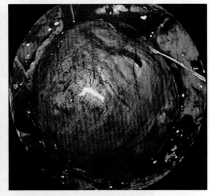

肿瘤切完后，鞍膈塌陷。10：鞍膈

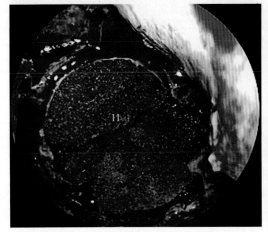

明胶海绵填塞瘤腔止血。11：明胶海绵

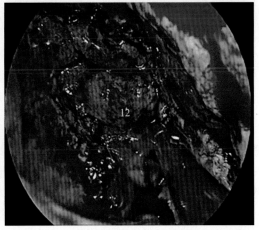

带血管蒂黏膜瓣修补。12：黏膜瓣

【术后情况】 术后常规防感染等治疗，1周后常规出院，没有脑脊液漏，术后双眼视力均有改善。术后病理检查：零细胞腺瘤。头颅MRI复查如下图示。

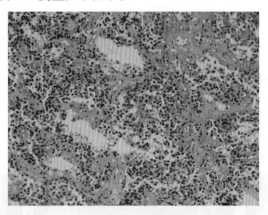

术后病理检查：零细胞腺瘤

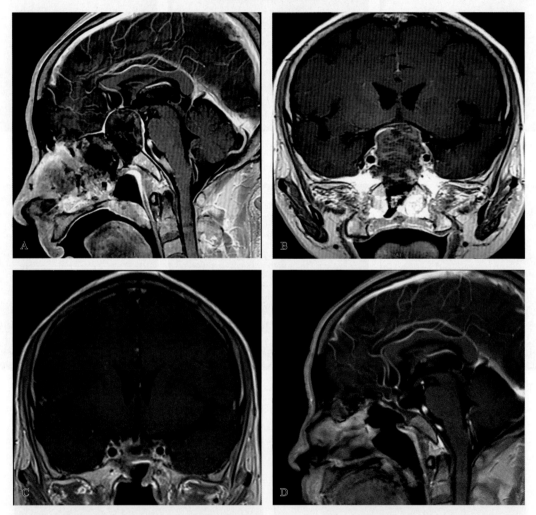

术后MRI复查：A、B.术后48小时复查，未见肿瘤残留；C、D.术后3个月复查，未见肿瘤残留及复查

【点评】 该病例肿瘤巨大，视神经压迫严重，主要表现为视力、视野严重障碍，手术的关键在于解除巨大肿瘤对视神经、视交叉的压迫。从MRI片上看，肿瘤强化明显，分布均匀，估计质地偏硬，另外，肿瘤对双侧海绵窦都有推挤，颈内动脉少许包绕，但海绵窦内侧壁完整，没有受到侵袭，因此，术中要做好双人四手操作准备，经双鼻孔入路。为了充分显露肿瘤并切除，手术中开放蝶窦前壁开放的范围要广，双侧达到蝶窦开口的外侧，下方尽量磨除到蝶窦下壁。去除蝶窦分隔和黏膜后务必充分显露鞍底、斜坡凹陷、双侧颈内动脉隆起、蝶骨平台反折处。切除巨大垂体腺瘤时，应当合理地安排切除肿瘤的顺序，以防鞍膈过早塌陷，遮挡视野，造成周边肿瘤残留，因此，切除垂体大腺瘤时首先切除前下方和后下方的肿瘤，其次是切除两侧

肿瘤，然后切除后上方肿瘤，最后切除前上方肿瘤。此病例术中发现肿瘤质地硬，无法吸出，鞍膈也薄，切肿瘤的关键点是找到肿瘤与鞍膈之间的界线，双人四手操作，利用反牵拉技术，一边在棉片保护下推压鞍膈，一边牵拉肿瘤，分块切除肿瘤，特别注意不要在不反推压鞍膈的情况下强行拖拽肿瘤，撕破鞍膈，导致不必要的脑脊液漏。肿瘤完全切除后，棉片将鞍膈向上推挤，观察四周有无肿瘤残留。瘤腔止血后无活动性出血，无须过度填塞，以免造成更大的占位效应，加重视力障碍，进而避免二次手术，提高患者的生活质量。

（梁　鸿　贺绪智）

病例90　侵袭前颅底及双侧海绵窦巨大垂体腺瘤的内镜扩大经鼻蝶手术治疗

【病史简介】　患者男性，24岁，未婚。因"双眼视力下降及指端肥大2⁺年，发现垂体腺瘤7个月"入院。入院前7个月，患者因双眼视力下降经检查诊断生长激素细胞型垂体腺瘤，当时双眼视力：右侧光感，左侧0.4，连续行奥曲肽微球注射治疗7个月，每月1次，治疗后肿瘤有缩小，视力好转，但生长激素一直很高，＞35ng/ml。入院时复查：右眼视力恢复到眼前20cm数指，左眼0.6，左眼颞侧视野缺损。手术前血清生长激素最高109ng/ml，IGF-978ng/ml。其余皮质醇、甲状腺功能、性激素化验均正常。术前头颅CTA检查：鞍区巨大占位，突入前颅底，稍高密度，未见血管畸形及动脉瘤。术前MRI检查：鞍区巨大肿瘤，肿瘤均匀强化，向上突破鞍膈进入前颅底，下方充满蝶窦，两侧侵犯海绵窦并包绕颈内动脉。

【术前影像】

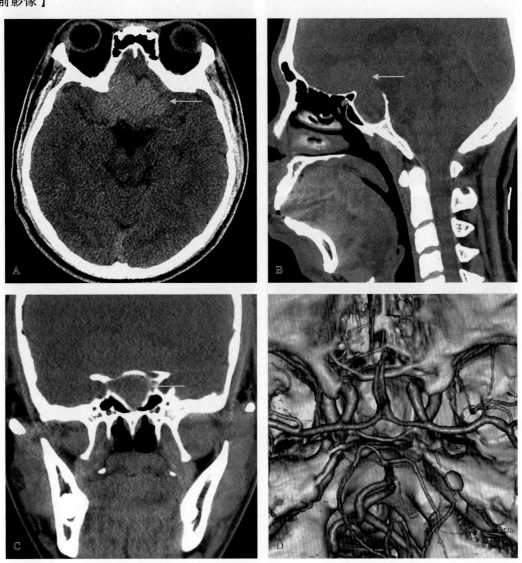

头颅CTA：鞍区巨大占位（A～C箭头所示），突向前颅底（B），稍高密度（A），病变周边血管无动脉瘤（D）

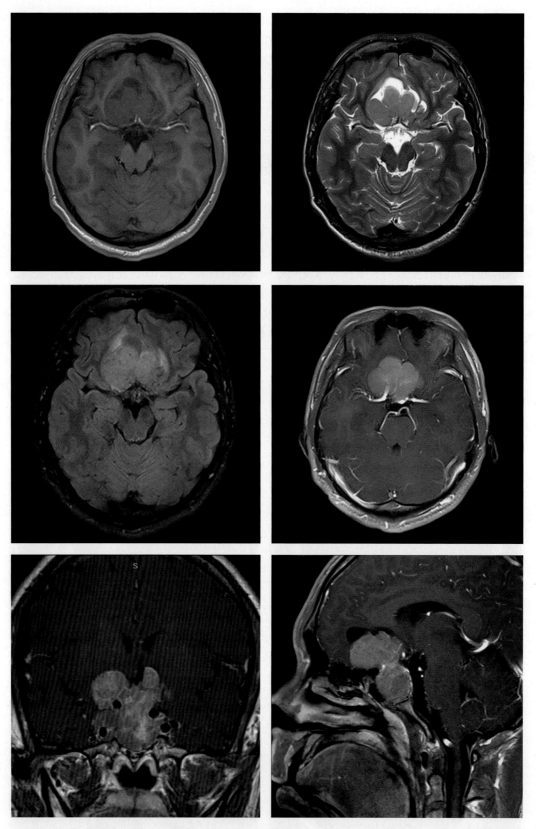

头颅MRI：鞍区巨大肿瘤，肿瘤均匀强化，向上突破鞍膈进入前颅底，下方充满蝶窦，两侧侵犯海绵窦并包绕颈内动脉

【术前讨论】 诊断明确，主要是治疗，经过7个月的生长抑素治疗，肿瘤虽有缩小，但变化不明显，而且生长激素也一直很高，所以必须手术治疗，肿瘤侵袭性生长，横径也很大，前到达前颅底中分。生长激素肿瘤是功能性腺瘤，手术目标最好是术后生化指标达到正常，肿瘤切完。要是开颅，鞍内及蝶窦内肿

瘤无法切除，一定会残留，达不到生化指标恢复的目标。采用经鼻蝶扩大入路，前颅底肿瘤有可能残留，术后有一定的颅内出血风险。还有就是开颅和经鼻一期联合手术，有望切完，但创伤较大。经综合考虑，首先选择扩大经鼻入路，也做好开颅准备，如术中发现经鼻无法切除前颅底及两侧的肿瘤，就立即配合开颅切除。

【术前诊断】 生长激素细胞型垂体腺瘤。

【麻醉方式】 气管插管全身麻醉。

【手术体位】 仰卧位。

【手术名称】 神经内镜下经鼻蝶扩大入路垂体腺瘤切除术。

【手术过程】

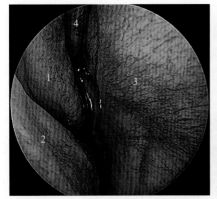

清洗鼻腔，识别相应结构。1：中鼻甲；2：下鼻甲；3：鼻中隔；4：上鼻甲

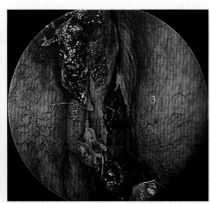

切除中鼻甲。3：鼻中隔

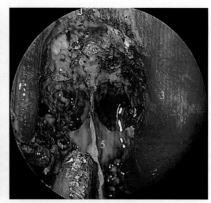

充分显露蝶窦前壁及前颅底。3：鼻中隔；5：蝶窦前壁；6：前颅底

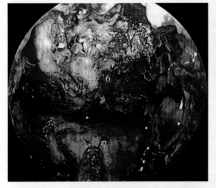

磨除蝶窦前壁，显露鞍底。6：前颅底；7：鞍底骨质

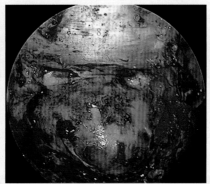

磨除骨质，显露脑膜。8：前颅底脑膜；9：鞍底脑膜

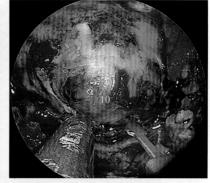

显露鞍底肿瘤。10：鞍底肿瘤

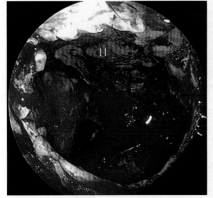

鞍内肿瘤切完。11：前颅底和鞍内肿瘤交接区

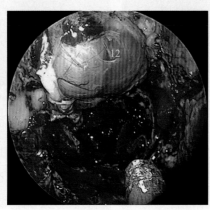

显露前颅底肿瘤。12：前颅底肿瘤

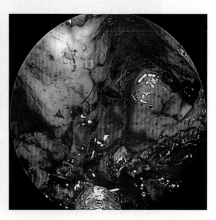

前颅底肿瘤切完后。13：额叶底面脑组织

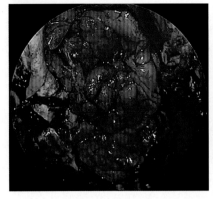
脂肪填塞肿瘤残腔

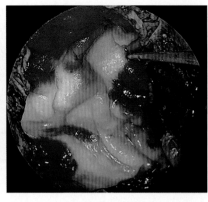
覆盖人工硬脑膜

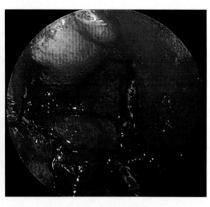
覆盖筋膜及带血管蒂黏膜瓣

　　【术后情况】　术后常规防感染等治疗，1周后出院，没有脑脊液漏，术后右眼失明，左眼视力好转，术后激素检查：生长激素1.2ng/ml，胰岛素样生长因子1320.00ng/ml。复查头颅MRI见右侧海绵窦有极少许残留。术后病理检查：生长细胞型垂体腺瘤。术后MRI复查如图示。

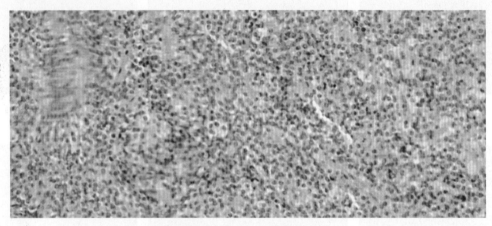
病理检查：生长细胞型垂体腺瘤

　　【术后影像】

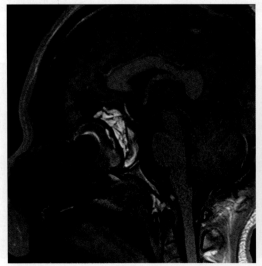

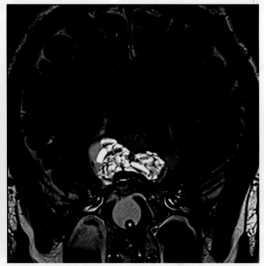

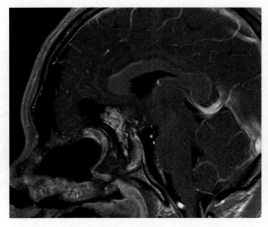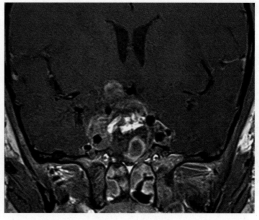

术后48小时MRI复查：右侧海绵窦区包绕颈内动脉部分少许肿瘤残留，其余切除完整

【点评】　该病例生长激素细胞型垂体腺瘤诊断明确，是功能性垂体腺瘤，治疗目的尽可能达到生化缓解和影像学切除，但该患者肿瘤巨大，从鞍内长到蝶窦、鞍上至前颅底，双侧均侵袭海绵窦，要达到影像学完全切除，有一定困难，但尽量减少残留，所以，手术入路选择就成了一个关键问题，如开颅，前颅底可以切完，但鞍内及蝶窦内肿瘤难以切除，会残留较多肿瘤，经鼻就成了一个选择，采用扩大经鼻蝶入路，蝶窦、鞍内容易切完，双侧海绵窦尽力切除，鞍上及前颅底有希望切完，与开颅比较，残留一定会少一些，故最终选择扩大经鼻蝶入路。内镜下扩大经鼻蝶入路手术采取经双鼻孔进行，利于术者与助手的长时间配合操作。鼻腔操作阶段需制作较大的带蒂鼻中隔黏膜瓣用于手术最后修补颅底缺损。此例术中我们切除中鼻甲以获得更充分的显露，磨除鼻中隔后部和蝶窦前壁骨质，去除范围较一般经鼻蝶手术要大，两侧达到了翼突内侧板。为避免术中颈内动脉损伤，术中必须精确定位颈内动脉的走行，我们采取了术中直视、导航、术中多普勒等。对于海绵窦出血，可使用流体明胶止血。该病例切除肿瘤后为高流量脑脊液漏，应特别注意手术最后的颅底重建，防止脑脊液漏的发生。该病例肿瘤切除后经鼻切除后仅右侧海绵窦残留少许，生长激素尽管没完全达到正常，但也比较满意，术后无脑脊液漏发生，并长期随访。

（梁　鸿　贺绪智）

病例91　侵袭第三脑室底、海绵窦、前颅底的巨大垂体腺瘤内镜手术治疗

【病史简介】　患者女性，68岁。因"双眼视物模糊半年"入院，入院前半年出现视力下降，行头颅CT检查提示即发现鞍区、斜坡、前颅底站位，查泌乳素30.70 ng/ml，稍高于正常值，给予0.5mg×2.5mg溴隐亭治疗1个月后泌乳素降至正常参考值以下，双眼视力无改善，为行进一步治疗入院。术前视力：左眼光感，右眼0.3。术前垂体MRI检查提示：斜坡、鞍区、颅底及左侧眼眶见团块状长T_1等T_2信号影，其内见少许短T_1短T_2信号，形态不规则，边界较清楚，范围约3.3cm×5.4cm×4.8cm，病变包绕左侧颈内动脉，垂体部分显示不清，垂体及视交叉受压移位，斜坡骨质破坏并向左侧眼眶内生长，增强显示肿瘤不均匀强化，脑中线居中，双侧脑室对称无扩大。术后复查MRI提示肿瘤次全切。术后视力：左眼0.02，右眼0.5，术后病理结果为零细胞腺瘤。

【术前影像】

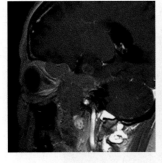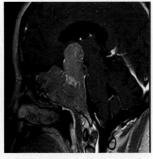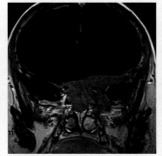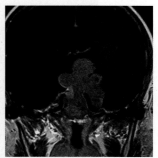

【**术前诊断**】 侵袭性巨大垂体腺瘤。

【**麻醉方式**】 气管插管全身麻醉。

【**手术体位**】 患者采取仰卧位，轻度右旋，头抬高30°，使用Mayfield头架固定头位。

【**手术名称**】 内镜扩大经鼻蝶−翼突入路。

【**手术过程**】

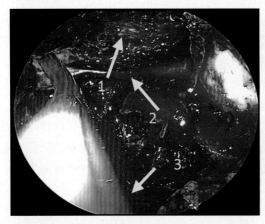

处理颅外肿瘤。1：筛窦；2：视交叉；3：斜坡隐窝

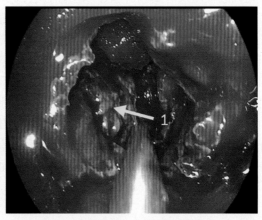

处理鞍内肿瘤。1：残存正常垂体

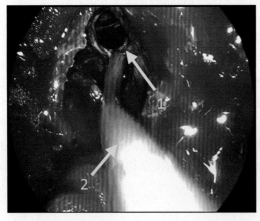

处理第三脑室内肿瘤。1：第三脑室；2：吸引器管

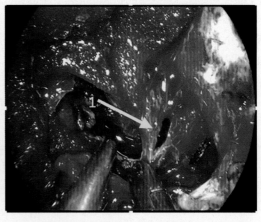

处理颈内动脉周围肿瘤。1：海绵窦前壁

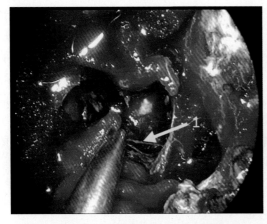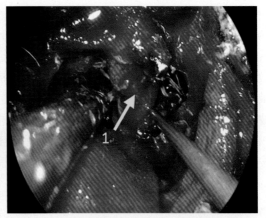

处理颈内动脉周围肿瘤。1：鞍旁韧带　　　　　　处理颈内动脉周围肿瘤。1：颈内动脉

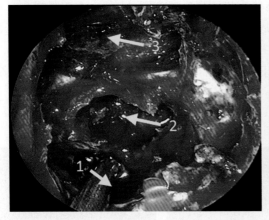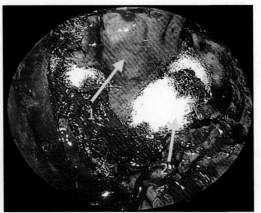

切除肿瘤后观察。1：斜坡隐窝；2：鞍底；3：蝶骨平台　　颅底重建。1：鼻中隔黏膜瓣；2：速即纱

【术后影像】

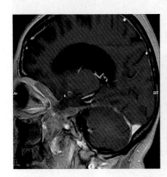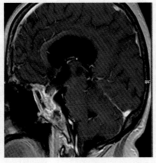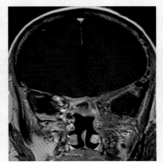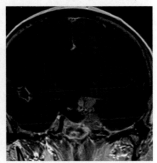

【点评】　垂体腺瘤发病率高，是最常见的神经内分泌肿瘤，大多数腺瘤被认为是良性的，预后较好。约35%的垂体腺瘤在影像学上表现为侵袭性，随着手术技术的进步，内镜经鼻入路切除垂体腺瘤已经成为绝大多数垂体腺瘤手术的首选和最佳术式。内镜经鼻入路手术，早期是由耳鼻咽喉科医师首先开展。1992年Jankowski报道了内镜经鼻入路切除垂体腺瘤，1997年Jho和Carrau详细介绍了内镜经鼻入路切除垂体腺瘤的临床应用经验。大部分垂体腺瘤通过标准的经鼻内镜入路可以得到全切，但是部分向前颅底和第三脑室生长的巨大腺瘤，需要采用扩大的经鞍底鞍结节蝶骨平台入路才能充分显露和有效切除；侵犯海绵窦的肿瘤，可以采用侧方扩大入路切除肿瘤。垂体腺瘤根据其大小可分为微腺瘤（直径≤10mm）和大腺瘤（直径＞10mm），直径＞40mm或直径超过30mm、肿瘤体积≥10cm³为巨大腺瘤。根据分泌状态分为功能性垂体腺瘤和非功能性垂体腺瘤，根据影像学标志、生物学行为及病理学特点分为侵袭性垂体腺瘤

和非侵袭性垂体腺瘤，根据肿瘤与颈内动脉海绵窦段（C_4）和床突上段（C_2）的关系，对其侵袭性进行分级（Knosp分级法0～4级），根据肿瘤良、恶性，分为良性垂体肿瘤和恶性垂体肿瘤（如垂体癌）。本例患者术后病理结果为零细胞腺瘤，为非功能型巨大侵袭性垂体腺瘤，2004年的WHO分级将零细胞腺瘤定义为"激素免疫阴性细胞腺瘤，其散在的细胞对糖蛋白激素呈免疫阳性"。绝大多数"零细胞腺瘤"表达接合转录因子-1（SF1），因此属于促性腺激素细胞谱系。在2017年WHO垂体肿瘤分类中，"零细胞腺瘤"的概念被重新定义为一种没有免疫组化证据的细胞类型改变和转录因子阴性的肿瘤，这种肿瘤很少见，为1%～2%，最近有研究称，"零细胞腺瘤"比促性激素细胞腺瘤更具侵袭性，在排除原发性非垂体神经内分泌或鞍区转移性肿瘤后，应诊断为免疫阴性的细胞肿瘤。

（张溢华）

病例 92　巨大垂体腺瘤的内镜经鼻手术治疗

【病史简介】　患者男性，55岁，因"双眼视力下降半年剧烈头痛3天"入院，查双眼视力：左眼0.1，右眼0.3，双颞侧视野缺损。入院垂体MRI增强检查提示：鞍区可见直径约3.2cm×2.2cm×2.6cm不规则肿块影，呈等T_1、点状高T_2信号影改变。视神经受压明显上抬。术前激素检查：皮质醇11nmol/L、睾酮稍低，其余正常。行内镜经鼻蝶手术治疗，术后复查MRI提示肿瘤全切，术后病理结果为：促性腺激素细胞腺瘤。

【术前影像】

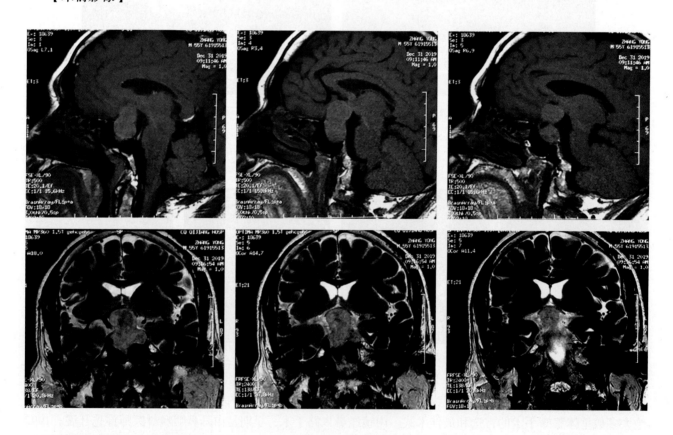

【术前诊断】　垂体腺瘤。

【麻醉方式】　气管插管全身麻醉。

【手术体位】　患者采取仰卧位，轻度右旋，头抬高30°，左偏15°，使用Mayfield头架固定头位。

【手术名称】　内镜经鼻蝶入路垂体腺瘤切除术。

【手术过程】

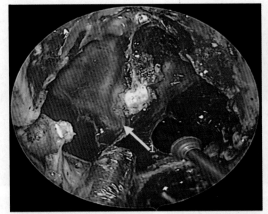

处理鞍内骨质。1：蝶窦内分隔

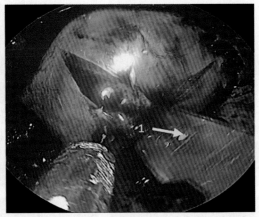

切开鞍底硬脑膜。1：圆头刀

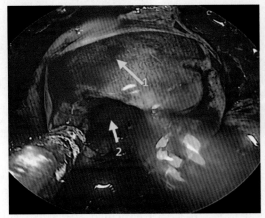

肿瘤内减压。1：垂体组织；2：肿瘤

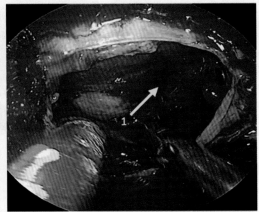

切除肿瘤。1：鞍膈褶皱

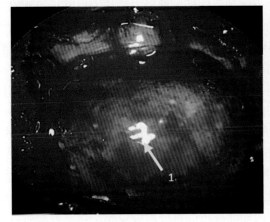

鞍膈塌陷。1：鞍膈

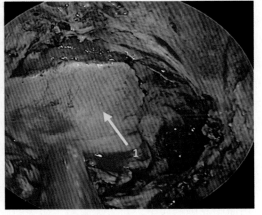

颅底重建。1：鼻中隔黏膜瓣

【术后影像】

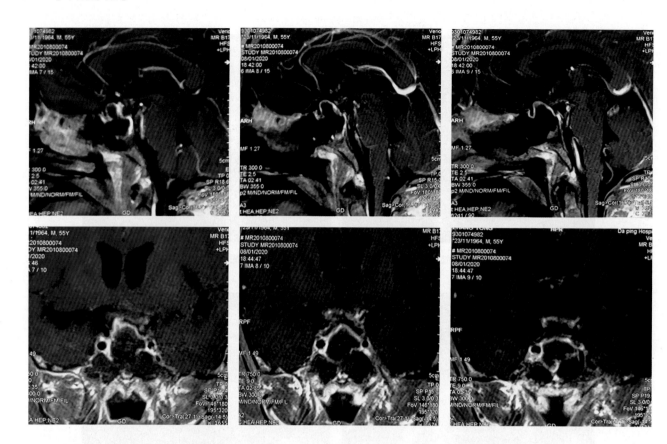

【点评】 患者男性，55岁，起病急，病史3天，主要症状为：剧烈头痛，结合术前MRI检查诊断为垂体瘤卒中，Knosp分级为Ⅱ级。垂体瘤卒中在MRI上多表现为T_1WI高信号，T_2WI高信号或等高混杂信号；坏死或囊变表现为T_1WI低信号，T_2WI高信号或等高混杂信号。根据卒中部位可分为中央型、周围型、不规则型和全瘤型。垂体腺瘤来源于垂体前叶，由于其起源和生长方式的特殊性，采用经鼻蝶入路切除肿瘤可以避免经颅入路手术切除其上方的鞍隔膜、正常垂体和垂体柄。神经内镜技术以其抵近观察、视野广阔、成像清晰的特点，尤其适用于现代颅底外科技术的要求。神经内镜下经鼻蝶窦入路垂体腺瘤手术切除技术可分3个关键阶段：鼻腔期、蝶窦期及肿瘤切除期。鼻腔期：此阶段关键是充分收缩鼻腔黏膜，建立手术通道，寻找蝶窦开口，根据肿瘤大小和手术计划决定是否需要制作鼻腔内黏膜瓣。蝶窦期：明确鞍底位置是本阶段的关键，磨除蝶窦前壁，磨除蝶窦分隔及清除蝶窦黏膜，扩大显露蝶窦后壁，利用内镜角度观察以颈动内脉隆起，视神经颈内动脉隐窝和斜坡凹陷为标志，确认鞍底，显露鞍底硬膜周围海绵间窦的蓝色边界，"十"字形切开硬脑膜进入鞍内。术中应严格中线进行操作，否则易进入海绵窦或误伤颈内动脉。肿瘤切除期：通过术前阅片，把握正常垂体分布的位置，术中充分显露鞍底后，利用内镜光学特点、内镜角度及鱼眼效应，充分显露、辨别病变，剥离硬膜，显露垂体包膜，切除肿瘤，保护正常垂体组织。切除肿瘤组织时应遵循逐层由前向后，再两侧，最后处理鞍膈方向的顺序，这样可以避免鞍膈过早下陷造成视线阻挡而引起肿瘤残余。对于大腺瘤，应先行瘤内切除减压后再分离假包膜，切除肿瘤后可见正常垂体组织覆盖于鞍膈表面，鞍膈完全塌陷达到肿瘤全切除。如果肿瘤存在假包膜时，术中应该争取假包膜外分离的技术和理念切除肿瘤，最大程度的保护正常垂体，同时也不容易造成脑脊液漏。我们术中使用内镜支撑臂固定内镜，一手使用吸引管，另一只手分离正常垂体，然后切除肿瘤。对于大型垂体腺瘤分离切除过程中，容易将垂体包膜误认为假包膜，造成脑脊液漏并损伤垂体组织，不利患者康复。垂体腺瘤属良性肿瘤，术中尽可能切除肿瘤组织，术中充分利用内镜优势辨别病变组织。术毕以明胶海绵辅以人工硬脑膜、鼻腔黏膜瓣或阔筋膜行颅底重建，碘仿纱条填塞鼻腔。

（张溢华）

病例93 内镜下切除垂体腺瘤术后支撑物致视力下降的处理

【病史简介】 患者女性，64岁。因"视力进行性下降半年"为主要症状，视力检查提示：左眼眼前手动，右眼0.1。行MRI检查显示：脑垂体增大，可见一不规则肿块，大小约2.5cm×4.0cm×3.4cm，呈束腰状，境界清楚，病灶信号不均匀，为长T_1长T_2信号，病灶内可见板片状短T_1长T_2信号影。注射对比剂后，病灶明显不均匀强化，病灶包绕两侧海绵窦及颈内动脉，并向前下生长至蝶窦及右侧后鼻道，向上达鞍上，垂体柄及视交叉显示不清。所见大脑各叶形态、大小、信号未见异常。完善术前检查后在全身麻醉下行采内镜经鼻蝶手术治疗，术后复查MRI提示肿瘤切除满意。术后第3天发现左眼视力0.1，右眼视力光感，考虑颅底支撑材料引起的视力压迫，即可拔除颅底支撑的球囊，给予甲泼尼松龙0.5g冲击治疗，视力逐渐恢复，出院后半年随访双眼视力均正常视物，生活自理。

【术前影像】

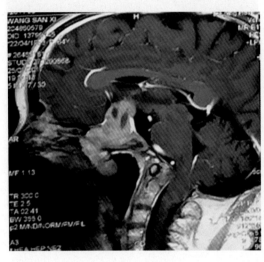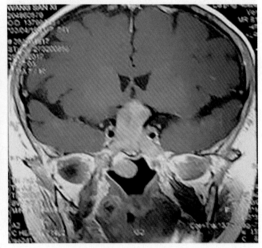

【术前诊断】 ①垂体腺瘤；②扁平颅底。
【麻醉方式】 气管插管全身麻醉。
【手术体位】 仰卧位，轻度右旋，头抬高30°，左偏15°，使用Mayfield头架固定头位。
【手术名称】 内镜经鼻蝶入路垂体腺瘤切除术。
【手术过程】

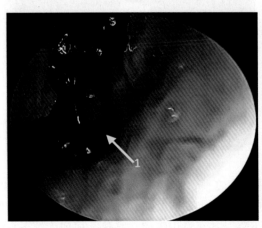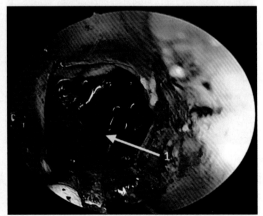

肿瘤突破蝶窦开口。1：后鼻道　　　　　分块切除肿瘤。1：扩大的蝶窦开口

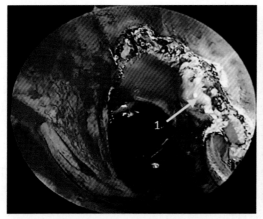

显露蝶窦前壁。1：鼻中隔后部黏膜

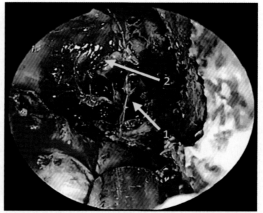

显露鞍底。1：蝶窦内黏膜；2：鞍底

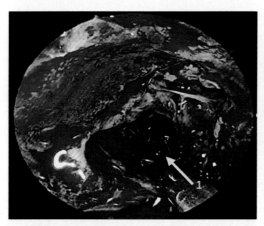

切除肿瘤。1：斜坡凹陷

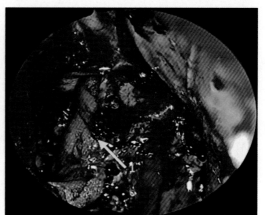

颅底重建。1：脂肪

【术后影像】

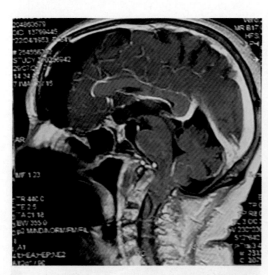

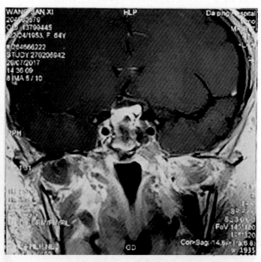

　　【点评】　经蝶垂体瘤手术后视力下降是其严重并发症之一，文献报道的发生率为0.6% ～ 4%，经蝶垂体瘤手术后视力下降原因主要有：①鞍内血肿，术中止血不彻底或凝血功能障碍，引起术后瘤腔内出血形成血肿，表现为术后数小时内出现头痛伴视力急剧下降，甚至意识障碍、高热、尿崩症等下丘脑紊乱症状。②残瘤卒中，巨大垂体腺瘤切除后，鞍膈迅速塌陷。在鞍膈反褶处容易残留肿瘤。切除肿瘤后应探查鞍内，特别是鞍膈塌陷造成的褶皱处，仔细探查鞍膈反折处可避免遗漏肿瘤造成的术后残瘤出血。术后残

瘤卒中主要表现为视力下降,应及时复查CT,并与术前情况对比。如果CT检查提示鞍内占位较术前明显增大,则应再行手术减少鞍内填塞物或清除鞍内血肿,挽救残存视力。③鞍上出血,垂体瘤虽然会突破鞍膈向鞍上生长,但由于肿瘤包膜存在,在操作中很少会使用器械直接进入鞍上区。因此,鞍上血管直接损伤的概率很小。如垂体瘤合并前交通动脉瘤,术中切除肿瘤时向下牵拉鞍膈,可使动脉瘤破裂出血,对于年龄超过45岁的垂体腺瘤患者,建议术前检查头颅CTA排除颅内动脉瘤。另外,肿瘤切除后鞍膈迅速下塌,也可牵拉附着其上的颈内动脉小分支使之断裂,引起鞍上区血肿或蛛网膜下腔出血。④鞍内填塞物过多,通常仅表现为术后迅速的视力下降。鞍内填塞的明胶海绵吸收血液后也可造成视神经受压致术后视力下降,出现上述情况,使用脱水药和大剂量激素后无改善时,应立即再次手术。⑤视神经缺血,垂体前上动脉供应视交叉前角与邻近视交叉部位视神经的内侧面和下面,终支在视交叉中部和垂体柄基部前方,与对侧的垂体前上动脉吻合,然后发出数条亚支,分布于视交叉下面中部软膜和垂体柄。垂体前上动脉起自颈内动脉床突上段内侧壁,垂体腺瘤患者压迫垂体前上动脉易导致视路缺血,表现为典型的视力下降、双颞侧视野缺损。鞍膈塌陷后牵拉血管导致的血管痉挛,肿瘤长期压迫血管,压迫解除后血管再通导致的缺血再灌注都可以使视神经缺血。本例除垂体腺瘤外还同时合并有扁平颅底,因为后者无临床症状,所以首先要处理的是垂体腺瘤,这种患者常颈短、头后仰受限,因此麻醉插管有一定困难,在经鼻手术只能选择经口插管时应特别注意,避免头部过度后仰造成意外。

(张溢华)

第五节 颅咽管瘤

病例94 鞍上型颅咽管瘤的内镜经鼻手术治疗

【病史简介】 患者男性,26岁。因"视物模糊1个月"入院,无多饮、多尿症状。查双眼视力:左眼0.6,右眼0.3,视野缺损。行鞍区MRI扫描显示:鞍上见一囊实性病变,形态不规则,大小约2.6cm×2.3cm×2.1cm,病变实性部分为明显长T_1、混杂长T_2信号影。注射对比剂后,囊壁显示线样强化,病变内实性部分显示结节状明显强化,视交叉及第三脑室受压,垂体柄右偏。病灶周围脑组织无明显水肿。完善术前检查,在全身麻醉内镜下行扩大经鼻蝶入路颅咽管瘤切除术,术后视力视野症状明显好转,复查MRI见肿瘤完整切除,内分泌检查:甲状腺轴正常,性腺轴正常,每日口服弥凝片1片控制尿量,随访3年肿瘤无复发。

【术前影像】

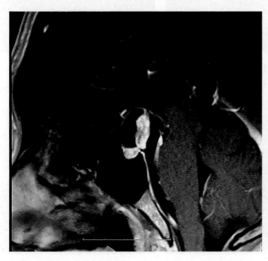
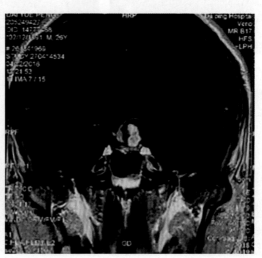

【术前诊断】 颅咽管瘤。

【麻醉方式】 气管插管全身麻醉。

【手术体位】 仰卧位，轻度右旋，头抬高30°，左偏15°，使用Mayfield头架固定头位。

【手术名称】 内镜扩大经鼻蝶入路颅咽管瘤切除术。

【手术过程】

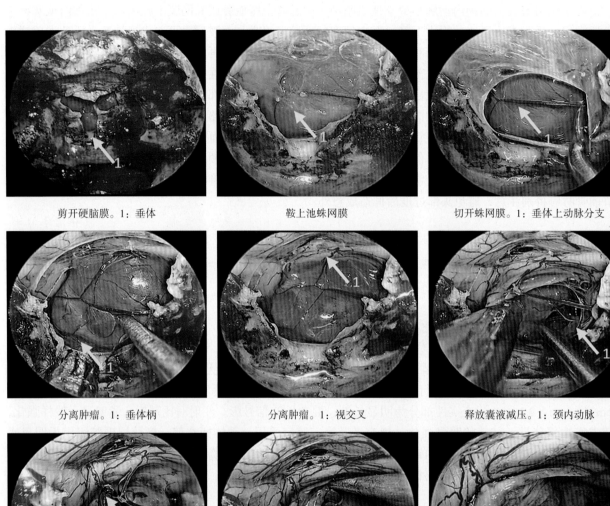

剪开硬脑膜。1：垂体　　　　　鞍上池蛛网膜　　　　　切开蛛网膜。1：垂体上动脉分支

分离肿瘤。1：垂体柄　　　　　分离肿瘤。1：视交叉　　　　　释放囊液减压。1：颈内动脉

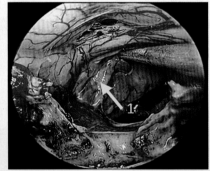
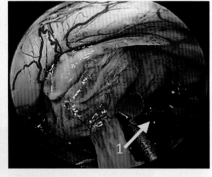

分离穿支血管。1：垂体上动脉分支　　　分离肿瘤腹侧。1：肿瘤　　　向第三脑室底方向分离。1：后交通动脉

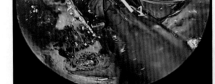
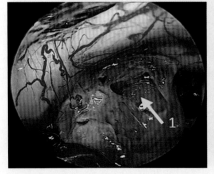
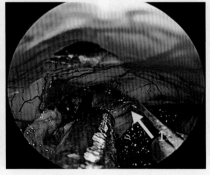
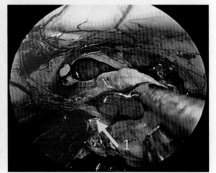

肿瘤内减压。1：内容物　　　　　锐性分离。1：左侧丘脑　　　　　分离肿瘤粘连。1：垂体柄

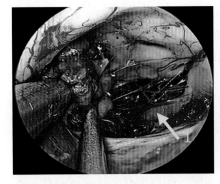
分离肿瘤和后交通动脉（1）

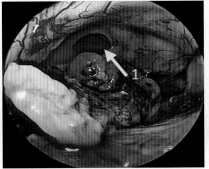
探查第三脑室底。1：囊腔

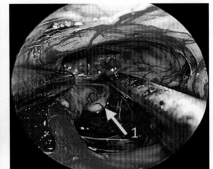
分离第三脑室底。1：乳头体

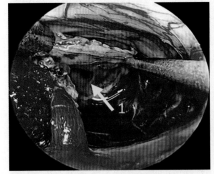
分离肿瘤。1：第三脑室底

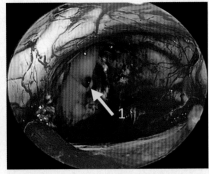
分块切除肿瘤。1：第三脑室底开口

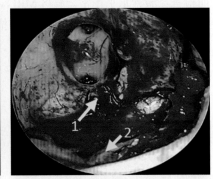
全切肿瘤。1：双侧乳头体；2：小脑上动脉

【术后影像】

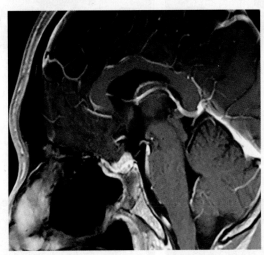

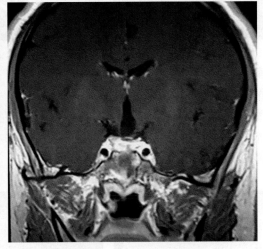

【点评】 鞍上区位于鞍区的上方和额叶直回下方，该区域内有视神经、视交叉、下丘脑、垂体柄、侧方的颈内动脉、后方的大脑前交通动脉复合体等重要结构，好发有垂体腺瘤、Rathke囊肿、颅咽管瘤、鞍结节脑膜瘤、生殖细胞瘤、上皮样囊肿、胶质瘤等病变。该例诊断为鞍上区颅咽管瘤，可经内镜扩大经鼻蝶入路、翼点入路或眶外侧等入路切除肿瘤，随着神经内镜技术和器械的不断发展，采用神经内镜经鼻入路切除处于中线部位单纯视交叉下方的颅咽管瘤已逐渐成熟，该类肿瘤通常不大，术中开放蝶骨平台至鞍底硬膜，由于肿瘤将视交叉向上推压，手术空间充足，蛛网膜切开后，于蛛网膜结构内分离肿瘤，表面可见垂体上动脉分支血管，初步了解一下垂体柄、视交叉等相关结构和肿瘤的关系，然后进行瘤内减压，充分减压后分离后发现肿瘤起源于鞍膈下方，部分垂体柄袖套外结构与肿瘤粘连紧密，结节漏斗部有神经胶质增生界面。这一类型肿瘤主要是与垂体柄粘连，需要认真辨认和细心分离肿瘤与垂体柄的界面。明确

起源部位后在直视下分离肿瘤与颈内动脉及分支、视交叉下方、下丘脑、第三脑室底的粘连，最后将肿瘤分块完整切除。术后可能出现垂体下丘脑功能障碍，表现为肾上腺皮质激素功能减退、甲状腺功能减退、多饮多尿、水和电解质平衡紊乱等，尤其是皮质激素功能减退和电解质紊乱需重点关注，出院后定期随访。

（张溢华）

病例 95 鞍上型巨大囊性颅咽管瘤的内镜经鼻手术治疗

【病史简介】 患者女性，46岁。因"头痛伴双眼视力下降2个月"入院。病程中有多饮多尿症状，术前检查：激素水平正常。鞍区MRI检查提示：鞍上区见一长T_1长T_2信号影，大小约2.7cm×2.4cm×3.5cm，形态不规则，边界较清楚，增强扫描环形强化，垂体及视交叉受压，垂体柄显示不清，双侧海绵窦未见异常，第三脑室扩张。完善术前检查，在全身麻醉内镜下行扩大经鼻蝶入路颅咽管瘤切除术，术后患者视力明显好转。内分泌检查：T_3、T_4、皮质醇水平稍低。随访期间激素替代治疗，口服弥凝片控制尿量。

【术前影像】

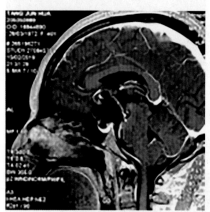
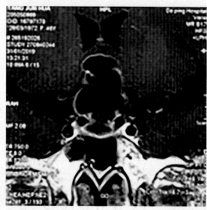
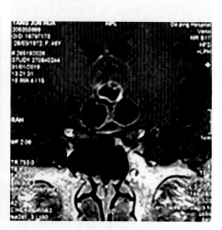

【术前诊断】 颅咽管瘤。

【麻醉方式】 气管插管全身麻醉。

【手术体位】 仰卧位，轻度右旋，头抬高30°，左偏15°，使用Mayfield头架固定头位。

【手术名称】 内镜扩大经鼻蝶入路颅咽管瘤切除术。

【手术过程】

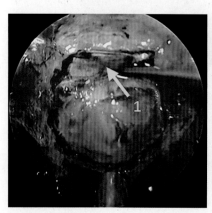
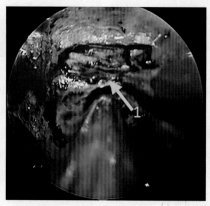
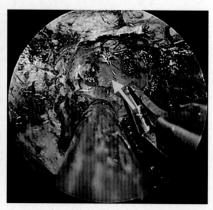

颅底开窗。1：鞍结节　　　　　　处理硬膜。1：海绵间窦　　　　　　分离肿瘤界面。1：蛛网膜

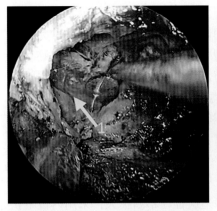

分离肿瘤。1：颈内动脉

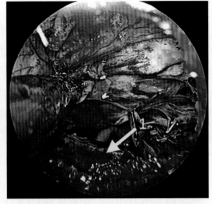

分离肿瘤腹侧。1：离断的垂体柄

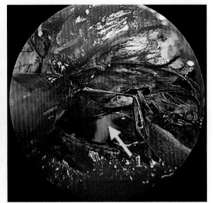

锐性分离。1：基底动脉

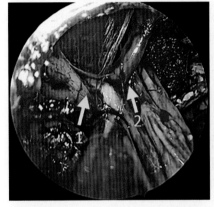

牵拉肿瘤。1：右侧视神经；2：右侧大脑前动脉

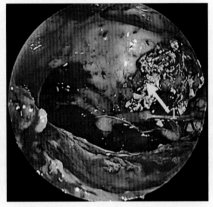

分块切除。1：肿瘤与左侧丘脑粘连

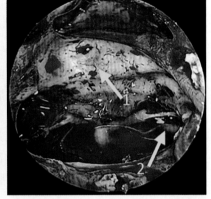

全切肿瘤。1：完整的第三脑室底；2：动眼神经

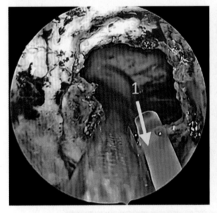

瘤腔冲洗。1：输液器管

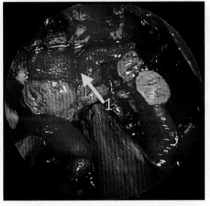

颅底重建。1：脂肪

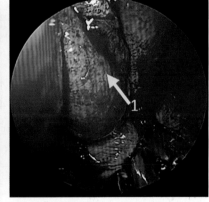

颅底重建。1：鼻中隔黏膜瓣

【术后影像】

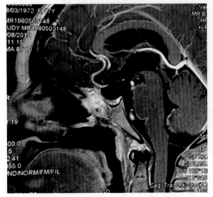

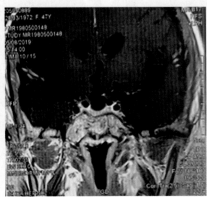

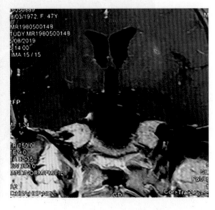

【点评】 该例属于鞍上型颅咽管瘤，术前MRI见肿瘤呈多囊性变，累及多个脑池，第三脑室底受压上抬，一般认为，翼点入路提供了到达鞍旁、鞍上最短的路径，充分利用侧裂开放及额叶自然下垂，大大减轻脑叶牵拉，通过鞍区自然和扩展的手术间隙，几乎可以到达鞍区大型肿瘤的所有部分，适合第三脑室外多数颅咽管瘤切除手术，尤其适于鞍旁、鞍上或鞍上向外侧生长至颅前窝、颅中窝的病变，而且根据肿瘤部位、大小和扩展方向还可以对切口进行不同改良，从而达到更加满意的显露。但与其他手术入路相比，翼点入路有其局限性：①对鞍上起源向视交叉后、第三脑室生长的体积较大的肿瘤显露不充分。对于肿瘤与第三脑室底仅为轻度推挤上抬关系的颅咽管瘤而言，鞍上向第三脑室方向生长至较高位的钙化明显的巨大颅咽管瘤时，翼点入路存在视野盲区，术中可能加重下丘脑的损伤。②翼点入路在处理中线生长无明显偏侧的颅咽管瘤时，显露对侧结构不及中线视角的手术入路。③翼点入路可能导致各间隙穿支血管的损伤。随着神经内镜技术的不断进步，神经内镜技术治疗颅咽管瘤的手术适应证在不断扩大，采用内镜下扩大的经鼻经鞍结节和蝶骨平台入路在不牵拉脑组织的情况下显露和切除鞍上区肿瘤，与传统的经颅手术入路相比，具有手术创伤小、肿瘤全切率高、术后恢复快和治疗费用低的优势；同时颅底缺损和高流量脑脊液漏也是不可回避的严重并发症，需要高度重视和可靠的颅底重建技术保障。术中充分显露鞍结节和部分蝶骨平台，电凝处理前海绵间窦，切开硬脑膜后在蛛网膜内分离肿瘤，分离肿瘤与周围邻近结构，见垂体柄完全受肿瘤侵犯，肿瘤突破鞍膈向鞍上生长，锐性分离肿瘤与视神经、视交叉下方、下丘脑的粘连，分块切除肿瘤后见第三脑室底完整。瘤腔冲洗后利用可吸收人工硬脑膜＋脂肪＋鼻中隔黏膜瓣重建颅底。对于这类肿瘤位于视交叉前方，将视交叉向后方推移，将垂体柄向后下方推移，将前交通动脉复合体向后上方推移。这类肿瘤由于通常发现时较大，但以囊性居多，肿瘤包膜与前方的蛛网膜和硬脑膜被挤在一起，在内镜扩大经鼻蝶手术中建议肿瘤减压后再分离肿瘤包膜。牵拉包膜时注意先分离囊壁与前动脉复合体、视交叉视神经、垂体柄和垂体上动脉的粘连，以避免术中出现血管损伤出血破坏肿瘤界面，并造成严重的并发症。

（张溢华）

病例96 复发鞍内型颅咽管瘤儿童患者的内镜经鼻手术治疗

【病史简介】 患者男性，14岁。因"颅咽管瘤开颅术后4年肿瘤复发"入院，4年前的主要症状为发育迟缓，行左侧翼点入路肿瘤切除术，术后病理为釉质型颅咽管瘤。术后发育迟缓症状有所改善，内分泌功能正常，定期复查随访。术后第4年行鞍区MRI检查提示：颅咽管瘤术后，蝶鞍扩大，其内见一大小约1.2cm×1.6cm×1.4cm的结节，呈混杂长T_1长T_2信号。术后复查MRI提示：肿瘤全切。随访皮质醇激素、甲状腺激素正常，睾酮水平稍低下；有多饮多尿症状，每天口服醋酸去氨加压素片1片控制尿量。

【术前影像】

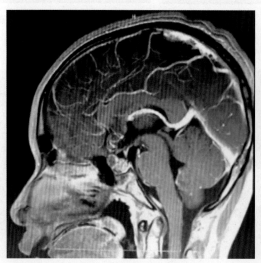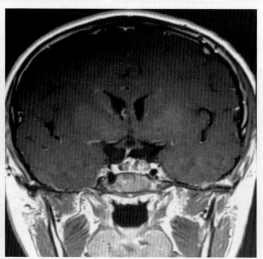

【术前诊断】 颅咽管瘤术后复发。

【麻醉方式】 气管插管全身麻醉。

【手术体位】 仰卧位，轻度右旋，头抬高30°，左偏15°，使用Mayfield头架固定头位。

【手术名称】 内镜扩大经鼻蝶入路颅咽管瘤切除术。

【手术过程】

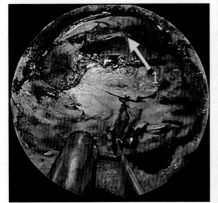
暴露颅底硬膜。1：鞍结节

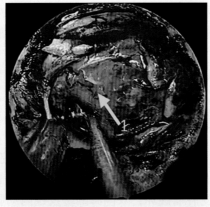
寻找肿瘤界面。1：垂体组织

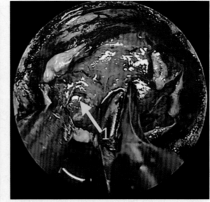
切开垂体囊。1：肿瘤

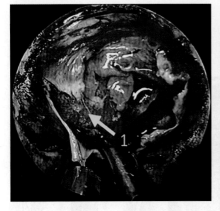
沿界面分离。1：肿瘤包膜

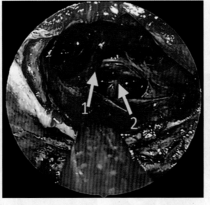
全切肿瘤。1：垂体柄；2：基底动脉

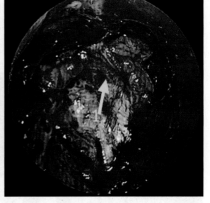
全切肿瘤。1：黏膜瓣

【术后影像】

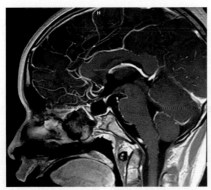
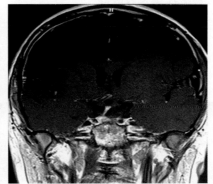

【点评】 颅咽管瘤是主要发生于鞍区的良性肿瘤，肿瘤主体大多位于鞍上，局限于鞍内的仅占5%～6%。颅咽管瘤占儿童颅内肿瘤的5.6%～15%，颅咽管瘤分为釉质型和乳头型两种，前者多见于儿童，后者几乎仅见于成人。一般认为经蝶入路手术治疗颅咽管瘤适应证有：①单纯鞍内型；②肿瘤主体位于鞍膈下的鞍内-鞍上型，尤其是完全囊性的鞍上视交叉前型；③开颅手术后残留鞍膈下部分肿瘤的二次

手术，近年来内镜经鼻手术的适应证在扩大，无论采取何种手术入路对其进行切除，应遵循的基本原则是充分显露瘤体以尽可能地全切除和减少下丘脑损伤。该例颅咽管瘤起源于鞍膈下的垂体中间叶或垂体柄鞍膈下段，肿瘤复发后肿瘤主要位于鞍内，本例鞍内型颅咽管瘤首选神经内镜下扩大经鼻蝶手术治疗，术中顺序依次为：显露鞍底蝶骨平台骨质、鞍底硬膜→分离垂体组织→寻找肿瘤界面，沿肿瘤周边进行整块切除，最后利用阔筋膜＋鼻中隔带蒂黏膜瓣进行颅底重建。对颅咽管瘤手术术中尽量采取双鼻孔双通道操作，助手持镜或机械臂、气动臂固定内镜，使得术者的双手得以显微操作，特别是寻找肿瘤包膜与蛛网膜的界线非常重要。颅咽管瘤术中多为高流量脑脊液漏，不管肿瘤大小，术中肿瘤切除后颅底重建时应采用带蒂鼻中隔黏膜瓣的多层颅底严密重建技术，必要时术后辅以腰大池置管脑脊液引流以减少术后脑脊液漏的发生。

（张溢华）

病例97 左侧眶外侧入路手术治疗鞍上区颅咽管瘤

【病史简介】 患者女性，36岁。因"视物模糊5个月"入院。入院查视力：右眼0.25，左眼0.2。行鞍区MRI检查提示：鞍区见结节状少长T_1信号，大小约1.8cm×1.7cm×1.5cm，边界清楚，增强扫描呈环状强化，垂体及视交叉受压，垂体柄受肿瘤破坏，双侧海绵窦及颈内动脉分支显示清楚，脑室系统无扩大。采取左侧眶外侧入路颅咽管瘤切除术，术后出现低钠血症、癫痫发作，经过补充激素、纠正电解质紊乱，患者顺利出院，随访肿瘤无复发、内分泌功能正常。

【术前影像】

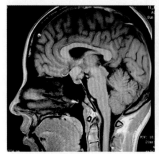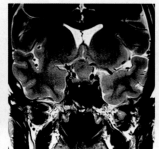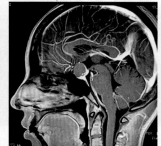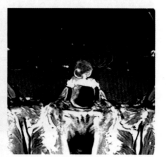

【术前诊断】 颅咽管瘤。
【麻醉方式】 气管插管全身麻醉。
【手术体位】 仰卧位，轻度右旋，头抬高10°，左偏30°，使用Mayfield头架固定头位。
【手术名称】 左侧眶外侧入路颅咽管瘤切除术。
【手术过程】

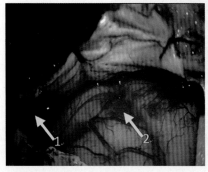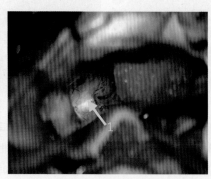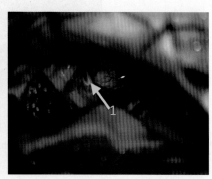

弧形切开脑膜。1：侧裂静脉；2：左额叶　　自第一间隙释放脑脊液。1：左侧视神经　　逆行分离外侧裂。1：第二间隙

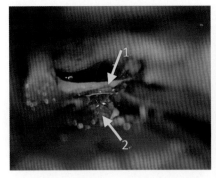

寻找肿瘤界面。1：视交叉池蛛网膜；
2：肿瘤

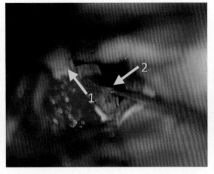

分离蛛网膜和肿瘤。1：左侧视神经；
2：肿瘤

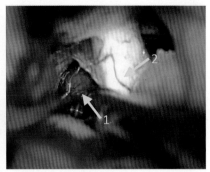

自第二间隙内分离界面。1：左侧视神经；2：肿瘤

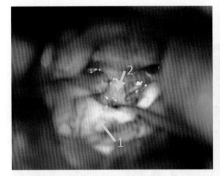

分离肿瘤界面。1：视交叉；2：肿瘤

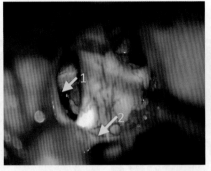

分离蛛网膜和肿瘤。1：颈内动脉；
2：大脑前动脉

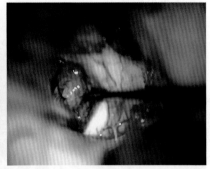

在第二间隙内继续分离

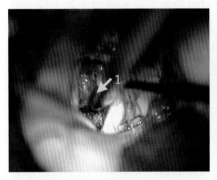

分离肿瘤与第三脑室底前部。1：第二间隙

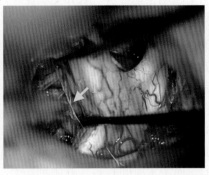

分离肿瘤与第三脑室底前部。1：Liliequist膜

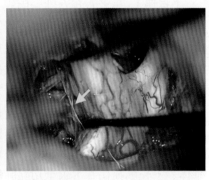

分离肿瘤与视交叉下方。1：鞍上池蛛网膜

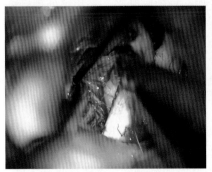

牵拉肿瘤至第二间隙

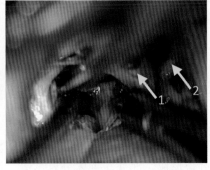

分离。1：左视视神经；2：右侧视神经

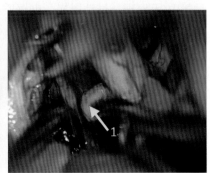

整块切除。1：肿瘤

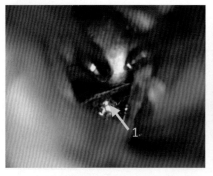
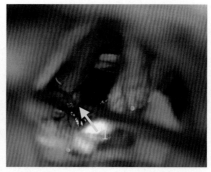
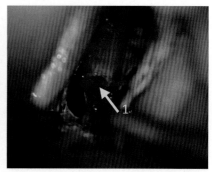

完整的Liliequist膜。1：肿瘤　　　　　探查垂体柄。1：肿瘤起源　　　　　切除肿瘤起源。1：垂体柄

【术后影像】

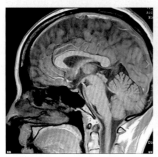
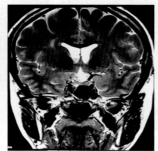
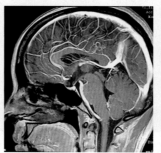
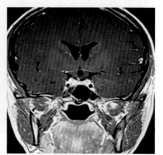

　　【点评】　患者青年女性，因视力下降为主要症状，病史5个月，行MRI检查提示肿瘤位于鞍上区，肿瘤较小，可行经颅手术或内镜下经鼻鞍结节-蝶骨平台入路切除肿瘤，患者及其家属考虑后选择开颅手术切除肿瘤，行左侧眶外侧入路切除单纯视交叉下方型颅咽管瘤。眶外侧入路具有开颅速度快，术后不用担心出现内镜手术后脑脊液漏的并发症，切开硬脑膜后可见额叶和部分侧裂静脉，自额下进入第一间隙释放脑脊液减压，术中可见肿瘤前方有完整的基底蛛网膜覆盖，仔细分离肿瘤和蛛网膜内的界面，分离肿瘤与周围的血管，在第二间隙内操作，将第一间隙内的肿瘤推入或脱入第二间隙内分离。术中可见肿瘤位于视交叉下，起源于垂体中间叶和垂体柄鞍膈下段，全切肿瘤后见Liliequist膜完整、大部分垂体柄保留，术后复查MRI显示垂体、垂体柄、第三脑室底完整保留。颅咽管瘤手术无论采用何种入路，其核心目标是减少垂体、下丘脑损伤并力求全切除肿瘤，而手术时间长短、开颅创伤大小处次要地位。另外，围术期的处理也至关重要，特别是糖皮质激素的补充、水和电解质平衡、内环境稳定等，本病例术后病情一度平稳，术后第10天出现一过性尿崩、电解质紊乱，重症低钠血症引起癫痫频繁发作，导致脑肿胀，经积极处理后痊愈出院，目前术后2年，正常生活、工作。

（张溢华　许民辉）

病例98　左侧翼点入路切除鞍内及鞍上区巨大颅咽管瘤

　　【病史简介】　患者男性，73岁。因"意识模糊伴大小便失禁5天"入院，行鞍区MRI检查提示：鞍区及鞍上可见囊实性不规则混杂长T_1长T_2信号影，大小约4.5cm×2.3cm×4.8cm，其内见短T_1信号，周围见多发囊状长T_1长T_2信号影，并见水肿带形成，部分与垂体分界不清，累及左侧海绵窦，垂体柄显示不清。增强扫描后鞍区实质性病灶呈不均匀强化，囊状病灶呈边缘强化，邻近脑组织受压。行头颅CTA未发现颅内血管异常。完善术前检查后行左侧翼点入路颅咽管瘤切除术，术后病理结果为成釉质细胞型颅咽管瘤，内分泌检查：皮质醇激素、甲状腺激素水平低下，给予激素替代治疗。

【术前影像】

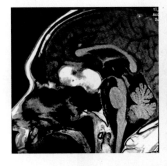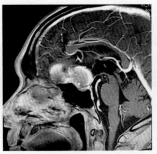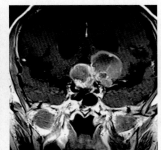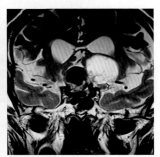

【术前诊断】 颅咽管瘤。

【麻醉方式】 气管插管全身麻醉。

【手术体位】 仰卧位，轻度右旋，头抬高10°，左偏30°，使用Mayfield头架固定头位。

【手术名称】 左侧翼点入路颅咽管瘤切除术。

【手术过程】

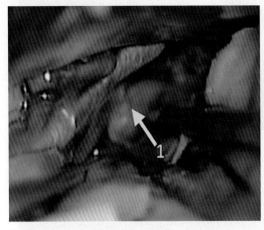

分离外侧裂池。1：肿瘤

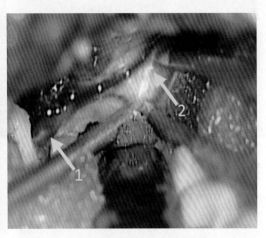

分离肿瘤界面。1：侧裂；2：蛛网膜

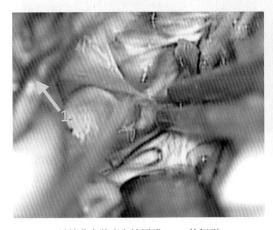

继续分离肿瘤和蛛网膜。1：外侧裂

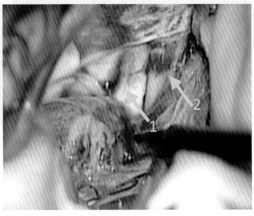

继续分离肿瘤界面。1：颈内动脉；2：视神经

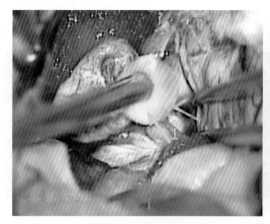
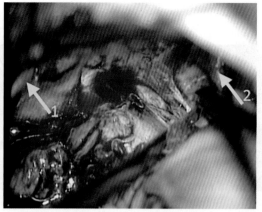

内减压。1：肿瘤内容物　　　　　　　　寻找肿瘤界面。1：侧裂静脉；2：左嗅神经

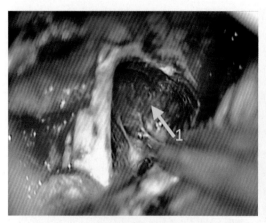
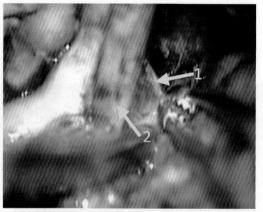

继续分离。1：鞍上池　　　　　　　　　继续分离。1：垂体柄残端；2：左视神经

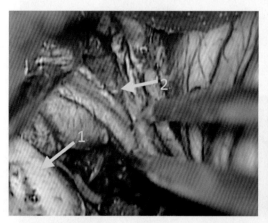
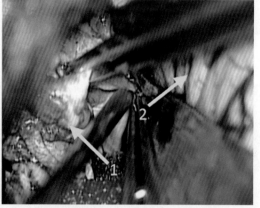

分离肿瘤与颞叶。1：左侧颞叶；2：肿瘤　　分离肿瘤（1）与额叶（2）

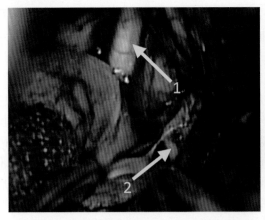
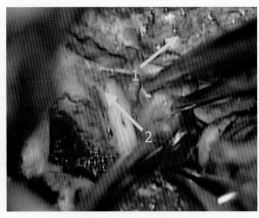

分离肿瘤粘连。1：右侧视神经；2：右侧大脑中动脉　　　　分离肿瘤（1）与左侧视神经（2）

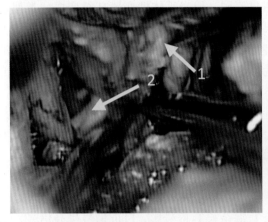
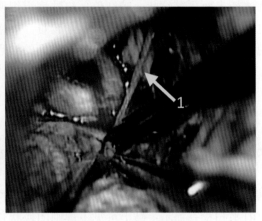

分离肿瘤（1）与左侧A1（2）　　　　　　分离肿瘤与右侧大脑中动脉（1）

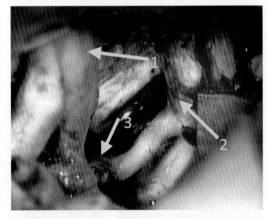

肿瘤切除后见左视神经（1）、右颈内动脉（2）、垂体柄残端（3）

【术后影像】

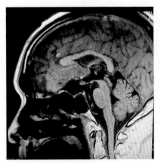
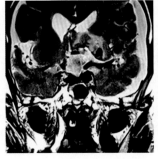
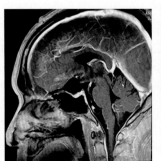
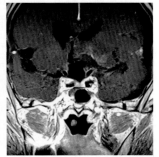

【点评】　患者老年男性，起病急，行MRI检查主要为鞍区及鞍上可见囊实性不规则混杂信号影。典型的成釉质细胞型颅咽管瘤MRI表现为肿瘤常位于鞍上同时累及鞍内，囊性或囊实混合性，囊内无结节，囊性部分在T_1WI信号多变，T_2WI一般为高信号，增强扫描可见囊壁环状强化，实性部分在T_1WI、T_2WI、增强扫描各扫描序列中多为混杂信号。该例患者的术前MRI T_2WI表现为部分低信号，行头颅CTA排除颅内动脉瘤，术中证实为肿瘤内容物，呈黄绿色的釉质物。这类向中线左侧生长较多的肿瘤大多采用不同的经颅入路切除。本例采取经翼点入路，术中充分开放外侧裂，主要是保护肿瘤界面，在蛛网膜下操作，分离肿瘤与重要的神经、血管粘连后分块切除肿瘤，为避免复发，术中需切除部分受累的垂体柄，因此需要重视围术期的管理及术后的随访。关于颅咽管瘤术中垂体柄处理的问题目前尚无统一的标准，有术者认为如果垂体柄无法与肿瘤分开应连同垂体柄一起切除可减少术后复发，有研究报道保留垂体柄者术后复发率高达60%；也有术者认为保留垂体柄能减少下丘脑功能障碍的发生率，同时也会增加肿瘤复发的可能。术中垂体柄能否得到保留取决于诸多因素，包括能否辨认出垂体柄、肿瘤有无钙化、肿瘤对垂体柄的侵犯程度等，垂体柄表面呈髓纹状、暗红色，与肿瘤组织明显不同，但当垂体柄变薄甚至变成一类似包膜状薄片时，也失去了暗红色，此时识别保留则较难。如果肿瘤与垂体柄粘连但其间有蛛网膜界面时，严格沿此界面锐性分离则可使垂体柄得到保留。我们的处理原则是尽可能保留垂体柄以减少术后内分泌功能障碍的发生；如果垂体柄全段被肿瘤侵犯无法辨认，为达到肿瘤全切则离断垂体柄，对残端正常部分予以保留。

（张溢华　徐伦山）

病例99　经纵裂-胼胝体-穹窿间入路切除向第三脑室底-桥前池生长的颅咽管瘤

【病史简介】　患者男性，51岁，因"胡言乱语半个月"入院，查体不能配合，无明显多饮多尿症状，行头颅MRI平扫检查提示：鞍上可见不规则团块状长T_1混杂长T_2信号影，Flair信号呈高信号，范围大小约4.6cm×3.6cm×4.9cm，边界较清楚，病灶部分向后下突入桥前池，中脑受压变形，视交叉受压，第三脑室受压变窄。双侧侧脑室轻度扩张。完善术前检查行经纵裂入路肿瘤切除术，术后病理结果为颅咽管瘤，术后出现高钠血症、精神症状，持续2个月，激素替代治疗。

【术前影像】

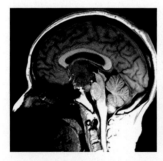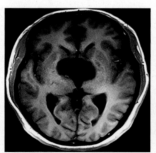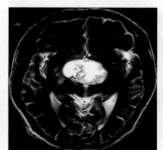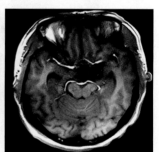

【术前诊断】　颅咽管瘤。
【麻醉方式】　气管插管全身麻醉。
【手术体位】　仰卧位，头端抬高约30°，以Mayifeld头架固定头部。
【手术名称】　经纵裂-胼胝体入路颅咽管瘤切除术。

【手术过程】

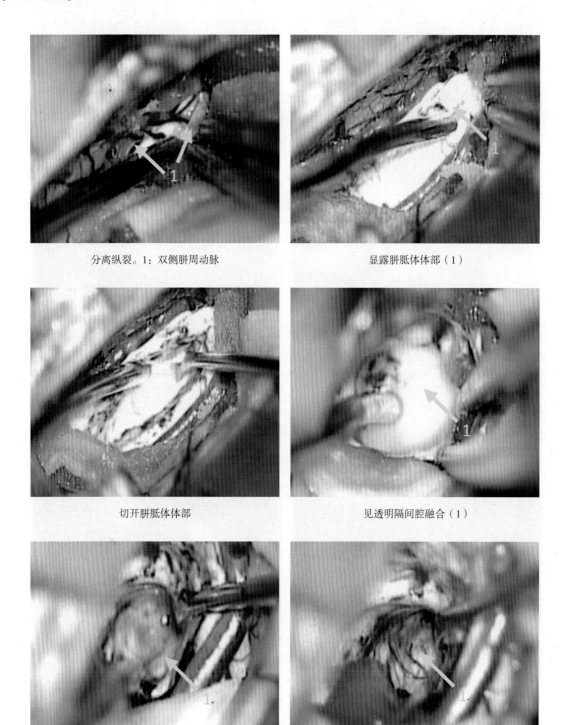

分离纵裂。1：双侧胼周动脉

显露胼胝体体部（1）

切开胼胝体体部

见透明隔间腔融合（1）

于穹窿间切开（1）

于穹窿间沟显示肿瘤包膜（1）

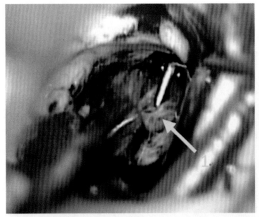

分离肿瘤界面。1：蛛网膜结构

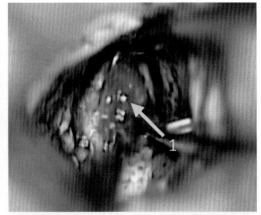

内减压。1：肿瘤内容物

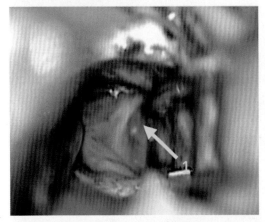

减压后分离。1：肿瘤包膜

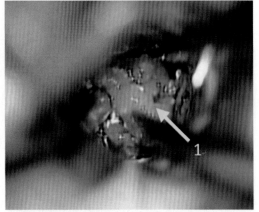

继续内减压。1：肿瘤钙化瘤包膜

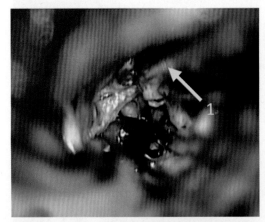

继续分离。1：助手牵拉包膜

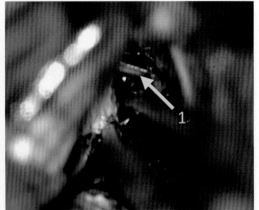

分离血管。1：左侧大脑后动脉

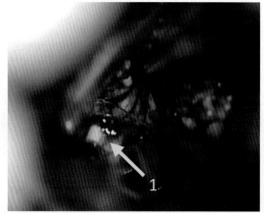

分离下丘脑。1：左侧乳头体

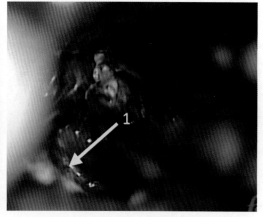

分离血管。1：右侧大脑后动脉

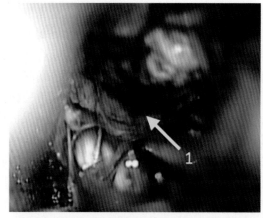

分块切除肿瘤。1：肿瘤

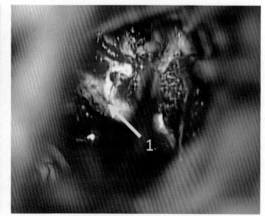

肿瘤全切。1：鞍背

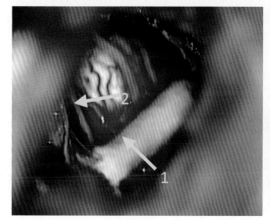

全切肿瘤。1：基底动脉；2：左小脑上动脉

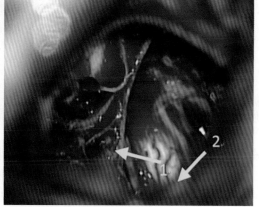

全切肿瘤。1：左侧大脑后动脉；2：基底动脉

【术后影像】

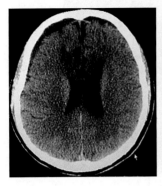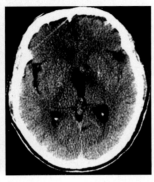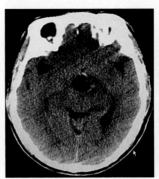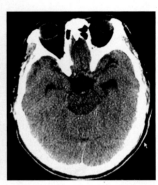

【点评】 患者为51岁男性，因肿瘤严重压迫额叶，出现额叶精神症状入院，期间不能配合行MRI增强扫描，肿瘤平扫提示肿瘤向后下突入桥前池，中脑受压变形，视交叉受压，第三脑室受压变窄。双侧侧脑室轻度扩张，术前诊断鞍上型颅咽管瘤，采取经纵裂胼胝体入路切除肿瘤。经胼胝体-透明隔-穹窿间入路优点有：①经中线部位操作，避免深部操作时解剖迷失；②经纵裂-胼胝体在释放脑脊液后视野充分显露第三脑室病变，最大限度地保护下丘脑；③自大脑自然间隙进入，不损伤大脑皮质，切除肿瘤时对垂体柄的损伤小，可减少和减轻术后尿崩症。采用经胼胝体-透明隔-穹窿间入路手术切除第三脑室颅咽管瘤时应注意：①骨瓣通常位于右侧，以冠状缝为中心，分离半球间裂时，应充分松解蛛网膜保护粗大的桥静脉，术中需注意保护胼周及胼缘动脉；②切开胼胝体长度不宜超过2.5cm，可通过透明隔自然间隙和扩大的穹窿间沟显露肿瘤，否则术后容易出现缄默症和失联合综合征。该入路需要广泛打开大脑内静脉池和第三脑室底，因此可能损伤双侧穹窿体，而穹窿体对任何操作都十分敏感，一旦受损会使患者短期甚至长期记忆力减退。因此术中待肿瘤充分减压后，仔细分离肿瘤与视交叉、前交通动脉复合体、基底动脉分支的粘连，分块切除肿瘤后彻底止血，探查重要血管是否损伤，尽可能减少对穹窿的骚扰是避免术后出现记忆力减退和手术成功的关键。在分离粘连的钙化灶过程中可能引起渗血，导致肿瘤界面丢失，遇到手术操作空间较小，需要助手配合牵拉肿瘤包膜，对于肿瘤体积较大，倘若肿瘤组织与周围重要结构（比如中脑被盖或下丘脑）粘连紧密，则不必勉强全切。钙化的颅咽管瘤应避免强行牵拉剥离，可用神经剥离子轻柔地剔除，采取分块切除的手术策略。

（张溢华　徐伦山）

病例100　左侧翼点原切口入路切除巨大复发颅咽管瘤

【病史简介】 患者男性，28岁，未婚。因"颅咽管瘤手术及γ-刀治疗后8年，双眼视物模糊3个月"入院，长期激素替代治疗，醋酸去氨加压素片控制尿量，在当地内分泌科随访，近3年未复查颅内肿瘤情况。入院视力：左眼失明，右眼0.4。术前行头颅MRI扫描提示：鞍上见一巨大的囊实性病变，呈不规则分叶状，大小约6.3cm×5.4cm×4.6cm，病变为明显长T_1及T_2均匀信号，增强扫描后病变不均匀明显强化。额叶、颞叶及视交叉均明显受压，第三脑室及侧脑室受压，侧脑室扩大，病灶周围脑组织轻度水肿。大脑实质内未见异常信号。术前内分泌检查提示：全垂体功能低下。术前诊断：颅咽管瘤术后复发，在全身麻醉下行左侧翼点原切口入路颅咽管瘤切除术，手术体位：平卧位，头右偏，术后行头颅MRI扫描提示肿瘤未见明显残留，术后复查视力：左眼失明，右眼0.8，术后给予激素替代治疗，口服泼尼松片、左甲状腺素片、十一酸睾酮胶囊，顺利出院。

【术前影像】

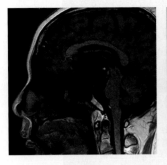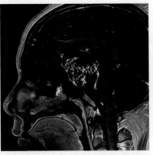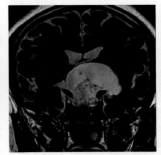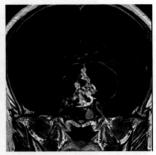

【术前诊断】 颅咽管瘤术后复发。

【麻醉方式】 气管插管全身麻醉。

【手术体位】 仰卧位，头端抬高约10°，向对侧旋转约30°，以Mayifeld头架固定头部。

【手术名称】 左侧翼点原切口入路颅咽管瘤切除术。

【手术过程】

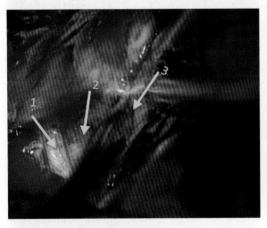

原切口入路，侧裂区、前颅底广泛粘连，给予仔细分离、显露。1：左侧视神经；2：肿瘤；3：左侧额叶

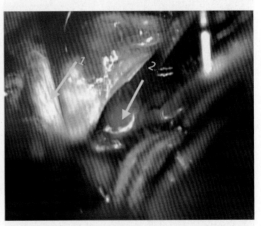

肿瘤内减压。1：左侧视神经；2：肿瘤呈囊性

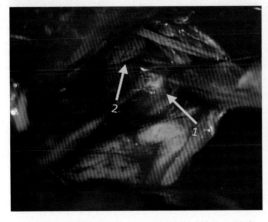

分离颈内动脉外侧肿瘤。1：左侧颈内动脉；2：肿瘤

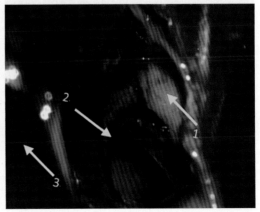

肿瘤内减压。1：左侧颈内动脉；2：肿瘤腔；3：左侧颞叶

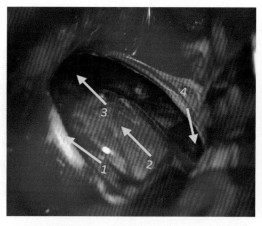

分离肿瘤界面。1：左侧视神经；2：肿瘤；3：鞍内；
4：额叶底部

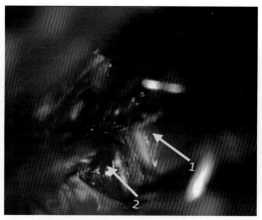

继续分离。1：左侧视神经；2：肿瘤

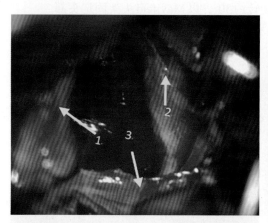

分块切除。1：左侧视神经；2：右颈内动脉；3：肿瘤

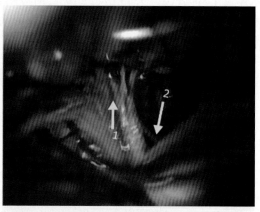

处理肿瘤与血管粘连。1：肿瘤；2：右侧颈内动脉分支

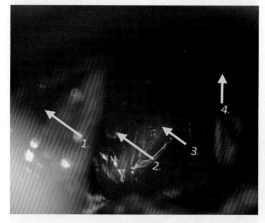

处理肿瘤起源。1：左侧视神经；2：垂体柄残端；
3：右侧视神经；4：右侧颈内动脉

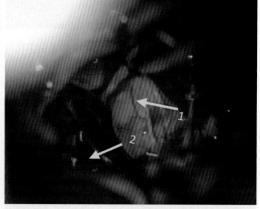

处理第三脑室底前部。1：肿瘤；2：第三脑室底方向

【术后影像】

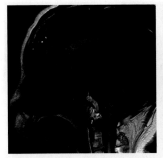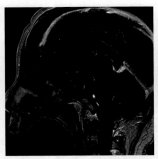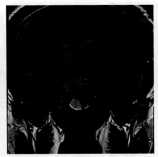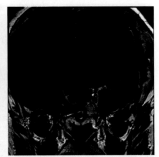

　　【点评】　该例为颅咽管瘤术后复发患者的显微外科手术治疗，文献中根据肿瘤与蝶鞍、视交叉的关系对颅咽管瘤进行分型，大多数术者同时考虑了肿瘤与第三脑室底的关系，对于肿瘤与第三脑室底仅为挤压上抬关系的多数颅咽管瘤而言，采用翼点入路的侧方视角对于视路结构下方的肿瘤瘤体处理十分有利，而根据肿瘤大小和扩展方向对翼点入路进行改良，可以满足大多数颅咽管瘤的良好显露，其优点是以外侧裂作为自然解剖间隙，到达鞍上、鞍旁的距离最短，术中可以利用鞍区的各个间隙显露肿瘤并予以切除，对于较小的鞍上肿瘤可经第一间隙完全切除。对于因第一间隙狭小、视交叉前置以及肿瘤突向鞍旁、鞍后者，可通过鞍区、第二间隙、第三间隙切除肿瘤。对于肿瘤突向第三脑室底部生长的部分，可利用经终板或第五间隙沿胶质增生带进行切除。考虑患者左眼视力已经失明，另外，MRI检查显示病灶向左侧生长较多，肿瘤主体位于鞍上池内，对第三脑室形成挤压上抬，为避免经胼胝体进行手术操作对下丘脑结构，因此，手术选取原左侧翼点入路切除肿瘤。对于原切口入路切除颅咽管瘤要注意以下几个问题：①尽管本例患者为手术后8年，但分离时粘连明显、渗血较多；②对于肿瘤巨大者以内减压及分块切除为主；③复发肿瘤与颈内动脉分支、视束及第三脑室前部下丘脑部位存在紧密粘连，过分分离操作容易导致严重并发症；④肿瘤的明显残留势会导致肿瘤复发，因此，对颅咽管瘤尽量全切除应该是术者追求的目标，在垂体柄起源部位无明确肿瘤边界。

（张溢华　徐伦山）

第六节　听神经瘤

病例101　实质性听神经鞘瘤

　　【病史简介】　患者女性，45岁。右侧耳鸣3年，伴听力下降1年，以高音调耳鸣为主。既往无特殊病史。入院查体：右耳听力丧失，右侧共济失调，无面瘫及面部感觉异常。纯音测听示：右耳全频听力下降，提示重度感音神经性耳聋。术前影像学检查：CT平扫见右侧桥小脑角区混杂不均匀密度，颅后窝薄扫见内听道扩大；MRI检查：T_1见右侧桥小脑角区稍低信号，T_2混杂高信号，病变明显强化，右侧小脑、脑干、第四脑室均明显受压移位。

【术前影像】

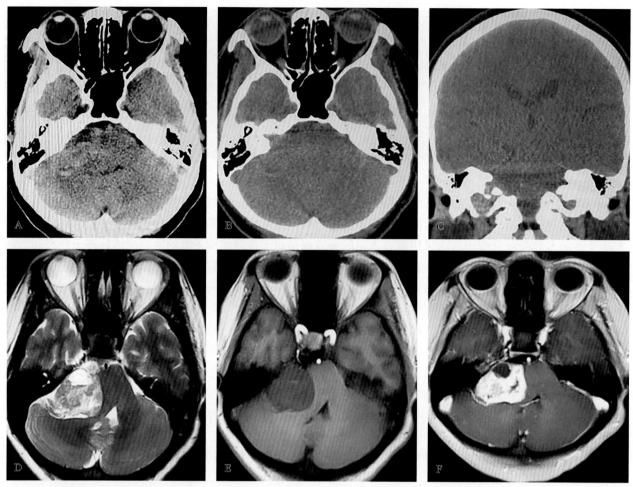

　　术前影像学检查。A.CT平扫，右侧桥小脑角区混杂不均匀稍高密度；B、C.颅后窝CT薄扫，右侧内听道扩大；D.MRI T₂混杂高信号；E.MRI T₁稍低信号；F.MRI增强扫描明显强化，瘤内有囊变

【术前讨论】 ①诊断与鉴别诊断：诊断考虑右侧听神经鞘瘤。依据如下：以高音调耳鸣为首发症状，随后出现听力下降，符合听神经瘤常见的临床症状；体格检查：右耳听力丧失及右侧共济失调，结合临床症状，进一步佐证病变在右侧桥小脑角区的可能性大，符合听神经鞘瘤的发病部位；辅助检查：纯音测听提示右耳重度感音神经性耳聋，符合听神经瘤的听力障碍类型；头颅CT见右侧桥小脑角区混杂稍高密度影，薄扫见右侧内听道明显扩大，MRI见右侧桥小脑角区占位病变，T₁稍低信号，T₂混杂高信号，病变明显强化，瘤内有囊变，符合听神经鞘瘤的常见影像学特征。鉴别诊断，主要与桥小脑角区的脑膜瘤、胆脂瘤和颈静脉球瘤相鉴别。②手术入路：从影像看，肿瘤较大，病变大小约3.67cm×3.08cm×3.63cm，上顶小脑幕，下过桥延沟，右侧内听道明显扩大，内听道内有肿瘤，手术的关键点除充分显露肿瘤上、下极外，还有一个重要关键点就是要磨开内听道，所以，手术入路首选右枕下乙状窦后入路（以下称CPA入路），该入路通过显露横窦–乙状窦夹角，可有效显露右侧桥小脑角区，充分显露肿瘤上、下极，同时便于磨开内听道；其他神经外科可用入路包括颅中窝底岩骨前入路，适合较小的内听道内肿瘤，颞下经小脑幕入路，适合主要向幕上扩展的幕下肿瘤。显然，这两个入路都不适合该患者。

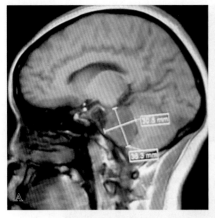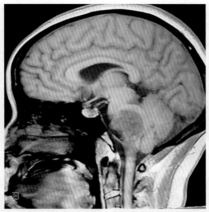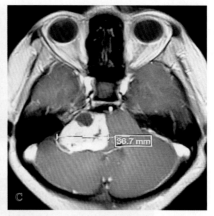

术前影像学检查。A.显示肿瘤上下径和前后径分别是3.63cm×3.08cm；B.显示肿瘤下极超过桥延沟；C.显示肿瘤左右径3.67cm

【术前诊断】 右侧桥小脑角区听神经鞘瘤。

【麻醉方式】 气管插管全身麻醉。

【手术体位】 左侧俯卧位。

【手术名称】 右枕下乙状窦后入路听神经鞘瘤切除术。

【手术过程】

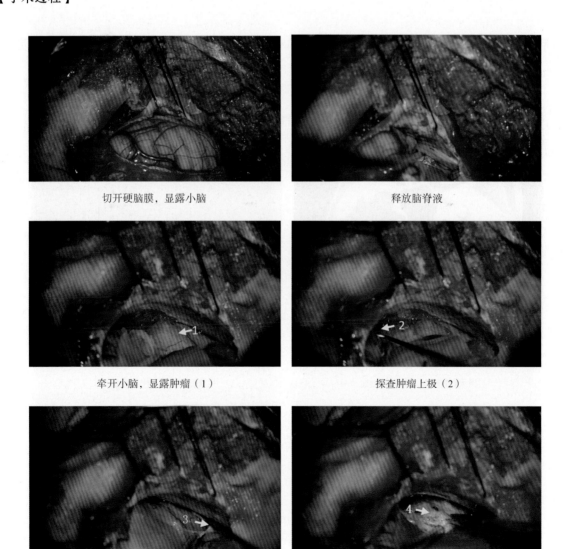

切开硬脑膜，显露小脑

释放脑脊液

牵开小脑，显露肿瘤（1）

探查肿瘤上极（2）

探查肿瘤下极（3）

剪开肿瘤表面（4）

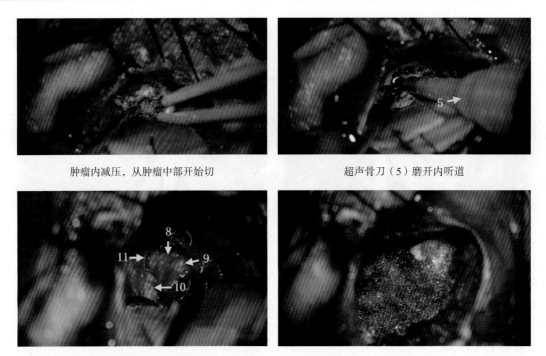

肿瘤内减压，从肿瘤中部开始切 　　超声骨刀（5）磨开内听道

肿瘤切除后可见面神经（8）、脑干（9）、三叉神经（10）、弓状动脉（11）

【术后情况】　患者术后常规防感染治疗，恢复顺利。病理检查：神经鞘瘤。术后7天拆线出院，遗留右侧面瘫Ⅲ级。术后病检及复查CT、MRI如下。

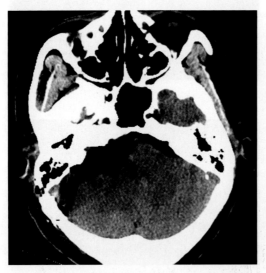

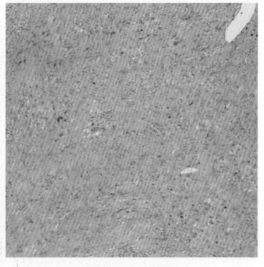

当天CT复查：术区无出血 　　　　　　　　病理检查：神经鞘瘤

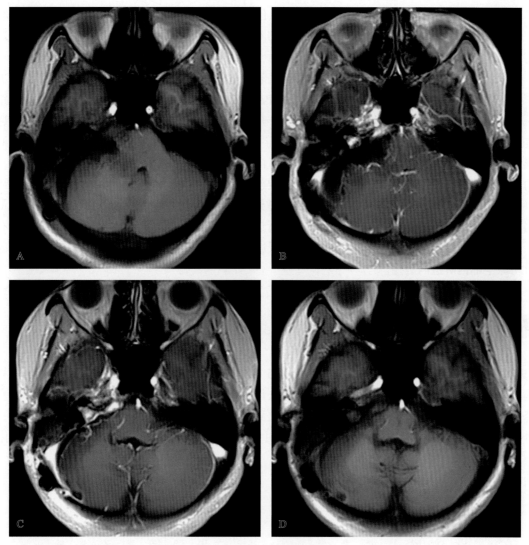

术后 48 小时 MRI 复查：T_1 序列见右侧内听道内可见软组织影（A），软组织影有强化（B），考虑残留肿瘤；术后 4 个月复查，右侧内听道内肿瘤无增大（C、D），γ-刀辅助治疗

　　【点评】　听神经鞘瘤为神经外科常见肿瘤之一，属于良性肿瘤，绝大多数起源于前庭神经施万细胞（Schwann cell），占颅内肿瘤的 7% ～ 12%，占桥小脑角肿瘤的 80% ～ 95%。多见于成年人，高峰年龄在30 ～ 50 岁，20 岁以下者少见，儿童罕见。无明显性别差异。左、右侧发生率相仿，偶见双侧性。临床上以桥小脑角综合征和颅内高压征为主要表现。桥小脑角综合征包括：早期的一侧耳鸣、听力减退及眩晕，耳鸣常是首发症状；随肿瘤的增大，将出现同侧面神经和三叉神经相关症状，如面肌抽搐或轻度周围性面瘫，泪腺分泌减少，面部麻木，痛、触觉减退，角膜反射减弱等；当肿瘤压迫脑干、小脑及后组脑神经时，将出现小脑性共济失调、步态不稳、发音困难、声音嘶哑、吞咽困难、饮食呛咳等，严重可引起交叉性偏瘫及偏身感觉障碍，当出现脑脊液循环梗阻时，就会出现明显的头痛、呕吐、视盘水肿等高颅内压综合征。辅助检查：包括听力检查、前庭功能评估、影像学检查、实验室检查等一系列众多项目，其实，临床上最需要的就是双耳纯音测听、头颅 MRI 及颅后窝 CT 薄扫。双耳纯音测听主要用于客观评价听力障碍程度，听力曲线一般都以高频下降为主，该病例纯音测听右耳高频、低频均下降，客观反映了其完全感音性耳聋的存在；头颅 MRI 是听神经鞘瘤最好的定位诊断方法，也可以做初步的定性判断，听神经鞘瘤的MRI 典型特征是 T_1 序列低信号，T_2 序列高信号，明显强化，强化病灶内有单发或大小不等的多发囊变，该病例 MRI 就符合这个特征；颅后窝 CT 薄扫可清晰显示内听道是否扩大，可协助诊断，因听神经鞘瘤常有内听道扩大。另外，颅后窝 CT 薄扫也可显示有无颈静脉球高位，为磨开内听道时避开颈静脉球提供重要

依据。本例CT薄扫显示右侧内听道扩大，内听道内有肿瘤，无颈静脉球高位。所以，术中常规磨开内听道即可，不会损伤颈静脉球。关于治疗，开颅手术切除是第一选择，关键点在于采用什么入路，选择入路的原则：尽可能充分显露和切除肿瘤；尽可能保留面听神经的原有功能；尽可能小的手术创伤。对于听神经鞘瘤，神经外科可用的入路有以下几种：颅中窝底岩骨前入路，适合较小的内听道内肿瘤；颞下经小脑幕入路，适合主要沿幕上方向扩展的听神经鞘瘤；CPA入路，是听神经鞘瘤最常用的入路，该入路通过显露横窦-乙状窦夹角，可有效显露右侧桥小脑角区，充分显露肿瘤上、下极，同时便于磨开内听道。当患者听力丧失时可采取经迷路入路听神经瘤切除术，需要耳科医师协助。根据手术入路先择的3个原则，结合这位患者的肿瘤较大，主要位于桥小脑角区，没有向幕上扩展，术前无面瘫，听力已完全丧失，术后听力恢复的可能性不大，所以选择CPA入路，术中主要注意保护面神经。该病例手术实践证实，CPA入路选择正确，肿瘤切除满意，术后面神经功能（Ⅲ级）得到了尽可能多的保护，没有出现面神经功能Ⅴ～Ⅵ级的严重损害。CPA入路有一个欠缺点，就是偶有内听道内肿瘤难以全部切除，该病例内听道内也有少许肿瘤残留，配合了γ-刀辅助治疗。也可借助神经内镜抵近观察的优势，配备合适器械，有望在CPA入路下不磨内听道切除全部内听道内肿瘤。

（贺绪智　梁　鸿　徐伦山）

病例102　囊实性巨大听神经鞘瘤

【病史简介】　患者女性，55岁，左耳听力下降5年，逐渐加重至失聪1年，伴行走不稳3个月。既往无特殊病史。入院查体：左耳听力丧失，左侧共济失调，无面瘫及面部感觉异常。纯音测听示：左耳全频听力下降，提示极重度感音神经性耳聋。术前颅后窝高分辨率CT薄扫：左侧内听道扩大；术前头颅MRI：左侧桥小脑角区占位性病变，左侧小脑及脑干均明显受压，T_1低信号，T_2高信号，囊实性强化，囊性为主。

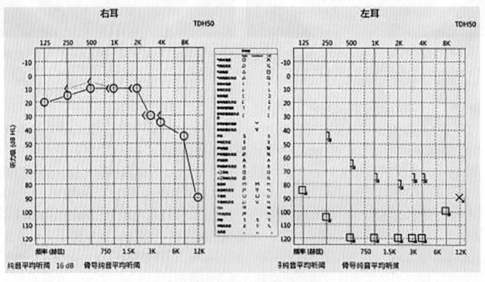

双耳纯音测听：左耳听阈显著下降

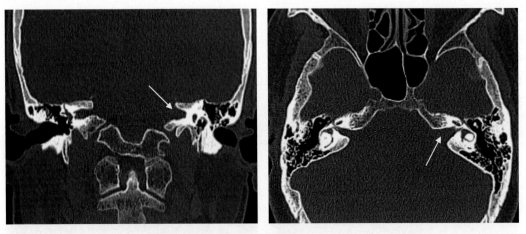

头颅CT：颅后窝薄扫，右侧内听道扩大（箭头所示）

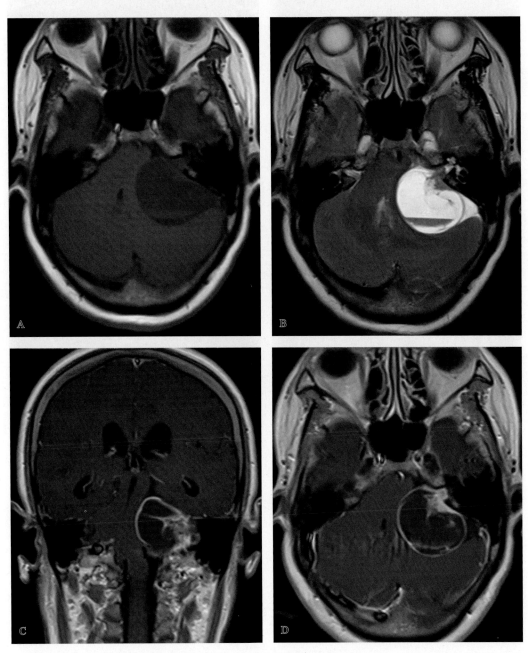

术前头颅MRI：左侧桥小脑角区占位性病变，左侧小脑及脑干均明显受压。A. T_1序列，病变呈低信号；B. T_2序列，病变呈高信号；C、D.增强序列，病变以囊性为主，周边及外侧有实质性强化

【术前诊断】 左侧桥小脑角区听神经鞘瘤。

【麻醉方式】 气管插管全身麻醉。

【手术体位】 右侧俯卧位。

【手术名称】 左枕下乙状窦后入路左侧桥小脑角区听神经鞘瘤切除术。

【手术过程】

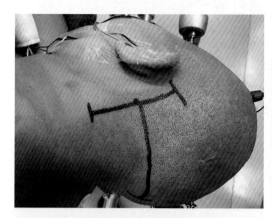

左侧枕下乙状窦后直切口

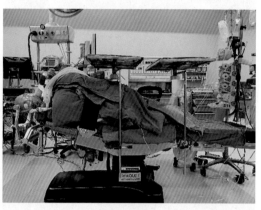

右侧俯卧位

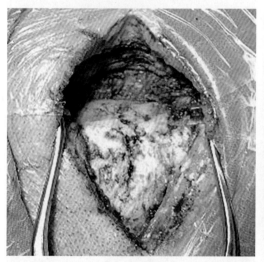

显露颅骨

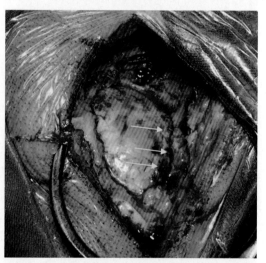

骨窗开颅，显露乙状窦（箭头所示）

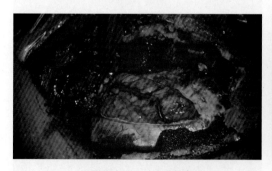

显露脑表面，见张力极高

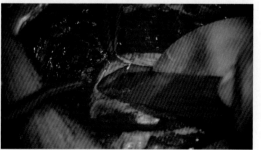

释放脑脊液

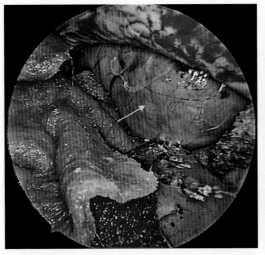

显露肿瘤（箭头所示）

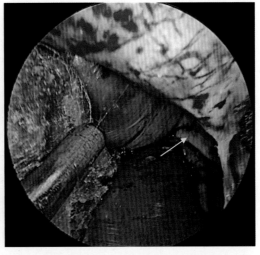

探查肿瘤上极，可见小脑膜（箭头所示）

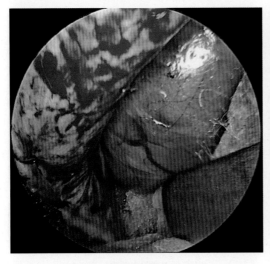

探查肿瘤下极

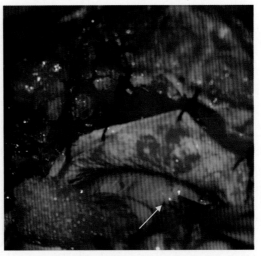

切开肿瘤壁（箭头所示），放出囊液减压

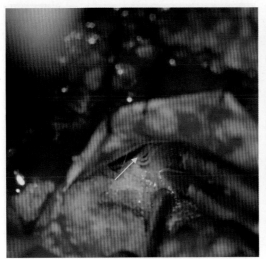

分离肿瘤下极，见后组脑神经（箭头所示）

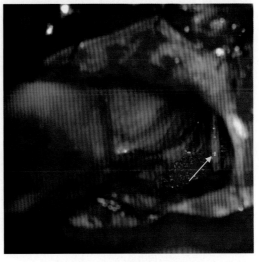

分离肿瘤上极，见岩静脉（箭头所示）

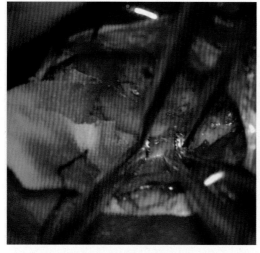

分离肿瘤与小脑之间的粘连

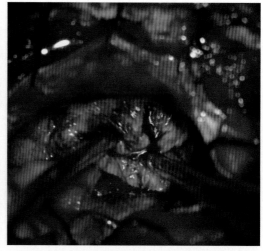

分块切除肿瘤

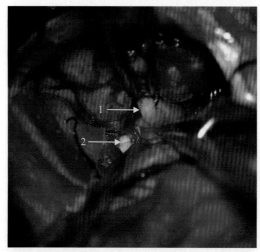

分离肿瘤（1）与脑干（2）之间的粘连

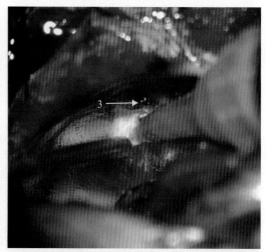

超声骨刀磨除内听道后壁（3）

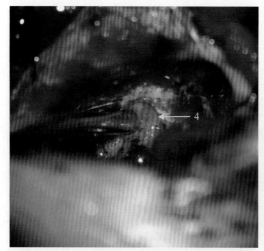

显露内听道内肿瘤（4）

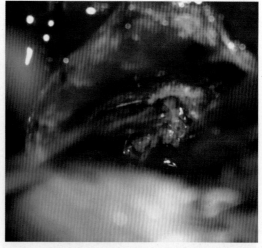

分离切除内听道内肿瘤

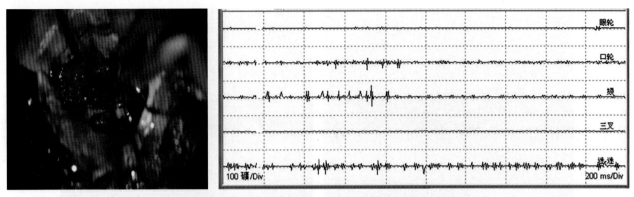

术中监测到操作时面神经受牵拉，立即停止而避开面神经进行操作

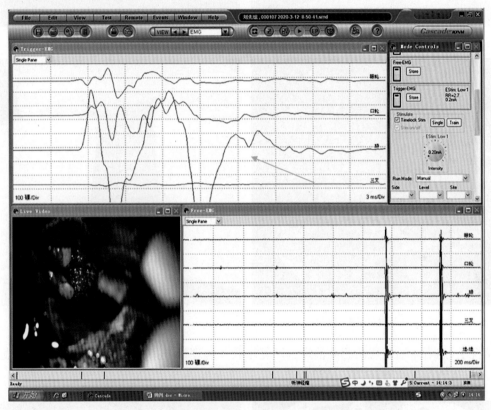

监测电极刺激确认面神经走行（箭头所示面神经主动刺激后电位）

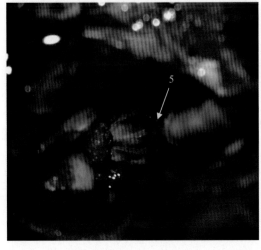

监测电极刺激确认面神经（5）

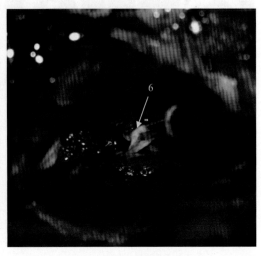

监测电极刺激排除脑神经（6）

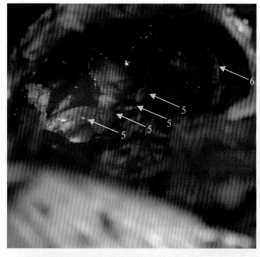
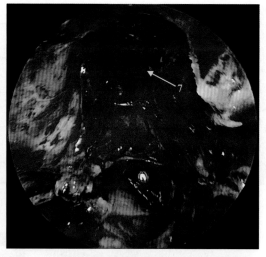

肿瘤全切后可见面神经（5）、岩静脉（6）　　　　内听道内肿瘤切除干净（7）

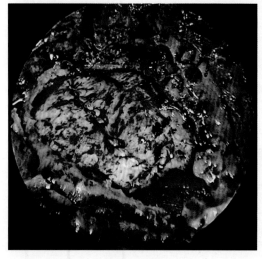
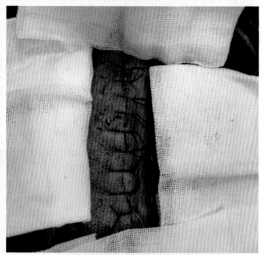

脑膜缝合完毕　　　　　　　　　　　切口缝合完毕，结束手术

【术后情况】 患者术后常规防感染治疗，恢复顺利。病理检查：神经鞘瘤。术后7天拆线出院，没有遗留面瘫。术后病理检查及复查CT、MRI如下。

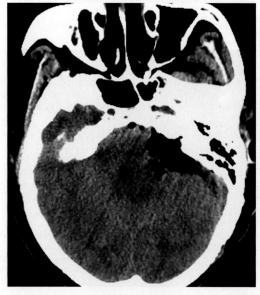
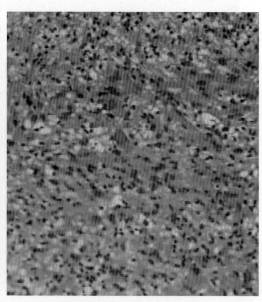

当天复查：术区无出血　　　　　　　病理检查：神经鞘瘤伴囊性变

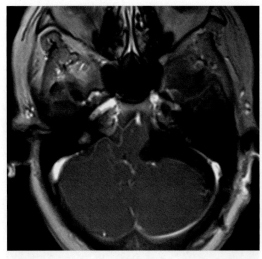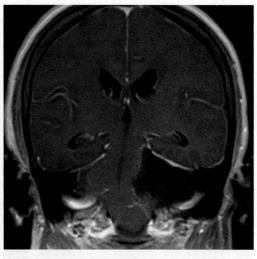

术后24小时MRI复查：肿瘤切除干净，包括内听道内也无残留肿瘤

【点评】 55岁女性，以左耳听力下降为主，并逐渐加重至耳聋，入院前3个月还出现行走不稳，符合听神经鞘瘤的常见临床症状。既往无特殊病史。颅后窝高分辨率CT薄扫见左侧内听道扩大，符合听神经鞘瘤的CT影像特征，术前头颅MRI显示左侧桥小脑角区占位性病变，左侧小脑及脑干均明显受压，T_1低信号，T_2高信号，囊性为主，周边及内听道附近病变有非均匀的实性强化，据上述，诊断考虑左侧听神经鞘瘤。该病例需要鉴别的疾病包括表皮样囊肿（也称胆脂瘤）、有囊性变的脑膜瘤及囊性转移瘤，表皮样囊肿一般范围广泛，除桥小脑角区以外，可顺着脑池到达桥前池、鞍上池等，病变不强化，该病例不符合此特征，所以，可排除表皮样囊肿；囊性变的脑膜瘤可与听神经鞘瘤一样局限在桥小脑区膨胀性生长，可压迫小脑及脑干，但脑膜瘤有特征性脑膜尾征，实质部分均匀强化，出现听力损害一般在病变后期或不影响听力，而该病例不具备这些特征，故脑膜瘤可能性不大；患者没有其他部位恶性肿瘤病史，术前检查也没发现有其他部位恶性肿瘤病变，故转移瘤可能性也不大。关于治疗，手术是该患者唯一的最佳选择，从影像看，肿瘤较大，病变大小约4.3cm×4.2cm×3.3cm，上贴小脑幕，下过桥延沟，左侧内听道明显扩大，内听道内有肿瘤，手术的关键点除充分显露肿瘤上下极外，还有一个重要关键点就是要磨开内听道，所以，手术入路选择左侧枕下乙状窦后入路（以下称CPA入路），充分显露横窦-乙状窦夹角，显露左侧桥小脑角区及肿瘤上下极，超声骨刀磨开内听道；在保护面神经方面，除轻柔操作及少用电凝外，术中面神经电生理实时监测也发挥了重要作用，肿瘤切除干净，包括内听道内肿瘤也全部切除，术后面神经功能保存完好，没有面瘫。

（贺绪智 梁 鸿 徐伦山）

病例103 听神经瘤

【病史简介】 患者男性，55岁。听力丧失10年，体检发现颅内占位6天。查体：左侧听力丧失，余无明显阳性体征。既往史、过去史无特殊。MRI示：左侧桥小脑角区可见结节状长T_1长T_2信号影，大小约1.4cm×1.9cm，DWI未见明显弥散受限，增强扫描呈不均匀强化。

【术前影像】

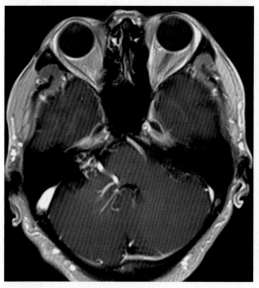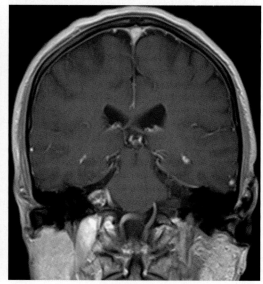

【术前诊断】　听神经鞘瘤（左侧）。

【麻醉方式】　气管插管全身麻醉。

【手术体位】　右侧侧俯卧位。

【手术名称】　左侧乙状窦后入路肿瘤切除术。

【手术过程】　显露乙状窦与横窦，剪开硬脑膜，进入枕大池，缓慢释放脑脊液。

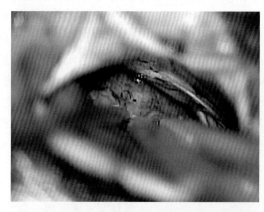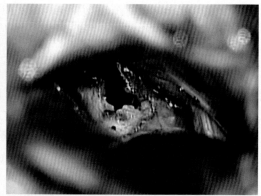

应用面神经刺激器探查，用超声刀于肿瘤的中、前、后部瘤内均匀减压

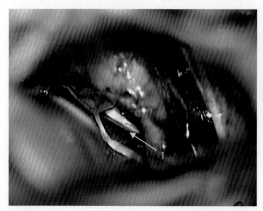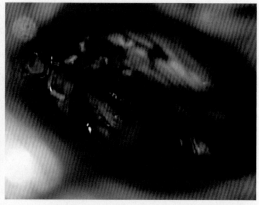

减压充分后，首先锐性分离切开瘤周蛛网膜，再用显微剥离子器经膜下从面神经小脑脑桥角池段逐渐分离。显露前庭蜗神经、面神经的脑干端，使用面神经刺激器予以证实。弧形切开内听道后壁硬膜后，采用冲水磨钻在硬膜外磨除内听道骨质。剪开内耳门前后缘的硬膜，使用显微剥离子器或刮匙将内听道内肿瘤剔出。1：面神经

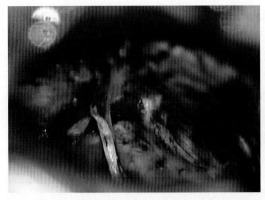
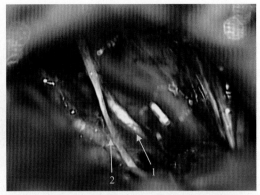

继续双向分离，锐性分离肿瘤附着部位与面神经的粘连。1：面神经；2：听神经

术后1周出院时患者面部功能House-Brackmann分级Ⅱ级。复查MRI。

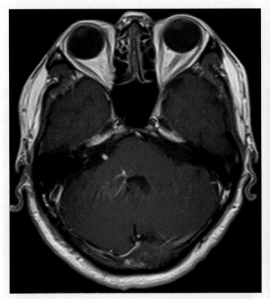
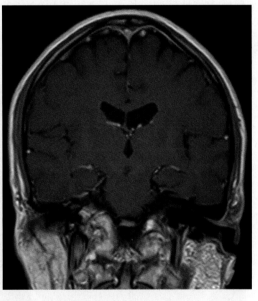

MRI（术后1周）

【点评】 听神经瘤是颅内常见的良性肿瘤。随着诊断技术的发展和推广，越来越多较小的听神经瘤能够早期发现，但对于最大径＜3cm的听神经瘤的治疗目前仍存在争议，中小型听神经瘤治疗方案包括显微手术、γ-刀治疗、非手术治疗，尤其是听力已丧失的，最佳治疗措施还存在争议。但是听神经瘤的全切率与肿瘤大小有关，较小的听神经瘤能实现更高的肿瘤全切率，有利于保留神经功能，可以根据患者的意愿选择。

被听神经瘤压迫的面、听神经变异较大，术中神经电生理监测能帮助判断神经的走行，并可根据面肌肌电图的变化对手术的操作提供预警，以避免面神经的损伤。

术前应行岩骨薄层CT检查，评估骨性半规管、前庭及高位颈静脉球与内听道后壁的位置关系，根据内听道内肿瘤的长度、内听道口的宽度及肿瘤的质地，设计内听道后壁磨开的范围。部分患者内听道内肿瘤与面听神经间存在蛛网膜间隙，充分利用这一间隙，用显微剥离子器探入内听道肿瘤的外侧，结合剥离子器轻轻推移和吸引器吸引肿瘤的力量可将肿瘤从内听道内完整分离，面、蜗神经可以完整保留。

分离肿瘤应钝性分离和锐性分离相结合，在锐性剪开听神经瘤周围的蛛网膜后，在面神经与肿瘤间尚有肿瘤的供血动脉，应将其凝断，再钝性分离面神经，以免对小血管的牵拉可能导致的面神经损伤。分离过程中牵拉肿瘤的方向应尽可能顺行神经纤维的走行方向，牵引力量应柔和，避免拉断神经纤维，应在保留面神经功能的前提下实现肿瘤的最大化切除。

听神经瘤起源于内听道开口处附近前庭神经上神经膜细胞和少突胶质细胞间的移行区，肿瘤常压迫推挤近内耳门的面神经，面神经可被压扁、拉长，勉强由内向外分离容易损伤面神经。缩小肿瘤体积后，应先将内听道内肿瘤剔出，然后充分利用肿瘤与神经间的界面，从内、外两个方向向肿瘤附着处分离，锐性分离肿瘤附着部位与面神经的粘连。

（任明亮　许民辉）

第七节　表皮样囊肿

病例104　桥小脑角表皮样囊肿

【病史简介】　患者女性，34岁，4个月前出现右侧面部发作性电击样疼痛，持续时间数分钟，无面部麻木、抽搐，听力下降。2个月前口腔科拔牙后稍好转，1周后有加重。查体无明显阳性体征。MRI示右侧桥小脑角区占位性病变，长T_1长T_2，2.4cm×1.2cm，Flair呈混杂高信号，增强无明显强化，考虑表皮样囊肿。

【术前影像】

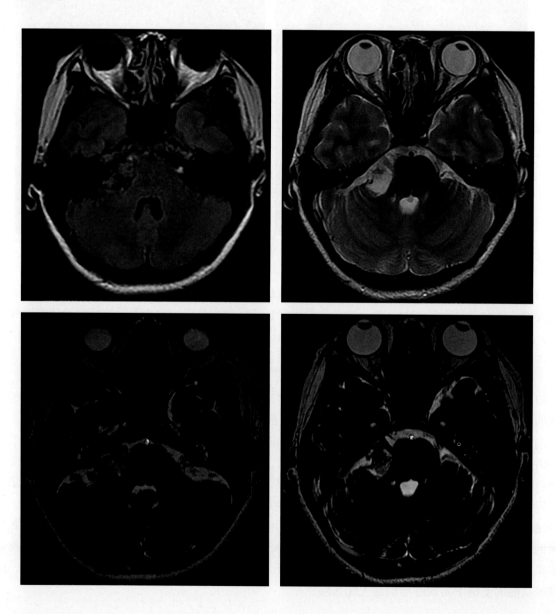

【术前诊断】 右侧桥小脑角表皮样囊肿。

【麻醉方式】 气管插管全身麻醉。

【手术体位】 公园长椅位，病变同侧的肩膀用绷带尽量拉向脚的方向。

【手术名称】 乙状窦后入路肿瘤切除术。

【手术过程】 乳突气房如果打开要用骨蜡封闭。通过悬吊线将乙状窦拉向一侧，释放脑脊液来充分显露手术操作空间。牵开器一般是没有必要使用的。由于面听神经在正常情况下处于表浅或靠后的位置，所以肿瘤将它们挤向表面或靠后的位置。

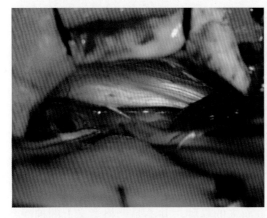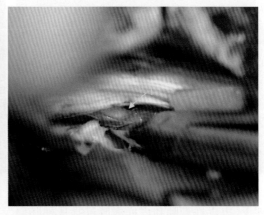

尽早找到周围重要的神经血管以避免损伤，这些结构包括小脑前下动脉及其分支、迷路动脉、三叉神经、面神经和前庭窝神经。1：面听神经

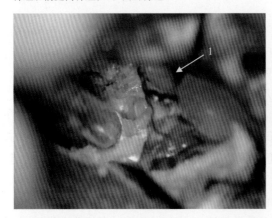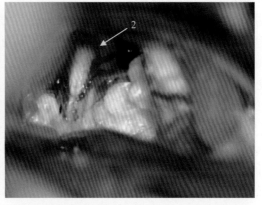

通过小脑硬膜与三叉神经的间隙、三叉神经与面听神经的间隙和面听神经与舌咽/迷走神经的间隙等间隙来切除肿瘤。由于肿瘤的挤压作用，三叉神经往往被挤向前方而看不见，直到肿瘤切除后才能看见；术中操作时要尽量避免在面听神经周围，而选择在三叉神经周围慢慢切除囊肿。1：面听神经；2.三叉神经

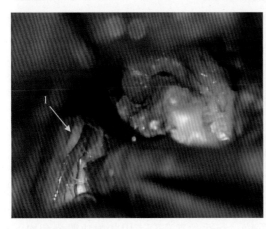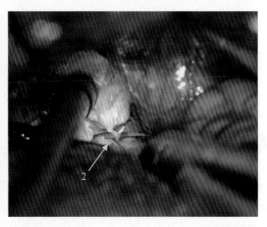

部分囊壁粘连紧密，避免损伤神经和脑组织，残留于蛛网膜下腔的囊肿可通过锐性分离和反复冲洗来切除干净。1：滑车神经；2.脑干

【术后影像】

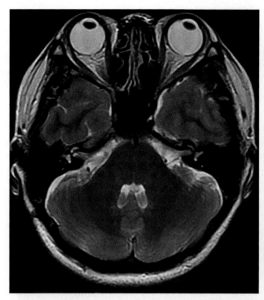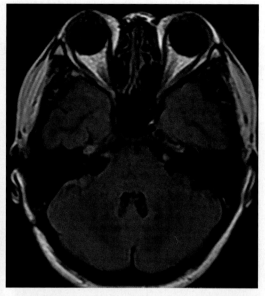

【点评】 表皮样囊肿和皮样囊肿都是从外胚层发育而来的囊肿，并不是严格意义上的神经系统肿瘤。在神经系统胚胎发育的第3～5周，外胚层未能完全从神经管上分离从而形成囊肿。医源性的操作比如腰椎穿刺和刺伤也会导致囊肿发生。

表皮样囊肿主要由鳞状上皮组成，而皮样囊肿主要由皮肤各层包括鳞状上皮、毛发、皮脂腺和脂肪组成。表皮样囊肿经常发生于颅脑的桥小脑角区，是桥小脑角区继听神经瘤和脑膜瘤的第三大常见肿瘤。其主要症状是三叉神经痛、听力下降。但是由于肿瘤的占位效应，头痛、面肌痉挛、共济失调也时常发生。

表皮样囊肿在CT上表现为低密度影，不强化且无水肿带，很难与蛛网膜囊肿、Rathke囊肿、颅咽管瘤和其他肿瘤相鉴别。其脂肪含量要比脑脊液内的含量多。MRI显示其在T_1上表现为低信号，T_2上表现为高信号，强化为弱强化，这与蛛网膜囊肿表现一致，很难区分，然而在DWI检查中表皮样囊肿表现为高信号，而蛛网膜囊肿表现为低信号，所以这样就将他们区分开来。有时皮样囊肿含有较多的脂肪，其在T_1上表现为高信号。

表皮样囊肿界线清楚，囊壁光滑无血管，囊内含有典型的珍珠粉颗粒，其结构组成包括上皮细胞碎片和角蛋白。显微手术治疗是唯一有效的手术治疗方式。手术的原则是在保功能的基础上尽量全切肿瘤，最好全切肿瘤以防止肿瘤复发，但是由于囊壁与周围神经粘连紧密，为防止患者术后严重并发症，甚至死亡的可能，还是不能贸然全切肿瘤。

表皮样囊肿容易生长到蛛网膜下腔和桥小脑角区的骨缝内，所以当我们以为显微镜下全切肿瘤后，内镜辅助，可发现和切除在手术盲区残余的囊肿。

（任明亮　徐伦山）

第八节　Rathke囊肿

病例105　神经内镜下经鼻扩大入路鞍上Rathke囊肿切除

【病史简介】 患者女性，51岁，发现鞍区异常信号20天入院。患者因自觉面部"肿胀"在当地医院行头颅MRI检查发现鞍区病变，考虑"垂体胶样囊肿"，为行手术治疗入院。入院查体：无神经系统阳性体征。双眼视野检查生理盲点扩大。垂体相关激素皮质醇、女性激素全套、甲状腺功能全套均正常。术前头颅CTA：鞍区占位病变，高密度，病变周边血管未见动脉瘤；头颅MRI：病变在垂体上方，突破鞍膈进入鞍上，病变呈囊性，无强化。

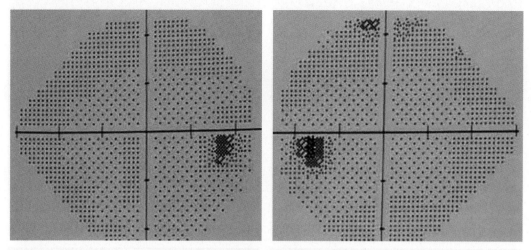

双眼视野检查

【术前影像】

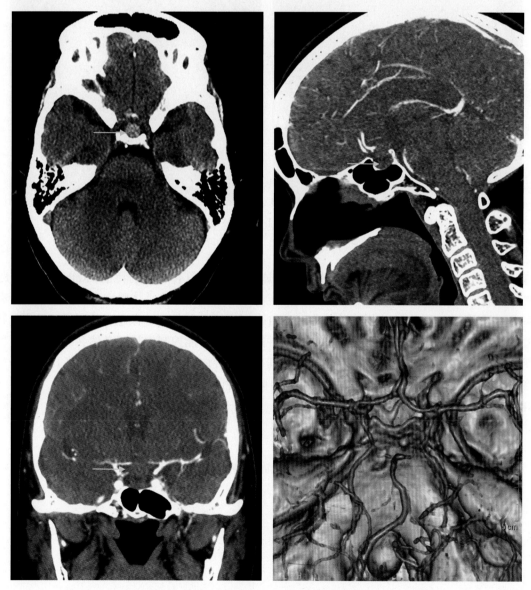

头颅CTA：鞍区占位病变（箭头所示），高密，病变周边血管未见动脉瘤

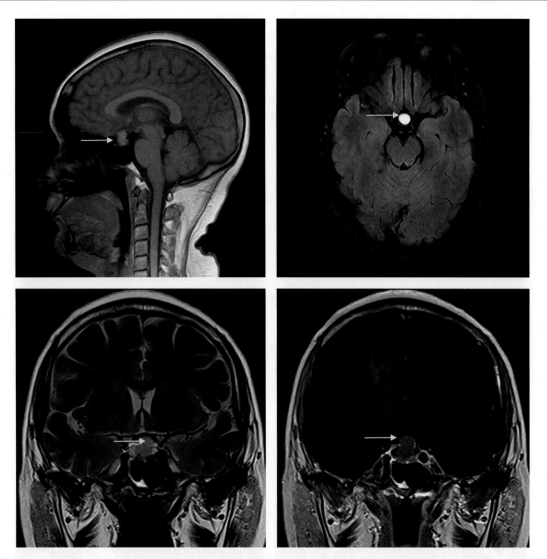

头颅MRI：鞍区占位病变（箭头所示），位于垂体上方，突破鞍膈进入鞍上，T_1稍高信号，T_2高信号，病变无强化

【术前讨论】 ①诊断：考虑Rathke囊肿，其依据如下：MRI符合囊肿的特征；Rathke囊肿是鞍区除垂体腺瘤之外的最常见病变；其次垂体瘤囊性变，一定有强化的实质部分垂体腺瘤存在，而患者没有强化的实质性病变，可排除；还有如表皮样囊肿，典型MRI表现为长T_1和长T_2，该患者的影像不具备此特征，可能性不大。②治疗：病变对视交叉有轻度压迫，囊肿又没有药物能控制生长，必然会继续增大，所以，最好能早期手术治疗。入路有经颅翼点或眉弓开颅，其次是神经内镜下经鼻蝶手术，两者比较，经鼻创伤更小，有脑脊液鼻漏风险，但带血管蒂鼻中隔黏膜瓣可防治脑脊液鼻漏。

【术前诊断】 鞍上Rathke囊肿。

【麻醉方式】 气管插管全身麻醉。

【手术体位】 仰卧位。

【手术名称】 神经内镜下经鼻蝶扩大入路鞍上Rathke囊肿切除术。

【手术过程】

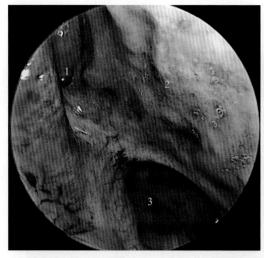

定位蝶窦开口，制作鼻中隔黏膜瓣。1：蝶窦开口；2：鼻中隔；3：后鼻孔

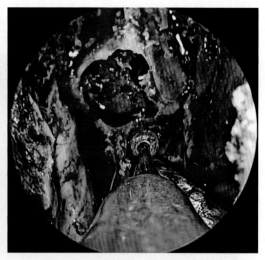

磨出蝶窦前壁。4：蝶窦前壁

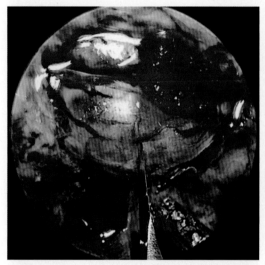

剪开鞍底硬脑膜

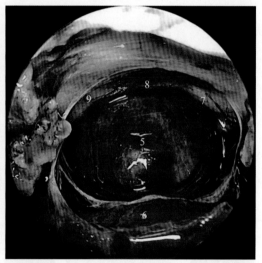

显露囊肿。5：囊肿；6：垂体；7：左侧视神经；8：视交叉；9：右侧视神经

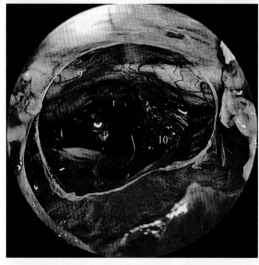

囊肿切除完毕。7：左侧视神经；8：视交叉；9：右侧视神经；10：垂体柄

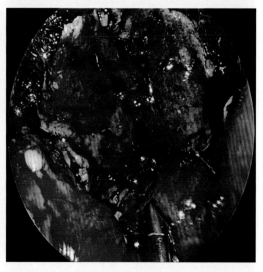

带血管蒂黏膜瓣等多重组织联合颅底重建

【术后情况】 术后常规防感染等治疗，术后1周出现脑脊液鼻漏，再次经鼻修补后痊愈出院，无手术相关后遗症。出院前激素检查：皮质醇、甲状腺功能全套、女性激素全套均正常。病检：符合Rathke囊肿。术后影像学复查：手术4小时后CT复查术区无出血；术后3天复查头颅MRI：囊肿无残留。

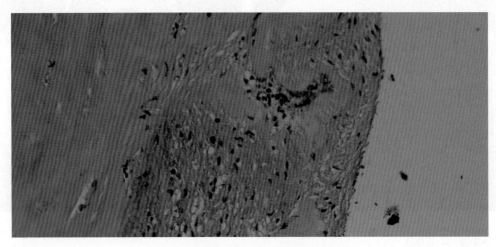

病理检查：符合Rathke囊肿

【术后影像】

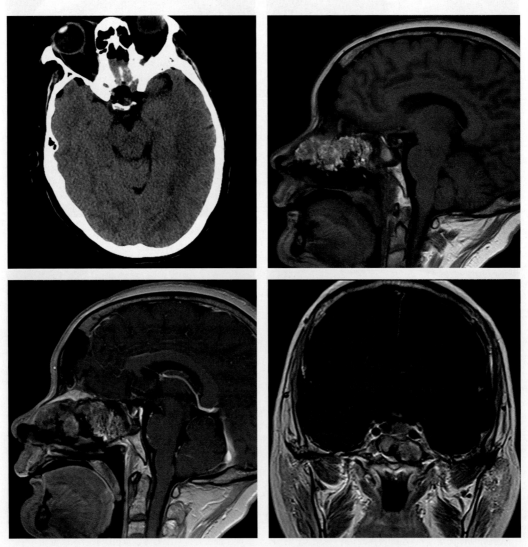

术后影像检查：CT复查术区无出血；MRI复查未见囊肿无残留

【点评】 Rathke囊肿是一种先天性疾病，是起源于胚胎发育中Rathke囊肿的良性上皮性囊肿。临床表现以头痛、视力下降、视野缺损、垂体功能低下等为主。大多数Rathke囊肿位于鞍内，内镜下经鼻蝶入路为治疗的首选方式。

本病例根据术前检查，Rathke囊肿诊断明确，位于鞍上，视交叉受压，治疗上可考虑手术切除，手术有经额颞或眉弓入路及神经内镜下经鼻蝶颅底入路等方式，具体哪种手术方式好，各有利弊，内镜下经鼻蝶入路有脑脊液鼻漏风险，嗅觉丧失风险也高；经额颞或眉弓脑牵拉损伤风险大，鞍内部分囊壁还难以切干净。具体采用什么入路需结合手术医师习惯及患者选择综合考虑。本例在患者及其家属充分知晓两种入路利弊后自愿选择内镜下经鼻蝶手术方式，手术效果满意，囊壁也一并全部切除，减少囊肿复发的可能，脑创伤小，术后恢复也快。术中主要有以下注意事项：彻底清除囊肿内容物，减轻对垂体、视交叉的压迫，内镜直视下锐性分离囊壁，尽量减少对正常垂体组织的损伤，严密的颅底重建减少脑脊液漏发生的风险。

（梁　鸿　贺绪智）

第九节　神经鞘膜瘤

病例106　内镜下经钩突入路切除眼眶内神经鞘瘤

【病史简介】 患者女性，44岁，已婚。因"右眼视力下降半年"入院，伴复视及眼球活动障碍。入院查体：生命体征正常。右眼睑下垂，右侧瞳孔散大，直接、间接光反射均消失。右眼视力0.5，左眼1.0，右侧眼球居中固定，不能活动。余无阳性体征。

头颅CT及MRI检查：右侧眼眶内球后占位性病变（箭头所示）。CT等密度，MRI T_1稍低信号，T_2高信号，增强见斑点样强化。胸部X线片未见肿瘤性病变。

【术前影像】

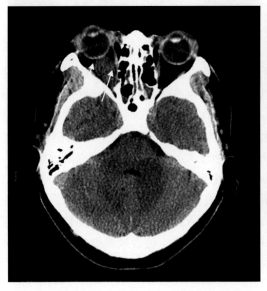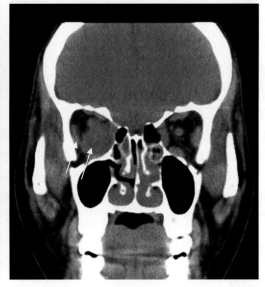

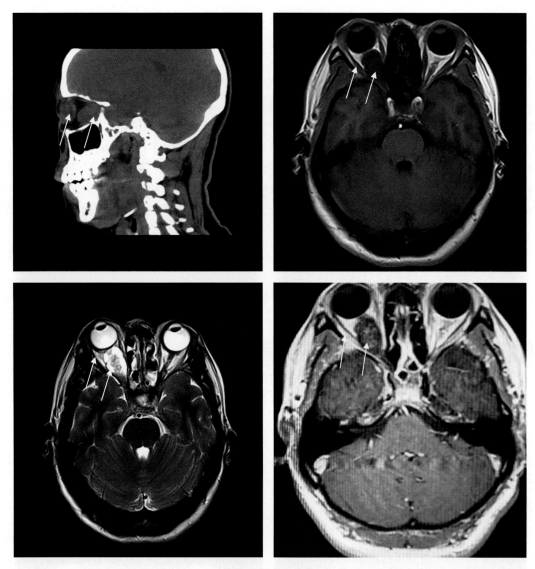

头颅CT及MRI检查

【术前讨论】 ①诊断：从3个方面考虑，原发良性肿瘤，原发恶性肿瘤，转移瘤。原发良性肿瘤以海绵状血管瘤多见，典型MRI表现T_1、T_2均有高信号及低信号区，病变无强化，而该病例T_1均匀低信号，T_2均匀高信号，有斑点样强化，故海绵状血管瘤可能性不大；其次是来源于神经的良性肿瘤，以神经鞘瘤多见，MRI典型表现是T_1低信号，T_2高信号，明显强化，但不均匀，瘤内有囊变，该病例MRI T_1、T_2序列符合神经鞘瘤，只是强化不明显，故从影像分析神经鞘瘤可能性大。原发恶性肿瘤以淋巴瘤多见，MRI典型表现是显著均匀强化，该病例强化不明显，故淋巴瘤可能性不大。最后就是转移瘤，患者没有其他系统的恶性肿瘤，故可能性不大。②治疗：患者目前有明显的右眼视力障碍，需要治疗。手术是唯一最佳选择，在没有神经内镜之前，可选择开颅或经眼眶入路，但这两种入路的手术创伤都比较大，对残存视力的保护也无明显优势。有神经内镜之后，就可采用经鼻神经内镜下手术，适合经眼眶内侧壁及内下壁入路的手术，而该患者肿瘤正好在眼眶内侧，故选择经鼻筛入路神经内镜下手术。

【术前诊断】 右侧眼眶内肿瘤。

【麻醉方式】 气管插管全身麻醉。

【手术体位】 仰卧位。

【手术名称】 右侧单鼻孔经筛入路右侧眼眶内球后肿瘤切除术。

【手术过程】

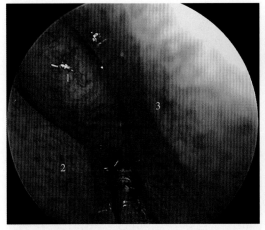
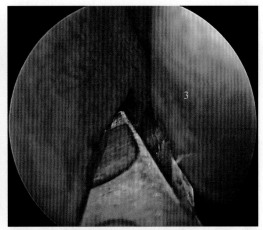

洗鼻腔，辨别相关解剖标志。1：中鼻甲；2：下鼻甲；3：鼻中隔

切中鼻甲。3：鼻中隔

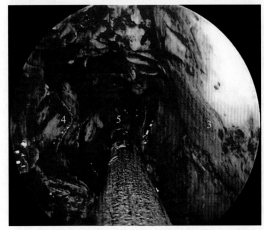
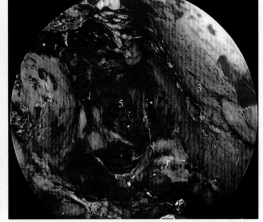

切开钩突后显露后组筛窦及眼眶内侧壁去除眶内侧壁骨质，显露眶筋膜。4：眶内侧壁，部分骨质已经破坏；5：后组筛窦

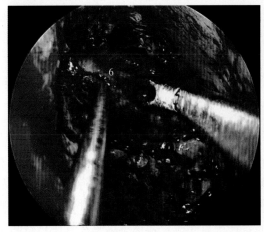
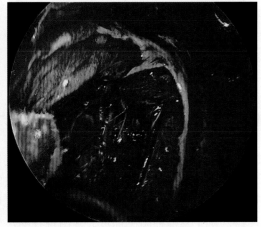

切开眶筋膜，去除脂肪垫，经肌间隙切除肿瘤；肿瘤切除后。6：肿瘤；7：肿瘤残腔

【术后情况】

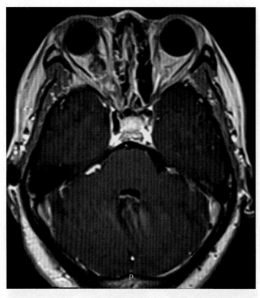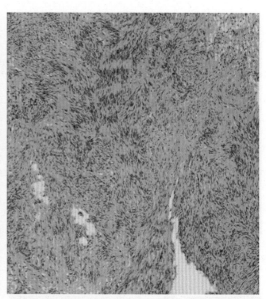

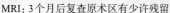

MRI：3个月后复查原术区有少许残留　　　　　病理检查：神经鞘瘤

　　患者术后常规防感染治疗，恢复顺利，术后5天出院。与术前比较，出院时视力无明显改善，但无加重，眼球仍不能活动，术后3个月复查视力仍无好转，也无加重，仍有复视，但较术前好转，眼球可活动，较左侧差。术后病检神经鞘瘤，结合术前动眼神经麻痹，诊断右侧动眼神经鞘瘤。3个月后头颅MRI检查结果：肿瘤未见复发。

　　【点评】　眶内眶尖常见肿瘤有海绵状血管瘤、神经鞘瘤、表皮样囊肿及恶性肿瘤等，手术切除是治疗眶内眶尖肿瘤的首要方法。传统眼眶肿瘤切除包含经眼眶、经颅入路，随着内镜技术的不断进步，眶内眶尖肿瘤的切除越来越多可选择经鼻内镜下切除。

　　本例病变位于眼眶内，在眶尖到球后，也就是在视神经的眶内段，术前主要损害表现为视力障碍，主要原因是眶内段视神经受压所致，需手术切除肿瘤解除对眶内组织产生的压迫损伤。本例手术采取单鼻孔"双人四手"操作，对术者和助手的配合熟练程度要求较高。术中开放筛窦、蝶窦后，充分显露眶纸板，显露眼眶内壁，尽可能把眶内侧壁全打开，且尽量将靠前的眶内侧壁骨质打开，需要用棉片推开脂肪和内直肌扩大视野，切除肿瘤经内直肌和下直肌间隙进去，这样可减少眼外肌损伤，同时便于切除肿瘤，减少对视神经的牵拉或压迫的二次损伤。肿瘤切除后用人工硬膜修补眶筋膜并将脱出的眶脂肪向眼眶内推挤，重塑眶壁。此病例术后诊断为神经鞘瘤。

（梁　鸿　贺绪智）

病例107　颅内外沟通复发腮腺神经鞘膜瘤

　　【病史简介】　患者女性，53岁。声音嘶哑，伴进食梗阻感4个月。患者于24年前因腮腺囊肿于当地医院行手术治疗，术后遗留面瘫。10年前因右耳下包块复发，明显增大伴疼痛于我院行"右侧腮腺及包块切除术＋颅底肿块切除术"。入院前4个月开始，患者无明显诱因出现进食梗阻感，无呼吸困难，无咽痛，无颈部活动障碍。半个月前梗阻感加重，并出现吞咽疼痛，伴声音嘶哑，无饮水反呛。查体：右侧面瘫，额纹消失，眼睑闭合不全，鼻唇沟浅，口角向左侧偏斜。右侧腮腺部位隆起，肿块触摸不明显。外院CT显示：右侧腮腺区占位。穿刺活检考虑神经鞘瘤。

【术前影像】

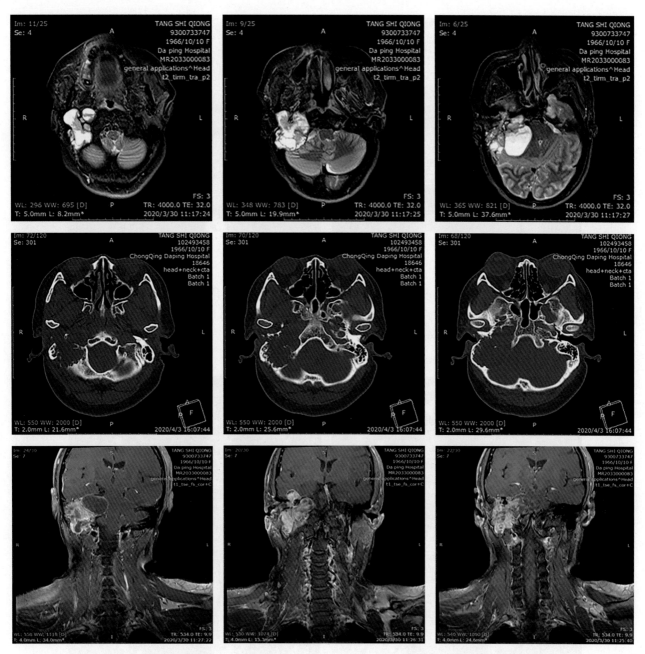

　　患者术前CT可见腮腺区-咽旁间隙肿瘤，肿瘤侵犯颈静脉孔及颞骨岩部，直至岩尖及斜坡。颞骨颈内动脉管后壁骨质可见侵蚀。肿瘤压迫并进入颅后窝，少量肿瘤组织突破中颅底，进入颅中窝。肿瘤质地不均，囊变，空泡样变，强化不均匀，符合神经鞘瘤影像学改变

【术前诊断】 颅内外沟通复发腮腺神经鞘膜瘤。

【麻醉方式】 气管插管全身麻醉。

【手术体位】 左侧卧位，下颌略抬起，显露颈前三角。头部向外牵引，头顶略下垂。

【手术名称】 颅颈联合入路颅内外沟通复发神经鞘膜瘤切除术。

【手术过程】

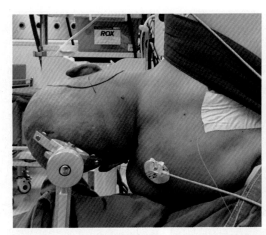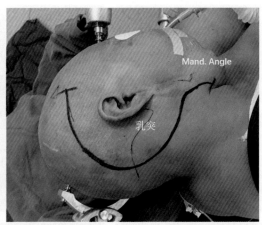

手术体位及切口设计

　　患者取左侧卧位，牵引颈部，头顶下垂，制造自下而上的观察视角。同时下颌略抬起，开放颈前三角，保证分离颈部血管及咽旁间隙。切口起自耳屏上方两横指，围绕耳屏，经下颌角，止于舌骨水平。为防止皮瓣血供出现障碍，切口下端部分利用前次手术切口。

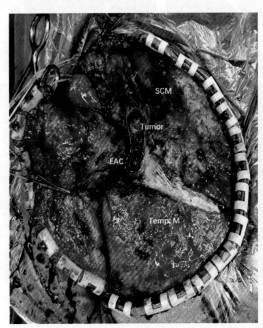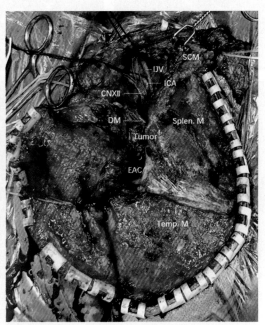

肿瘤显露及切除情况

　　沿标记切开皮肤，帽状腱膜下分离，保留颞肌浅筋膜。横断外耳道，盲袋状缝合封闭，内部筋膜瓣缝合加固。外耳道内可见肿瘤，肿瘤侵蚀外耳道下壁，与咽旁间隙沟通。沿胸锁乳突肌前缘分离，并于上项线断离该肌肉筋膜，将整块肌肉下翻，显露颈部结构。分离控制颈内动脉、颈内静脉，确认二腹肌、舌下神经等标志性结构。可见肿瘤蚀穿后颅底，进入枕下肌肉深面。

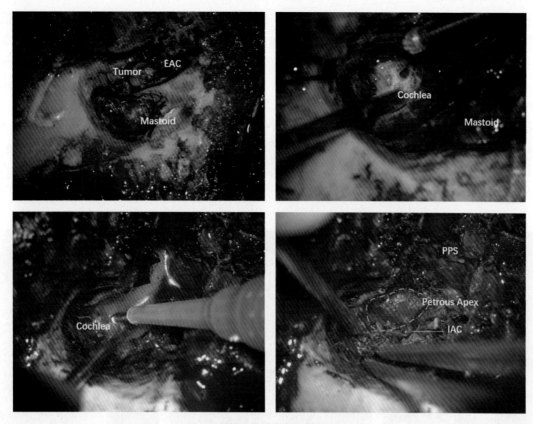

经耳蜗入路切除岩骨内肿瘤

　　磨除乳突表面骨质及内部气房，可见乳突表面骨质完好，未受肿瘤侵蚀。直至鼓室可见肿瘤几乎完全侵蚀半规管及面神经管。扩大乳突磨除范围，连通外耳道于乳突腔，进一步显露岩骨内肿瘤。磨除残余半规管，进而磨除耳蜗，显露并切除岩尖部位肿瘤。

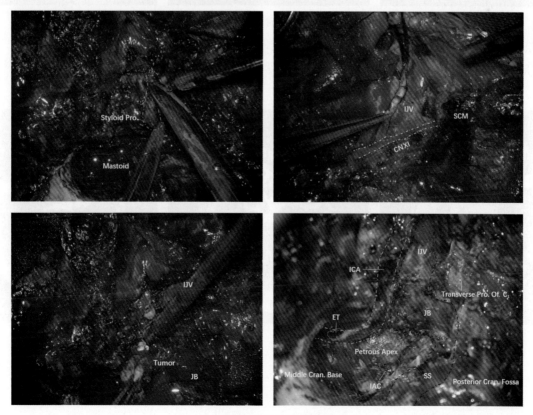

切除颈静脉孔及咽旁间隙肿瘤

完成岩骨内肿瘤切除后，进一步磨除颞骨鼓部，切除咽旁间隙内肿瘤。确认茎突，分离后切除，进一步显露咽旁间隙及颈部大血管。可见颈内静脉位于茎突深面，颈内动脉包含于颈血管鞘内，未给予分离显露。沿颈内静脉分离，直至颈静脉球部，可见均被肿瘤侵犯，血管闭塞内含瘤栓。血管超声确认颈内静脉后结扎，并逆向分离至颈静脉球部，切除血管内肿瘤，完整保留颈静脉球内侧壁。可见，副神经走行于颈内动静脉表面。切除肿瘤后，术腔与岩骨术腔连通成为一体，清晰显露各标志性解剖结构。

完成肿瘤颅外部分切除后，枕下开颅，探查桥小脑角，未见肿瘤，确认肿瘤均位于硬膜外，已全切。去自体肌肉封闭咽鼓管及内听道，颞浅筋膜修补中颅底，生物蛋白胶封闭。自体脂肪填塞岩骨缺损，生物胶加固。还纳固定骨瓣，逐层缝合肌肉，留置皮下引流。术后给予局部加压包扎。术后患者转入ICU观察，24小时后转入普通病房。神清语利，伸舌不偏，存在轻度饮水呛咳，可进半流食。

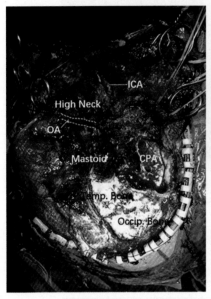
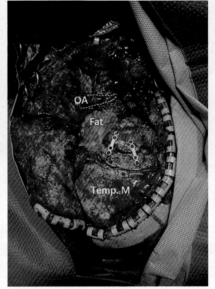
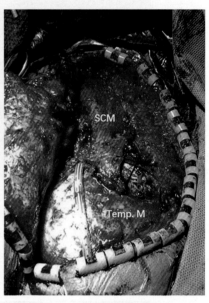

硬膜修补及颅底重建情况

【术后影像】

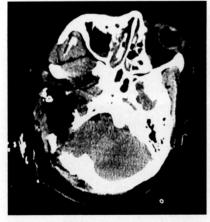
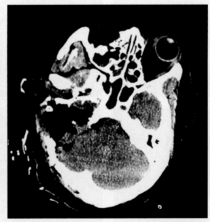
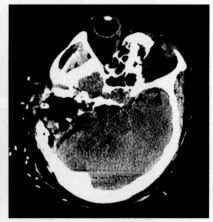

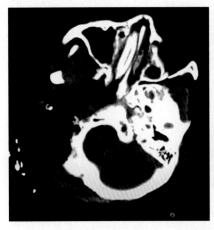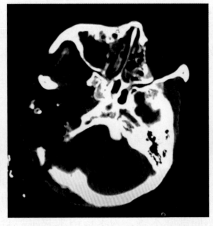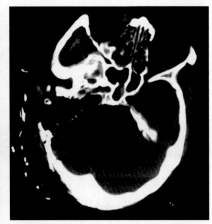

术后影像证实肿瘤全切，以及遗留的巨大颅底缺损，已修补

【点评】 腮腺区良性肿瘤包括基底细胞瘤、多型性腺瘤和腺淋巴瘤等，神经鞘瘤相对少见，占全部腮腺区肿瘤的0.2%～1.5%。腮腺内包含面神经、感觉神经和自主神经，均可成为神经鞘瘤的起源。由于影像学表现不典型，术前诊断率较低，术后面瘫发生率较高。腮腺-颅内沟通肿瘤多通过直接侵犯颞骨乳突部或岩部，其具体机制尚不明确。因腮腺深叶肿瘤经常累及咽旁间隙，沿颈内静脉-颈静脉球-乙状窦侵犯颈静脉孔周围岩骨，可能为其侵袭通道之一。本病例可见患者乳突表面骨质正常，而肿瘤侵袭颈静脉孔周围颞骨，形成巨大的骨质缺损；且术中证实，高位颈内静脉、颈静脉球、下端乙状窦内被肿瘤侵犯。同时，咽旁间隙位置深在，内部血管神经结构复杂，一旦肿瘤侵入，给外科手术带来更大困难。

本例肿瘤以侵犯颞骨乳突部、岩部为主，同时累及咽旁间隙、桥小脑角，甚至部分突入中颅底，其核心位于颈静脉孔区域。颈静脉孔肿瘤因其特殊位置，病变可能向颞骨、颈部和颅内3个方向侵袭。因此，无论是神经外科，还是耳鼻喉头颈外科的颈静脉孔入路一般包含3个视野：颞骨（主要是乳突）、高位颈部（咽旁间隙）和桥小脑角。目前常用的外科入路可从外侧和后外侧两个方向显露颈静脉孔。一种是耳鼻喉头颈外科常用的Ficsh A型颞下窝入路，从外侧封闭外耳道、磨除乳突、移位面神经、磨掉鼓部、切除茎突，排除万难显露颈静脉球及咽旁段颈内动脉。但也正因如此，该入路对于颈静脉孔区域结构的显露最为充分，尤其适用于血供丰富的球瘤手术。而神经外科更习惯使用远外侧髁旁入路或极外侧入路，从后方显露颈静脉孔及咽旁间隙内大血管，但由于对前方结构显露不够充分，更适用于神经鞘瘤手术。但确实避免了听力损失及面瘫的风险，此为其优势所在。由于患者首次术后已出现面瘫，2年前听力丧失，加之岩骨内结构破坏严重，手术可不再顾及面神经及听器。手术采用Sanna教授的经耳蜗入路切除直抵岩尖，全切颞骨内部肿瘤。同时，采用Ficsh A型颞下窝入路处理颞骨鼓部、茎突，显露全程颈内动、静脉，切除咽旁间隙肿瘤。随后，通过颅后窝开颅探查颅后窝肿瘤。

控制颈内动脉为切除累及颈静脉孔、咽旁间隙肿瘤的关键环节之一。神经外科由于长期面对脑血管病，对于颈内动脉颅内段、床突段相对熟悉。此外，因处理颅内动脉瘤的近端控制及颈内动脉内膜剥脱手术的需要，神经外科医师多可熟练显露、控制颈部血管。而当颈内动脉上升进入咽旁间隙、颞骨、海绵窦等颅外深部结构时候，神经外科医师往往缺乏控制能力。而这些部位颈内动脉均与颞骨有着密切关系，处理颞骨是显露、控制该段颈内动脉的基础。通过处理鼓部、茎突，显露咽旁段颈内动脉；配合下颌骨牵开，通过磨除岩骨颈内动脉管，显露岩骨段颈内动脉，甚至可以实现颈内动脉移位和血管旁路移植；并可沿继续向远端追溯，从中颅底上、下两个方向显露海绵窦段颈内动脉，从而实现颈内动脉全段控制。此为安全切除侧颅底病变的有力保证。同时，实现颈内动脉各段显露和控制，可以为血管旁路移植提供更为广泛的可选择区域。

颞骨经常令自认为高大上的神经外科医师颇为尴尬。其鳞部、乳突部广泛覆盖中后颅底外侧；其岩部嵌入颅中窝和颅后窝之间，使神经外科同期处理中、后颅底病变十分困难。所以笔者常将颞骨比作一颗插入神经外科阵地的"钉子"，其中纠结与痛苦，不做颅底是不容易知道的。普通神外入路难以处理深部颅底病变，即因为没有适当的处理颞骨。而Kawase入路、乙状窦前入路、颈静脉孔技术成为神经外科高级入路，也正是因为通过颞骨，打开神经外科处理深部颅底病变的通道。但即便这些高级入路也仅仅通过处理颞骨周边结构，如鳞部、乳突部、岩尖，而对其内部核心结构如半规管、听器、前庭、面神经等结构仍无精准控制能力。颞骨技术是颅底外科医师最重要的核心技术之一，不断学习和实验室训练，是培育这一能力的唯一途径。

（王旭辉　许民辉）

病例108　颅中后窝为主的三叉神经鞘膜瘤

【病史简介】　患者女性，55岁。发现颅内占位7个月。患者7个月前出现左侧耳鸣、走路不稳等不适。至本地医院行头部MRI显示：左侧桥小脑角占位病变，部分延伸至颅中窝，建议进一步检查。至入院前10余天前，头晕、耳鸣加重，伴有左侧面部麻木感，为求诊治来我院。查体：步行，步态尚可，未见明显异常。眼球运动正常，瞳孔反射正常。左侧面部感觉减退。头部MRI显示：左侧桥小脑角占位病变，部分延伸至颅中窝，考虑为三叉神经鞘膜瘤。

【术前影像】

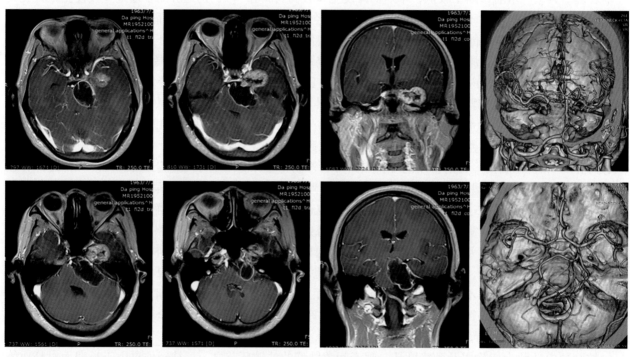

MRI显示：哑铃形肿瘤骑跨中、后颅底。侵犯三叉神经半月节及桥小脑角，颅后窝病变体积大，囊变明显，压迫脑干。肿瘤增强明显，分布不匀，考虑神经鞘膜瘤可能性大。CT显示：左侧岩尖骨质吸收明显，肿瘤内未见明显对比剂聚集

【术前诊断】　中、后颅底三叉神经鞘膜瘤。

【麻醉方式】　气管插管全身麻醉。

【手术体位】　平卧位，头对侧偏转45°，略后仰。

【手术名称】　左侧额颞经颧弓入路三叉神经鞘膜瘤切除术。

【手术过程】　本例采用颞极视野，硬膜下显露中颅底策略。额颞入路，切断颧弓，与颞肌一同下翻，以充分暴露中颅底。牵开颞叶脑组织，即可见硬膜外三叉神经月结肿瘤隆起。切开硬膜可见肿瘤包膜完整，界线清晰，半月结神经束部分可见。选择无神经束经过位置切开肿瘤包膜，切除中颅底范围内肿瘤。切除后可见扩大的麦克囊，以及因压迫变得菲薄的三叉神经节神经组织，位于麦克囊外侧。岩尖受压，骨质侵蚀，岩骨嵴明显变薄。可经扩大的岩尖切除部分颅后窝肿瘤，但由于颅后窝部分较大，肿瘤外侧部分难以切除。

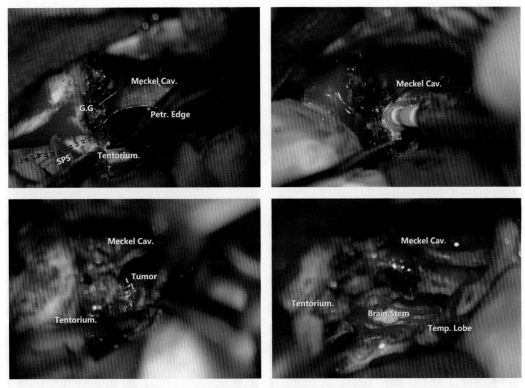

切除颅后窝肿瘤

沿岩上窦剪开小脑幕，显露岩尖及外侧Kawase三角骨质，虽可安全磨除，但无明显解剖标志可供参考。通过磨除的岩尖，进一步切除颅后窝肿瘤，直至全切。切除肿瘤可经过切开的小脑幕和磨除的岩尖观察脑桥及颅后窝情况。使用颞肌组织、人工硬膜及生物蛋白胶修补岩尖，预防脑脊液漏，常规关颅。

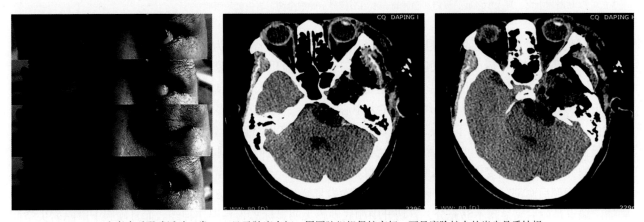

患者术后眼球活动正常；CT显示肿瘤全切，周围脑组织保护完好，可见磨除扩大的岩尖骨质缺损

【术后影像】 术后患者眼球运动正常，术后6天低流量脑脊液鼻漏，给予腰池引流后愈合。术后复查可见肿瘤全切，病理显示为神经鞘瘤（WHO Ⅰ级）。术后2个月患者因角膜溃疡再次来院就诊，诊断为神经性角膜溃疡，暂给予眼睑缝合，保护角膜。考虑为肿瘤切除过程中三叉神经第一支成分损伤所致。

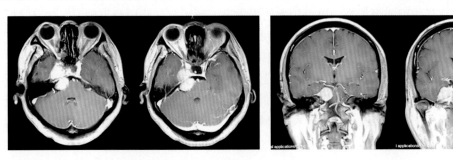

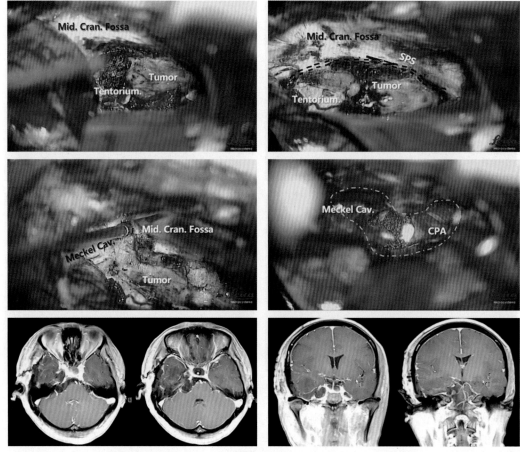

颞下经小脑幕入路切除中、后颅底沟通三叉神经鞘膜瘤，切开小脑幕显露肿瘤颅后窝部分；向前沿三叉神经
切断岩上窦，进入中颅底，显露切除肿瘤。术后影像显示肿瘤全切，岩尖骨质吸收

【点评】 哑铃形、沟通中后颅底三叉神经鞘膜瘤是此类肿瘤中较为多见的一种类型。肿瘤由扩大的岩尖、三叉神经孔沟通中后颅底、硬膜内外。但由于鞘膜瘤血供不甚丰富，边界相对清晰的特点，手术难度并非顶级。通过多种入路均可实现全切，主要包括硬膜内颞下入路、硬膜外的扩大中颅底（Kawase）入路和Dolence入路。由于此类肿瘤主体以岩尖为中心，沟通中后颅底，多位于三叉神经内侧，与岩斜区脑膜瘤类似。故国内多采用硬膜下-颞下入路切除此类肿瘤。该入路通过牵开颞叶底面，显露并切开小脑幕，首先显露肿瘤颅后窝部分。切除后，沿肿瘤通道追溯及三叉神经追溯，自三叉神经孔向前切开中颅底硬膜，显露并切除中颅底麦克囊及海绵窦内肿瘤。

如肿瘤颅后窝部分较大，可于硬膜下酌情磨除岩骨嵴（部分Kawase三角骨质），增加颅后窝显露，切除肿瘤。缺点是颅后窝显露不够充分，且切开中颅底硬膜无明显标志，易误伤神经。而且硬膜下磨除岩尖空间小，移位、保护本已菲薄的三叉神经组织困难，易导致该神经损伤。本例患者术后出现失神经性角膜溃疡，考虑为切开中颅底硬膜过程中损伤相关神经所致。此外，由于岩尖磨除不够彻底，不能充分利用岩尖骨质磨除的空间，彻底开放该区域硬膜及小脑幕，最大程度显露颅后窝结构。操作需要一定程度的盲目牵拉，存在风险。硬膜外多使用两种方式：经Dolence自上方分离中颅底硬膜，硬膜外显露三叉神经半月结及其内部肿瘤，直视下切开麦克囊内壁或海绵窦；再沿扩大的岩尖进入颅后窝切除硬膜下肿瘤，如有需要，可磨除Kawase三角，扩大硬膜下显露范围。但此类入路需额颞开颅，切断颧弓，手术切口较大，手术时间长。另一种为经典的Kawase入路，于中颅底颞部开颅，分离中颅底硬膜、显露麦克囊，磨除Kawase三角；于颞底平行及垂直岩上窦两个方向"T"形切开硬膜，断离岩上窦，随后向内切开小脑幕；沿三叉神经切开，松解三叉神经，显露硬膜内外肿瘤，于三叉神经上下分离切除肿瘤。但对于海绵窦操作术野较深，可控范围逊色于Dolence入路。对于原发于三叉神经第一支，进入眶上裂的三叉神经鞘膜瘤，应首选Dolence入路。

（王旭辉 徐伦山）

病例109　中、后颅底沟通三叉神经鞘瘤

【病史简介】　患者女性，50岁。右侧面部麻木4个月，伴右侧眼睑下垂1天。患者4个月前无明显诱因出现右侧面部麻木，口服药物无缓解，未予重视。1天前出现头痛，右侧额颞为主，右眼胀痛及右侧眼睑下垂，视物模糊，复视。初诊为三叉神经鞘膜瘤。查体：神志清楚，查体合作。右侧上睑下垂，右侧瞳孔扩大，直径约4mm，直接及间接对光反射消失，眼球活动正常。左侧瞳孔直径2.5mm，对光反射灵敏。右侧面部痛温觉减退，左侧正常。头部MRI显示：右侧海绵窦旁及桥小脑角占位。

【术前影像】

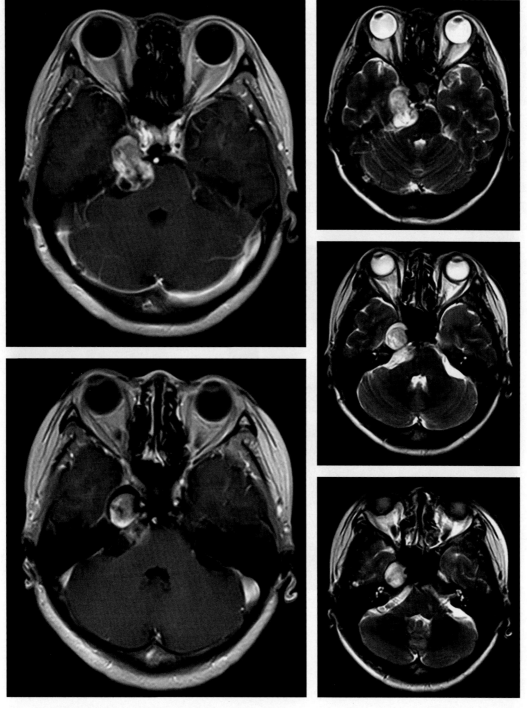

头部MRI显示：中、后颅底骑跨病变。主体位于海绵窦旁，压迫侵蚀岩尖，进入桥小脑角。T₂高信号，增强明显。考虑为三叉神经鞘膜瘤

【术前诊断】　右侧中、后颅底三叉神经鞘膜瘤。
【麻醉方式】　气管插管全身麻醉。
【手术体位】　平卧位，头对侧偏转45°，略后仰。
【手术名称】　右侧眶颧入路三叉神经鞘膜瘤切除术。
【手术过程】

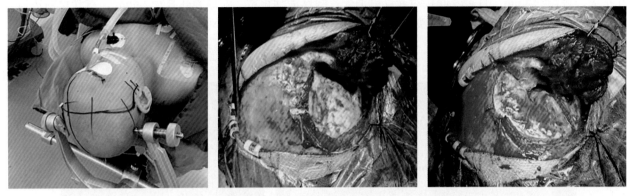

手术体位、切口及开颅情况。切断颧弓，随颞肌下翻，充分显露中颅底

　　旨在充分显露中颅底，并于中颅底双层硬脑膜间分离，充分显露肿瘤及三叉神经麦克囊，于神经丝之间分离切除肿瘤。切开皮肤，筋膜间分离、显露颧弓并两端切断，与咬肌一同下翻，充分显露颞部颅骨。额颞开颅，显露颞部硬膜，可平视中颅底，进行硬膜间分离。

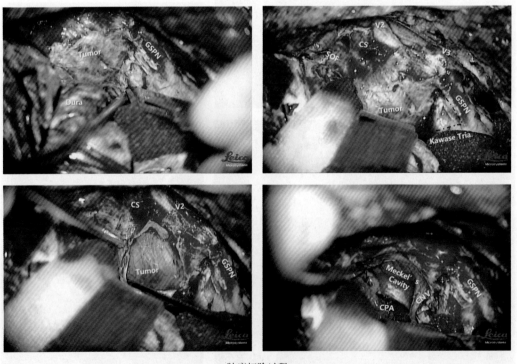

肿瘤切除过程

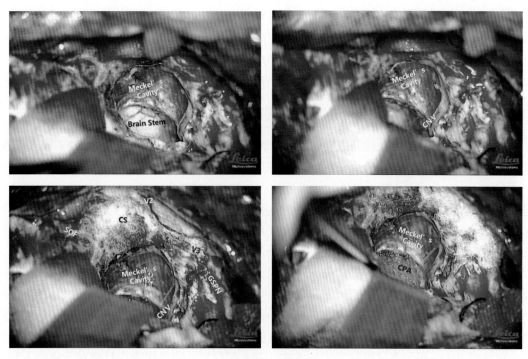

肿瘤切除后情况

　　电凝切断脑膜中动脉，锐性分离中颅底硬膜，显露麦克囊及其内部肿瘤，可见岩浅大神经贴附于中颅底，位于三叉神经第三支外侧。切开肿瘤表面脑膜，肿瘤包膜光滑，其三叉神经丝清晰可见。于神经丝之间切开包膜，分离神经丝；于神经丝之间切除肿瘤，最大程度保护三叉神经。肿瘤全切可见压迫扩大的岩尖区域，三叉神经受压变薄，贴附于岩尖外侧。岩尖受压扩大，沟通中、颅后窝，肿瘤切除后可通过扩大的岩尖观察到脑干表面软膜。该入路可清晰显示中颅底结构，包括三叉神经第一、二、三支及其对应的出通道——眶上裂、圆孔、卵圆孔，岩浅大神经，脑膜中动脉（棘孔），海绵窦全貌及其各个"三角"。肿瘤切除后给予硬膜复位，少量带蒂颞肌瓣填塞术腔。术后病理检查证实为神经鞘膜瘤。

【术后影像及关颅情况】

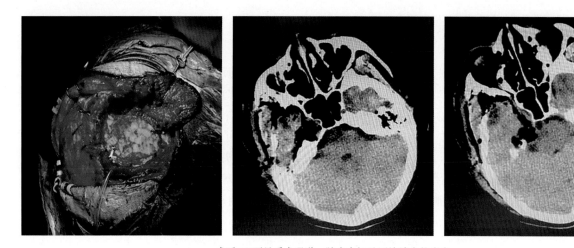

术后CT可见手术通道，肿瘤全切及压缩消失的岩尖

　　【点评】　三叉神经鞘膜是一类较为常见的颅底肿瘤，多起源于三叉神经的施万细胞。由于三叉神经分布范围广泛，起源位置不同，则肿瘤的主体位置不同。起源于三叉神经根、半月节及最终分支的肿瘤主体

分别位于颅后窝、颅中窝和颅外。而如肿瘤起源于上述结构的移行部位，或沿神经走行生长，则形成哑铃形、骑跨颅内外或中颅后窝的肿瘤；因此根据部位，三叉神经鞘瘤可被分为外周型、神经节海绵窦型、哑铃形、神经根型。解剖上，三叉神经通过岩尖进入中颅底，表面存在蛛网膜及硬膜来源的双层包膜；并在半月节部位形成较为宽阔的蛛网膜下空间，内含脑脊液，与颅后窝脑脊液沟通。此外，三叉神经半月节表面尚覆盖有来自中颅底的双层硬膜：内层为脑膜层，为三叉神经半月节和海绵窦外侧壁的延续，从上方覆盖三叉神经半月结；外层为骨膜层，形成半月节下方的硬膜。此两层硬膜在眶上裂、圆孔、卵圆孔处融合，但并不紧密，可以在上述部位切开表层硬膜，于两层硬膜间分离，显露三叉神经半月节及其3个分支。这些模型结构也成为海绵窦内神经、血管的屏障，肿瘤多为不能穿破硬膜进入海绵窦静脉腔隙，或包裹颈内动脉。

根据上述解剖特点，三叉神经鞘瘤可采用多种入路进行手术。对于骑跨中后颅底的三叉神经鞘瘤，目前主要使用硬膜下和硬膜外入路。硬膜下切除，多采用颞下入路，切开小脑幕，切除颅后窝部分肿瘤；然后沿三叉神经向前切开小脑幕，进入中颅底，切除中颅底部分肿瘤。硬膜外切除主要有两种方式，一种仍是通过颞下入路，切除脑膜中动脉，进而分离中颅底两层硬膜，硬膜外显露三叉神经半月节，切除中颅底部分肿瘤；然后通过压迫扩大的岩尖，进入颅后窝，切除肿瘤。如肿瘤颅后窝部分较大，可扩大磨除岩尖（Kawase三角），进入颅后窝切除肿瘤。另一种是采用Dolence入路，断离眶脑膜瘤韧带和脑膜中动脉，充分分离中颅底硬膜、半月节、三叉神经的3个分支，从上方显露整个中颅底。显露更为充分，操作空间更大。如颅后窝肿瘤过大，仍可通过磨除岩尖的方式，进入颅后窝，完成切除。目前对于硬膜下和硬膜外入路的选择，存在较大争议。一般来讲硬膜下入路切口更小，简单分离即刻观察到肿瘤，利用肿瘤通道进行切除，速度更快。但显露不够充分，对于较大或复杂肿瘤难以从容应对；并且，切开中颅底硬膜没有明显标志，容易伤及神经。而硬膜外入路，一般切口较大，切除肿瘤前需要进行较为复杂的分离操作，如分离硬膜、磨除岩尖等；但显露充分，标志明确，更容易保护神经血管结构。笔者认为更重要的是，硬膜外分离技术是中颅底操作的基础，具有可延展性，熟练掌握，可应对更多病变，如颅内、外沟通肿瘤，海绵窦肿瘤，基底动脉系统动脉瘤等。

此外，近几年神经内镜发展迅速，给颅底病变治疗提供新的思路和方法。神经内镜可通过扩大经鼻入路，直接定位海绵窦、眶上裂、圆孔、卵圆孔、三叉神经半月节等结构，且颅底骨质较薄，可迅速到达。对于血供不丰富、边界清晰的良性肿瘤，尤为适合。但其具体适用范围及技术要点尚无共识，有待进一步积累和探索。

（王旭辉　许民辉）

病例110　巨大三叉神经鞘瘤

【病史简介】　患者男性，58岁，因"右眼视力进行性下降6年，反应迟钝2个月"入院。主要体征：扶入病房，小步步态，右眼失明。右侧瞳孔圆形3mm，直接及间接对光反射消失，左侧瞳孔对光反射灵敏，右耳听力丧失，右侧面部感觉减退，病理征（－）。头颈部MRI：右侧中、颅后窝底低密度混杂信号肿块，大小约6.3cm×9.1cm×6.4cm，界线清楚，邻近颞骨膨胀，局部可见破坏，病灶包绕颈内动脉可能，右侧颞叶、海绵窦及第四脑室受压，脑室扩张积水，中线结构左偏。头颈部CTA：右侧颈内动脉虹吸段，眼段，后交通段，大脑前、中、后动脉明显受压、推移，左侧前后循环正常。影像学检查意见：右侧中、颅后窝占位性病变，考虑神经源性肿瘤，幕上梗阻性脑积水，右侧颈内动脉系统受压、推移。

【术前影像】

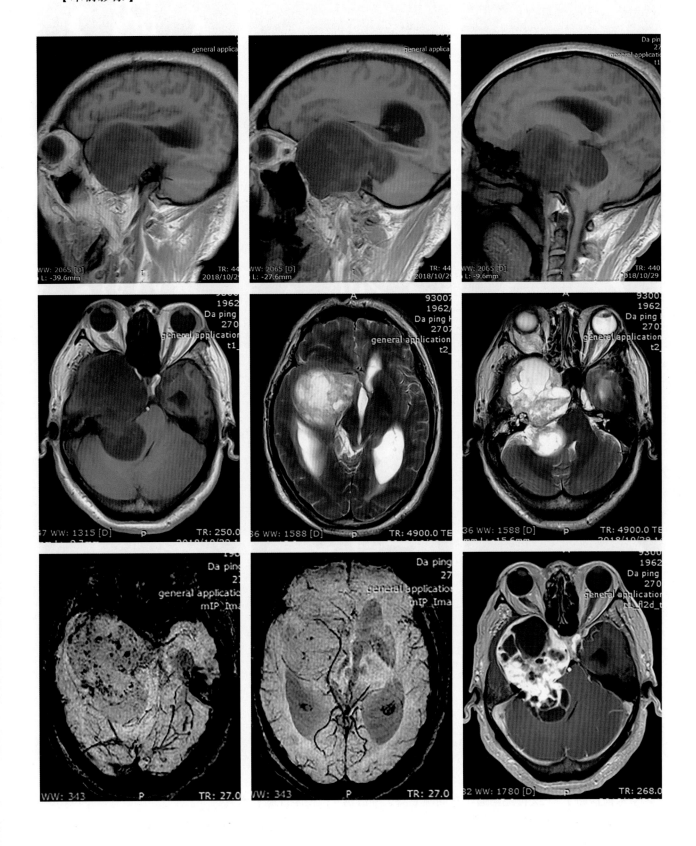

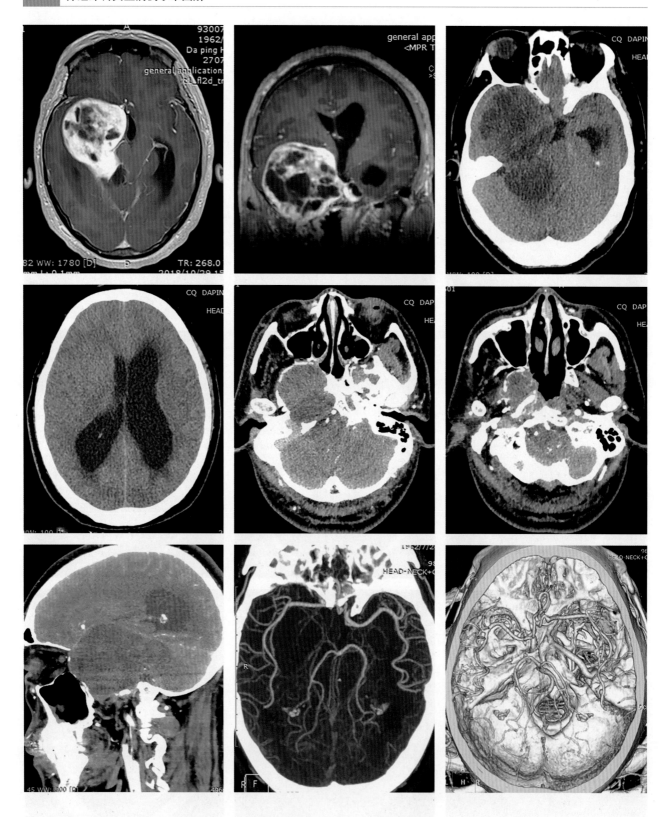

【术前诊断】 三叉神经鞘瘤（右侧颅中窝、颅后窝）；梗阻性脑积水。

【麻醉方式】 气管插管全身麻醉。

【手术体位】 仰卧位。

【手术名称】 右侧额颞开颅三叉神经鞘瘤切除术。

【手术过程】

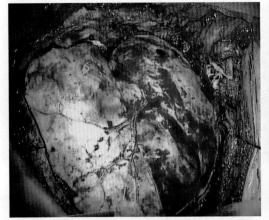

开颅取下骨瓣切断颧弓

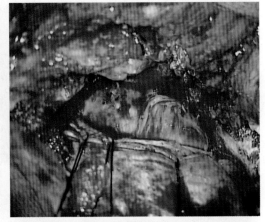

剪开硬膜与肿瘤边界后牵开

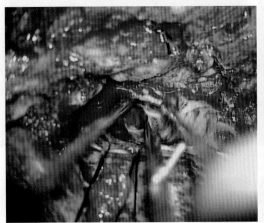

颞部肿瘤囊性变

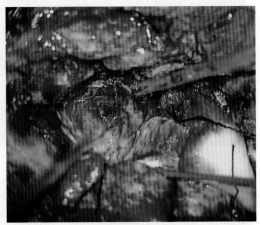

切除颞极部肿瘤

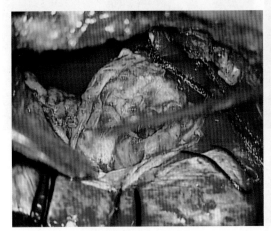

颞叶底部肿瘤边界仍清晰

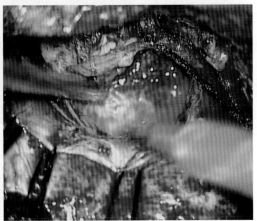

超声刀切除颅中窝肿瘤

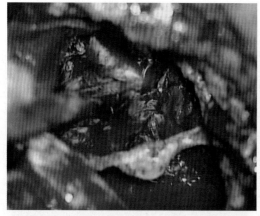

可见岩骨段颈内动脉

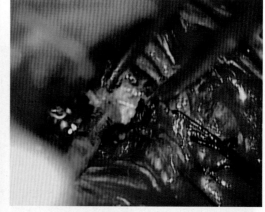

处理岩尖部肿瘤

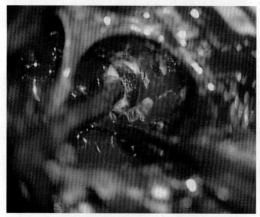

切除颅中窝内肿瘤显露Meckel囊

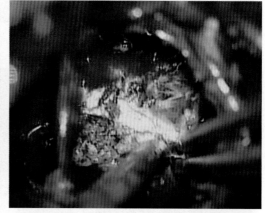

切除麦克囊内肿瘤

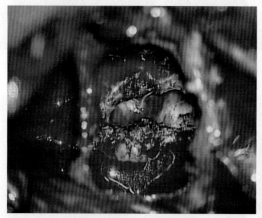

切除麦克囊内肿瘤后经此通道进入颅后窝

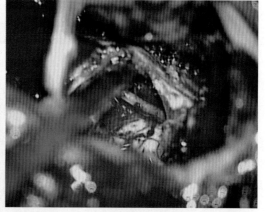

切除颅后窝内肿瘤

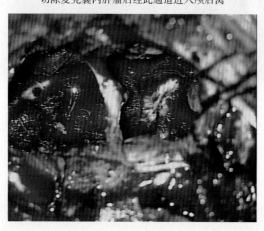

肿瘤全切后情况

【术后影像】

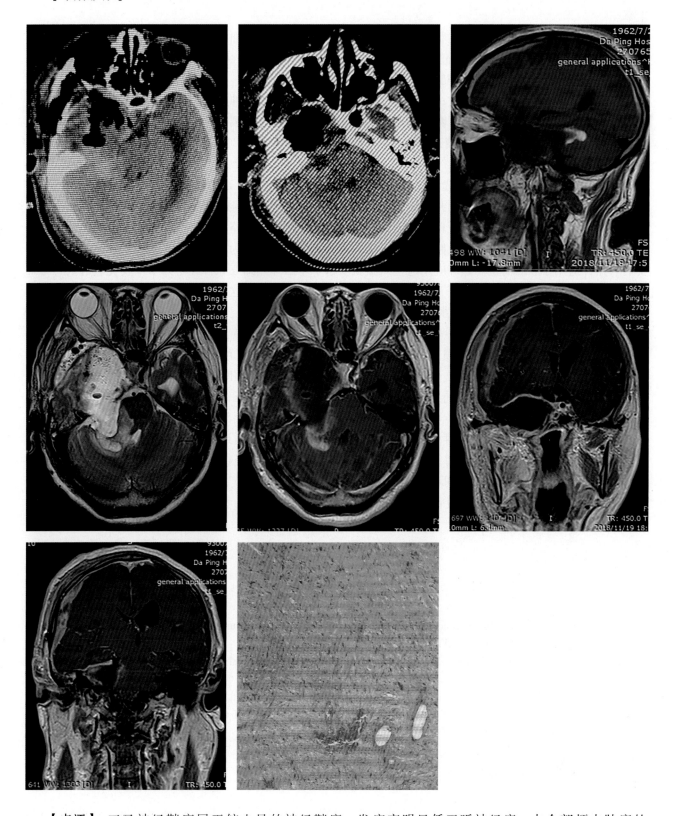

【点评】 三叉神经鞘瘤属于较少见的神经鞘瘤，发病率明显低于听神经瘤，占全部颅内肿瘤的0.08%～0.36%，占颅内神经鞘瘤的0.8%～8%。根据肿瘤的部位分为：颅中窝型：主要位于幕上，硬膜外生长；颅后窝型：主要位于幕下，硬膜内生长；哑铃型：位于颅中窝及颅后窝，呈哑铃状；颅外型；颅内外沟通型，通过侵蚀颅底孔道生长。由于肿瘤涉及颅中窝、颅后窝、岩尖区等颅底复杂结构，其位置深在、周围重要血管和脑神经密集，肿瘤常压迫脑干或与脑干粘连，因此手术难度大，手术后并

发症较多。大型或巨大型肿瘤通常会同时累及颅后窝和海绵窦，从而增加手术难度和手术后并发症的发生率。

三叉神经鞘瘤的主要以临床症状与肿瘤侵及的部位有关，多数以面部麻木、疼痛、复视、咬肌无力及颅内压增高等表现，其他包括海绵窦综合征、岩斜区及桥小脑区综合征等表现。通过首发症状及头颅CT和MRI等影像学检查与脑膜瘤、胆脂瘤、骨软骨瘤及听神经瘤相鉴别。其影像学有以下特点：①肿瘤位于岩尖，麦克囊扩大，岩尖骨质吸收；②肿瘤位于桥小脑角池，与三叉神经根相连；③肿瘤沿三叉神经跨中颅后窝呈"哑铃状"生长；④颞下窝、翼腭窝肿瘤向颅中窝生长，卵圆孔、圆孔扩大；⑤肿瘤位于上直肌与眼眶之间，眶上裂增宽；⑥肿瘤边界清楚，CT呈不均匀等低密度，T_1呈不均匀等低信号，T_2呈不均匀等高信号，增强不均匀强化。

手术切除三叉神经鞘瘤是首选治疗方式，根据肿瘤起源、大小、部位和受累神经与骨质情况，可有不同的手术入路选择，包括：额颞开颅侧裂与颞底联合入路，适用于颅中窝型，侵及海绵窦的肿瘤；颞底经岩前入路，适用于颅中窝型或哑铃型肿瘤；耳前经颞下窝的颞底入路，适用于较大型、哑铃型及颅内外沟通型；乙状窦前幕上、下联合入路，适用于哑铃型肿瘤，以颅后窝为主，向幕上发展的肿瘤；枕下乙状窦后入路，适用于颅后窝型。熟练应用这些入路就要求手术医师熟知三叉神经半月节及麦克囊解剖、海绵窦、岩尖区、颅后窝颅底神经走行、血供及颅骨的解剖关系，才能在这种复杂的手术中灵活应对，以降低并发症的发生率，否则术中将造成肿瘤极难显露和完全切除。

此病例患者术前以右眼失明、右侧面部麻木及脑积水症状为主要表现，查体亦可见颞肌明显萎缩等表现，影像学检查发现右侧中、颅后窝占位性病变。肿瘤巨大，属于颅中窝型三叉神经鞘瘤，颞骨鳞部已有部分骨质吸收，麦克囊扩大，岩尖骨质吸收。我们选择额颞开颅断颧弓经颞下硬膜外入路，可以充分显露颞底部，类似于颞底经岩前入路，术前行腰池引流降低颅内压，切下骨瓣牵开颞肌后即见肿瘤组织，找到硬膜与肿瘤包膜的边界，小心分离并悬吊牵向额侧，肿瘤颞部的边界比较清楚，肿瘤部分囊性变，血供并不丰富，释放囊液后肿瘤塌陷，颞底部肿瘤呈实质性，质地较韧，使用电凝、超声刀等工具分块切除颞部肿瘤，可见麦克囊外侧壁，剪开后切除囊内肿瘤，再经扩大的麦克囊和岩尖破坏的骨质形成的天然通道进入颅窝，如果空间不够显露后肿瘤，可应用Kawase技术继续磨除部分岩尖骨质和进一步切开小脑幕，这样即可完全切除颅后窝肿瘤。术后需要严密修补颅底，取脂肪及人工材料修复以避免脑脊液漏。

（王　昊　董　倩　徐伦山）

参 考 文 献

[1] YoshIda K，Kawase T．Trigeminal neurinomas extending into multiple fossae：surgical methods and review of the literature. J Neurosurg，1999，91（2）：202-211.

[2] Sam Ⅱ M，MIglIofI MM，TatagIba M，et al．SurgIcal treatment of trIgemInal schwannomas. J Neurosurg，1995，82：711.

[3] Zhou L，Ren L，LI S，et al．SurgIcal treatment of trIgemInal neurInomas. ChIn Med J（Engl），1999，112：269-272.

[4] Pamir MN，Peker S，Bayrakli F，Kilic T，Ozek MM．Surgical treatment of trigeminal schwannomas. NEUROSURG REV．［Journal Article］．2007，30（4）：329-337.

病例111　舌下神经鞘瘤

【病史简介】　患者女性，61岁，因"伸舌左偏1年余"入院。主要体征：神舌左偏，颈部扪及1鸡蛋大小包块，质软、活动度差，无声音嘶哑、饮水呛咳。头颈部MRI：颅外左侧颈动脉间隙占位，考虑神经源性肿瘤，大小3.8cm×3.0cm。头颈部CTA：左侧颈部占位，颈动脉受压移位，颅底骨质无明显破坏。

【术前影像】

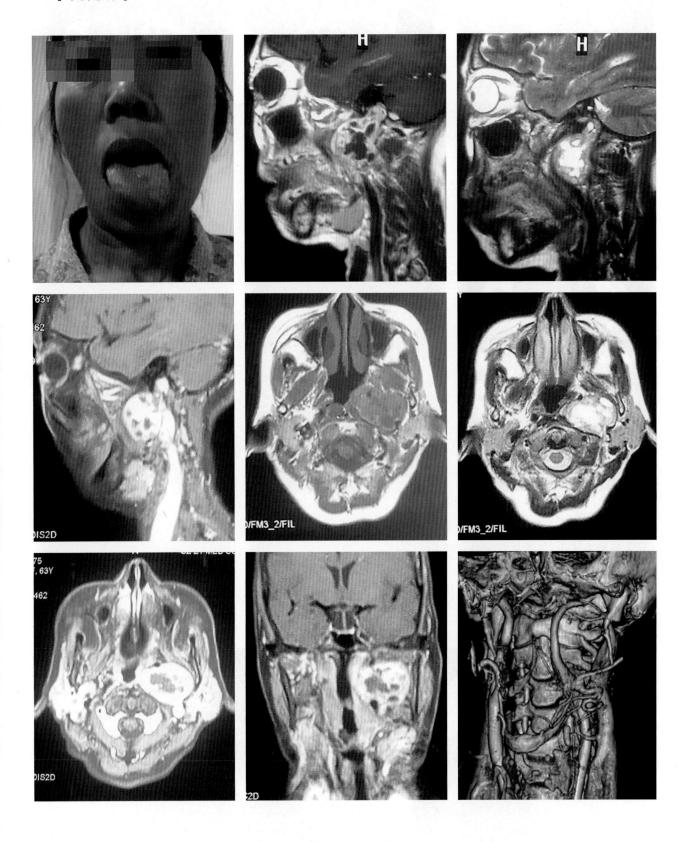

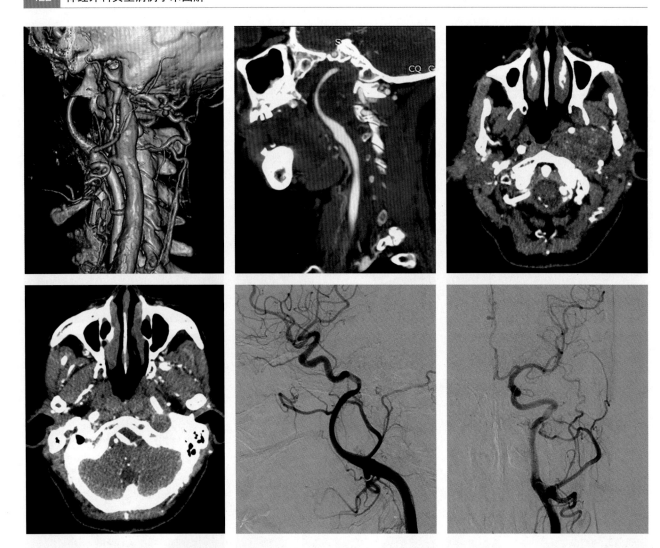

【术前诊断】 舌下神经鞘瘤（左侧）。

【麻醉方式】 气管插管全身麻醉。

【手术体位】 仰卧位。

【手术名称】 左颈部神经鞘瘤切除术。

【手术过程】

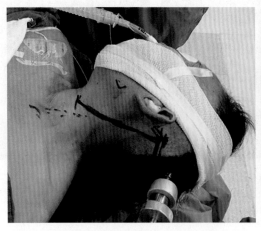

体位、切口

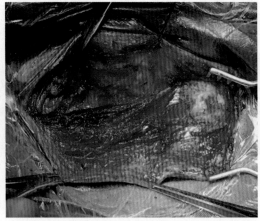

显露胸锁乳突肌

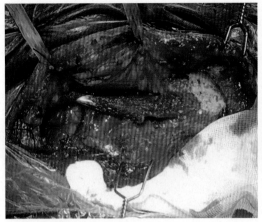

游离胸锁乳突肌后显露二腹肌

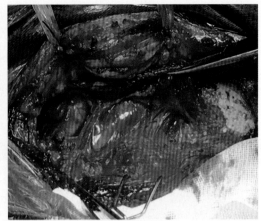

牵开二腹肌可见颈动脉及静脉

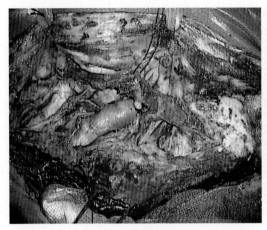

二腹肌遮挡肿瘤

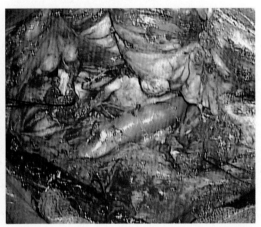

剪断二腹肌

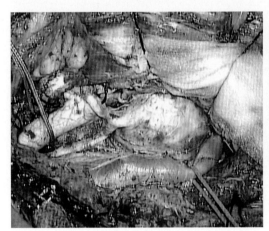

充分显露肿瘤

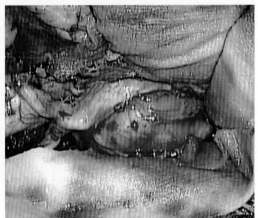

剪开肿瘤背膜，肿瘤边界清晰

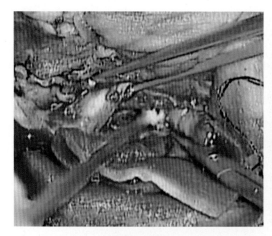

先切除下极减压

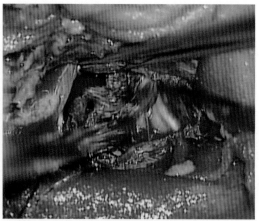

切除腹侧肿瘤

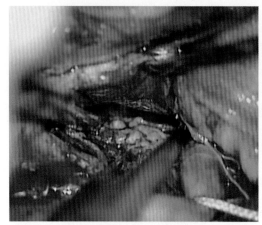

变换显微镜角度，将颅底部分脱出

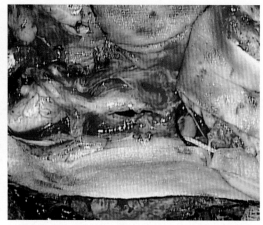

切除后情况

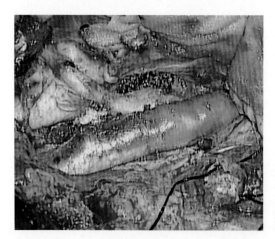

肿瘤占位解除

【术后影像】

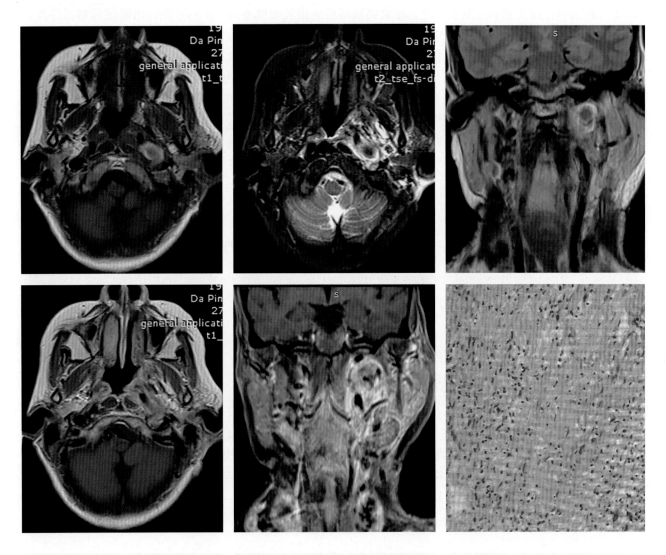

【点评】 舌下神经鞘瘤临床较为少见，典型临床表现为单侧舌肌萎缩、纤颤及伸舌歪斜，发病早期常被忽略。枕后及项部疼痛也是常见的临床症状，随着肿瘤增大，可出现声音嘶哑、吞咽困难、面听神经损害或共济失调等表现。舌下神经鞘瘤常需与颈静脉孔区肿瘤相鉴别，结合临床表现及肿瘤位置以及肿瘤的生长方式不同可以分为3种类型：颅内型、颅外型和颅内外沟通型。有文献报道将之分为两型：颅内型和颅内外哑铃型。影像学上MRI检查可基本明确肿瘤部位、性质以及与颅底、脑干、延髓等重要结构的关系，但仍需要进行CT颅底薄层扫描，通过CT骨窗位可清晰显示舌下神经管周围骨性结构及由于病变导致的舌下神经孔、管扩大或受侵蚀后的变化情况，因而对诊断和手术方案的制订意义重大。

舌下神经管位置深在，周围解剖结构复杂，造成显露及手术操作困难，一旦造成神经损伤，将出现难以恢复的并发症。一直以来，此区域病变的手术是极大的挑战。目前，已有各种现代颅底外科入路用于治疗舌下神经鞘瘤，如后远外侧入路、枕下经髁入路、颞下窝入路、经颈部入路以及经口入路内镜下切除等。但入路须根据肿瘤的不同类型选择，对颅内型，可取乙状窦后（或乳突后）入路，也可选择枕下极外侧（或枕下极外侧经髁）入路。对颅外型，一般可经颈部入路。对颅内-外哑铃型肿瘤，有学者主张分期手术，但多数学者提倡用一期手术。

此例患者主要以伸舌左偏为表现，无其他神经功能症状。术前行头颈部CTA、MRI检查明确为舌下神经鞘瘤，属于颅内、外沟通型，但绝大部分瘤体在路外，仅舌下神经管口存在部分肿瘤，颈动脉受压移位，手术采仰卧位取经颈部入路，切口上至乳突水平外侧，沿胸锁乳突肌向下至甲状软骨水平，弧形或类似"C"形切口，逐层切开皮肤及皮下，在乳突根部将胸锁乳突肌游离并牵向外侧，内侧注意对腮腺及下颌下腺的保护，继续向深部游离，可见肿瘤位于颈动脉分叉上方、部分瘤体被二腹肌遮挡，切断二腹肌后充分显露肿瘤，可见舌下神经干瘤化增粗，颈袢尚可，将颈内、颈外动脉游离并做好保护后，切开肿瘤包膜，肿瘤呈淡黄色、质地较软、血供丰富，予以显微镜下分块切除。患者术后复查情况较好，肿瘤全切。但临床上出现吞咽困难、声音嘶哑及呛咳并发症。主要为舌下神经牵拉、热灼止血等造成术后水肿所致，术后留置胃管、鼻饲饮食，予以超声雾化、激素、甘露醇及高压氧治疗。患者经历2个月左右的康复治疗后症状消失，恢复日常生活。

（王　昊　徐伦山）

参 考 文 献

[1] Sato M，KanaI N，Fukush Ima Y，et al. Hypoglossal neurinoma extending Intra-and extraeranially：cease report. Surg Neurol，1996，45：172-175.
[2] Odake G. Intracranial hypoglossal neurinoma with extraeranial extension：review and case report. Neure Surg，1989，24：583-587.

第十节　转　移　瘤

病例112　颅内多发转移瘤

【病史简介】　患者男性，60岁。因头痛伴左侧肢体无力2个月入院。既往史：16年前行直肠癌根治术，10年前行结肠癌根治术。无糖尿病病史及其他病史。查体：神清，左侧肢体肌力4级。头颅MRI示右侧大脑半球及双侧小脑半球多发占位，考虑转移瘤可能性大。较大者分别位于右侧额叶，大小约3.6cm×3.5cm，右侧颞叶，大小约3.3cm×3.5cm，余肿瘤均较小。

【术前影像】

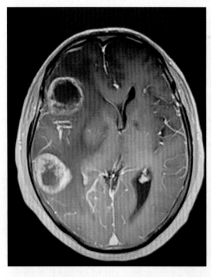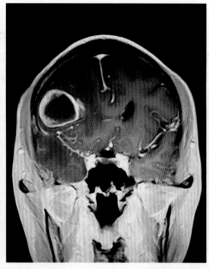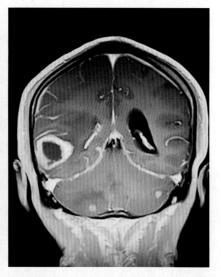

【术前诊断】　颅内多发转移瘤。
【麻醉方式】　气管插管全身麻醉。
【手术体位】　左侧卧位。
【手术名称】　右侧额颞开颅脑肿瘤切除术。

【手术过程】

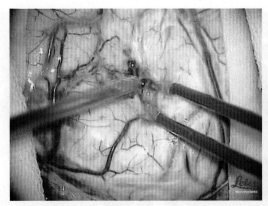

先切除额部肿瘤，打开硬膜可见脑组织表面黄染，沿脑沟向下分离

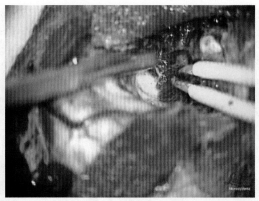

沿肿瘤与正常脑组织边界向下分离

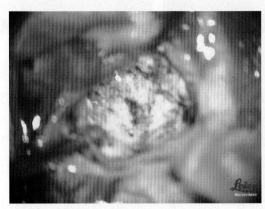

全切肿瘤后严密止血

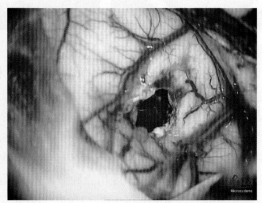

另开骨瓣切除颞部肿瘤，皮质造瘘约0.5cm可见肿瘤

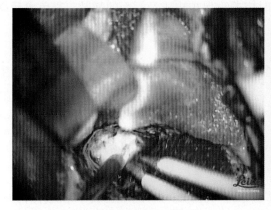

找到肿瘤边界，向下分离

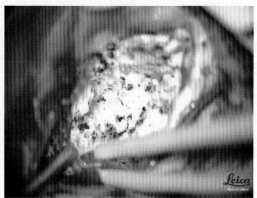

颞部肿瘤全切后严密止血

【术后影像】

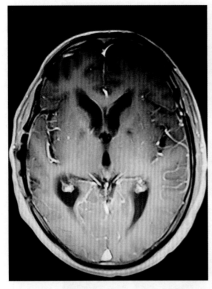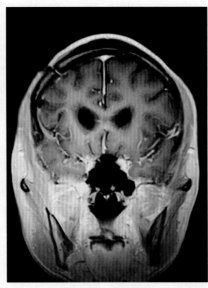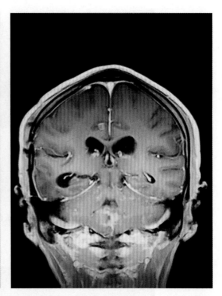

【点评】 颅内多发转移瘤被许多学者认为是手术禁忌证，因为手术也许不能延缓恶性肿瘤的自然进程。但也有研究表明，对于多发转移，手术切除继以放疗的生存期仍比单纯放疗长，但具体组别分类仍有巨大争议。在选择病例评估手术适应证时也许考虑个体化原则，NCCN指南指出，对于3个以上病灶的转移瘤，优先考虑全脑放疗或SRS，如病变引发巨大占位效应可以考虑姑息性手术。本例患者病史较长，从确诊恶性肿瘤已生存16年，对放、化疗较敏感，本次症状主要由肿瘤占位导致颅内高压引起，结合患者一般情况良好，手术目的为最大限度切除肿瘤，解除压迫。

肿瘤较大者有二，分别位于额叶、颞叶，最佳方案为一次性切除2个肿瘤。皮瓣设计可选择跨顶结节大弧形瓣，也可以选择双马蹄瓣或双直切口。考虑头皮血供，双马蹄瓣切口比大弧形皮瓣更容易发生缺血，且头皮切开的长度并无优势，因此本例选择大弧形皮瓣，双骨窗开颅。

2个肿瘤均较表浅，但水肿明显，严密止血的同时应着重保护皮质及深面的静脉，避免术后静脉回流受阻导致水肿加重或不能缓解。转移瘤为脑外肿瘤，原则上大部分转移瘤与脑组织均存在界面，仔细辨认，沿界面分离可做到不增加副损伤。

本例患者术后辅以放、化疗，至截稿已随访16个月，颅内肿瘤无复发，放疗后亦无新发，生存质量良好。

（张　楠　陈广鑫　李兵）

病例113　以小脑为主的多发转移瘤

【病史简介】 患者男性，60岁，因头晕、头痛3周入院。既往史：肺结核病史。入院查体：神清语利，神经系统查体无阳性体征。头颅MRI提示右侧小脑半球、左侧枕叶、双侧额顶叶多发占位，考虑转移瘤。幕上轻度脑积水。其中右侧小脑半球占位较大约3.6cm×2.4cm，余均较小，未超过0.5cm。

【术前影像】

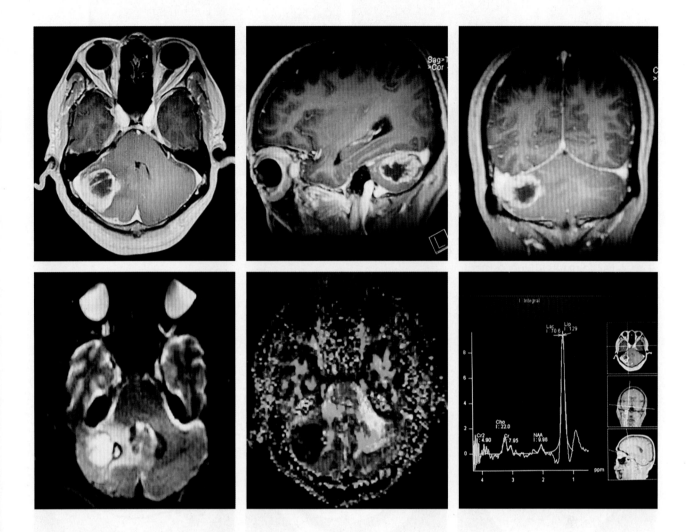

【术前诊断】 颅内多发转移瘤。

【麻醉方式】 气管插管全身麻醉。

【手术体位】 俯卧位。

【手术名称】 右侧改良乙状窦后入路脑肿瘤切除术。

【手术过程】

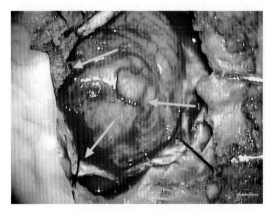

显露肿瘤。1：肿瘤；2：乙状窦；3：横窦

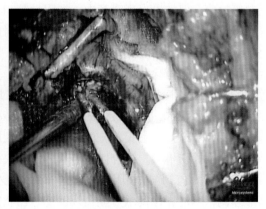

显微镜下沿肿瘤与脑组织边界分离肿瘤

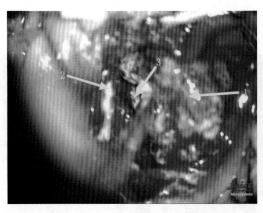

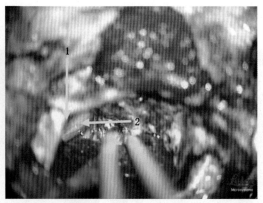

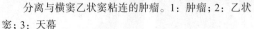

分离与横窦乙状窦粘连的肿瘤。1：肿瘤；2：乙状　　　完全分离肿瘤近乙状窦侧。1：乙状窦；2：天幕缘
窦；3：天幕

【术后影像】 术后患者恢复良好，术后即清醒，无神经功能障碍。术后即刻CT未见明显出血，术后1天复查增强MRI提示肿瘤全切。

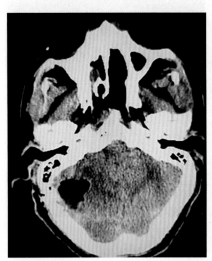
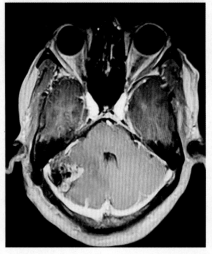
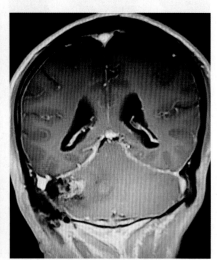

【点评】 本例影像学特征为颅内多发占位，增强有明显强化，DWI高信号，DTI提示肿瘤内无神经纤维传导束，波谱分析考虑肿瘤无神经元成分。术前诊断转移瘤。肿瘤贴近天幕生长，与横窦、乙状窦关系密切。手术选择乙状窦后入路较为适宜，可更好地显露并保护横窦与乙状窦。

对于有症状的多发颅内转移，应严格把握手术适应证，优先选择全脑放疗、立体定向放射治疗、化疗和分子靶向等治疗，但如果出现瘤卒中、梗阻性脑积水等可危及生命的风险时，也应考虑手术。治疗的目的是改善症状，提高生活质量，最大限度延长生存时间，相较放疗与立体定向治疗，手术治疗也有其难以替代的优势，手术治疗可迅速直接地缓解颅内高压，通过切除局部病灶达到局部治愈，对于来源不明的转移瘤可获得肿瘤组织，为化疗及全身治疗提供依据。手术切除应谨慎评估肿瘤个数、大小、部位，患者全身情况等因素，本例转移病灶虽较多，除较大者超过3cm，其余均未超过0.5cm，但症状主要为颅高压症状，并存在梗阻性脑积水，对于最大的超过3cm的转移瘤，放疗并不适宜，且放疗无法解决甚至可能加重梗阻性脑积水，如单纯行脑室腹腔分流则可能增加腹腔转移的机会。病灶较大者位于小脑较表浅处，手术相对容易，对小脑损伤不大。综合以上考量，为解决患者当前症状，手术切除较大病灶，解除肿瘤占位效应及对第四脑室的压迫，解除梗阻性脑积水，其余较小的肿瘤行全脑放疗为最佳方案。

肿瘤靠外侧，术前影像提示可能侵及横窦、乙状窦，手术入路选择右侧乙状窦后入路，可开颅时即显露横窦与乙状窦，此即为肿瘤外侧的边界。术中需重点探查肿瘤与窦的关系，避免遗漏。本例术中可见肿瘤与横窦、乙状窦均有粘连，近横窦侧粘连较多，术中显微镜下完全分离肿瘤与窦壁，直至完全显露出光滑的窦壁与天幕。

　　幕下转移瘤较幕上转移瘤手术难度大，操作空间更为狭小，本例手术难点为分离肿瘤与横窦的粘连，转移瘤为脑外肿瘤，理论上均存在与周围结构的边界，但肿瘤靠近横窦侧边界的辨认常被横窦的出血干扰，需反复仔细辨认，尤其需确认肿瘤有无突破窦壁，最大程度上避免肿瘤残留。横窦虽有出血，但止血不可过度，如造成横窦闭塞导致术后颅内高压，会造成更加严重的后果。

（张　楠　李　兵）

病例114　貌似血管母细胞瘤的小脑转移瘤

　　【病史简介】　患者女性，54岁，因头痛伴行走不稳1个月入院。既往史：糖尿病病史7年。查体：神清语利，Romber（＋）。头颅MRI提示右侧小脑囊实性信号，大小约3.3cm×3.2cm×2.8cm。DWI未见明显弥散受限。增强可见实质性部分明显强化，囊性部分无明显强化。CBV提示实质部分脑血流增多。

　　【术前影像】

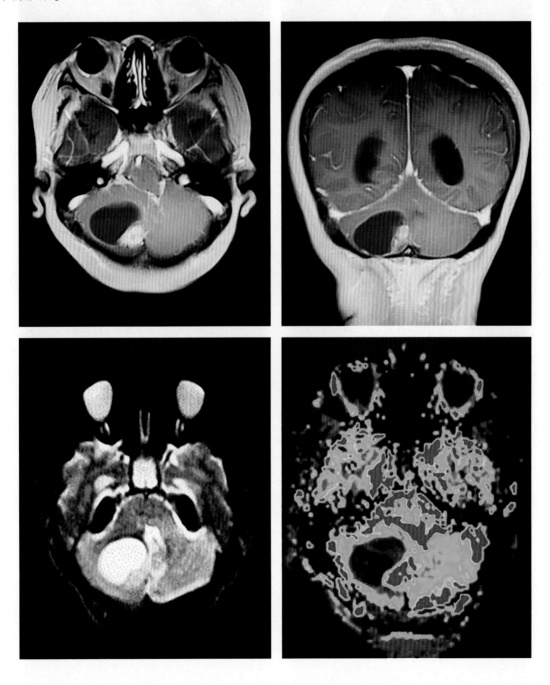

【术前诊断】 右侧小脑转移瘤？血管母细胞瘤？

【麻醉方式】 气管插管全身麻醉。

【手术体位】 俯卧位。

【手术名称】 后正中入路小脑肿瘤术。

【手术过程】

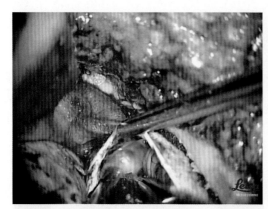

释放枕大池脑脊液降低颅内压

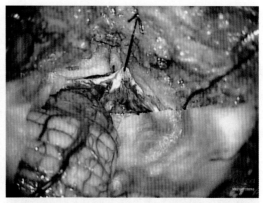

后正中入路，肿瘤位于骨瓣外下方，造瘘1cm可见肿瘤

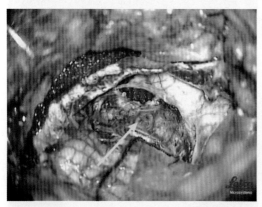

术中判断占位为肿瘤性病变（黄色箭头所示）

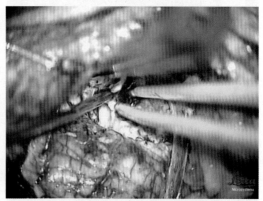

连同肿瘤囊性部分囊壁一起切除

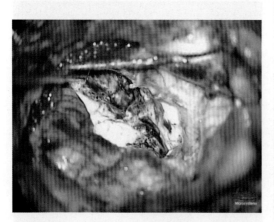

肿瘤全切后瘤腔止血

【术后影像】

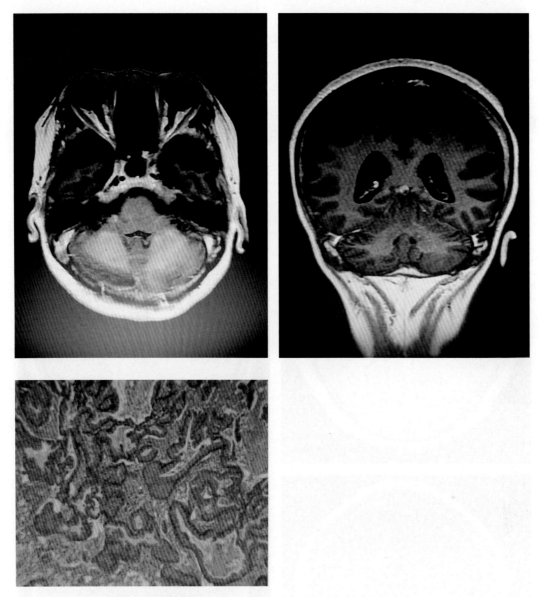

术后病理：肺腺癌转移

　　【点评】 本例小脑半球肿瘤极易误诊为血管母细胞瘤，其大囊小结节，附壁结节有明显强化，周围水肿轻微均易与血管母细胞瘤混淆。但仔细阅片可发现，本例DWI呈高信号，而血管母细胞瘤DWI为低信号，靠近肿瘤实质部分下极的囊壁有少许强化，这些线索均提示肿瘤有恶性的可能。

　　血管母细胞瘤与转移瘤伴囊性变有着不同的手术侧重与要求，血管母细胞瘤囊壁没有肿瘤细胞，可不做处理，而转移瘤伴囊性变囊壁可有肿瘤细胞，手术中需一并切除。因此不同的诊断导其处理方法不同，对患者预后有着深远影响。本例患者术前即意识到有恶性肿瘤可能，因此连同囊壁全部切除，预后良好。即便术前误诊，术中也可根据肿瘤质地、血供等判断肿瘤性质。转移瘤根据来源、生长方式等不同可有不同质地，但与周围组织有明显异型性，切开可见肿瘤样异型组织。而血管母细胞瘤为真性血管瘤，主要组成是密集且不成熟的血管样组织，类似毛细血管的纤细血管，与恶性肿瘤有明显不同。

　　手术方式采用枕下后正中入路，依次入路，肿瘤位于骨窗右侧外下方。剪开硬膜后释放枕大池的脑脊液降低颅内压，在未显露完全时不贸然释放肿瘤囊液。尽量保护小脑皮质的血管，切除肿瘤时需沿结节边界切除，注意切除囊变部分的囊壁，以免肿瘤残留。

（张　楠　李　兵）

病例115 右额叶转移瘤

【病史简介】 患者男性,56岁。因头痛伴间断恶心呕吐2个月入院。既往史:1年前行右肺腺癌根治术。入院查体:神清语利,神经系统查体无明显阳性体征。

头颅MRI提示右侧额叶团块状长T_1长T_2信号影,大小约4.7cm×3.5cm,增强呈花环状强化,周围明显水肿,脑室受压。

【术前影像】

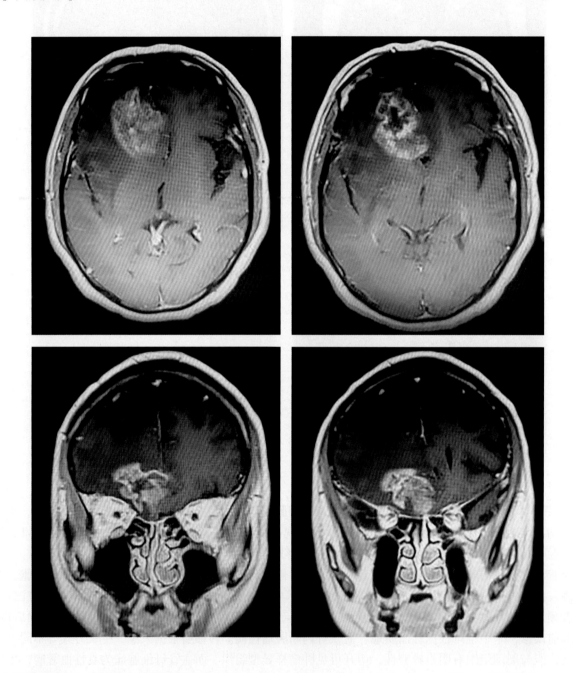

【术前诊断】 右侧额叶转移瘤。

【麻醉方式】 气管插管全身麻醉。

【手术体位】 仰卧位。

【手术名称】 冠状切口右额开颅肿瘤切除术。

【手术过程】

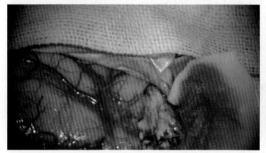

额叶向下造瘘约1cm可见肿瘤

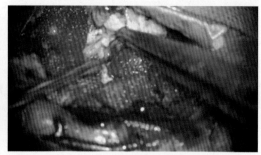

寻找肿瘤大致边界

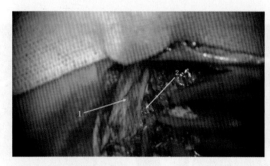

肿瘤从大脑镰下突入对侧,分离突入对侧部分肿瘤。1:大脑镰;2:突入对侧部分肿瘤

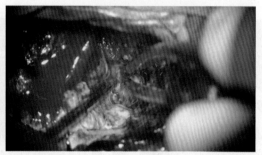

沿肿瘤边界分离肿瘤

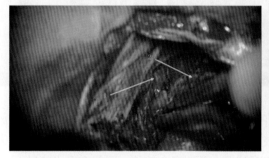

大脑前动脉分支向肿瘤供血,离断向肿瘤供血的侧支保留所有主干及过路血管。1:前动脉分支;2:肿瘤

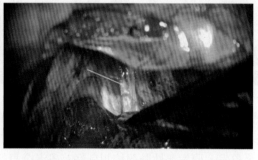

处理额底侧肿瘤,可见肿瘤压迫嗅神经,嗅神经受压变薄

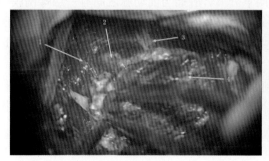

继续处理额底面,可见视神经。1:前动脉分支;2:视神经;3:嗅神经;4:肿瘤

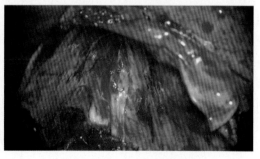

肿瘤全切后可见嗅神经全程保留

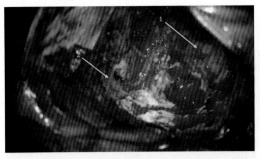
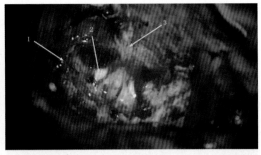

大脑前动脉A2段全程保留。1：视交叉；2：大脑前动脉A2段

肿瘤全切。1：大脑前动脉分支；2：视交叉；3：嗅神经

【术后影像】

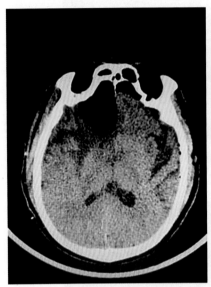
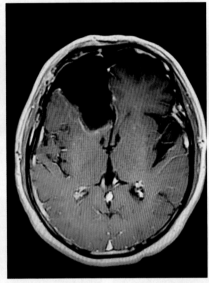
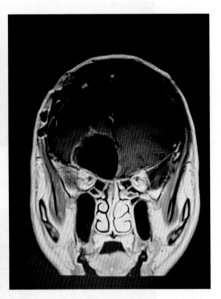

【点评】　转移瘤是否应采取外科手术治疗一直存在争议，越来越多的研究表明，手术切除继以放疗的治疗方案较单纯放疗可以延长患者的生存期。随着手术技术的提升及影像学的进步，手术指征逐步扩大。本例颅内转移为单发，原发恶性肿瘤控制良好，患者全身情况较好，预期寿命较长，因此有手术指征。

本例肿瘤位于额底，侵及前动脉、视神经、嗅神经等重要结构，手术中应尽量保护肿瘤周围结构，减少对正常结构的损伤。处理肿瘤内侧面时，沿大脑镰向下分离，肿瘤与前动脉之间有一层蛛网膜间隙，严格按此间隙分离，肿瘤血供主要来源于前动脉分支，分离时应仔细辨认哪些是主干，哪些是供应肿瘤的血管，哪些是过路血管。仅离断供应肿瘤的血管，保持主干及过路血管通畅，避免术后大脑前动脉远端缺血梗死。

肿瘤对嗅神经形成压迫，嗅神经受压变薄，但肿瘤与嗅神经仍存在蛛网膜界面，可以此作为标志，严格按蛛网膜界面分离，可以做到全程保留嗅神经，嗅神经走行较长，牵拉极易离断，应尽量轻柔操作，避免牵拉。

肿瘤下后界与视神经相邻，但并未对视神经构成严重压迫，由于视神经完全被肿瘤遮挡，只有当肿瘤即将移除时才可见此结构，因此，分离此界面时应时刻谨记此处可能涉及视神经结构，避免动作过大损伤视神经。

少部分肿瘤从大脑镰下突入对侧，由于肿瘤组织与正常脑组织存在蛛网膜界面，本例采用拖拽方式沿明确的肿瘤界面将突入对侧部分分离，但如果术中丢失肿瘤界面，无法确定是否全部切除对侧肿瘤，可切开部分大脑镰，以更好显露对侧肿瘤，将肿瘤全部切除。

（张　楠　李　兵）

第十一节　血管母细胞瘤

病例116　颅后窝大型实质性血管母细胞瘤切除术

【病史简介】　患者女性，69岁，因"头痛、头晕7年，加重伴行走不能半个月"入院。入院查体：神志清楚，轮椅推入病房，双侧瞳孔等大等圆3mm，对光反射灵敏，双上肢肌力4⁻，双下肢肌力3⁻，指鼻试验、轮替试验（＋），病理征（－）。头颅MRI平扫＋增强扫描提示：小脑蚓部占位性病变，考虑小脑血管网织细胞瘤的可能性大。全脑血管造影（DSA）提示：右侧PICA及其分支主要参与肿瘤供血，肿瘤染色显著（血供丰富），左椎动脉造影未见肿瘤染色。

【术前影像】

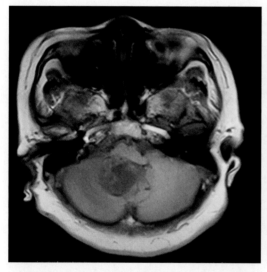

MRI（T₁轴位）小脑蚓部类圆形软组织混杂信号，瘤周长T₁信号

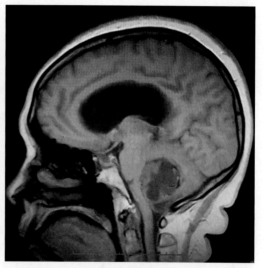

MRI（T₁矢状位）第四脑室、脑干受压，幕上脑室明显扩张

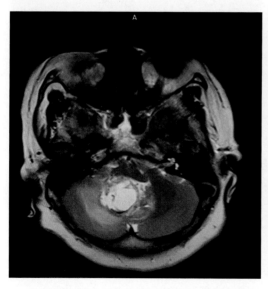

MRI（T₂轴位）小脑蚓部类圆形软组织混杂信号，瘤周长T₂信号

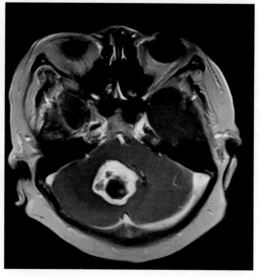

MRI（增强轴位）小脑蚓部类圆形病灶，呈不均匀强化

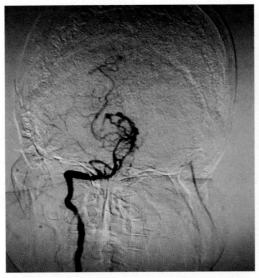

DSA（右侧椎动脉正位片）右侧PICA及其分支主要参与肿瘤供血

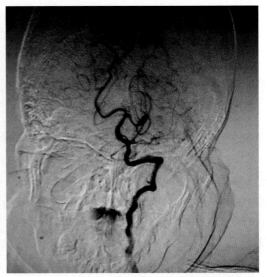

DSA（左侧椎动脉正位片）左椎动脉造影未见肿瘤染色

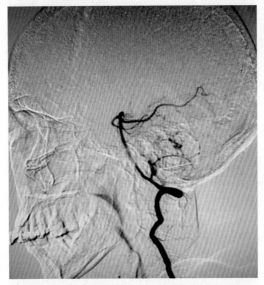

DSA右侧椎动脉侧位片-动脉早期。1：小脑后下动脉（PICA）

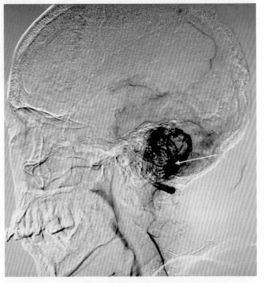

DSA（右侧椎动脉侧位片-毛细血管期）肿瘤染色显著，血供丰富。1：肿瘤染色

【术前诊断】 ①小脑占位性病变：血管母细胞瘤。②梗阻性脑积水。

【麻醉方式】 气管插管全身麻醉。

【手术体位】 俯卧位。

【手术名称】 全身麻醉下后正中入路显微镜下小脑肿瘤切除术。

【手术过程】

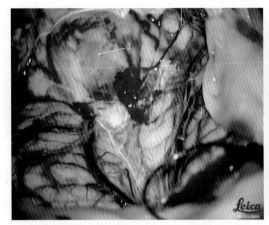

剪开硬膜后，见小脑蚓部膨隆。1：小脑蚓部脑皮质

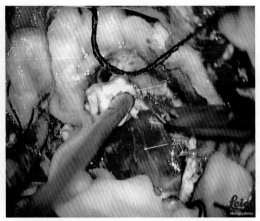

中线切除小脑下蚓部皮质组织显露肿瘤。2：肿瘤；3：蚓部组织

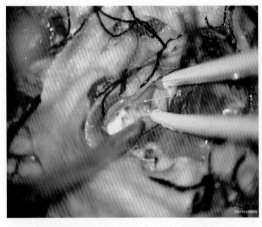

探查肿瘤下极，显露第四脑室释放脑脊液。4：第四脑室内脑脊液

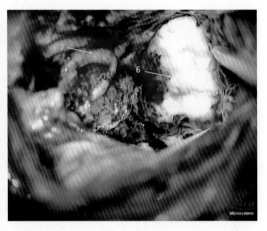

瘤床彻底止血。6：第四脑室底；7：小脑后下动脉（PICA）

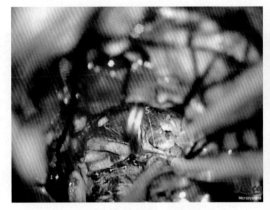

临时阻断后离断肿瘤供血动脉（5）

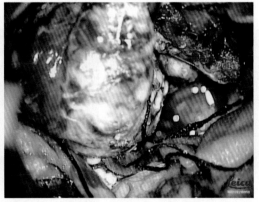

分离肿瘤边界后，整块切除肿瘤

【术后影像】 术后3天影像。

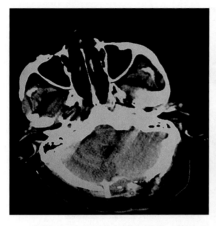

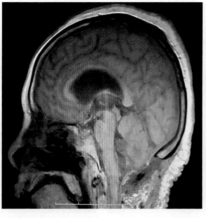

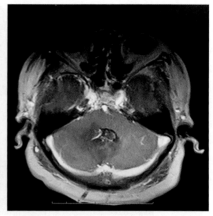

头颅CT示术区未见明显异常，枕骨骨质部分缺如

MRI（T₁矢状位）与前片比较，梗阻性脑积水减轻

MRI（增强轴位）与前片比较，强化病灶消失

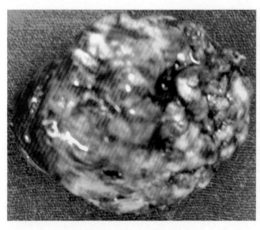

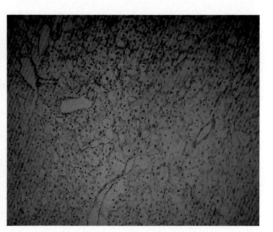

术后标本（肿瘤完整切除）

术后病检：符合血管母细胞瘤

术后8个月影像。

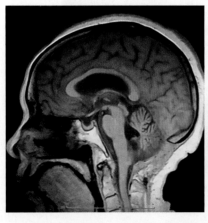

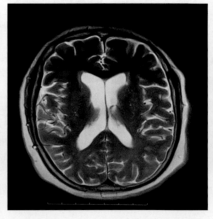

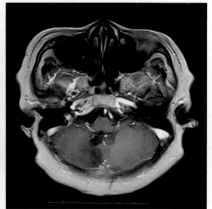

MRI（T₁矢状位）与前片比较，侧脑室、第三脑室系统明显缩小，第四脑室形态恢复

MRI（T₂轴位）与前片比较，侧脑室明显缩小

MRI（增强轴位）与前片比较，术区未见明显异常强化灶

【点评】 血管母细胞瘤（hemangioblastoma，HB）是一种组织学良性（WHO Ⅰ级），高度血管化的中枢神经系统肿瘤。占所有颅内肿瘤的1.5%～2.5%，成人颅后窝肿瘤的7%～12%。单个HBs多为散发，

而多发性HBs是常染色体显性遗传von Hippel-Lindau病的主要表现。有研究表明，不同年龄段的HBs发病特点有差异，老年HBs通常表现出较大的实体形态，更多的发生在小脑。因此，当老龄患者发现小脑占位病变时，通常应将HBs纳入鉴别诊断。约20% HBs为实质型，而本例囊在实质瘤内型病例较少见。小脑HBs患者中6%可合并视网膜HBs和（或）血管瘤。

HBs的临床诊断主要依赖磁共振成像（magnetic resonance imaging，MRI）。术前准确的MRI诊断，必要时辅以全脑血管造影检查可显著提高手术安全性，避免术中切入实质瘤内造成致命大出血。对于大体积、实性HBs术前介入栓塞的有效性和安全性还有待进一步评估。手术切除是治疗HBs最有效的方法，但切除位置深、实性且体积大的HBs（特别直径＞3cm）非常具有挑战性，因颅后窝空间狭小且肿瘤通常位于桥脑、延髓等重要结构附近，既需要充分的手术显露来控制出血风险，又不能减瘤分块切除，同时还需细致、轻柔分离肿瘤与正常脑组织界面，避免副损伤带来严重的神经功能障碍。有报道肿瘤的大小和质地（囊性或实性）与术后并发症的发生率呈显著相关性。本病例为颅后窝大型实性HBs，归纳手术要点如下：①颅后窝骨性结构需咬除充分（包括枕骨鳞部、枕骨大孔、C_1后弓等）；②切除过程遵循动静脉畸形切除原则，沿边缘分离，结合临时血管阻断逐步离断供血动脉（当肿瘤血管的动静脉性质难以分辨时，采用临时阻断的方法观察肿瘤颜色和表面张力的变化）；③双极电凝尽量靠近肿瘤、调小功率，术中密切监测患者体征变化；④术中静脉或脑干周围出血多采用明胶海绵或止血纱压迫止血，必要时控制性降压，有利于止血；⑤加用术中电生理监测，分离脑干界面时出现波形改变及时暂停手术、调整策略；⑥小脑后下动脉脑池段以远主干血管尽量保护（仅处理供应肿瘤分支）。

（曾　实　徐伦山）

病例 117　颅后窝实质性血管网织细胞瘤

【病史简介】　患者男性，34岁。1周前突发头痛、呕吐、意识障碍。当地医院行CT检查提示小脑占位、梗阻性脑积水。急诊行脑室外引流，术后患者意识好转，次日行颅后窝开颅减压术，术后患者意识清楚，右侧肢体偏瘫、肢体感觉障碍。为进一步诊治入院。查体：生命体征平稳，留置有气管插管，右上肢肌力0级，下肢1级，右侧感觉障碍。引流管固定好。腹部B超未见明显异常。术前MRI提示：小脑蚓部占位性病变，等T_1长T_2，增强明显强化，周围未见水肿，考虑血管母细胞瘤。

造影提示染色明显且有多支供血动脉，主要是小脑后下动脉和小脑前下动脉供血。

【术前影像】

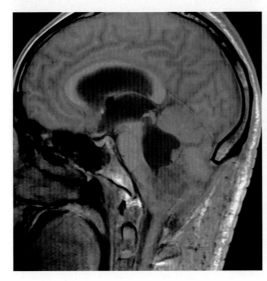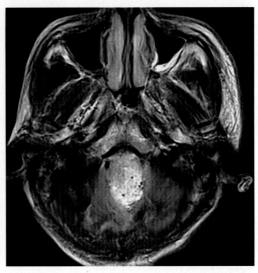

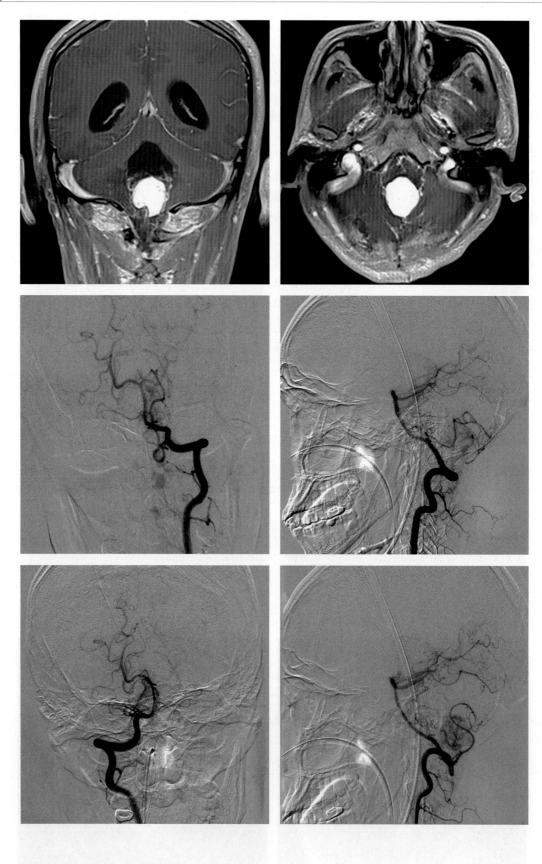

【术前诊断】 颅后窝实质性血网。

【麻醉方式】 气管插管全身麻醉。

【手术体位】 俯卧位。

【手术名称】 后正中枕下入路肿瘤切除术。

【**手术过程**】 充分显露，可先行吲哚菁绿荧光造影仔细辨认供血动脉及引流静脉。手术早期对供血动脉进行离断很重要。保护小脑前下及小脑后下动脉主干。严格按照肿瘤边界分离。

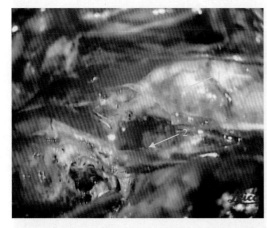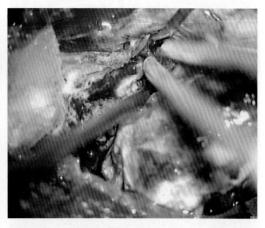

充分显露肿瘤。首先，充分显露术野是手术的保障。复杂血管网织细胞瘤血供丰富，有多支供血动脉或引流静脉，术野充分显露可确保处理血管时有充足的角度和空间。1：左侧小脑扁桃体；2：左侧小脑后下动脉。保护小脑后下动脉主干，离断供血分支动脉

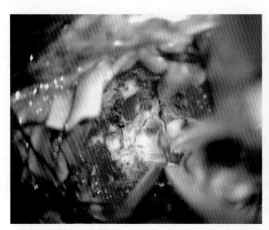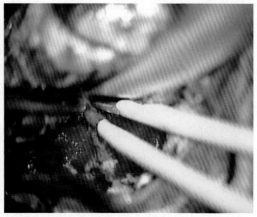

严格按照肿瘤界面分离，保留肿瘤界面的完整性是控制出血的关键。牵拉肿瘤应轻柔且能维持界面张力，避免进入肿瘤内而造成难以控制的出血。逐渐离断前方细小供血动脉

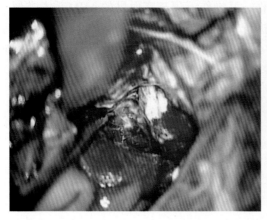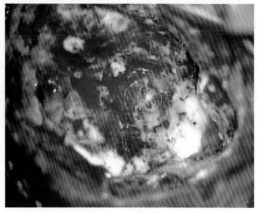

最后阻断肿瘤引流静脉，完整全切肿瘤

【术后情况】 术后病理示血管母细胞瘤（WHO Ⅰ级），术后影像。

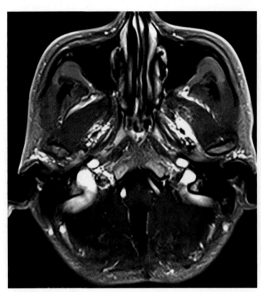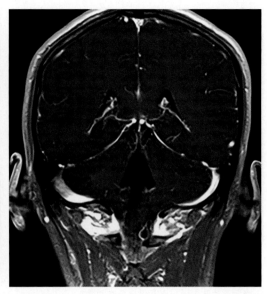

【点评】 血管母细胞瘤（hemangioblastoma，HB）目前认为是中胚叶细胞残余，当中胚叶成分和上皮成分整合期间发生障碍，血管和实质间持续缺乏整合所致。因胚胎第3个月时参加了小脑的发育，故该病多位于幕下小脑半球，其次是小脑蚓部，少数位于延髓、脊髓，幕上少见。超过30%的HB患者同时合并有von Hippel Lindau（VHL）综合征。

发病年龄位于30～40岁，VHL患者出现颅后窝症状比散发病例更早。男性多于女性，HB囊性占60%～90%，实性10%～40%。单发HB可以通过手术全切病灶，患者一般预后良好，能够完全治愈。然而，若病灶是多发的，如患有VHL综合征的患者，预后不佳。

颅后窝肿瘤的患者经常表现为头痛，肿瘤挤压第四脑室以及在枕骨大孔邻近的占位效应，容易形成脑积水。脑积水或压迫第四脑室后部也可能导致呕吐。根据肿瘤的位置、形态大小而出现不同的小脑及脑干受累症状。最常见的症状包括共济失调、步态异常、眩晕、视盘水肿、眼球震颤以及复视。

切除瘤体大且实质比例大的颅后窝HB是一件极具挑战性的工作，因为其血供丰富，就如高血流量AVM一样。这些高风险的病灶必须在患者出现症状的时候尽快切除，因为其进展迅速，患者可能因此失去最佳手术机会。体积大且质地硬或者位置靠近脑干区域的肿瘤手术难度最大（死亡率可达50%）。

实质性HB通常需要更细微、合理的入路进行操作，其操作流程与富血供的AVM手术类似，肿瘤内部有许多容易出血的微小血管，因此难以用双极电凝进行止血，难以分块切除。因此彻底止血在手术操作过程中至关重要，能够避免术中患者失血过多。术中必须早期发现供血动脉并立即阻断，但对脑干病变，并不总能实现这一目标，尤其当病变内侧有来自硬膜和软膜的血供时，这些供血动脉在术中难以早期发现并阻断，术中破裂存在大出血的风险，因此，术前进行部分供血动脉栓塞十分重要，栓塞术后1～3天手术。

（任明亮　许民辉）

第十二节　生殖细胞瘤

病例118　松果体区生殖细胞瘤

【病史简介】 患者男性，20岁。无明显诱因出现头晕、头痛20天入院，无恶心、呕吐，无视力下降。

查体神志清楚，言语流利，瞳孔等大，对光反射敏感，无明显阳性体征。β-绒毛膜促性腺激素（β-HCG）、甲胎蛋白（AFP）无明显异常。MRI示松果体区占位，大小3.2cm×3.0cm，长T_1长T_2，Flair高信号，DWI弥散轻度受限，SWI可见片状高密度影，增强明显强化，脑室系统扩张。

【术前影像】

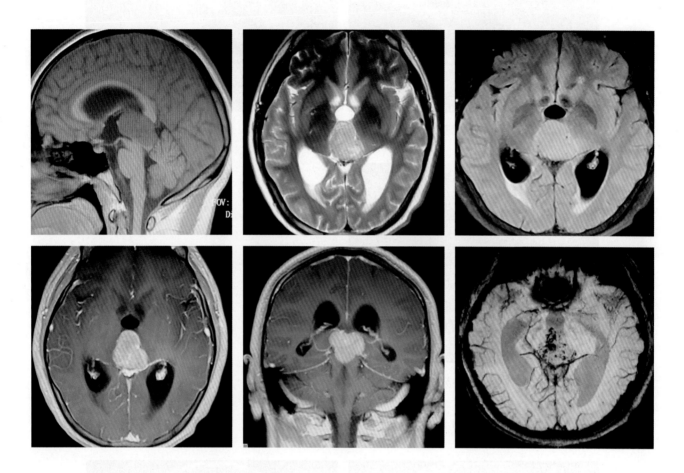

【术前诊断】 松果体区肿瘤（生殖细胞瘤？）。

【麻醉方式】 气管插管全身麻醉。

【手术体位】 俯卧位。

【手术名称】 左侧枕下经小脑幕肿瘤切除术。

【手术过程】 马蹄形左枕皮瓣，术前行腰池引流缓解颅内压力以利于脑松弛，减少对枕叶的牵拉。

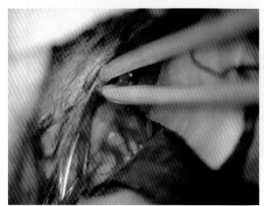
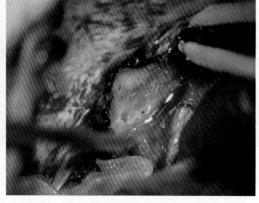

行纵裂解剖显露直窦，小脑幕尽量在距直窦1cm外切开，切开长度根据肿瘤大小、质地掌握

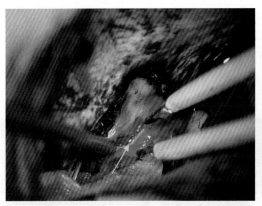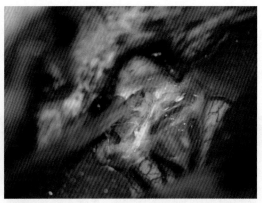

分开静脉丛周围蛛网膜（箭头所示），遇到较厚的蛛网膜可从外侧向内分，比较容易找到界面，而且不易损伤深静脉系统

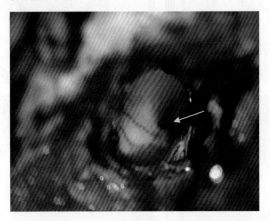

大部切除肿瘤后可显露第三脑室后部（箭头所示）

【术后情况】 术后MRI显示如下图。

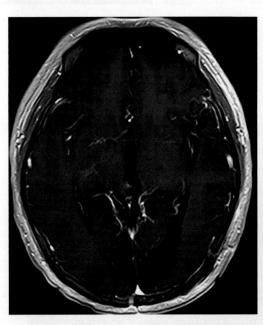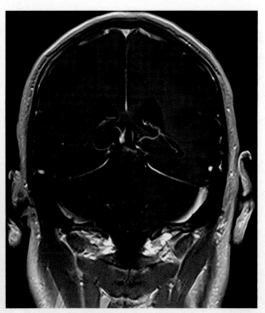

术后病理示：生殖细胞瘤（WHO Ⅳ级，精原细胞瘤），转至肿瘤科行放疗。

【点评】 松果体区位于深部的颅穹窿中央，由松果体和相邻的结构组成。虽然松果体区没有明确的边界，但是它由上方的胼胝体压部、后方的大脑大静脉、下方的四叠体池和顶盖、前方的松果体隐窝和第三脑室后部围绕而成。

这些结构都可能受到松果体区肿瘤占位效应的影响。顶盖前方的中脑导水管可能受到肿瘤占位效应的影响，导致梗阻性脑积水，患者常出现颅内压增高症状，包括头痛、视觉和认知功能障碍。患者也可出现Parinaud背侧中脑综合征（上丘脑综合征），其中包括上仰视性麻痹、眼睑回缩、辐辏性眼球震颤和瞳孔对光反射消失。患者也可出现急性脑积水的症状，如突然丧失意识，这时需要紧急行脑脊液（CSF）引流术。约有50%的松果体区肿瘤患者会出现小脑功能障碍，如共济失调，这主要是由于肿瘤压迫小脑的直接占位效应引起的。约10%的生殖细胞肿瘤患者合并鞍上病变，进一步导致垂体功能障碍。

松果体区可发生各种各样的病变，包括生殖细胞瘤、松果体实质细胞瘤、胶质细胞瘤和一些不太常见的病变，如脑膜瘤、脂肪瘤、表皮样囊肿、皮样囊肿、松果体囊肿和血管病变。不同类型的松果体区肿瘤在选择合适的治疗策略上差异很大，松果体区及其相邻的重要神经血管结构的位置深在、病理表现的异质性以及难以获得可靠的术前诊断都使手术处理松果体区肿瘤成为独特的挑战。旁正中幕下小脑上入路结合了正中幕下小脑上入路和枕部经小脑幕入路的优点，并且不损伤正常的组织结构。但是由于此入路狭窄且通路较长，所以技术上具有挑战性。全切难度较大的肿瘤枕部经小脑幕入路可能更有优势。

如果脑脊液肿瘤标志物与生殖细胞肿瘤的标志物不一致，穿刺活检成功率不理想，且松果体区肿瘤穿刺活检相较于大脑内其他区域的穿刺活检有较高的出血风险。计划性手术全切，如果术中冷冻切片的病理提示并不需要手术切除，可以选择一种侵袭性更小的切除方法，一旦最终的病理诊断明确后，即可进行后续的辅助治疗。如术中冷冻切片的病理诊断支持非生殖细胞肿瘤，会尝试行肿瘤全切术。全切除术不是以牺牲神经功能为代价的。特别是与重要结构粘连紧密的肿瘤行次全切术，以免造成患者生命危险。

（任明亮　许民辉）

第 3 章

颅脑外伤

第一节 穿 通 伤

病例119 铅笔眶–颅穿通伤

【病史简介】 患儿女性，3岁。玩耍时不慎将铅笔戳入左眼眶内，致左眼部肿胀、出血3小时入院。入院查体：神志嗜睡，查体配合。左眼睑肿胀，左眼眶内可见铅笔异物深入球后。头颅CT示异物经左侧眶下裂深入颅内，异物长度约60mm；颅内未见明显出血、挫裂伤。

【术前影像】

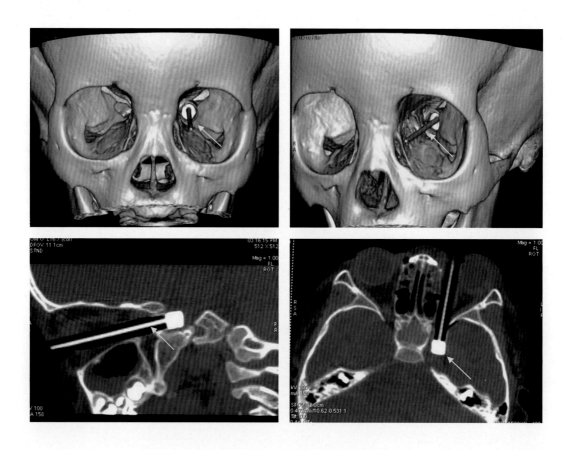

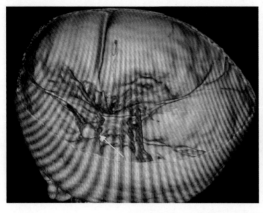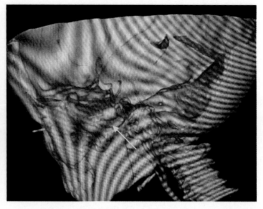

术前头颅CT示异物（箭头所示）经左侧眶下裂深入颅内

【术前诊断】 眶-颅穿通伤。

【麻醉方式】 经鼻插管全身麻醉。

【手术体位】 仰卧位、头右偏。

【手术名称】 左侧额颞开颅眶-颅内异物取出术。

【手术过程】

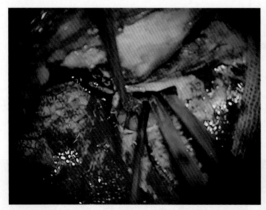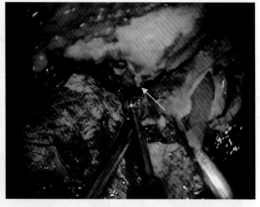

开颅，切开硬脑膜，释放脑脊液 转向硬膜外操作（箭头示蝶骨嵴）

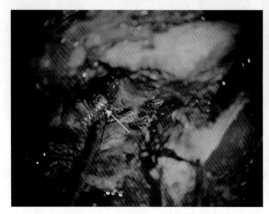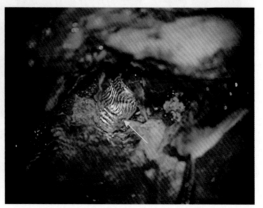

显露异物，继续分离（箭头示异物） 完整显露异物颅内段（箭头示异物）

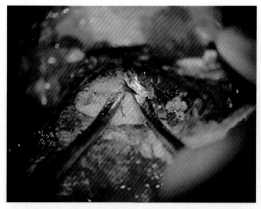

缓慢拔出异物

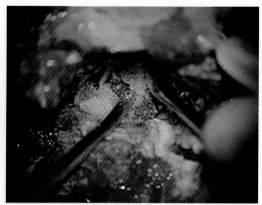

拔出异物后，常规止血，关颅

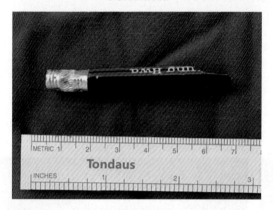

完整取出异物

【术后影像】 患儿术后恢复良好，无明显神经功能障碍，未发生脑脊液漏和颅内感染，复查头颅CT示颅内无明显出血等，异物取出完整无残留，眼睑肿胀好转后检查视力视野等未见明显异常。

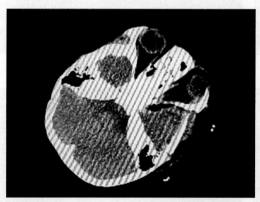

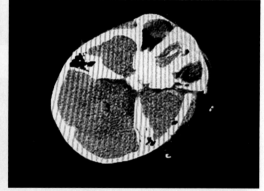

术后头颅CT示颅内无明显出血，异物无残留

【点评】 颅脑穿通伤中，以眶-颅穿通伤最多见，可由金属异物或非金属异物引起。由于眼眶结构的特殊性，使得眶-颅穿通伤有其自身的特点。因眶内有与颅内沟通的自然孔隙，在意外或暴力伤害时，则有发生眶-颅穿通伤的可能。如合并其他致伤因素损伤（如热能损伤），则称为眶-颅穿通复合伤。眶-颅穿通复合伤更为罕见，病情更复杂，处理难度也更大。如处理不当，不仅死亡率高，还可能造成严重残疾。

眼眶是一个四棱锥体形状，后方有眶上裂、眶下裂、视神经管等自然孔隙，与颅腔直接沟通。这些孔隙表面无骨性结构覆盖保护，亦无坚韧的膜结构覆盖，表面只是疏松的脂肪组织。因此，眶-颅穿通伤的特点之一即是异物不需要较大的力量即可进入颅内，甚至眼部损伤不明显时亦可发生。因此，部分患者虽然有颅内异物，但颅脑损伤并不严重。其特点之二是，低速异物虽然冲击力不大，但由于眶上裂、眶下裂、视神经管后方紧邻重要神经血管结构，异物可伤及海绵窦、颈内动脉、脑干等重要结构，如果出现这种损伤则后果严重。眶-颅穿通伤的特点之三是，虽然异物经过眼眶，但是少有眼球破裂的报道，其原因可能在于眶内有较多脂肪组织，使得眼球有一定的活动度，避免了其损伤。

发生眶-颅穿通伤之后，由于眶颅结构复杂，涉及重要结构较多，如对伤情认识不足、处置不当，可能造成严重后果。如引起或加重眼球结构损伤，则可能导致严重残疾甚至死亡；如引起颅底重要血管破裂出血或伤及脑干，患者可能当场死亡。有文献报道，颅脑穿通伤的感染发生率可高达60%以上，颅内和（或）眶内的感染并发症是眶-颅穿通伤死亡的第一位原因。异物留置时间长、清创不彻底、遗留异物或碎骨片等，以及脑脊液漏逆行性感染，是引起感染的主要原因。因此，早期彻底清创和颅底重建是救治这种伤情的关键。

颅脑穿通伤一般都伴有异物残留，根据外伤史及影像学检查，诊断一般不难。早年常通过拍摄头颅X线片来诊断金属异物穿通伤。目前CT早已普及，对异物残留情况、有无颅内出血等，头颅CT都能明确，需要注意的是，塑料异物在CT扫描上呈低密度表现，有时容易忽视，必要时可行头颅MRI检查辅助诊断。如有口鼻活动性出血、CT示颅内出血等，往往需行头颅CTA或DSA检查，明确有无血管损伤以及是否需行栓塞治疗等。

颅脑穿通伤一经诊断明确，应尽早进行手术，取出异物，如需清创手术，则应争取在24小时内行彻底清创。如条件限制，无法在24小时内进行清创术，则应给予广谱抗生素抗感染治疗，并尽快转行手术治疗。手术目的除了清除异物、清创外，由于眶-颅穿通伤常合并眼球、眼外肌、视神经、动眼神经、嗅神经等损伤，手术还可通过清除异物以及神经减压术（如眶上裂减压术、视神经管减压术等）挽救或恢复部分神经功能。眶-颅穿通伤因常合并眶内损伤、额窦、筛窦等损伤，常需要与眼科、耳鼻咽喉科、整形科等协作完成手术。

眶-颅穿通伤的手术内容包括：异物、碎骨片、坏死组织等的清除，颅内挫裂伤、血肿的清除，血管损伤的预防和处理，颅底重建，脑脊液漏的修补，卡压脑神经的减压，面、眶、颅畸形的整复等。防止和控制术中血管损伤是手术应首先考虑和解决的问题，因此，除术前明确有无血管损伤外，术中应在充分显露后直视下取出异物，异物完全取出后再关颅，切忌盲目拔出异物。异物应尽量由眶部取出，防止发生逆行性颅内感染。如伤道大，需进行颅底重建，防止术后发生脑组织从缺损的局部移位疝出。用于颅底修复的材料主要有肌肉、骨膜、筋膜、脂肪、骨块等自体材料和人工脑膜、钛网、生物胶等人工材料。眶-颅穿通伤因硬脑膜破损，为防止术后脑脊液漏以及颅内感染的发生，需一期修复硬脑膜缺损。硬脑膜缺损一般可用骨膜或筋膜修复，如清创彻底也可用人工脑膜修复。

本例为眶-颅穿通伤，异物通过眶下裂进入颅内，穿入颅内不深，硬脑膜未破损，此种情况仍应选择开颅手术，显露异物颅内段后，直视下缓慢取出异物。因此，开颅后先切开硬脑膜释放部分脑脊液，使脑组织塌陷，其后均为硬膜外操作，直视下取出异物，避免盲目拔出异物引起的额外损伤。术后眼睑肿胀好转后即行视力视野等检查，未见明显异常。异物未穿破硬脑膜，只需将切开的硬脑膜严密缝合，即可避免术后脑脊液漏的发生。围术期常规应用广谱抗生素，未发生继发性颅内感染。

（张景宇　陈广鑫　许民辉）

病例120　铁钉经眼-颅脑穿通伤

【病史简介】　患儿男性，11岁。钉子穿透左眼并存留19小时入院。患儿在建筑工地玩耍奔跑时跌倒，被一金属异物经左眼内侧穿透入颅内，伤后出血不多，无意识改变，无肢体活动障碍，在当地行头颅CT见该金属异物沿左侧眼眶内侧壁进入颅内达鞍上，颅脑组织无出血。入院查体：生命体征正常。昏睡，唤醒后能准确回答问题，四肢肌力肌张力正常。左眼内眦处金属钢针穿透入眼内，外露长度约7cm，左眼睑青紫肿胀，眼部无血管杂音，眼球活动及视力因患儿昏睡无法准确检查。影像学检查：头颅CT平扫颅内无出血，三维CT显示金属异物沿左眼眶内侧壁进入鞍区，插入深度约12cm，外露7cm，CTA显示金属异物从颈内动脉上方穿过。

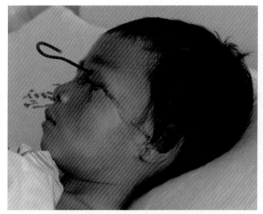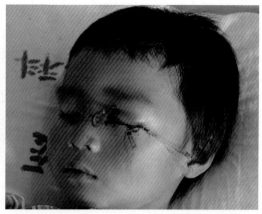

【术前影像】

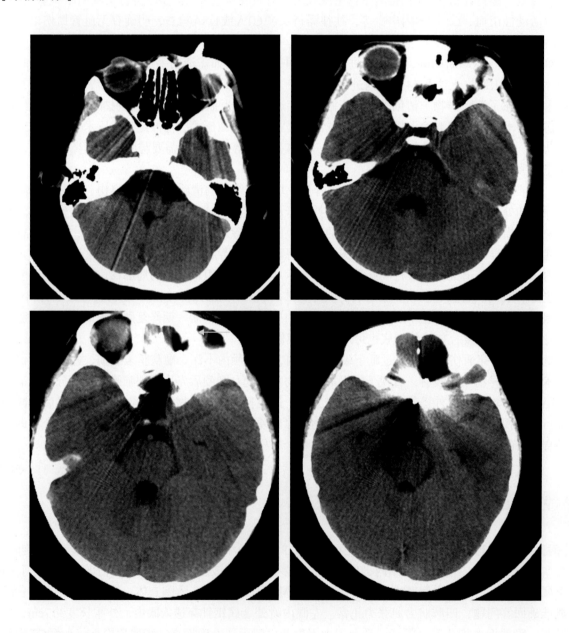

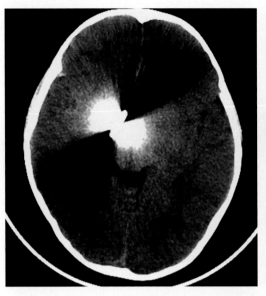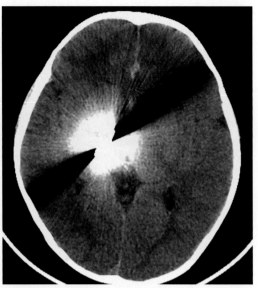

头颅CT平扫：铁钉远端到达右侧丘脑，颅内无出血

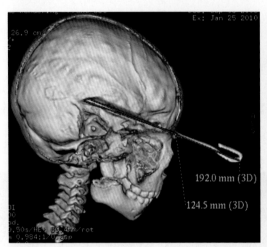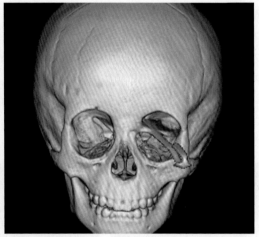

三维CT：金属经眼眶插入鞍区

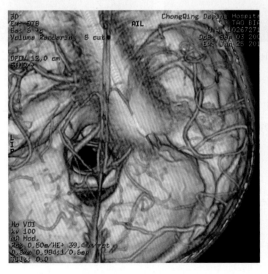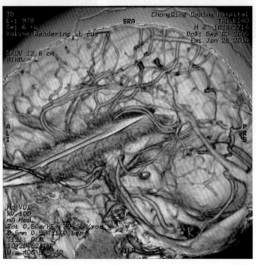

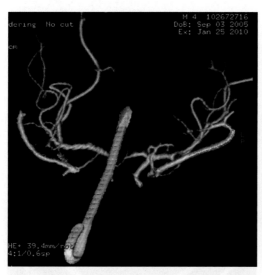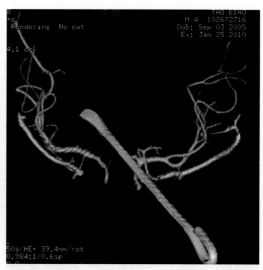

头颅CTA：金属异物经颈内动脉上方穿过

【术前诊断】 铁钉经眼-颅脑穿通伤。

【麻醉方式】 气管插管全身麻醉。

【手术体位】 仰卧位。

【手术名称】 冠状切口右额跨中线骨瓣开颅眼-颅脑内铁钉取出术。

【手术过程】 于入院当日急诊手术，冠状切口，右侧跨中线骨瓣开颅。术中结扎矢状窦前1/3，抬起双侧额叶，充分显露铁钉进入颅腔部位，再沿铁钉分离显露伤道全长，显微镜直视下缓慢拔出铁钉，再稍牵拉扩大显露眼部伤道全长，彻底消毒清创。

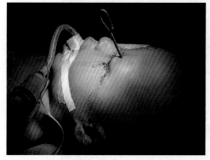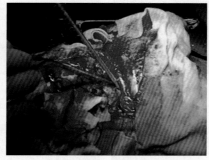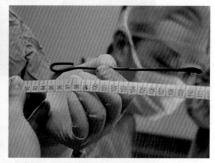

术中情况

【术后情况】 术后4小时复查头颅CT，颅内无出血，给予防感染、支持等综合治疗，病情逐日恢复，左眼球活动及视力与伤前比较无异常，住院10天，切口甲级愈合，拆线后出院，遗留左侧肢体肌力下降，3级，无出血、感染等并发症。

【术后影像】

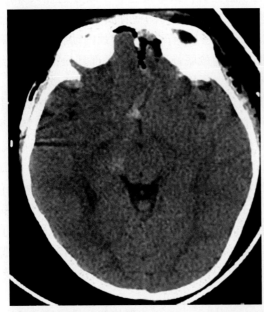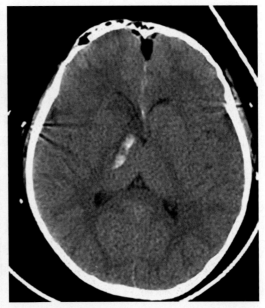

术后4小时CT复查，无出血

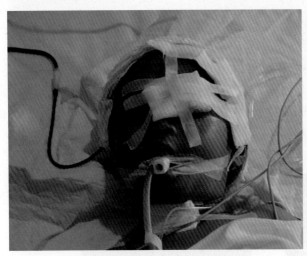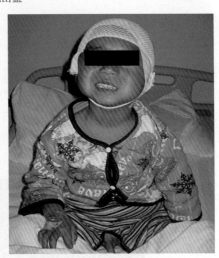

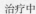治疗中　　　　　　　　　　　　　出院时

【点评】　物体经眼-颅脑穿通伤很少见，25%发生于成人，45%发生于儿童，其中，男孩多于女孩。年龄越小，死亡率越低。常见于坠落、被攻击及车祸，儿童常是奔跑时跌倒在尖锐物体上，或手里拿着尖锐物体奔跑时跌倒，尖锐物体插入眼眶内并入颅腔。因眼眶是底大顶小的锥形结构，周围都是骨质，顶端有与颅腔相通的自然骨性间隙眶上裂，硬质物体穿入眼眶后就很容易直接到达眶顶经眶上裂入颅腔，小于7岁的儿童更容易经此入颅腔，另外，眼眶和颅腔之间的骨性眶壁较薄，硬质物体穿入眼眶后也可刺破眶壁进入颅腔。可引起眼、视神经、脑及脑血管损伤。损伤的严重程度与物体运动的相对速度和物体在眼-颅脑的运动轨迹相关，低速运动的物体常直接指向眶顶，可引起颈内动脉、海绵窦、鞍上池、颞叶、视神经管、眶上裂，没有明显骨折及眼球损伤；高速运动的物体常直接穿破眶壁进入颅内。经眼-颅脑穿通伤后常引起脑脊液漏、眼眶蜂窝织炎、脑膜炎、脑脓肿、创伤性动脉瘤、进行性加重的血管栓塞等迟发性并发症。所以，及时眼科及神经外科等多学科联合医疗评估及治疗是提高预后的关键。医疗评估的内容包括受伤史、受伤机制、系统的神经科及眼科等专科检查，以及CT和MRI影像学检查，可显示物体在眼和颅脑的运动轨迹，从而初略评估损伤所涉及的重要结构，特别是致命性颈内动脉损伤。CT对金属物体显像效果好，MRI对非金属类物体显像有较好帮助。经眼-颅脑穿通伤的治疗原则包括4个方面：取出异物；

控制可能的颅内高压及出血；防治感染；尽可能保护神经组织。该患儿在建筑工地上玩耍奔跑时跌倒，左眼扎向长约19cm的静止铁钉，属于减速性损伤，相对颅脑而言，铁钉快速经左眼穿通插入并进入颅内，综合CT影像分析，铁钉不是经眶上裂入颅，而是快速穿通左侧眼眶内侧壁骨质，经前颅底、鞍上到达右侧丘脑，没有经过筛窦；从铁钉和脑血管的三维图像分析，铁钉没有直接穿破颈内动脉等大血管。所以，从铁钉的运动轨迹分析，主要损伤包括左眼球内侧脂肪垫、前颅底骨质、额叶底部到丘脑的脑组织，不排除脑沟内动静脉损伤的可能，眼球内的神经及肌肉没有受伤，所以，患儿视力及眼球活动无异常。治疗重点是取出铁钉，需要考虑的重点并发症有：术中及术后可能危及生命的伤道出血，术后3～5天开始的致命性颅内感染，早期的脑脊液眼漏或鼻漏。脑脊液漏可能性不大，因伤道没有和筛窦等与外界相通的自然腔隙沟通，眼眶和前颅底有沟通，但眼眶内侧、较厚的脂肪垫，伤道会很快愈合而关闭与前颅底的沟通。所以，治疗重点在于防治出血及感染。因铁钉从入眼到颅内长约12cm，如果盲目直接拔出，无法控制伤道出血，更无法对伤道消毒清创，感染就不可避免，出血和感染都是致命性的，所以，该病例没有选择盲目直接拔出，而是选择冠状切口，右侧跨中线开颅，结扎上矢状窦前1/3，抬起双侧额叶，显微镜下逐步充分显露铁钉进颅的部位，然后顺着铁钉逐步显露其在颅内的全长，伤道彻底消毒清创，显微镜直视下缓慢拔出铁钉，术中无动脉性出血，术后复查也无血肿形成。眼眶内伤道较短，稍牵拉后就充分显露眼眶伤道全长，彻底消毒。术后常规应用破伤风抗毒素，预防性应用抗生素及抗癫痫药物，病情逐日好转，没有并发感染及脑脊液鼻漏、眼漏。

（贺绪智　梁　鸿　许民辉）

病例121　筷子插入眼眶

【病史简介】　患儿女性，5岁。因"右眼被筷子戳伤7小时"入院。患儿一边吃饭一边行走时跌倒，筷子经右眼眉弓下上眼睑处穿通刺入眶内，伤后出血不多，无视力异常。查体：生命体征正常。清醒，精神差，无肢体活动障碍，无语言功能异常。右眼眉弓下上眼睑处可见筷子残端插入眶内，结膜充血，瞳孔及视力正常。头颅CT示：右眼眶内异物，异物末端位于眼眶后方。

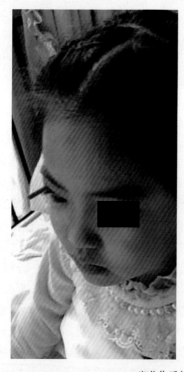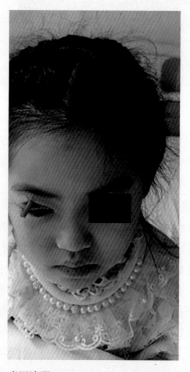

患儿伤后外观，意识清醒

【术前影像】

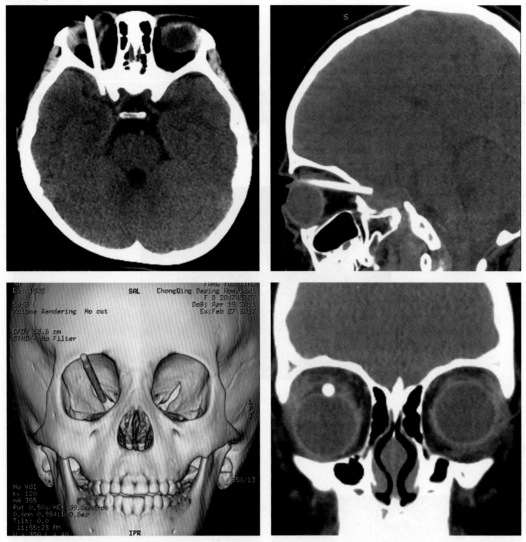

头颅CT筷子经眼眶上壁、眶上裂入颅内

【术前诊断】 右侧眼眶内异物插入。

【处理过程】 术前外观见异物有所退出，再次复查CT，发现异物已退出到眼眶边缘，消毒后直接拔出，拔出后对伤道进行彻底冲洗消毒。

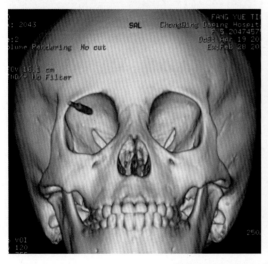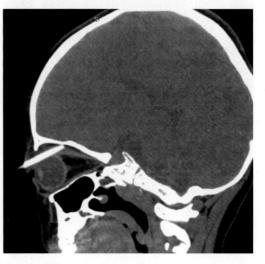

异物自行退出眶上裂到达眶上壁前1/3处

【出院情况】 经抗感染治疗4天出院，无感染等并发症，眼球活动及视力正常。

（贺绪智　梁　鸿　许民辉）

病例122　筷子经眼插入海绵窦

【病史简介】 患儿男性，3岁。因"右眼被筷子戳伤6小时"入院。患儿吃饭时追逐跌倒，筷子经右眼眶刺入。查体：生命体征平稳。清醒，精神差，无肢体活动障碍，无语言功能异常。

头颅CT及三维重建示：筷子通过右侧眼眶下壁、内侧壁插入右侧海绵窦。

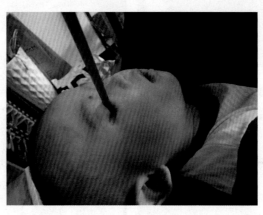

受伤时外观

【术前影像】

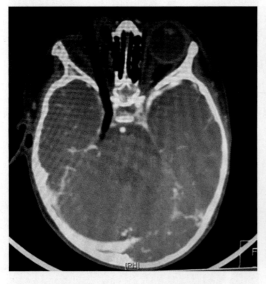
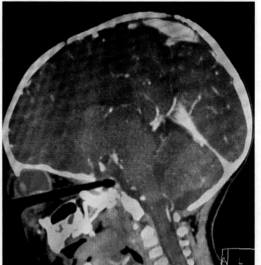

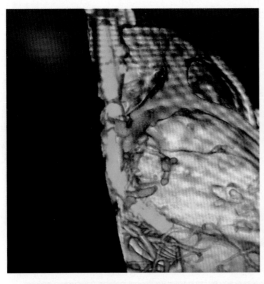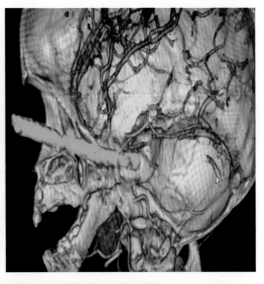

头颅CT及三维重建示：筷子通过右侧眼眶下壁、内侧壁插入右侧海绵窦

【术前诊断】　颅脑穿通伤（筷子经眼插入海绵窦）。

【麻醉方式】　气管插管全身麻醉。

【手术体位】　仰卧位。

【手术名称】　右侧额颞开颅颅内穿通异物取出术。

【手术过程】

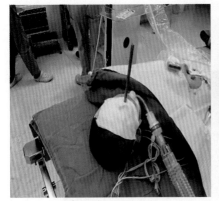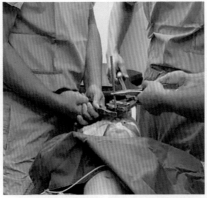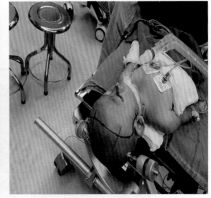

麻醉后将筷子处理便于术中操作

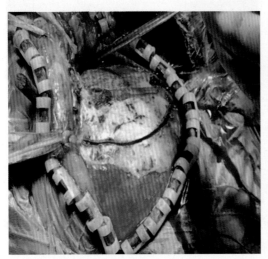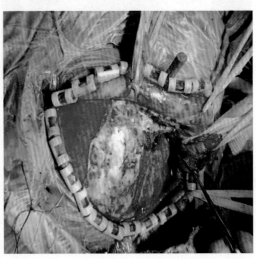

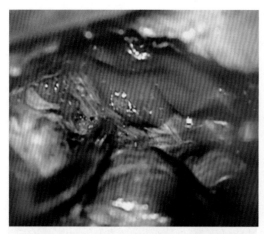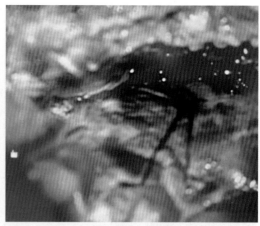

右侧额颞开颅探查异物颅内段，分离海绵窦旁异物，保护血管及脑组织

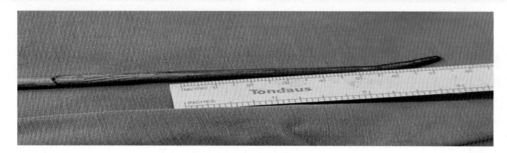

取出筷子全貌颅内段长约7.5cm

【术后影像】

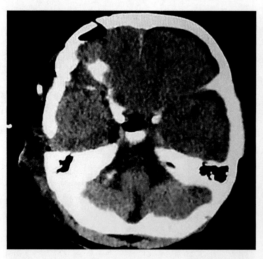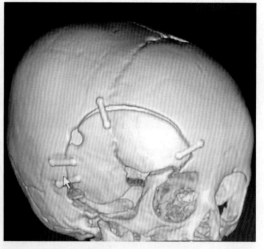

术后头颅CT及三维重建示异物取出后无颅内出血等

（贺绪智　梁　鸿　许民辉　王旭辉）

病例123　玉米秆穿通眼眶-颈部

【病史简介】　患者男性，62岁。从树上跌落，玉米秆穿透左侧眼眶致左眼视力丧失伴疼痛12小时。查体：生命体征正常。左侧眼眶玉米秆残留。神志清楚，四肢自主活动，左眼：眼球毁损严重，无视力；

右眼：正常。头颅CT平扫：左侧眶后壁骨折，CT三维成像异物清晰可见：异物从眶后下壁向后颈部插入，到达颈部，从颈内、外动脉之间穿过；颅颈MRI：异物经眼眶、颞窝到达颈部。

【术前影像】

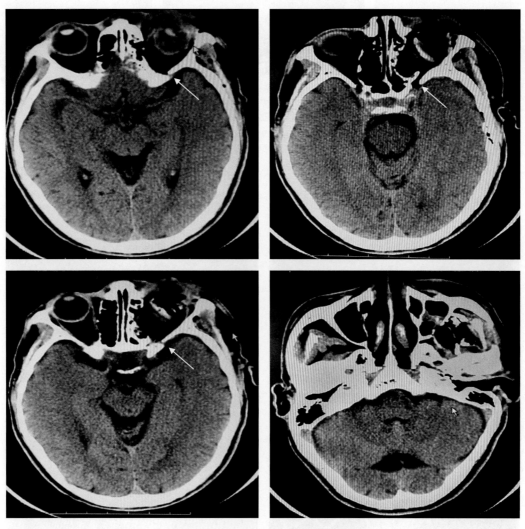

CT平扫：左侧眶后壁可见骨折（箭头所示）

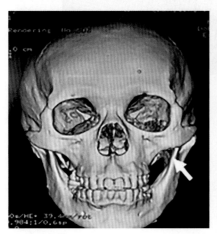 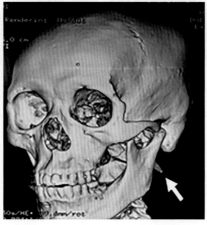 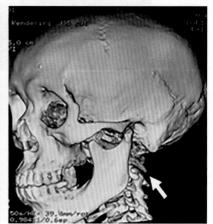

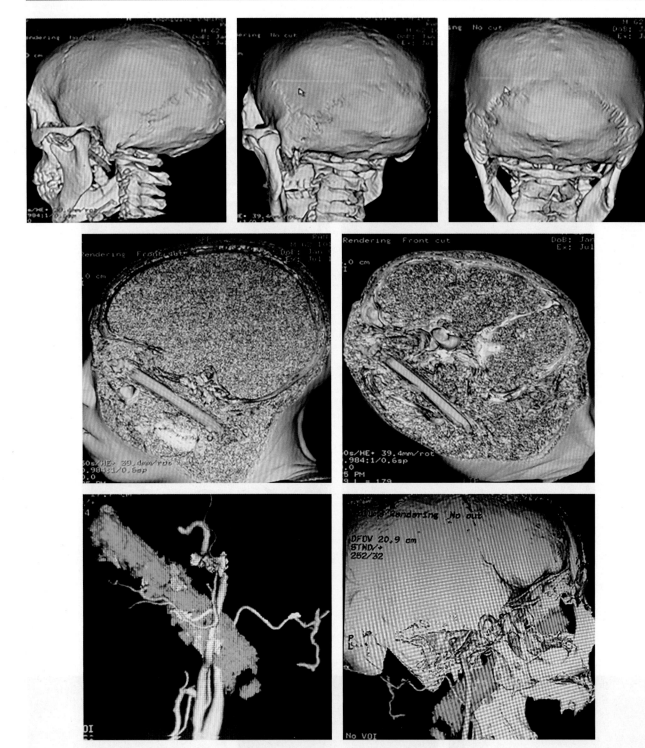

CT三维成像：异物从眶后下壁向后颈部插入

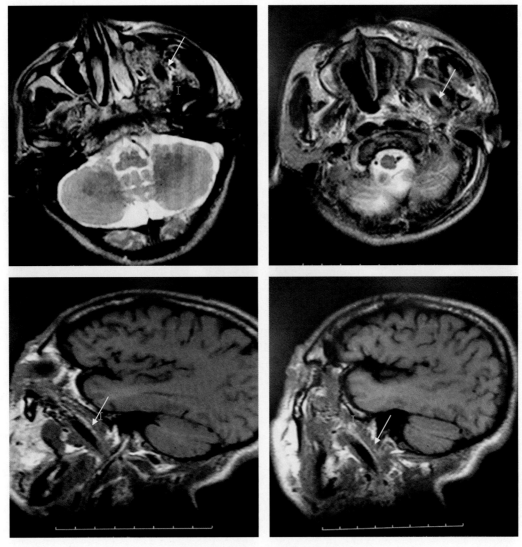

颅颈MRI：异物经过颞下窝（箭头所示）

【**术前诊断**】　玉米秆经眼眶-颈部穿通伤。

【**麻醉方式**】　气管插管全身麻醉。

【**手术体位**】　仰卧位。

【**手术名称**】　穿通伤异物取出术。

【**手术过程**】　由眼科及神经外科共同完成，眼科负责眼部，扩大伤口清创，摘除左侧眼球，充分显露玉米秆；神经外科做面颈部联合切口，充分显露左侧颈总动脉、颈内外动脉，探查颞窝，显露玉米秆，直视下取出。术后复查异物全部取出。

【术后影像】

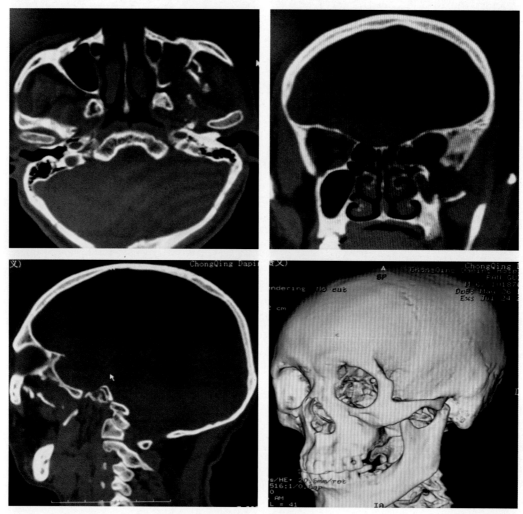

术后CT：异物已取出

【点评】　诊断明确，玉米秆经左侧眼眶-颈部盲管伤，远端到达颈总动脉附近，沿颈内、外动脉之间穿过，部位涉及眼眶、颞窝及颈部。关于治疗，多学科联合评估是关键，该病例涉及眼科、神经外科及颌面外科，眼科重点评估视力、眼球损伤程度，为确定是否行眼球摘除提供重要依据，经多学科联合术前讨论后确定由眼科及神经外科共同完成。因伤眼视力丧失，眼球毁损严重，无法保留，所以，眼科手术采用摘除眼球清创，显露玉米秆；神经外科的重点在于防治颈部大血管（颈总动脉、颈内外动脉）出血，从术前病史及CT检查看，玉米秆没有直接刺破颈部大血管，但手术中取出时有损伤的可能，所以，充分显露玉米秆、颈部大血管是关键，这既可对伤道彻底清创，也可在直视下取出玉米秆而确保不损伤颈部大血管，另外，神经外科血管吻合及介入医师也做好充分准备，必要时进行大血管损伤的处理。

（贺绪智　梁　鸿　许民辉）

病例124　风车杆经口-颅脑穿通伤

【病史简介】　患儿女性，7岁。口含风车塑料杆奔跑时不慎向前扑倒，风车杆刺入口腔后口鼻出血8小时入院。入院查体：神志嗜睡，查体配合。口腔内见一管状异物刺入口咽部后上方。头颅CT示颅内见一管状高密度影经左侧颅底穿入颅内，左侧蝶鞍旁骨质破坏，周围可见碎骨片。头颅CTA示颅内血管未见明显异常，异物邻近海绵窦及颈内动脉。

【术前影像】

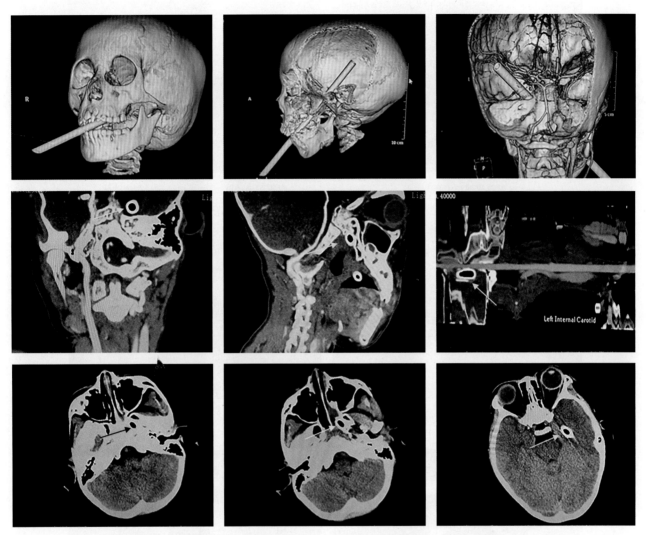

CT平扫示颅内无明显出血挫裂伤；CTA示异物（箭头所示）邻近海绵窦和颈内动脉

【术前诊断】 开放性颅脑损伤；颅内异物。
【麻醉方式】 经鼻插管全身麻醉。
【手术体位】 仰卧位、头右偏。
【手术名称】 左侧额颞开颅经翼点入路颅内异物取出术。
【手术过程】

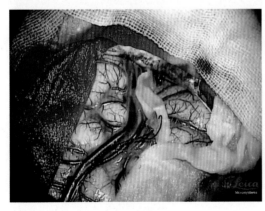
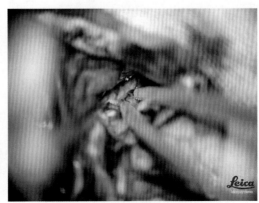

开颅，显露外侧裂 　　　　　释放脑脊液

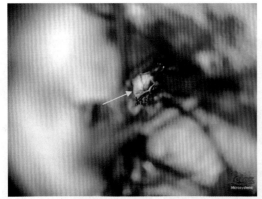

显露视神经（箭头示）

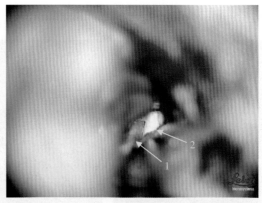

显露颈内动脉。1：视神经；2：颈内动脉

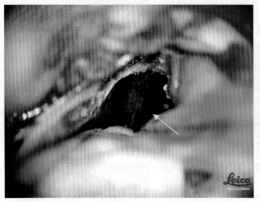

显露异物颅内段（箭头示）

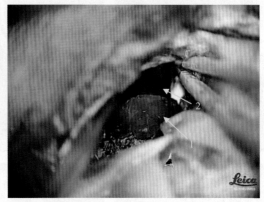

探查见异物直径不一，外小里大。1：颅内端；2：颅外端

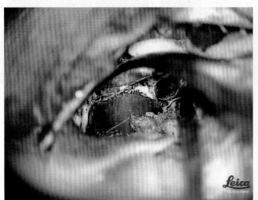

小心剪断异物颅内段

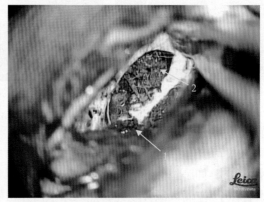

剪断异物颅内段。1：颅内端；2：颅外端

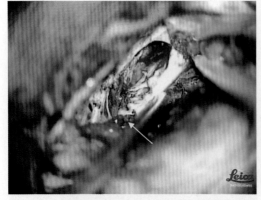

从颅外缓慢拔除异物大部（箭头示异物残端）

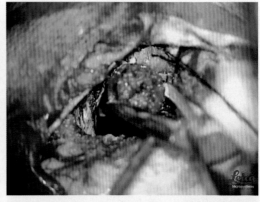

取出异物残端

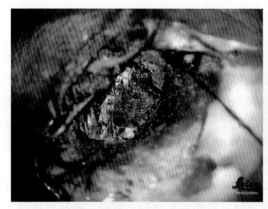
拔出全部异物

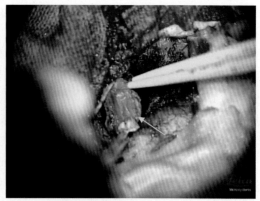
取自体筋膜修补颅底（箭头示自体筋膜）

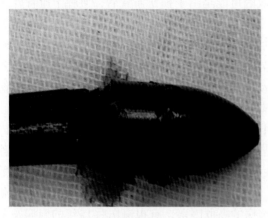
完整取出异物

【术后影像】 患儿术后恢复良好，无明显神经功能障碍，未发生脑脊液漏和颅内感染，复查头颅CT示颅内无明显出血等，异物取出完整无残留。

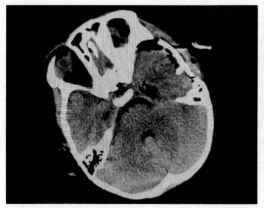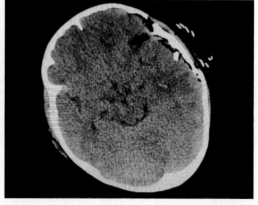
术后头颅CT示颅内无明显出血，异物无残留

【点评】 开放性颅脑损伤是指各种原因造成的硬脑膜破裂，脑组织直接或间接与外界相通的创伤。在开放性颅脑损伤中，颅脑穿通伤合并异物残留相对少见，约占创伤性颅脑损伤的0.4%。因有颅盖骨的保护，颅脑穿通伤在平时并不多见。颅脑异物伤平时多见于暴力伤或意外性冷器伤，在颅底以及骨质相对薄弱的颞部和眶区，则有意外性颅脑穿通伤的发生。

结合外伤病史、异物伤道以及影像学检查，颅脑穿通伤的诊断并不困难。常规的CT扫描可以明确有无颅内异物的存在以及入颅的部位，还可明确有无合并脑挫裂伤、颅内出血、脑水肿等继发性损伤。血管成像以及三维成像技术还可确定伤道走向、异物形态、与重要血管结构的关系等，为手术方案的制订提供帮助。必要时还可行DSA检查评估受损血管手术过程中出血风险以及进行损伤控制。

颅脑穿通伤早期处理重点在于清除异物和控制致命性出血，后期治疗的重点则在于防治继发性感染、脑脊液漏等。

1.残留异物的处理　对于穿通进入颅内的异物，切忌盲目拔除异物，特别是伤道可能累及或毗邻颅内重要血管结构时，以免引起继发性颅内大出血，引起致命性后果。手术原则是充分显露异物的颅内段，在直视下缓慢拔除异物。可根据异物的不同性质，应用头颅CT、X线、B超等进行异物的定位和探查，了解伤道的深度、方向等，注意异物的大小、长度、形状，特别应注意异物有无钩刺等。

2.颅底重建的处理　如合并颅底损伤，则易发生脑脊液漏，发生逆行性感染，尤其是前颅底与鼻腔、鼻窦相邻，颅底重建尤为重要。对开放的鼻窦、乳突气房等，应刮除窦腔内的黏膜，用生理盐水、抗生素或碘伏溶液等反复冲洗。骨性重建时充分显露颅底，较大的带蒂骨折片尽量复位，清除碎骨片，必要时可用钛网等予以修补；硬脑膜的破损可严密缝合，无法缝合时可使用人工硬膜、骨膜、筋膜等修补。

3.颅内假性动脉瘤的处理　创伤性假性动脉瘤的成因可能是由于损伤血管后，血肿于血管外逐渐机化形成的一层纤维结缔组织，无动脉壁结构，这种不稳定的结构易发生破裂出血。创伤性假性动脉瘤作为创伤性颅脑损伤的并发症，其本身又可导致更为严重的后果。创伤性假性动脉瘤的早期诊断困难，多是在其破裂出血后才诊断。开放性颅脑损伤尤其是合并颅内异物者，术前发现异物与大血管关系密切者要高度警惕创伤性假性动脉瘤的可能，术中可通过临时阻断颈动脉或其分支来控制可能的大出血。对于外伤后迟发性神经功能障碍者，应怀疑假性动脉瘤形成的可能，应进行CTA或DSA筛查。

4.术后颅内感染的处理　开发性颅脑损伤因脑组织与外界相通，因此颅内感染概率高。预防颅内感染的发生，一是彻底清创，清除颅内碎骨片、异物等，二是抗生素的应用。美国颅内感染临床指南中推荐，对于颅脑穿通伤，抗菌药物可选择万古霉素加头孢吡肟或头孢他啶或美罗培南。开放性颅脑损伤术后怀疑颅内感染者，应先经验性使用广谱、血脑屏障透过率高的抗生素，必要时可每日行腰椎穿刺或持续腰池引流。

5.外伤后癫痫的处理　开放性颅脑损伤是外伤性癫痫的高危因素，有报道伤后15年的癫痫发生率可高达50%以上。由于开放性颅脑损伤常伴有额叶、顶叶等皮质的脑挫裂伤，因此常出现早期癫痫（1个月之内）。而晚期癫痫主要因为脑胶质瘢痕、脑萎缩、颅内感染以及异物残留等引起。一般在伤后可给予肌内或静脉注射抗癫痫药物，可进食后改为口服或鼻饲。癫痫完全控制后应继续服药2年，如无发作可逐渐减量并停药。如脑电图尚有棘波、棘慢波或阵发慢波者，不应减量或停药。

本例为开放性颅脑穿通伤合并异物残留，异物经颅底穿入颅内，伤后患儿曾试图自己拔出异物，幸被父母制止，未造成严重后果。术前CT扫描示颅内未见明显的脑挫裂伤、出血等，但此种情况仍应积极手术处理。因异物刺入颅内较深，且邻近海绵窦及颈内动脉，因此，手术采取开颅显露异物颅内段及颈内动脉，直视下经颅外拔除异物。开颅手术的目的，除了直视下避免拔出异物过程中伤及重要血管神经结构外，还可修补颅底硬脑膜破损，避免脑脊液漏及颅内感染的发生。

术前CTA示异物邻近海绵窦及颈内动脉，为安全起见，手术先开颅，显露颈内动脉颅内段，再抬起颞叶显露异物的颅内段并确认没有重要血管神经结构损伤后，再经颅外拔除异物，拔除不顺利的情况下，再次探查颅内异物，见异物直径不一，外小里大，末端呈子弹头样，遂直视下将异物截断，经颅外拔除大部后，直视下将残端经颅内取出。同时，本例开颅前已将颅内动脉显露，一旦拔除异物过程中伤及血管发生大出血，亦可临时阻断颈内动脉进行控制。在清除异物并彻底清除后，为避免术后发生脑脊液漏和继发性颅内感染，采用自体筋膜修补颅底硬脑膜缺损，术后未发生脑脊液漏和颅内感染。由于异物整体光滑，未伤及颅底重要血管，手术过程顺利，未引起大出血，伤后患者亦未出现明显神经功能障碍，获得了良好的治疗效果。

（张景宇　许民辉）

病例125　烟杆经口–颅底穿通伤的神经内镜下治疗

【病史简介】　患者男性，79岁。烟杆经口插入颅底13小时入院。患者吸烟行走过程中不慎跌倒，烟杆经口插入颅底，伤后出血不多，无意识障碍，无肢体活动障碍，无口鼻流液，历经12小时后到达医院。入院时查体：生命体征正常。烟杆经口插入颅底，外露约3.0cm，无活动性出血，口腔内检查见烟杆经上腭穿入，再往里面就无法查见具体情况。术前CT检查：CTA及颅底骨窗位显示远端已经损伤右侧破裂孔，CT平搜寻及颅骨三维成像：颅内无出血，烟杆到达破裂孔区。

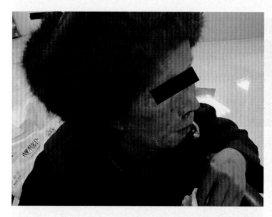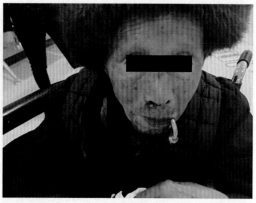

烟杆经口插入颅内，意识清醒

【术前影像】

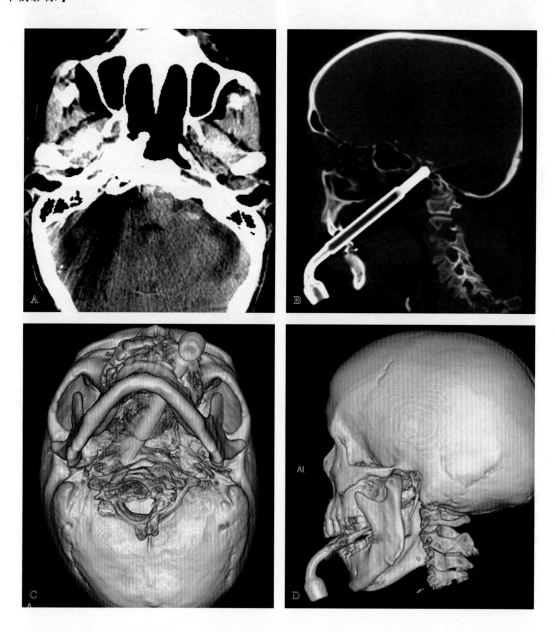

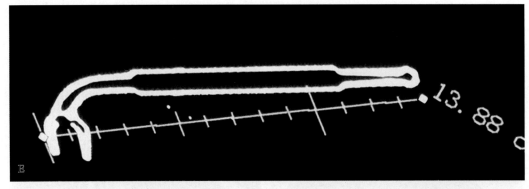

术前CT平扫及颅骨三维成像。A.平扫未见出血，烟杆远端到达右侧破裂孔区；B.烟杆致斜坡区骨质；C、D.颅骨三维成像烟杆路径，远端在斜坡破裂孔区；E.显示烟杆总长度13.88cm

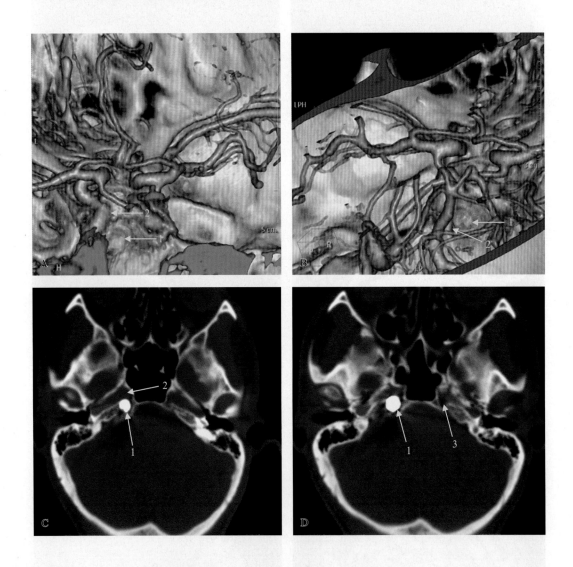

【术前诊断】 烟杆经口-颅底穿通伤。

【麻醉方式】 气管插管全身麻醉。

【手术体位】 仰卧位。

【手术名称】 全身麻醉神经内镜下经口、鼻烟杆取出及软腭穿通伤裂口清创缝合术。

【手术过程】

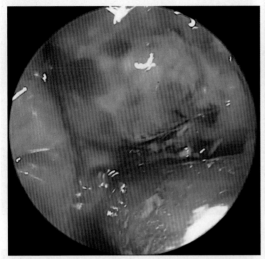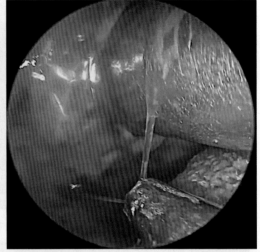

口腔探查见烟杆穿通软腭

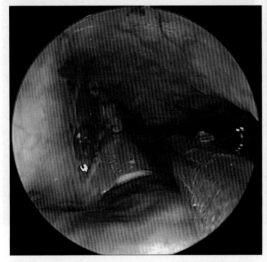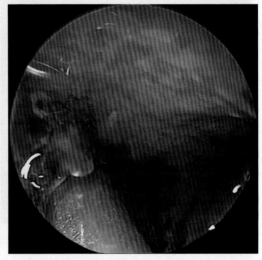

咽部探查见烟杆经右侧咽鼓管内侧穿入　　　稍松动烟杆，无大出血

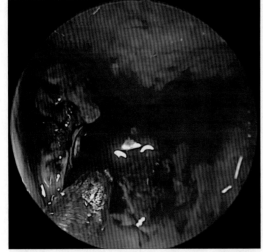

拔出烟杆，无动脉性大出血明胶海绵填塞创口

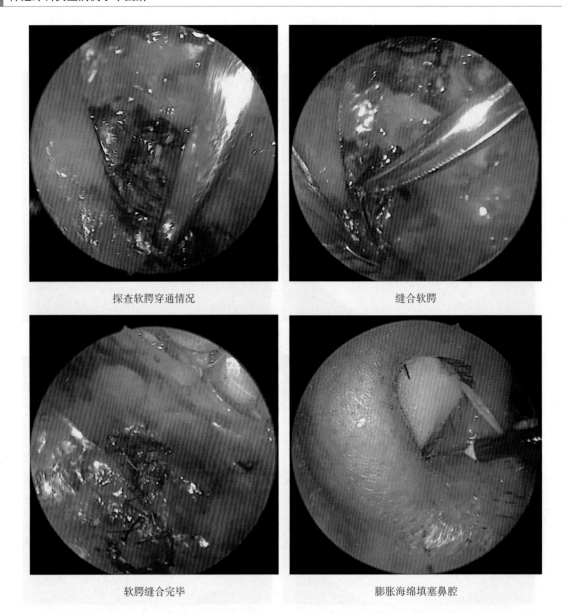

探查软腭穿通情况

缝合软腭

软腭缝合完毕

膨胀海绵填塞鼻腔

【术后情况】 术后给予防感染支持等综合治疗，口咽创口恢复良好，但并发肺部感染。术后复查CT见烟杆已取出，1周后出院回当地继续治疗肺部感染。出院时神经内镜检查软腭、咽部创口愈合良好。

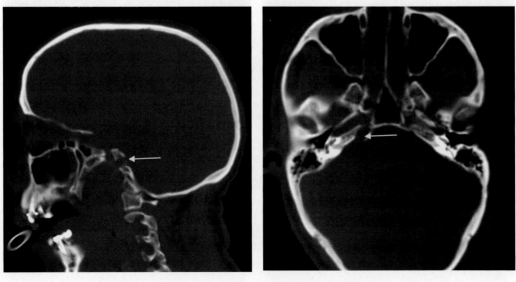

术后当天复查，烟杆已拔出，破裂孔区有骨折（箭头所示）

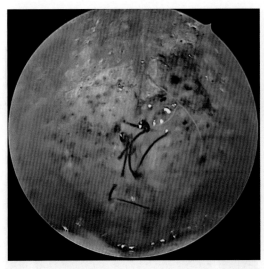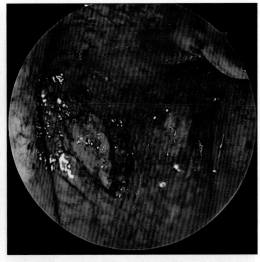

术后1周：软腭愈合良好，咽部愈合良好

【点评】 经口-颅底异物穿通伤多见于儿童，常发生于嘴里叼着或手里拿着硬质物体玩耍时跌倒而发生。本例烟杆经口-颅底穿通伤，发生于老年人，临床上更是罕见。针对该病例的治疗，重点在于手术取出烟杆、控制致命性大出血及清创处理伤道组织。所以，首先需要明确烟杆经口插入颅底路径上所涉及的结构，有无重要神经结构及大动脉损伤的可能，再确定具体手术方案。入院经口查体见烟杆经上腭穿入，从术前CT看，烟杆经口-软腭-咽部插到右侧颅底破裂孔区，该路径上最重要的结构就是破裂孔处的颈内动脉，从受伤到入院，经历了12小时没有大出血，据此有两个推测：第一，颈内动脉没有损伤；第二，颈内动脉损伤，但破口刚好被烟杆或骨折碎片堵住，血流不出来。据术前烟杆和颈内动脉位置关系的CT检查分析，烟杆远端在右侧颈内动脉内侧，也没见骨折碎片刺伤颈内动脉征象，考虑颈内动脉损伤的可能性不大。所以，手术拟在神经内镜下直接取出烟杆及清创处理烟杆路径上的受伤组织。因烟杆损伤路经涉及多个学科，所以，术前组织与此相关的耳鼻喉科、颌面外科、神经外科内镜专业组及神经介入专业组联合讨论，最后确定由神经外科内镜组主导，耳鼻喉科协助，在神经内镜下手术，神经介入组做好介入栓塞的准备，一旦取出烟杆后有颈内动脉破裂大出血，立即进行颈内动脉破口的介入处理。此类损伤常涉及多个学科，联合讨论及在复合手术条件下处理是确保治疗安全的重要措施。

（梁　鸿　贺绪智）

病例126　钢筋经眼眶-颅底-外耳贯通伤

【病史简介】 患者男性，52岁。因"颅脑钢筋贯通伤6小时"入院。患者在工作中被高速飞弹起来的钢筋棍插入右眼，经右外耳门贯通穿出损伤。伤后贯通伤口出血多，无意识障碍，无肢体活动障碍。查体：生命体征正常。神志清楚，言语清晰，问答切题，精神差，一钢筋棍由右眼穿入，经由右侧外耳门穿出，无活动性出血。头颅CT检查颅内未见出血，右侧颧弓、额骨均有骨折。

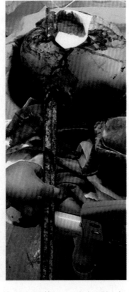

钢筋经右眼传入，从右耳门穿出

【术前影像】

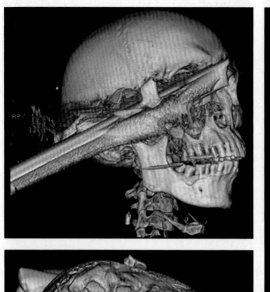

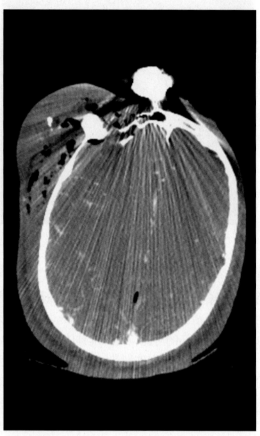

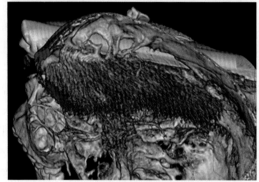

术前三维CT示：钢筋致颧弓及前颅底骨折；额骨粉碎性骨折，颅内无出血

【术前诊断】 颅脑钢筋贯通伤。

【麻醉方式】 气管插管全身麻醉。

【手术体位】 仰卧位。

【手术名称】 右侧额颞开颅颅脑穿通异物取出术。

【手术过程】

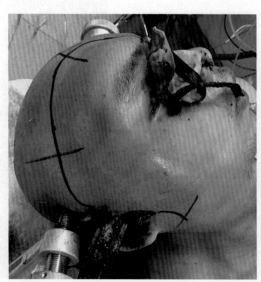

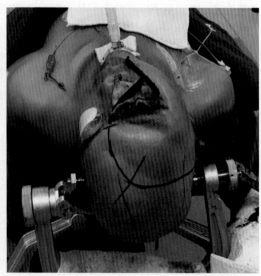

体位及切口线

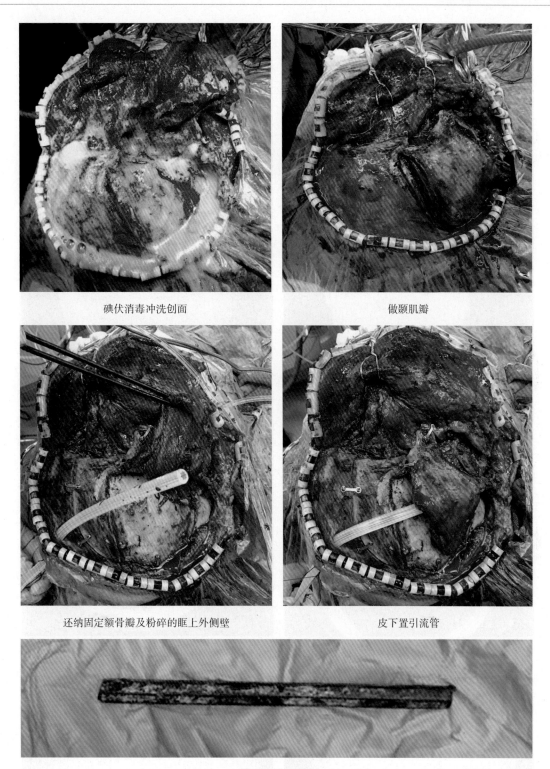

碘伏消毒冲洗创面

做颞肌瓣

还纳固定额骨瓣及粉碎的眶上外侧壁

皮下置引流管

取下的异物钢筋

【术后情况】 术后当日复查头颅CT，术区无出血，骨瓣对合好。常规防感染、维持水和电解质平衡及支持等综合治疗，患者逐日好转，伤口甲级愈合，7天拆线后出院，右耳听力稍有下降。6个月后到颌面外科进行了面颅骨的整形重建。整个治疗过程很成功，除遗留右眼缺失的不利影响外，其他生活、工作等自理能力未受到影响。

【术后影像】

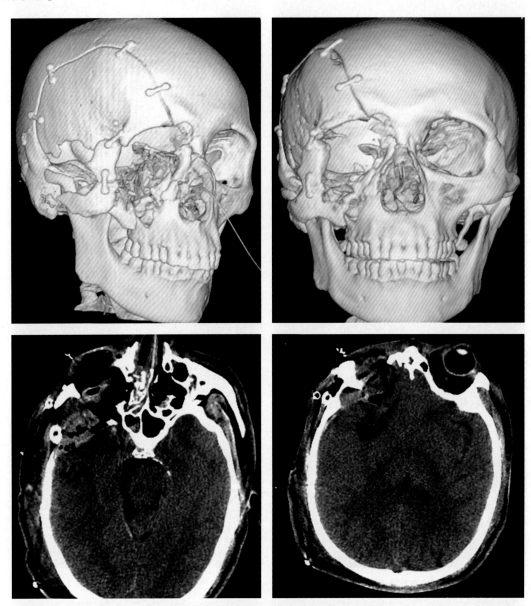

术后复查CT及三维重建示骨瓣及粉碎的骨折固定好，术区无出血

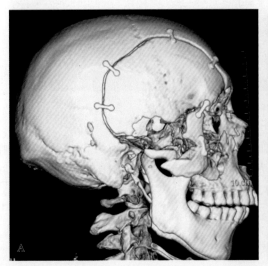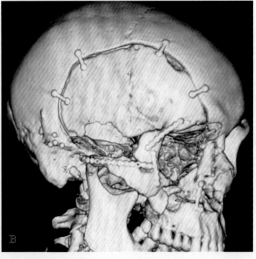

6个月后的面颅骨重建。A.重建前；B.重建后

【点评】　贯通伤常涉及多部位或多学科，该病例也不例外，涉及神经外科、眼科、耳鼻喉科及颌面外科。根据受伤史，从查体和术前CT分析，钢筋从右眼插入，经右侧外耳门穿出，损伤涉及右侧面颅骨、右眼眶和外耳门等，面颅骨损伤严重，右侧眼球完全毁损，颅内颞叶损伤可能性大，全伤道无致命性大血管。所以，治疗重点就是彻底清创、取出钢筋，将二次损伤减小到最小程度。术前神经外科、眼科、颌面外科及耳鼻喉科联合讨论，眼科意见就是摘除眼球，颌面外科明确：面颅骨需要整形修复，但不是一期进行，建议6个月后整形修复，耳鼻喉科认为，患者中耳及内耳没有损伤，建议清创缝合即可。所以，一期手术清创及钢筋取出由神经外科和眼科联合进行，首先由神经外科做右侧额颞开颅骨，充分显露遗留面颅部内的钢筋，彻底清创，取出钢筋，眼科再对伤眼彻底清创，摘除眼球。预防感染是术后治疗重点，其次是6个月后面颅骨的整形修复。

（贺绪智　梁　鸿　许民辉　王旭辉）

第二节　其　他

病例127　开颅清除机化的慢性硬膜下血肿

【病史简介】　患者男性，70岁。主因"慢性硬膜下血肿术后、头痛1天"入院。患者入院前8天因头痛、左侧肢体乏力，在当地医院诊断为"右侧慢性硬膜下血肿"，行右侧慢性硬膜下血肿钻孔引流术。拔管后1天头痛加重来诊。查体：神志清楚，言语清楚，左侧肢体肌力4级。入院CT示右侧颅骨下新月形高低混杂密度阴影，脑中线结构稍向左偏。

【术前影像】

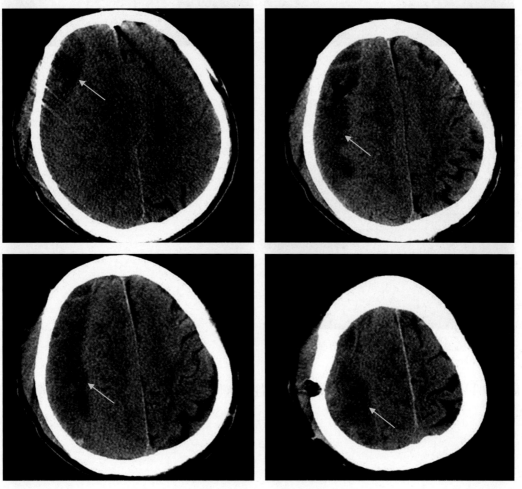

头颅CT示右侧颅骨下新月形高低混杂密度影（箭头所示）

【**术前诊断**】 慢性硬膜下血肿。

【**麻醉方式**】 经口气管插管全身麻醉。

【**手术体位**】 仰卧位，头左偏。

【**手术名称**】 骨瓣成形开颅慢性硬膜下血肿清除术。

【**手术过程**】 本例入院前在外院行钻孔引流术，此次入院考虑引流不畅血肿残留。第一次手术钻孔位置靠前，此次拟再次进行钻孔引流术，在原手术切口后方另行钻孔，术后给予单孔或双孔冲洗引流。常规切皮、钻孔，钻孔形成后，"十"字形切开硬脑膜，置入引流管，未见液体引流，原位扩大骨孔，发现硬膜下血肿呈胶冻状，考虑血肿机化，遂利用两次手术直切口，改为马蹄形切开，转为骨瓣成形慢性硬膜下血肿清除术。骨瓣形成后，在直视下缓慢清除血肿，避免压力骤然释放后脑组织过度充血。在清除血肿的同时，给予包膜切除术，与硬脑膜粘连部分予以清除干净，但保留了蛛网膜界面防止术后积液，残留少量靠近静脉窦处的血肿及包膜处理要谨慎。

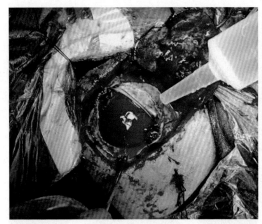

硬膜下机化的血肿

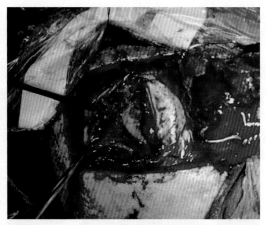

直视下逐步清除血肿

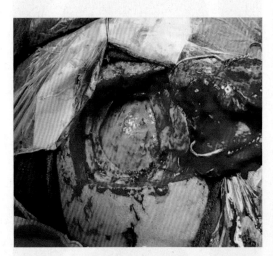

完成血肿清除，保留蛛网膜界面

【**术后影像**】 术后给予补液及抗癫痫治疗，患者恢复顺利，复查头颅CT示颅内血肿清除满意。3个月后随访无复发。

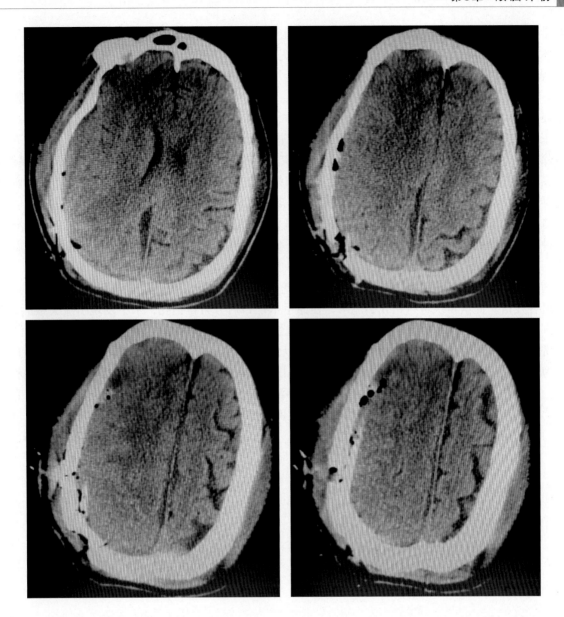

【点评】 慢性硬膜下血肿（chronic subdural hematoma，CSDH）是临床上最常见的外伤性慢性颅内血肿，患者多有头颅外伤史，老年人多见，年发病率（1～2）/10万。

CSDH的症状多出现在伤后3周以上，多在1年之内，也有的长达数年。常见症状体征有：①慢性颅内高压症状，如头痛、恶心、呕吐、视力下降；②局灶性神经症状，如一侧或单个肢体乏力、面瘫、失语等；③精神症状，进行性智能障碍、反应迟钝、表情淡漠等。还有一些不典型的表现，如癫痫发作、TIA、共济失调、尿失禁等。由于症状多样，有些患者由于外伤史不明确，容易漏诊或误诊。

颅脑CT是诊断CSDH最有效、最常用的无创性检查方法。CSDH在CT上一般表现为颅骨内板下新月形或双凸形，有高密度、等密度、低密度和混杂密度4种表现形式。等密度的CSDH在诊断上有一定的困难，尤其是双侧没有占位效应者，临床上容易漏诊。对于CT难以诊断清楚的CSDH，MRI可使其诊断准确率达到100%，早期CSDH在MRI多表现为短T_1、长T_2信号，晚期多表现为长T_1、长T_2信号。另外，MRI对CSDH的包膜显示要优于CT平扫。

CSDH绝大多数血肿为酱油色液态形式，可以首选钻孔引流术进行治疗，手术时间短，操作简单，效果满意。部分病例表现为血肿呈机化状态和（或）钙化形成，这部分患者钻孔引流无法达到治疗效果。

文献报道机化和（或）钙化的CSDH占全部CSDH的0.5%～5.8%。钙化型的CSDH最早于1884年尸检中发现，而首次手术治疗的病例报道则是在1930年。CSDH钙化和（或）机化的机制尚不完全明确，多数学者认为和血肿包膜上新生血管组织的反复出血、局部感染、伴随甲状旁腺疾病等因素有关。

　　有学者认为，对于病史过长（＞6个月）或钻孔引流术后复发的CSDH，均可采取开颅治疗的方式。为了在术前判断CSDH是否为机化型血肿，有学者提出，有以下情形者，应进行增强MRI检查：①常规CT扫描表现非典型的CSDH表现，如血肿密度混杂、边缘高密度、多房分隔等；②钻孔引流术后复发者；③增强CT扫描表现见部分血肿及其包膜有强化表现。增强MRI扫描，机化型CSDH可见血肿内膜和外膜的强化表现和内外膜转折处的三角形强化影。

　　对于机化型CSDH，多数学者主张采用开颅手术进行治疗。骨瓣范围要足够大，尽量在直视下清除血肿，清除血肿不必求快，以免压力骤然释放后脑组织过度充血。在清除血肿的同时，应加以包膜切除术，与硬脑膜粘连部分应予以清除干净，但应尽可能保留蛛网膜界面防止术后积液，靠近静脉窦处的血肿及包膜处理要谨慎，可残留少量血肿及包膜，不可强行分离，以免造成止血困难。

　　随着内镜技术的发展以及普及，对于分隔型和机化型CSDH开颅手术创伤大的问题，内镜下治疗也不失为一种可取的手术方式。利用内镜能在直视下剪开分离包膜，沟通血肿分隔腔，以及清除机化血肿并充分冲洗。其疗效有待于多中心大规模的临床试验进一步验证。

　　该病例入院前在外院行钻孔引流术，此次入院查头颅CT示颅内仍有大范围高低混杂密度影，考虑引流不畅血肿残留。此次再次进行钻孔引流术，在原手术切口后方另行钻孔，术中发现引流失败后，利用2次手术直切口，改为一马蹄形切开，转为骨瓣成形慢性硬膜下血肿清除术。根据术中所见，如仅仅行钻孔引流冲洗，或延长引流时间，是徒劳无功的，血肿无法引流出，患者症状无改善，还可能增加感染等风险。转为骨瓣开颅后，因2次切口大小限制，骨瓣范围与血肿范围相比明显偏小，给手术操作带来了一定的难度，亦带来了一定的手术风险。术后给予充分补液，并鼓励患者进行吹气球等膨肺动作；因手术显露范围大，手术时间长，术后给予抗癫痫药物口服。此例治疗效果满意，3个月后随访无复发。

（张景宇　许民辉）

第4章

脊柱与椎管内疾病

病例128 颈1/2右侧椎间孔区神经鞘瘤

【病史简介】 患者女性，42岁。因右侧枕颈部疼痛不适1年入院。查体：四肢肌力5级，深浅感觉正常，肌张力正常，病理征阴性。脊柱磁共振检查示：颈1/2右侧椎间孔区神经鞘瘤。

【术前影像】

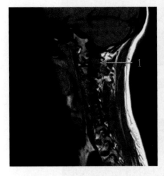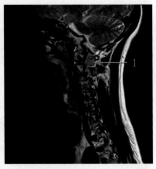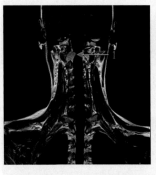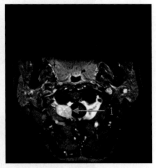

磁共振（T$_1$）示颈1/2右侧 椎间孔区等信号占位

磁共振（T$_2$）示颈1/2右侧 椎间孔区稍高信号占位

磁共振示颈1/2右侧椎间孔 区占位明显强化

磁共振示颈1/2右侧椎间孔 区占位性病变明显强化

【术前诊断】 颈1/2右侧椎间孔区神经鞘瘤。

【麻醉方式】 气管插管全身麻醉。

【手术名称】 颈后正中入路颈1/2右侧椎间孔区神经鞘瘤切除术。

【手术过程】

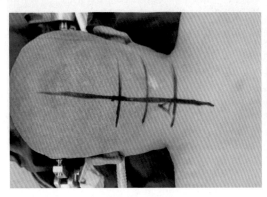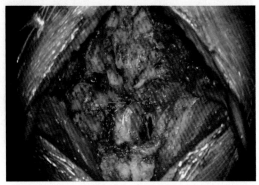

颈后正中直切口

超声骨刀取下寰椎后弓及枢椎部分椎板显露肿瘤

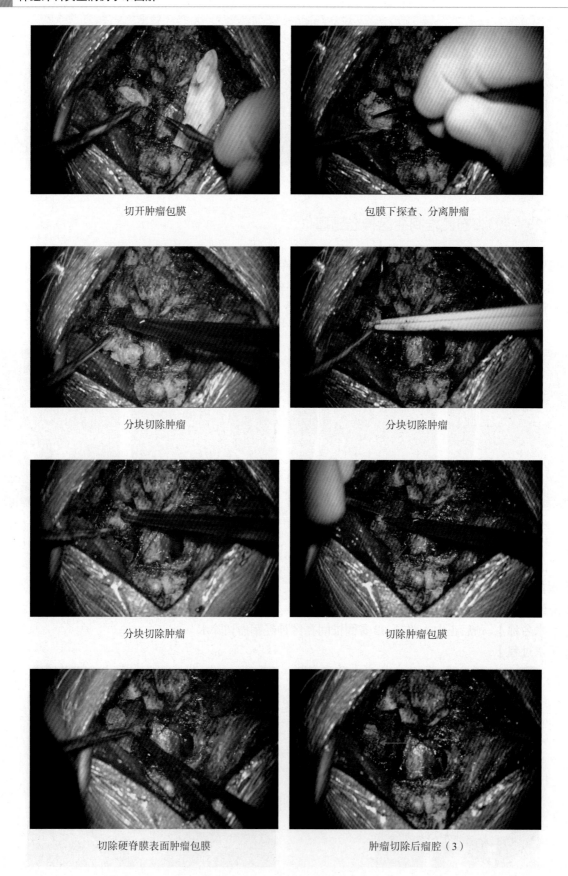

切开肿瘤包膜

包膜下探查、分离肿瘤

分块切除肿瘤

分块切除肿瘤

分块切除肿瘤

切除肿瘤包膜

切除硬脊膜表面肿瘤包膜

肿瘤切除后瘤腔（3）

【术后影像】

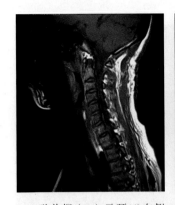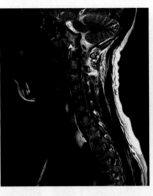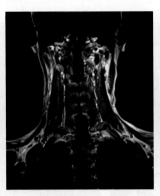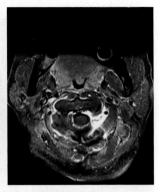

磁共振（T₁）示颈1/2右侧 　 磁共振（T₂）示颈1/2右侧 　 磁共振示颈1/2右侧椎间孔 　 磁共振示1/2右侧椎间孔区
椎间孔区神经鞘瘤全切 　 椎间孔区神经鞘瘤全切 　 区神经鞘瘤全切 　 神经鞘瘤全切

　　【点评】 上颈椎椎间孔区神经鞘瘤（neurinoma），沿椎间孔神经鞘膜或神经根纤维生长的良性肿瘤，此类肿瘤早期常见症状为相应神经根受累所引起的根性刺激症状为主，后期随着肿瘤体积的增大，压迫硬膜及颈髓可出现肢体的感觉、运动障碍，甚至出现呼吸困难等严重症状。早期病例临床上易误诊为颈椎病，颈椎CT和MRI可明确诊断及鉴别诊断，包括肿瘤的具体部位、椎间孔扩大程度、对周围骨性结构的压迫破坏及对硬膜脊髓的压迫推挤状况。根据术前症状及影像学表现，本例病例诊断为颈1/2右侧椎间孔区神经鞘瘤，采取后正中入路右侧椎间孔区肿瘤切除术。主要手术操作步骤：①神经导航及C臂准确定位肿瘤位置。②超声骨刀取下颈1后弓和颈2半椎板上半部分，充分显露肿瘤。③肿瘤切除，肿瘤较小时可将其完整切除，该病例肿瘤体积中等，沿椎间孔两侧生长，内侧压迫硬脊膜，颈1/2椎间孔区有丰富的静脉血管，可能会引起大量出血，显露肿瘤后适当扩大椎间孔，进一步充分显露肿瘤，"十"字形切开肿瘤包膜，在包膜下分离肿瘤，边分离边分块切除，这样可以减少出血及避免因大力牵拉影响或者损伤肿瘤前方的椎动脉，将包膜下肿瘤完全切除后，操作空间及视野明显增大，再逐步牵拉肿瘤包膜并切除。该部位的神经鞘瘤较其他部位容易出血，操作上可采取包膜下分块切除及最后处理包膜的原则，边切除肿瘤边止血，肿瘤包膜应尽量全部切除，包括硬脊膜表面和侧方小关节关节表面的肿瘤包膜。④取下的颈1后弓复位，恢复解剖结构。

（黎天尊　李　兵　周　椿）

病例129　腰椎管神经鞘瘤

　　【病史简介】 患者男性，15岁。因右下肢疼痛不适1周入院。查体：四肢肌力5级，深浅感觉正常，肌张力正常，病理征阴性。脊柱磁共振检查示：腰3椎体水平椎管内类圆形占位性病变，边界清楚，强化明显，肿瘤内部存在非强化区，神经性肿瘤的可能性较大。

【术前影像】

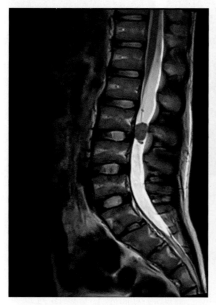

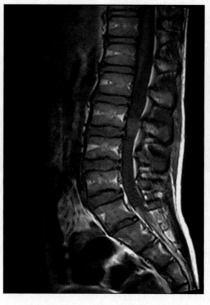

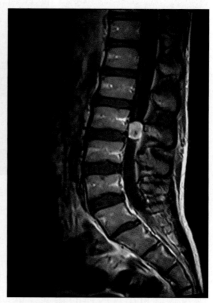

磁共振（T₂）示腰3椎体水平椎管内类圆形占位性病变，边界清楚，稍低信号

磁共振（T₁）示腰3椎体水平椎管内占位性病变，等信号

磁共振增强扫描病变不均匀明显强化，内部可见低强化区

【术前诊断】　椎管内神经鞘瘤（腰3）。
【麻醉方式】　气管插管全身麻醉。
【手术体位】　俯卧位。
【手术名称】　后正中入路显微镜下腰3椎体水平椎管内肿瘤切除术。
【手术过程】

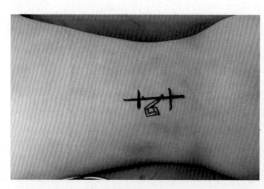

腰3椎体节段后正中切口

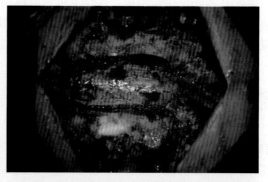

分层切开，超声骨刀切开并取下椎板，显露硬膜

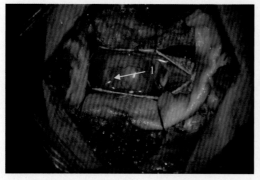

剪开并悬吊硬脊膜，显露肿瘤（1）

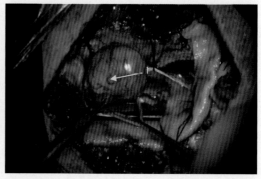

探查肿瘤，肿瘤边界清楚（1），与周围神经组织无粘连

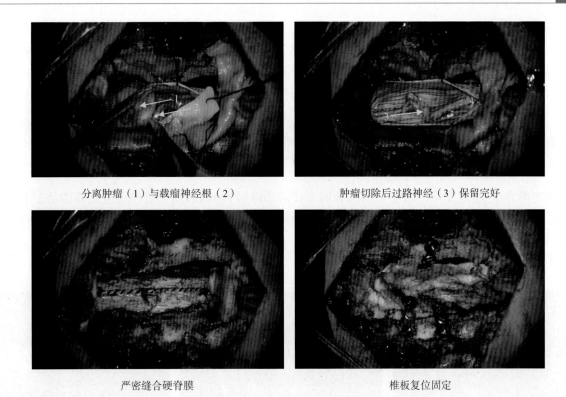

分离肿瘤（1）与载瘤神经根（2）　　　　　　　肿瘤切除后过路神经（3）保留完好

严密缝合硬脊膜　　　　　　　　　　　　　椎板复位固定

【术后影像】

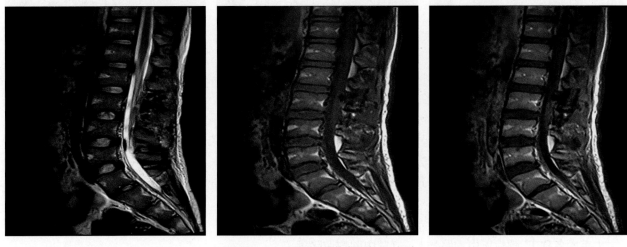

磁共振T₂、T₁及增强示椎管内肿瘤已经切除

【点评】 神经鞘瘤（neurinoma）是椎管内肿瘤中最常见的一种，约占椎管内肿瘤的40%，多起源于脊髓背侧脊神经根神经施万（Schwann）鞘膜，又称为椎管内施万细胞瘤（Schwannoma）。好发部位依次为胸椎、颈椎、腰椎、骶椎，成人多发，儿童少见，大多数位于在脊髓外硬脊膜内，也可位于髓内、硬膜外及硬脊膜内外沟通呈哑铃形生长。主要临床症状为疼痛、感觉异常、运动障碍和括约肌功能紊乱。磁共振T₁加权像呈低信号或者等信号，在T₂加权像呈低信号，增强扫描肿瘤多呈均匀强化，囊性肿瘤呈环形强化，少数呈不均匀强化。诊断上应与脊膜瘤相鉴别，脊膜瘤也好发于髓外硬膜下，症状上多以相应节段部位脊髓压迫所引起的症状为主，根性疼痛较神经鞘瘤少见，磁共振可见脊膜尾征为其特点。椎管神经鞘瘤一经诊断，显微手术切除是目前该疾病的唯一有效治疗方式。根据术前症状及影像学表现，上述病例诊断为腰3椎体水平椎管内神经鞘瘤，采取后正中入路椎管内肿瘤切除术。主要手术操作步骤：①神经导航及C臂准确定位肿瘤位置。②超声骨刀取下腰3棘突和椎板，可避免误伤血管和神经等重要软组织，另外，骨组织损失少，创面整齐，易于椎板复位后愈合。③肿瘤切除，显微镜下打开肿瘤表面蛛网膜，分离肿瘤与神经根的粘连，分辨载

瘤神经和过路神经，与肿瘤粘连的过路神经应小心分离，尽量保护其完整性，切除肿瘤时将肿瘤两端载瘤神经一并切除可减少肿瘤复发的概率。肿瘤较小时可将其整块取出，肿瘤较大时应分块切除，注意保护神经组织和血管。④硬脊膜严密缝合，椎板复位，恢复脊柱解剖结构。近年来，随着神经内镜的普及应用和经验的积累，也有不少应用神经内镜切除椎管内神经鞘瘤的报道，具有创伤更小、术后恢复更快等优点。

（周　椿　黎天尊　陈　军）

病例130　长节段颈髓髓内室管膜瘤伴出血、空洞形成

【病史简介】　患者女性，24岁。因四肢麻木伴活动障碍7小时入院。查体：右侧肢体及左下肢肌力0级，左上肢肌力3级，四肢深浅感觉明显减退，肌张力正常，病理征阴性。脊柱磁共振示：颈1～7髓内占位伴脊髓空洞形成，室管膜瘤伴出血可能性大。

【术前影像】

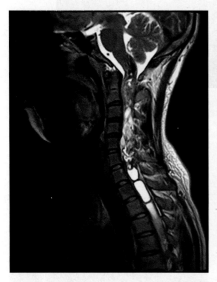 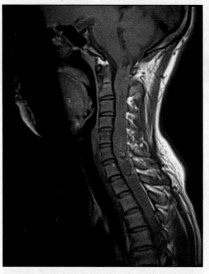 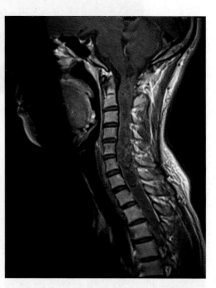

磁共振（T$_2$）示颈1～7髓内占位伴脊髓空洞形成

磁共振（T$_1$）示颈1～7髓内占位伴脊髓空洞形成

磁共振增强扫描，病变未见明显增强

【术前诊断】　颈髓室管膜瘤（颈1～7）。

【麻醉方式】　气管全身麻醉。

【手术体位】　俯卧位、头架固定。

【手术名称】　颈后正中入路颈1～7髓内肿瘤切除术。

【手术过程】

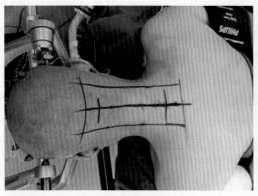 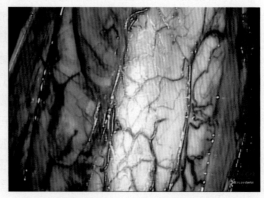

枕颈部后正中直切口

显露脊髓（1），见脊髓明显增粗、肿胀

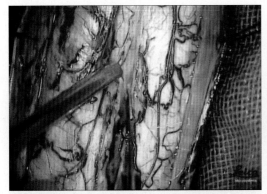

沿脊髓后中正沟切开脊髓

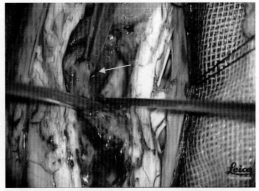

显露肿瘤（2），分离肿瘤与脊髓边界

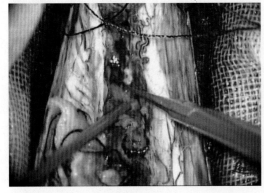

分离肿瘤与脊髓边界

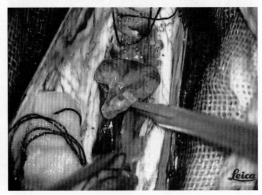

分块切除肿瘤

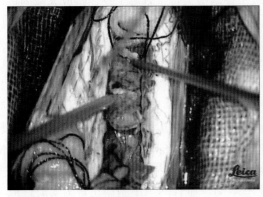

分块切除肿瘤

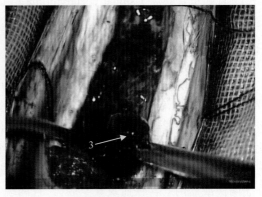

肿瘤内陈旧性出血

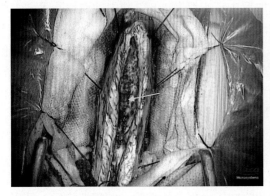

肿瘤切除后瘤腔（4）

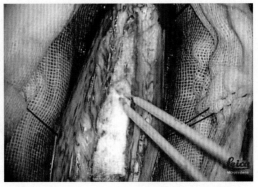

瘤腔止血纱止血

【术后影像】

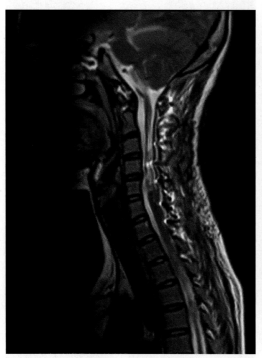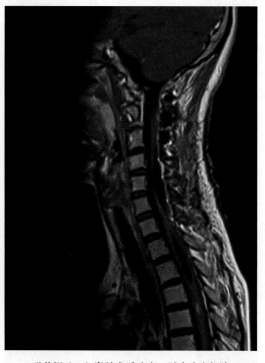

磁共振（T_2）脊髓术后改变，髓内病变切除　　　　磁共振（T_1）脊髓术后改变，髓内病变切除

【点评】　脊髓室管膜瘤（spinal ependymoma）起源于脊髓中央管室管膜上皮，是成人髓内最常见的肿瘤，好发于20～40岁，男女比例约2∶1，儿童罕见。通常生长缓慢、质地柔软、边界清楚、血供中等，为灰红色团块。好发于颈髓和胸髓，马尾部位少见。若肿瘤全切患者可获得治愈，但手术并发症发生率较高。分为四类：室管膜下瘤、黏液乳头状室管膜瘤、室管膜瘤和间变性室管膜瘤。主要首发症状以自发性疼痛为主，后期可出现神经损害症状。磁共振检查为主要检查方法，磁共振平扫脊髓室管膜瘤在T_1像多呈等低信号，在T_2像多呈高信号，若肿瘤合并出血或囊变，呈混杂信号。绝大多数肿瘤增强后明显强化，但由于肿瘤本身易于囊变导致强化不均匀。少数肿瘤因血供较差、出血或坏死囊变较明显，而强化较轻或无明显强化。此病需要与髓内星形细胞瘤和血管网织细胞瘤相鉴别，正常室管膜瘤和星形细胞瘤MRI上T_1像均呈低信号或等信号，T_2像呈等信号或高信号，强化多不均匀，瘤内出血在室管膜瘤上相对常见，MRI上常见肿瘤两极或瘤内"含铁血黄素空腔"，且两端常有空洞。血管网织细胞瘤正常为实质性或有壁结节的囊性病变，实质性的则均匀一致明显强化，有些病例术前鉴别仍有一定困难。根据术前症状及影像学表现，本病例诊断为颈1～7髓内室管膜瘤伴出血，采取后中正入路颈1～7髓内肿瘤切除术。主要手术操作要点：①神经导航及C臂准确定位肿瘤位置，以保证足够完全的显露病变范围，特别是肿瘤上下极的显露。②超声骨刀取下颈1后弓和颈2～7棘突和椎板，打开椎管。③术中全程常规电生理监测，包括体感和运动诱发电位，剪开悬吊硬脊膜，充分显露脊髓。显微镜下沿脊髓后正中沟乏血管区锐性切开脊髓，成年人一般脊髓后正中沟不明显，脊髓后方中线和脊髓背侧表面血管可作为参考。可以选择脊髓增粗明显的背侧正中沟处切开蛛网膜和软膜1～2cm，以识别肿瘤和正常脊髓组织的界线是否清楚，若边界清楚可进一步向上、下两端扩大脊髓切口显露肿瘤全长，以打开肿瘤上、下极空洞为标志，切开脊髓过程中要尽量保护血管。室管膜瘤一般与脊髓有较明显的边界，显微镜下小心分离肿瘤与脊髓，分离到脊髓上、下极可见脊髓空洞，分离过程中以锐性分离为主，少用电凝，小的出血点用明胶海绵或棉片压迫即可。由于该肿瘤体积较大，采用分块切除，也可以使用超声刀瘤内切除减压，再分块切除。肿瘤切除后，采用止血纱止血，尽量减少电凝止血。④硬脊膜严密缝合，椎板复位，恢复脊柱解剖结构。

（周　椿　黎天尊　许民辉）

病例131　胸椎管脊膜瘤

【病史简介】　患者女性，46岁。因胸背部疼痛、双下肢无力2个月1周入院。查体：双下肢肌力4级，深浅感觉粗测正常，肌张力正常。脊柱磁共振检查示：胸5椎体水平椎管内类圆形占位性病变，主体位于椎管内右侧后方，脊髓受明显挤压。

【术前影像】

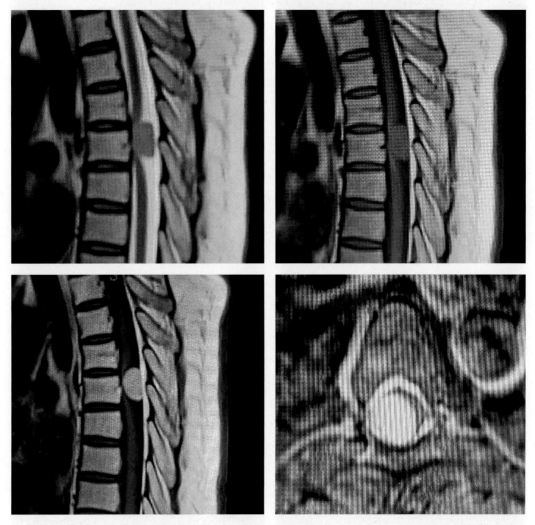

　　MRI显示胸5椎管内类圆形占位性病变，与右后方硬膜关系密切，边界清楚，T_1、T_2均为等信号，均匀明显强化，脊髓受挤压变薄，向左前方推移

【术前诊断】　椎管内脊膜瘤（胸4～5）。
【麻醉方式】　气管插管全身麻醉。
【手术体位】　俯卧位。
【手术名称】　后正中入路显微镜下腰4～5椎管内肿瘤切除术。

【手术过程】

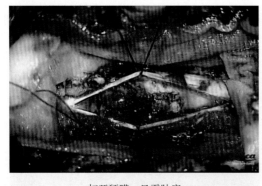

打开硬膜，显露肿瘤

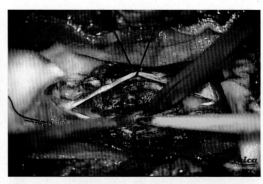

电凝离断肿瘤右后侧硬膜基底

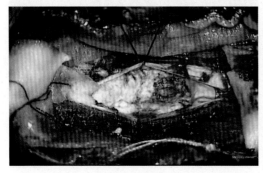

基底完全离断

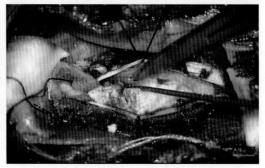

分离肿瘤与脊髓之间的蛛网膜间隙

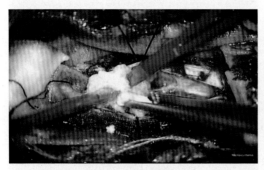

分块切除肿瘤

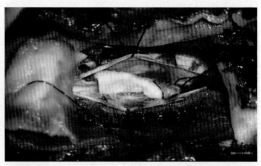

肿瘤切除后显示瘤腔及硬膜基底

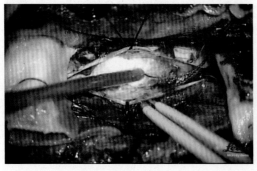

切除受肿瘤侵犯的基底部脏层硬膜

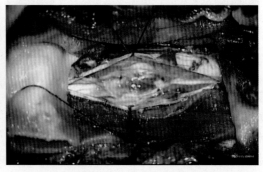

肿瘤完全切除后，显露受挤压脊髓保护完好

【术后影像】

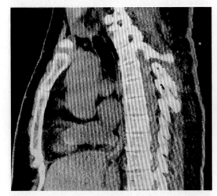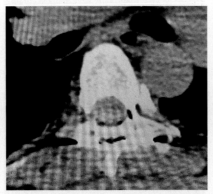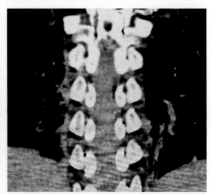

术后CT显示肿瘤完全切除，术野干净，椎板复位，脊髓复位良好

【点评】　脊膜瘤（spinal meningioma）起源于蛛网膜内皮细胞或硬脊膜的纤维细胞，是一种良性椎管肿瘤，40～70岁的女性多发，绝大多数位于髓外硬膜下，与硬膜关系密切，生长缓慢，临床主要表现为慢性进行性脊髓压迫症状，导致受压平面以下的肢体运动、感觉、反射、括约肌功能及皮肤营养障碍，由于脊髓的代偿机制，症状可以表现为波动性，但总的趋势是进行性加重，但发生瘤内出血或囊性变等使其体积短期内明显增大时，上述症状也可能迅速进展。此病诊断主要依靠CT和MRI，CT非增强扫描，不容易与脊髓区分，表现为与脊髓组织接近的密度，MRI扫描T_1、T_2均表现与脊髓相等信号，但瘤体边界清晰，均匀明显强化。临床上需与椎管内神经鞘瘤、椎管内囊肿、皮样囊肿等疾病相鉴别。外科手术是此病唯一有效的治疗方法，全切肿瘤可获得痊愈，手术的难易程度决定于肿瘤与脊髓的空间关系，肿瘤位于脊髓后方和侧后方者手术全切肿瘤相对容易完成，脊髓损伤风险相对较小，肿瘤位于脊髓的侧前方甚至正前方者全切肿瘤相对困难，且较易残留肿瘤，脊髓损伤的风险也较高。此病例肿瘤位于脊髓右后方，基底位于椎管内右后方硬脊膜，主要手术步骤：①神经导航及C臂准确定位肿瘤位置。②超声骨刀取下胸4～5棘突和椎板，易于切除肿瘤后椎板还纳复位。③打开硬膜显露肿瘤，探查见肿瘤质地软、血供一般、边界清楚、基底位于椎管右后方硬膜。显微镜下操作，首先电凝烧灼并离断肿瘤基底，基底完全离断后，剥离子沿肿瘤与脊髓的边界分离，此过程尽量保留脊髓表面蛛网膜及软膜的完整性，这样可以最大限度地减轻对脊髓组织的侵扰。肿瘤体积稍大，基底完全离断肿瘤已无供血，分块钳取肿瘤直至肿瘤完全切除，最后切除受累及的基底硬膜（脏层），肿瘤及受累硬膜均完全切除。④硬脊膜严密缝合，椎板复位，恢复脊柱解剖结构。近年来，随着微创手术器械应用和经验的积累，有不少术者应用神经内镜或者通道技术切除椎管内脊膜瘤的报道，具有创伤更小、术后恢复更快等优点。

（黎天尊　李　兵　周　椿）

病例132　实质性颈髓髓内血管网织细胞瘤

【病史简介】　患者女性，30岁。因颈胸背部疼痛伴四肢麻木8个月入院。查体：右侧肢体肌力5级，左侧肢体肌力4级，四肢深浅感觉减退，肌张力轻度增高，双上肢病理征弱阳性，双下肢病理征阳性。脊柱磁共振检查示：颈5～6髓内占位伴脊髓空洞形成，血管网织细胞瘤可能性大。

【术前影像】

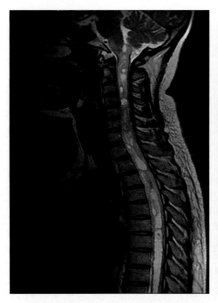 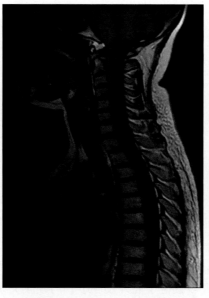 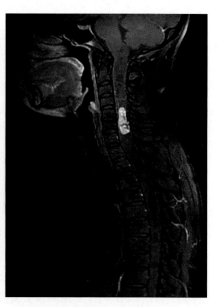

磁共振（T₂）示颈5～6脊髓占位，混杂低信号，病变上、下空洞形成

磁共振（T₁）示颈5～6脊髓低信号占位，伴脊髓空洞形成

磁共振增强扫描，病变明显增强

【术前诊断】 髓内血管网织细胞瘤（颈5～6）。

【麻醉方式】 气管插管全身麻醉。

【手术体位】 俯卧位、头架固定。

【手术名称】 颈后正中入路髓内肿瘤切除术。

【手术过程】

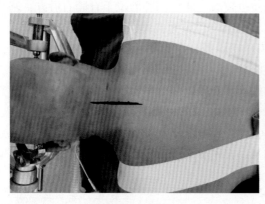 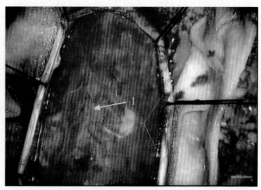

颈部后正中直切口

打开硬膜显露脊髓，见脊髓明显增粗、肿胀，蛛网膜下异常血管团病变（1）

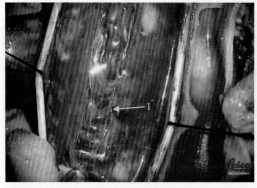 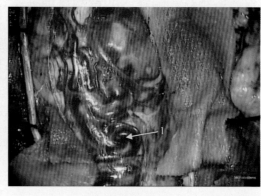

切开蛛网膜（1）

显露团块状血管病变（1）

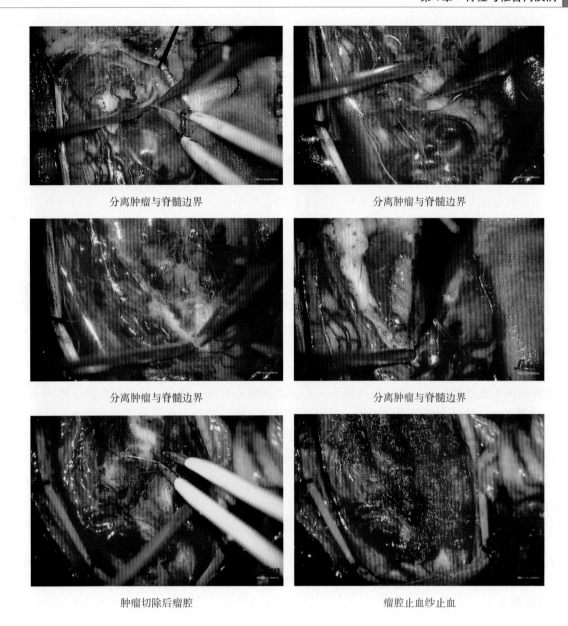

分离肿瘤与脊髓边界　　　　　　　　　　分离肿瘤与脊髓边界

分离肿瘤与脊髓边界　　　　　　　　　　分离肿瘤与脊髓边界

肿瘤切除后瘤腔　　　　　　　　　　　瘤腔止血纱止血

【术后影像】

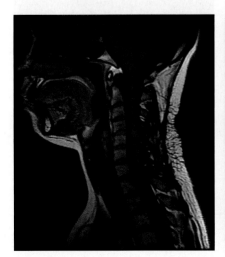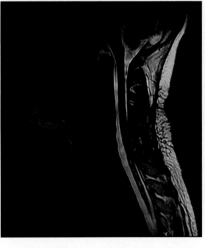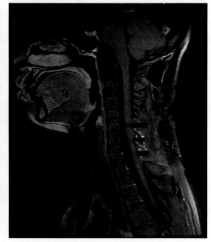

术后磁共振T_1、T_2及增强示病变已切除

【点评】 血管网织细胞瘤（hemangioblastoma）又称血管母细胞瘤，脊髓血管网织细胞瘤是高度血管分化的良性肿瘤，一般体积较小、边界清楚、血供丰富，多发生于中青年人，肿瘤好发于脊髓的背侧或者背外侧，肿瘤多为实质性，髓内多见，少数见于髓外甚至硬膜外。瘤体呈橘红色或橙黄色，有包膜，常有多根动脉供血，引流静脉扭曲怒张。慢性发病并且进行性加重是其临床特点，表现为相应脊髓节段的功能损害，少数表现为神经刺激症状。磁共振为其主要的检查方法，磁共振T_1呈低信号或者混杂低信号，磁共振T_2为高信号或者混杂高信号，可见畸形血管流空影，脊髓DSA可明确肿瘤的供血动脉和引流静脉情况，一般不建议采用术前栓塞，因为栓塞可能会使侧支循环血供损害。手术治疗是脊髓血管网织细胞瘤的首选治疗方法。有学者认为血管网织细胞瘤是高度富含血管的、血供十分丰富的肿瘤，起源于软膜血管周围的间叶组织而非间质组织，所以在分离过程中应限于软膜而尽量减少脊髓组织的损伤，肿瘤通常起源于脊髓外后侧沟（背根入口处），血供丰富，边界清楚，类似血管畸形，因此应采取整块分离切除，采用小功率电凝以缩小肿瘤体积使其界线更加清楚，易于分离。Aaron总结切除髓内血管网织细胞瘤的要点为：蛛网膜和神经根的分离，小功率双极电凝瘤体表面及瘤体与脊髓界面的识别与分离；软脊膜及脊髓的切开和肿瘤的显露，尤其是体积较大的肿瘤；在处理体积较大的血管网织细胞时，采用6-0缝线适当牵拉软脊膜以显示瘤体，电凝供血动脉，最后完成瘤体分离再切断引流静脉，最终整块切除肿瘤。根据术前症状及影像学表现，本病例诊断为颈5～6脊髓内血管网织细胞瘤。我们采取后正中入路颈5～6髓内血管网织细胞瘤切除术。主要手术操作步骤：①神经导航及C臂准确定位肿瘤位置。②超声骨刀取下颈5～6棘突和椎板，打开椎管。③电生理监测下肿瘤切除。剪开悬吊硬脊膜，充分显露脊髓和肿瘤，见肿瘤位于脊髓背外侧，肿瘤周围引流静脉扭曲怒张。显微镜下小心分离肿瘤与脊髓，分离过程中以锐性分离为主，少用电凝。见到肿瘤供血动脉可直接电凝后切断，引流静脉应尽量最后切断。小的出血点采用止血纱止血，尽量减少电凝止血。④硬脊膜严密缝合，椎板复位，恢复脊柱解剖结构。本病例术后神经功能恢复良好，四肢可自主活动，生活自理，达到切除肿瘤保留神经功能的目的。

（周　椿　黎天尊　许民辉）

病例133　腰椎管内实质性血管网织细胞瘤

【病史简介】 患者男性，29岁。因左下肢疼痛不适3个月入院。查体：四肢肌力5级，深浅感觉正常，肌张力正常，病理征阴性。脊柱磁共振检查示：腰4椎管内占位性病变，血管网织细胞瘤可能性大。

【术前影像】

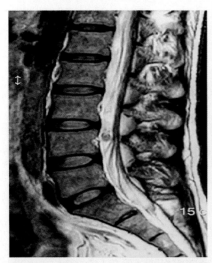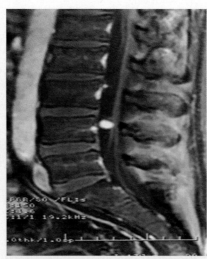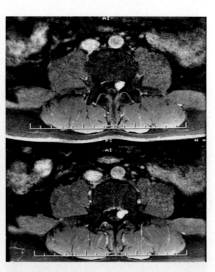

磁共振（T_2）示腰4椎体水平椎管内占位性病变，T_1磁共振增强扫描肿瘤明显强化

【术前诊断】 血管网织细胞瘤（腰4椎管内）。

【麻醉方式】 气管插管全身麻醉。

【手术体位】　俯卧位。

【手术名称】　腰后正中入路腰4椎体水平椎管内血管网织细胞瘤切除术。

【手术过程】

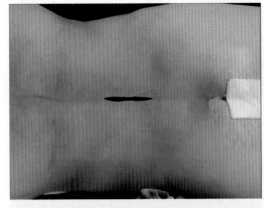

腰4节段后正中直切口

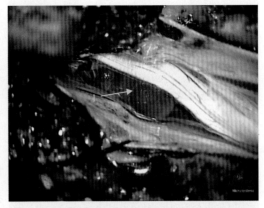

剪开并悬吊硬脊膜，显露病变（1）

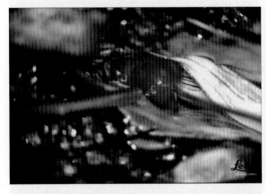

探查肿瘤，可见肿瘤供血动脉、肿瘤血管图及引流静脉

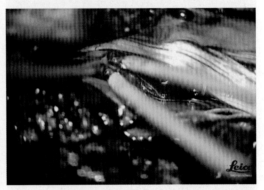

电凝并断掉供血动脉及引流静脉

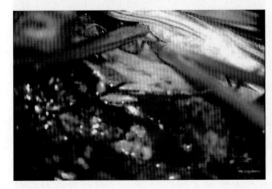

分离肿瘤与硬脊膜粘连

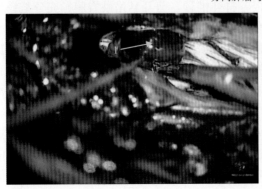

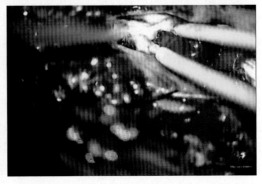

分离肿瘤与神经根粘连

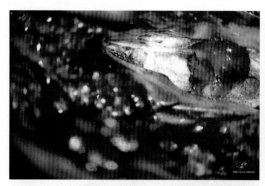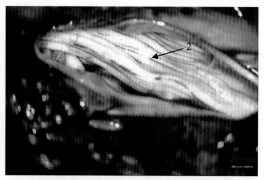

分离肿瘤与神经根粘连，取出肿瘤　　　　　肿瘤切除后显示周围神经（箭头2）保存完好

【术后影像】

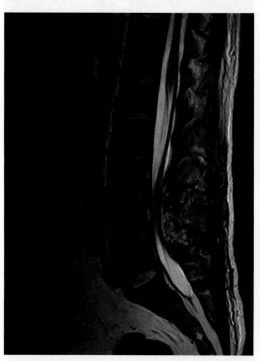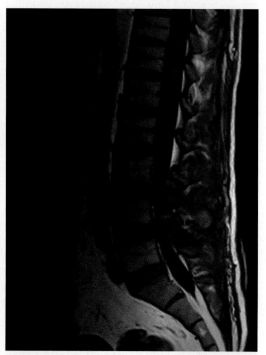

磁共振T₂、T₁示椎管内肿瘤已经切除

　　【点评】　血管网织细胞瘤（hemangioblastoma）又称为血管母细胞瘤，其临床症状及影像学特征前一个病例中已做介绍。肿瘤多为实质性，髓内多见，少数见于髓外甚至硬膜外。手术是脊髓血管网织细胞瘤首选治疗方法。根据术前症状及影像学表现，本病例诊断为腰4椎体水平椎管内血管网织细胞瘤，采取腰后正中入路腰4椎体水平椎管内血管网织细胞瘤切除术。主要手术操作步骤：①神经导航及C臂准确定位肿瘤位置。②显露肿瘤，超声骨刀取下腰4棘突和椎板，打开椎管。剪开悬吊硬脊膜，充分显露脊髓和肿瘤。③肿瘤切除，见肿瘤位于髓外，该肿瘤只有一根供血动脉，切断肿瘤供血动脉后，肿瘤已无血供，故在切断肿瘤供血动脉同时将引流静脉一并断掉。分离肿瘤与硬脊膜和神经根的粘连，分离过程中以锐性分离为主，减少电凝使用，小的出血点用明胶海绵或棉片压迫即可。④硬脊膜严密缝合，椎板复位，恢复脊柱解剖结构。脊髓血管网织细胞瘤没有统一的分型，有学者将血管网织细胞瘤分为五型，其中脊髓血网四型，分别是髓内腹侧、髓内背侧、外生型和髓外硬膜下型。本例应属于髓外硬膜下型，较为少见，且病变较小、类圆形、边界清楚，术前易被误诊为该部位最常见的神经鞘瘤或脊膜瘤。打开硬膜后发现病变呈暗红色、结节状，有明显的供血动脉和引流静脉，所以诊断血管网织细胞瘤，术后病例也证实此诊断。术前磁共振扫描对本病的诊断、分型及手术入路选择有重要价值。脊髓血网多为实质性肿瘤，呈圆形或腊肠形，均匀一致强化，肿瘤病变可累及数个节段，甚至伴有脊髓空洞，肿瘤周边也可见血管流空信号。对于

30岁以下单发血网可行头颅、全脊髓磁共振扫描和腹部B超检查以排除VHL病。

（黎天尊　陈　军　周　椿）

病例134　高位颈髓实质性血管母细胞瘤显微切除术

【病史简介】　患者男性，48岁。因"颈项疼痛3年，加重伴左上肢麻木1年"入院，入院查体：神志清楚，步入病房，颈部活动可，颈椎棘突及椎旁无压痛，四肢肌张力正常，右侧肌力4⁺级，左上肢肌力4级，左下肢肌力4⁺级，双侧膝反射、跟腱反射亢进，四肢、躯干浅、深感觉正常，病理征阴性。颈椎MRI增强检查示：①颈髓内占位性病变，考虑血管母细胞瘤可能性大，室管膜瘤和神经源性肿瘤待排。②所见脊髓及延髓改变，考虑水肿并脊髓空洞形成，建议全脊柱扫描。

【术前影像】

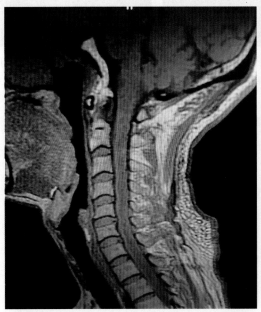 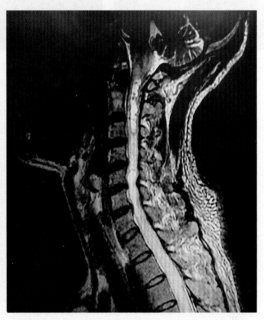

MRI（T₁）颈2～3平面脊髓内混杂长T₁异常信号　　　MRI（T₂）颈2～3平面脊髓内混杂长T₂异常信号

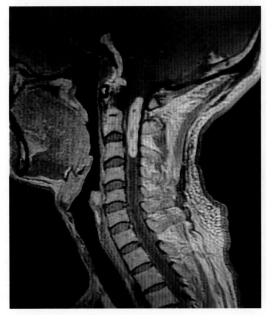 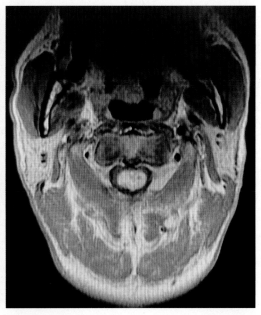

MRI增强（矢状位）实质成分明显强化，周围见小血管影　　MRI增强（轴位）实质成分明显强化，周围见小血管影

【**术前诊断**】 ①颈髓内占位性病变：血管母细胞瘤；室管膜瘤。②脊髓空洞症。

【**麻醉方式**】 气管插管全身麻醉。

【**手术体位**】 俯卧位。

【**手术名称**】 全身麻醉后正中入路显微镜下颈髓肿瘤切除术。

【**手术过程**】

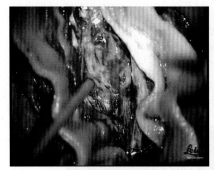

切开硬脊膜显露肿瘤

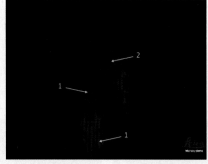

吲哚菁绿术中造影（动脉早期）。1：供血动脉；2：引流静脉增粗

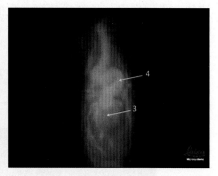

吲哚菁绿术中造影（动脉晚期）。3：肿瘤染色；4：引流静脉增粗

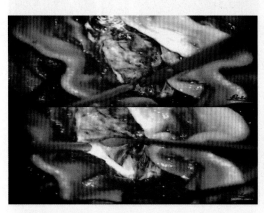

显微剪（锐性）、显微剥离子（钝性）分离肿瘤边界

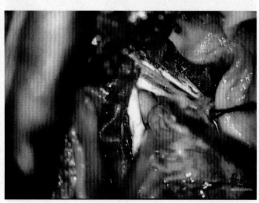

分离显露肿瘤下界

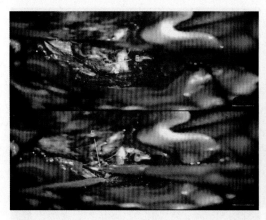

分离、切断深部引流静脉。5：深部引流静脉

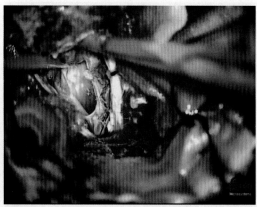

分离显露肿瘤上界

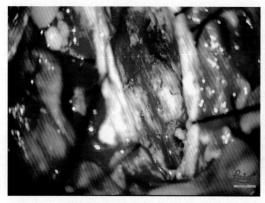
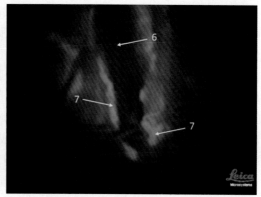

整块切除肿瘤后，术区充分止血　　　　　　　　吲哚菁绿术中造影（动脉中晚期）。6：肿瘤染色消失；7：脊髓血管

【术后影像】

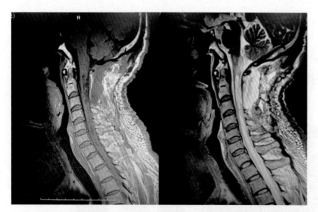
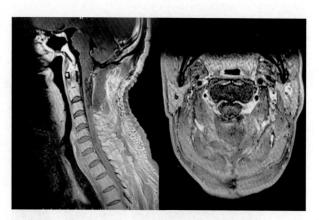

颈髓血管母细胞瘤术后改变，颈 2～3 平面见脊髓内混杂长 T_1、长 T_2 异常信号　　　颈髓血管母细胞瘤术后改变，颈 2～3 平面与前片比较，强化病灶消失

术后标本及病检

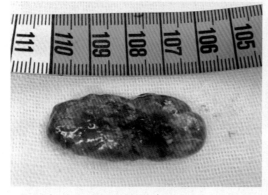
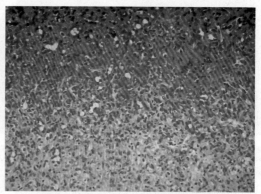

术后标本（肿瘤完整切除）　　　　　　　　术后病检：结合临床，符合颈椎血管母细胞瘤

【点评】 血管母细胞瘤（hemangioblastomas，HBs）是一种可发生在中枢神经系统或视网膜的良性富血管化肿瘤。HBs 有囊性和实质性两种结构，主要发生在小脑，以大囊小结节性多见。脊髓 HBs 相对少见（占所有髓内肿瘤的 2%～15%），其中实质性脊髓 HBs 发生率更低，临床诊断及治疗较大囊小结节性复杂。脊髓 HBs 多见于颈胸段脊髓，其中 20%～38% 的患者有家族性 von Hippel-Lindau 病史，男性发生率高，男女比例（1.6～5.5）：1。

全脊髓＋全脑磁共振成像（MRI）主要用于诊断脊髓 HBs（需排除脊髓多发或合并颅后窝 HBs 者），

MRI上常见较典型的病灶周围蛇形血管流空影，非实质性或瘤结节较小时CT或MRI无法显示，加做脊髓血管造影可进一步明确诊断，同时协助鉴别脊髓动静脉畸形或硬脊膜动静脉瘘等血管性病变。

本病例为高位颈髓实质性HBs，自发性出血概率低，但肿瘤血供丰富，不仅全切除难度大、肿瘤易残留或复发，而且手术易造成神经功能副损伤。因此，归纳手术需注意以下几点：①切除策略与AVM相似，严格遵循尽量整块切除＋优先处理肿瘤供血动脉；②肿瘤没有真正的包膜，边界一般能分辨清楚（狭窄浸润区），切除时需仔细甄别和分离肿瘤周围的增生区域；③显露和阻断肿瘤供血血管是术中减少出血的关键，术中出血迅猛时，大功率、盲目电凝止血易造成血管创面增大、出血更难控制，此时应调低电凝功率，电灼肿瘤表面或辅以小块明胶海绵压迫，通常可达到止血目的，特殊情况下可采用控制性降压措施；④术前栓塞肿瘤供血动脉疗效不确切，栓塞后易出现再通现象，因此需个体化选择，栓塞完成后应尽快完成切除术，栓塞时应仔细评估肿瘤与脊髓的血流构筑学关系，避免误栓脊髓正常血管造成严重并发症；⑤有条件时，加做术中脊髓电生理监测（包括脊髓运动、感觉诱发电位等），若切除过程中出现诱发电位波幅明显改变，应及时调整切除策略，不勉强实施完全切除，残余肿瘤可选择γ-刀等立体定向放射治疗。

（曾　实　周　椿　许民辉）

病例135　颈髓髓内室管膜瘤

【病史简介】　患者男性，30岁。因四肢麻木伴活动障碍1个月入院。查体：双下肢肌力4级，四肢深浅感觉明显减退，肌张力正常，病理征阴性。脊柱磁共振示：颈4～5髓内占位伴脊髓空洞形成。

【术前影像】

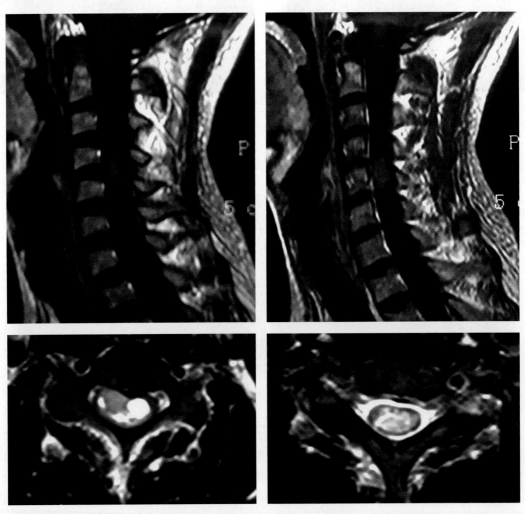

MRI显示颈5～6髓内占位性病变，病变上下均有空洞形成，病变轻度强化

【**术前诊断**】 颈髓室管膜瘤（颈4～5）。

【**麻醉方式**】 气管全身麻醉。

【**手术体位**】 俯卧位、头架固定。

【**手术名称**】 颈后正中入路颈4～5髓内肿瘤切除术。

【**手术过程**】

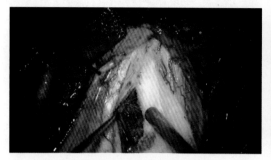

打开硬膜，沿后正中沟切开脊髓，显露肿瘤

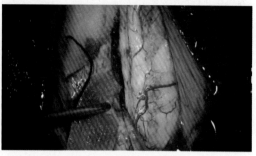

延伸脊髓切口显露肿瘤及肿瘤上、下极

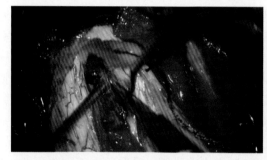

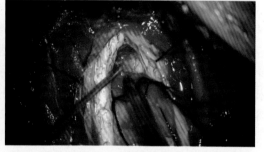

锐性分离

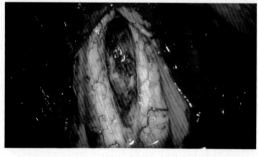

瘤腔

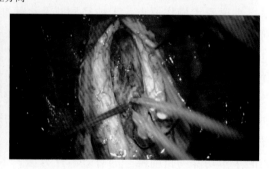

瘤腔止血

【**术后情况**】

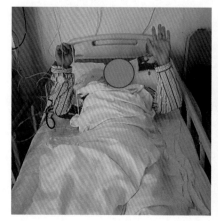

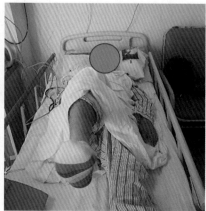

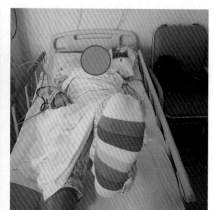

术后当天患者自主呼吸恢复正常，四肢自主活动情况

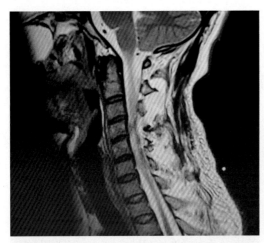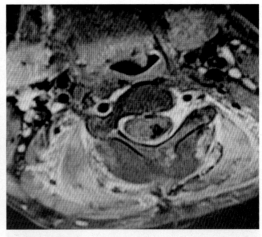

术后3天MRI显示术区术后改变，肿瘤已切除

【点评】 脊髓室管膜瘤（spinal ependymoma）是成人脊髓内最常见的肿瘤，WHO将室管膜瘤分为三级：1级，黏液乳头状室管膜瘤或室管膜下瘤；2级，典型室管膜瘤，包括细胞型、透明细胞型、伸长细胞型、变异型乳头状室管膜瘤、巨细胞型室管膜瘤；3级，间变性室管膜瘤。脊髓室管膜瘤占所有室管膜瘤的30%～45%，通常生长缓慢、质地柔软、边界清楚、血供中等，为灰红色团块。好发于颈髓和胸髓，马尾部位少见。若肿瘤全切多数患者可获得治愈，但手术并发症发生率较高。此病例以肢体运动感觉障碍为主要临床表现，病史1个月，肌力特别是下肢肌力明显下降。磁共振检查为主要检查诊断方法，需要与髓内星形细胞瘤和血管网织细胞瘤相鉴别，三者在影像学上均可见脊髓增粗及髓内占位性病变，但室管膜瘤多伴有病变上下极空洞，星形胶质细胞瘤多数两端无空洞形成，而实质性血管网织细胞瘤强化异常明显，周围可见异常增粗的回流静脉影。本病例诊断为颈4～5髓内室管膜瘤，采取后中正入路颈4～5髓内肿瘤切除术。主要手术操作要点：①神经导航及C臂准确定位肿瘤位置，以保证足够完全的显露手术野范围，特别是肿瘤上下极的显露。②超声骨刀取下颈4～5棘突和椎板，打开椎管。③术中全程常规电生理监测，包括体感和运动诱发电位，剪开悬吊硬脊膜，充分显露脊髓。显微镜下沿脊髓后正中沟乏血管区锐性切开脊髓，显露肿瘤全长，以打开肿瘤上下极空洞为标志，此中要尽量保护血管。④显微镜下小心沿肿瘤上下极分离肿瘤与脊髓，整块切除肿瘤，分离过程中以锐性分离为主，少用电凝，小的出血点用明胶海绵或棉片压迫即可。⑤肿瘤切除后，小功率电凝烧灼瘤床明显出血点。⑥硬脊膜严密缝合，椎板复位，恢复脊柱解剖结构。

此病的手术切除为目前唯一的有效治疗方法，术中原则上打开肿瘤上下极，沿肿瘤与正常脊髓组织交界处开始分离，由两侧向中间进行，直至将肿瘤整块取出。分离过程中尽量减少对脊髓的牵拉，显微镜的放大倍数应为8～10倍，这样有利于边界的判定及分离。全程电生理监测对此手术操作有指导和警示作用。

（黎天尊 陈 军 周 椿）

病例136 脊髓圆锥髓内海绵状血管瘤

【病史简介】 患者男性，71岁。因双下肢麻木、无力半年入院。查体：双下肢肌力4级，腹股沟平面以下感觉减退，肌张力不高，病理征阴性。脊柱磁共振检查示：胸12～腰1椎体水平髓内占位，海绵状血管瘤可能性大。

【术前影像】

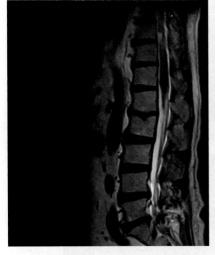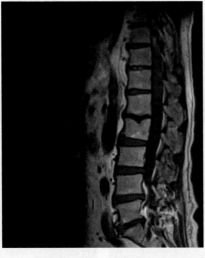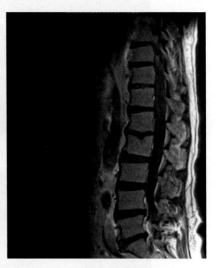

磁共振 T_2 示胸 12～腰 1 椎体水平髓内占位，呈"牛眼征"，T_1 示胸 12～腰 1 椎体水平髓内占位，磁共振增强扫描病变无明显强化

【术前诊断】 髓内海绵状血管瘤（胸 12～腰 1）。

【麻醉方式】 气管插管全身麻醉。

【手术体位】 俯卧位。

【手术名称】 胸腰部后正中入路胸 12～腰 1 椎体水平脊髓海绵状血管瘤切除术。

【手术过程】

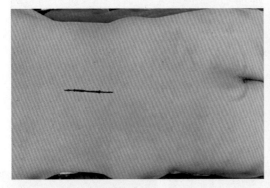

胸腰部后正中直切口

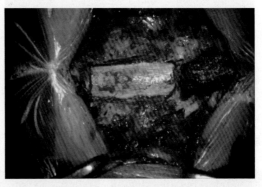

超声骨刀取下胸 12 和部分腰 1 椎板后显露硬脊膜

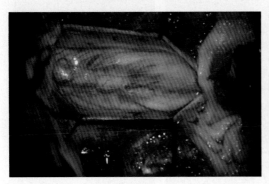

剪开并悬吊硬脊膜

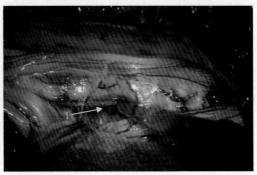

锐性切开脊髓侧后方，显露病变（1）

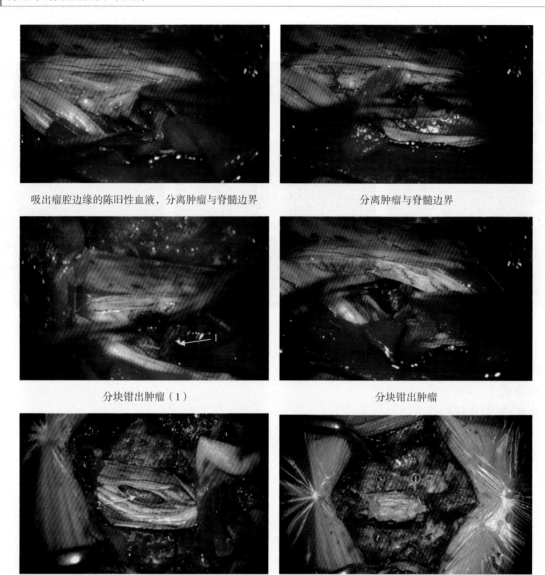

吸出瘤腔边缘的陈旧性血液，分离肿瘤与脊髓边界　　　　　分离肿瘤与脊髓边界

分块钳出肿瘤（1）　　　　　　　　　分块钳出肿瘤

肿瘤完全切除后瘤腔（2）　　　　　　　　椎板复位固定

【术后影像】

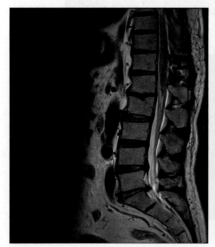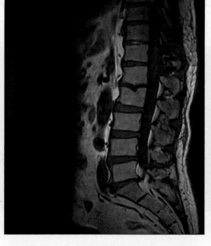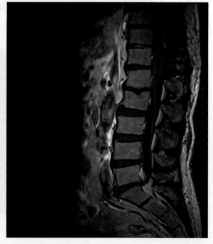

磁共振T_2、T_1及增强扫描提示肿瘤已切除

【点评】 脊髓海绵状血管瘤（cavernous hemangiom）又称脊髓海绵状血管畸形，约占中枢神经系统海

绵状血管瘤的5%，可发生于脊髓的不同部位，以胸段常见，单发或者多发，可合并有颅内海绵状血管瘤。主要症状为感觉、运动障碍以及括约肌功能障碍，可表现为发作性神经功能障碍，间歇期神经功能有不同程度的恢复。当脊髓海绵状血管瘤引起脊髓出血时，发病急骤，神经功能迅速减退，可造成患者截瘫、大小便障碍等严重后果。磁共振检查是脊髓海绵状血管瘤的主要诊断手段，T_1和T_2加权像呈混杂信号，病灶周围可见含铁血黄素沉积形成长T_1短T_2的低信号带，T_2像最明显，典型者可呈"牛眼征"，一般无血管流空影。DSA对此病的诊断价值不大，除非需鉴别排除动静脉畸形，对于所有海绵状血管瘤，必须与病灶的自然史权衡手术风险与获益，该病年出血率1%～7%，meta分析预计年出血率为2.1%。脊髓海绵状血管瘤无症状时，可随访。当患者出现神经功能损害症状时，应积极手术切除肿瘤。根据术前症状及影像学表现，本病例诊断为胸12～腰1椎体水平脊髓海绵状血管瘤，采取后正中入路胸12～腰1椎体水平脊髓海绵状血管瘤切除术。主要手术操作步骤：①神经导航及C臂准确定位肿瘤位置。②超声骨刀取下胸12及部分腰1棘突和椎板，打开椎管，显露肿瘤节段脊髓。目标是安全全切病灶，最大程度地保护相邻血管神经结构以及相关发育性异常静脉（此3种情况颅内病变较多见）。③电生理监测下肿瘤切除，本病例病变偏一侧，显微镜下沿脊髓后外侧沟最薄处锐性切开脊髓，要尽量保护血管及神经组织。海绵状血管瘤一般与脊髓有较明显的边界，显微镜下小心分离肿瘤与脊髓，分离过程中以锐性分离为主，减少双极电凝使用，小的出血点用明胶海绵或棉片压迫即可。使用双极电凝时，应降低功率，生理盐水降温。④肿瘤切除后，硬脊膜严密缝合，椎板复位，恢复脊柱解剖结构。在切除病变过程中，可参考借鉴Aaron介绍的脑干及脊髓海绵状血管瘤手术，步骤如下：首先吸除相关的血肿，为推移血管与分离病灶四周创造足够的操作空间；用双极电凝烧灼、显微剪分离，完全分开病灶四周的细小供血血管；用显微剥离子钝性分离，推移病灶囊剥开胶质边缘，同时保护病灶囊完整；整块或分块切除病变，大多数脊髓海绵状血管瘤通过脊髓表面的小切口进行分块切除；低功率电凝手术残腔进行彻底止血，用凝血酶浸泡过的小明胶海绵压迫可避免电凝热灼损伤；仔细探查手术残腔，海绵状血管瘤实质部分与胶质边缘的表现相类似，可用显微镊子去除可疑组织，发育性静脉异常无须处理；胶质边缘无须处理，以免导致相应神经功能异常。

（黎天尊　陈　军　周　椿）

病例137　颈5～6椎间盘脱出

【病史简介】　患者男性，37岁。因四肢乏力伴行走不稳2个月入院。查体：右侧肢体肌力4级，左侧肢体肌力4～5级，四肢深浅感觉轻度减退，肌张力增高，双上肢病理征阳性，双下肢病理征阳性。脊柱磁共振检查示：颈5/6椎间盘脱出。

【术前影像】

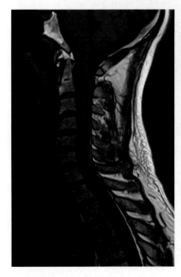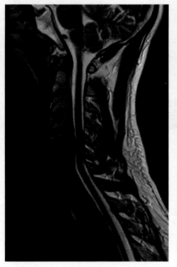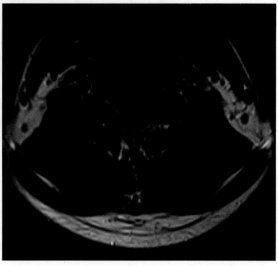

磁共振（T_1）示颈5/6椎间盘脱出，椎管狭窄，脊髓明显受压

【术前诊断】 颈5～6椎间盘脱出、颈5～6椎管狭窄。

【麻醉方式】 气管插管全身麻醉。

【手术体位】 仰卧位、颈后仰、头右偏。

【手术名称】 颈前路颈4/5椎间盘摘除、椎管减压、植骨融合术。

【手术过程】

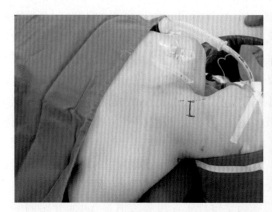

颈部横切口

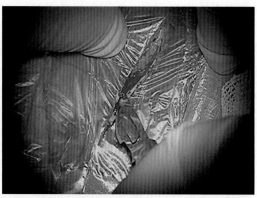

颈部横切口切开

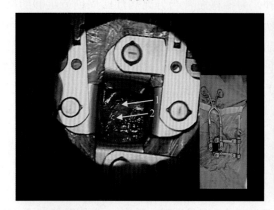

露椎体前方结构，安放自动牵开器，显露颈长肌肉
（1）及前纵韧带（2）

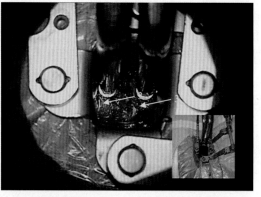

牵开上下椎体（3）安放椎体间撑开器

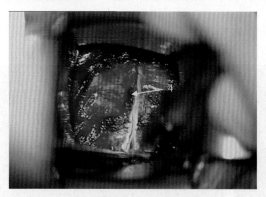

切开前纵韧带及纤维环（4）

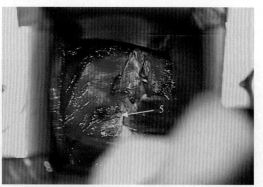

切除椎间盘（5）

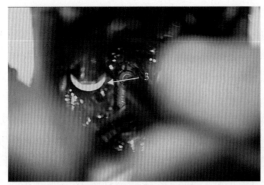
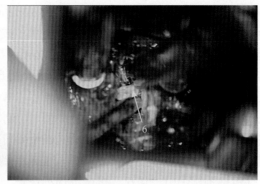

磨钻磨除椎体（3）后方骨赘　　　　　　　　切除后纵韧带（6）

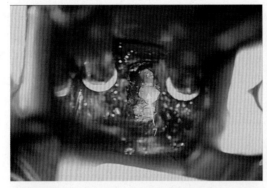
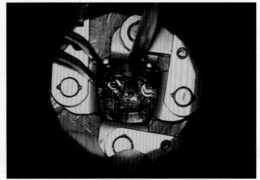

充分减压至硬脊膜（7）　　　　　　　　放置椎体间融合器

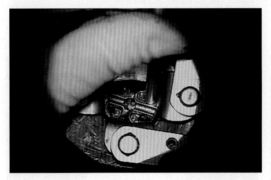

安装钛板

【术后影像】

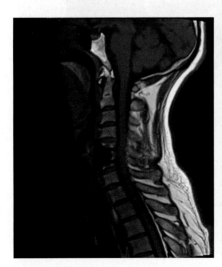
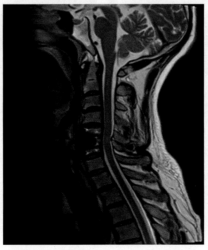
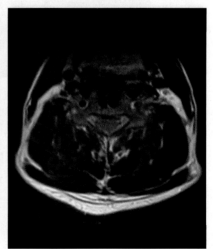

磁共振示椎管扩大、脊髓受压解除

【点评】　椎间盘突出症（protrusion of intervertebral disc）是临床上较为常见的神经脊柱疾病之一。主要是因为椎间盘各组成部分，主要是髓核，突出（或脱出）于后（侧）方或椎管内，导致相邻脊神经根和脊髓等受到刺激或压迫，从而产生一系列的临床症状。按发病部位分为颈椎间盘突出症、胸椎间盘突出症、腰椎间盘突出症。颈椎间盘突出症指在颈椎间盘退变的基础上，因外力或无明显诱因使其纤维环破损、髓核突出压迫颈神经和脊髓而引起一系列症状者。颈椎间盘突出症分为三型：中央型，以颈髓受压为主要表现；侧方型，以根性痛为主；旁中央型，除有侧方型症状和体征外，尚有不同程度单侧脊髓受压表现。磁共振检查对颈椎间盘突出症的诊断具有重要价值，在磁共振片上可直接观察到椎间盘向后突入椎管内，椎间盘突出成分与残余髓核的信号强度基本一致。颈椎间盘突出症治疗包括非手术治疗和手术治疗。非手术治疗包括颈椎牵引、理疗、按摩、颈围保护、药物治疗。对经过保守治疗无效，或者出现脊髓压迫症状者，应考虑手术治疗。根据术前症状及影像学表现，上述病例诊断为颈4/5椎间盘突出症，采取颈前路颈4/5椎间盘摘除、椎管减压、植骨融合术。术中C臂及神经导航定位病变椎间盘位置，避免椎间盘切除错误。显微镜下切除椎间盘减压，显微镜具有良好的照明和清晰的视野，能更加充分地减压和更好地保护神经组织。充分减压，切除后方骨赘和后纵韧带，显露硬脊膜，神经外科医师认为减压至硬脊膜才算充分减压，但要保护硬脊膜防止其破损。选择合适高度的融合器，术中C臂定位融合器位置，避免融合器位置过深压迫脊髓。

（黎天尊　李　兵　周　椿）

病例138　颈椎管内支气管源性囊肿

【病史简介】　患儿男性，8岁。以发作性四肢无力2周入院。查体无阳性体征。
【术前影像】

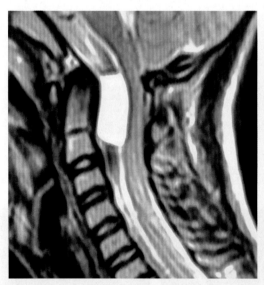 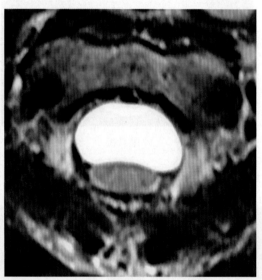

MRI显示颈1～2椎管内硬膜下脊髓前方囊性占位性病变

【术前诊断】　支气管源性囊肿（颈1～2椎管内）。
【麻醉方式】　气管插管全身麻醉。
【手术体位】　俯卧位、头架固定。
【手术名称】　后正中入路颈1～2椎管内囊肿切除术。

【手术过程】

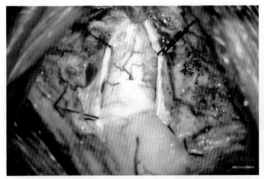

切开硬膜显露颈1～2脊髓背侧，张力较高

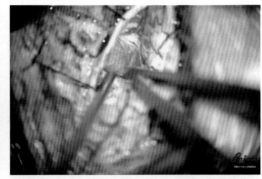

沿脊髓右侧松解囊肿与周围蛛网膜之间的粘连

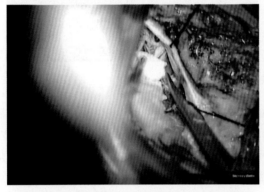

沿脊髓左侧松解囊肿与周围蛛网膜、神经根粘连

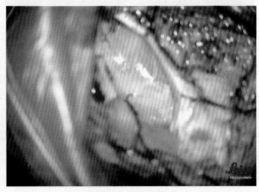

充分显露囊肿左侧及侧前方

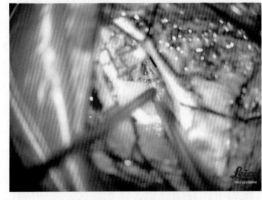

抽出囊液，缓慢分离拖出囊壁

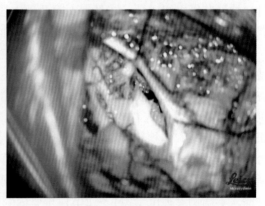

剪断囊壁最后与神经根边缘粘连处

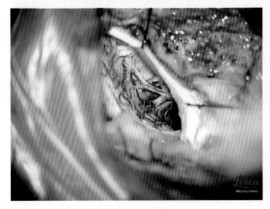

囊肿切除后显示脊髓侧方及神经根

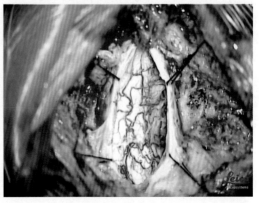

囊肿切除后脊髓张力降低

【术后影像】

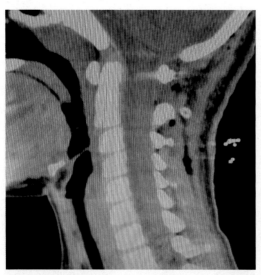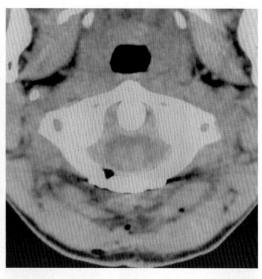

CT提示囊肿完全切除

【点评】 椎管内支气管源性囊肿（intraspinal bronchogenic cyst）是先天性囊肿的亚型之一，属良性病变，其囊壁源于呼吸道上皮，发病率极低，各年龄段均可发生，中位年龄为26岁。诊断上应与皮样囊肿、表皮样囊肿、囊性神经鞘瘤、蛛网膜囊肿等疾病相鉴别，仅凭影像学和临床表现往往难以与以上疾病鉴别诊断，确诊需要术后病理诊断，病理学根据囊肿的组织来源分为三型。①Ⅰ型：囊壁内衬单皮层或者假复层柱状上皮，可伴有或不伴有纤毛。②Ⅱ型：除Ⅰ型细胞外，还有黏液腺、浆液腺、平滑肌或横纹肌、脂肪、软骨、神经节等组织成分。③Ⅲ型：除Ⅱ型内容外，还含有室管膜和神经胶质组织。囊液性质多样，可呈胶冻状、淡黄色液体或者无色透明液体，此囊肿生长较为缓慢，体积较小时无明显症状，体积增大压迫脊髓、神经根导致相应症状。临床表现主要为相应节段脊髓受压所致症状及神经根刺激症状，病变多位于髓外硬膜下，少部分可位于髓内或由髓外向髓内生长，发生于硬膜外的支气管源性囊肿相对罕见，可向椎间孔方向生长。其影像学表现为椎管内囊性占位性病变，磁共振扫描 T_1WI 低信号，T_2WI 高信号，但有少数病例 T_1WI 显示等信号或者高信号，这可能与囊液含类脂质成分有关，增强扫描囊壁和囊液均无强化，与周围组织边界清楚，体积较大时对周围脊髓等神经组织压迫推挤，CT也是必要的检查手段，可以帮助判断是否存在其他如脊柱裂、脊柱侧弯等先天性发育畸形。椎管内支气管源性囊肿应在出现严重并发症前及早诊断及治疗，手术既是唯一有效的治疗方法，同时也是确诊的手段，手术时应在保护脊髓的前提下争取全切肿瘤。本病例囊肿位于颈1～2节段椎管内髓外硬膜下，脊髓腹侧，体积较大，术中应注意以下几点：①超声骨刀取下寰椎后弓及颈2椎板，取下椎板时尽量靠外侧，有利于显露脊髓侧前方。②打开硬脊膜后，剪开硬脊膜下蛛网膜，放出部分脑脊液，降低脊髓的张力。③切断双侧颈神经根之间的齿状韧带，增加脊髓的活动度，有利于从脊髓侧方显露病变。④显露囊肿后从脊髓两侧分别进入，松解囊肿壁与周围脊髓、神经根的粘连。⑤穿刺抽出部分囊肿内囊液，缩小囊肿体积有利于囊壁分离牵引过程中对脊髓的保护。⑥囊肿与周围组织完全松解后，将其从脊髓侧方取出，此过程需耐心、细致，全程注意脊髓的保护。本病例囊肿壁薄、囊液稍黏稠，囊壁与脊髓腹侧无明显粘连，两侧侧方松解后相对容易整块取出，术中需全程电生理监测。

（周　椿　黎天尊　许民辉）

病例139　小脑扁桃体下疝合并脊髓空洞症

【病史简介】 患者男性，46岁。因四肢麻木2年入院。查体：四肢肌力正常，深、浅感觉稍减退，肌张力轻度增高，病理征阴性。脊柱磁共振检查示：小脑扁桃体下疝畸形并脊髓空洞。

【术前影像】

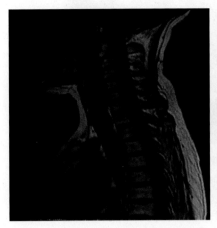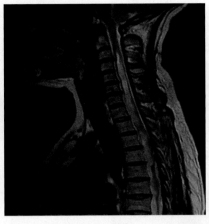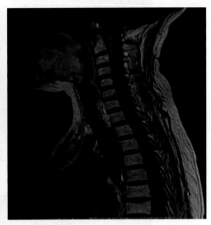

磁共振 T_1、T_2 示小脑扁桃体下疝畸形并脊髓空洞形成，磁共振增强扫描脊髓无强化病灶

【术前诊断】 小脑扁桃体下疝畸形合并脊髓空洞症。

【麻醉方式】 气管插管全身麻醉。

【手术体位】 俯卧位、头架固定。

【手术名称】 后正中入路颅后窝减压、枕大池成形术。

【手术过程】

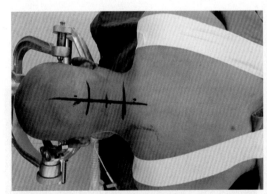

枕颈部后正中直切口

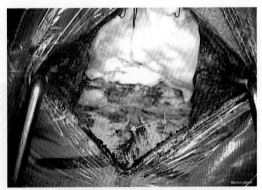

显露枕骨（1）及寰椎后弓（2）

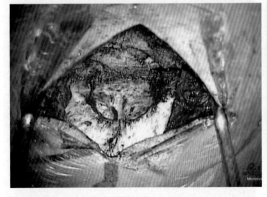

咬骨钳咬除枕骨大孔边缘，形成大小约 3 cm×3 cm 减压骨窗

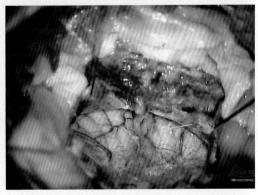

见小脑扁桃体（3）下疝到寰椎后弓中部以下水平

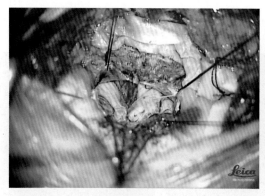

电凝小脑扁桃体，见小脑扁桃体下缘（4）上移到枕骨大孔以上5mm

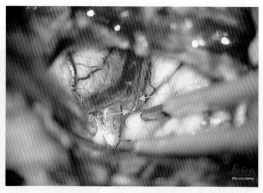

松解粘连的蛛网膜，打开第四脑室后正中口（5），可见第四脑室出口脉络丛（6）

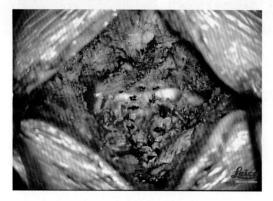

自体筋膜扩大缝合硬膜

【术后影像】

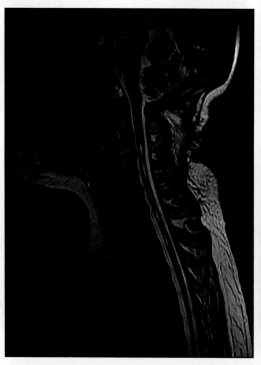

磁共振（T₁）示小脑扁桃体下缘上移到枕骨大孔以上水平，脊髓空洞明显缩小

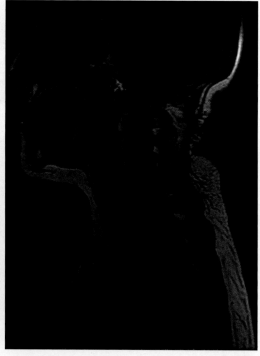

磁共振（T₂）示小脑扁桃体下缘上移到枕骨大孔以上水平，脊髓空洞明显缩小

【点评】 小脑扁桃体下疝畸形（tonsillar hernia malformation）也称之为Arnold-Chiari畸形，为常见的先天性发育异常。临床上可分为四型。Ⅰ型：小脑扁桃体下疝至枕骨大孔水平以下，进入椎管内，但第四脑室位置正常。Ⅱ型：小脑扁桃体及颅后窝内容物包括脑干、第四脑室及小脑蚓部均疝入椎管内。Ⅲ型：在Ⅰ、Ⅱ型的基础上合并有上颈部的脊柱裂、脑脊膜膨出。Ⅳ型：伴有明显的小脑、脑干发育不全，但不疝入椎管内。临床上最常见为Ⅰ型，Ⅲ、Ⅳ型少见。有学者认为其病因由于胚胎发育异常使枕骨原节发育不良，颅后窝狭小，不能容纳颅后窝正常组织，小脑扁桃体下部下降至枕骨大孔以下，进入颈椎管内，严重者部分延髓下段、第四脑室下部、小脑蚓部也下疝入椎管内，继而使枕大孔区受压，脑脊液循环障碍，常伴有脊髓空洞、颅颈交界区骨结构畸形。也有学者认为是由于在生长发育过程中，脊柱和脊髓生长速度不同，脊髓不能按正常情况上移而造成脊髓和小脑组织向下牵移，而产生小脑扁桃体下疝。疼痛是患者最常见的症状，一般为枕部、颈部和肩臂部疼痛，另外，患者还可表现为感觉、运动障碍和小脑症状等。当患者出现明显神经症状、梗阻性脑积水、颅内压增高时，需要手术治疗，手术具体方式存在争议，手术的基本原则是扩大颅后窝容积，减轻神经组织结构受压，重建枕骨大孔区脑脊液循环通路，手术目的都是为了解除对小脑、脑干、脊髓、第四脑室及该区其他神经结构的压迫，因此，颅后窝减压、枕大池成形是治疗此病的基本术式，关于枕骨减压的范围尚存争议，减压窗过小则枕骨大孔区减压不充分，过大则小脑会失去骨性支撑下垂，或软组织嵌入骨窗，导致小脑扁桃体下疝复发甚至加重，影响手术效果，我们的经验是3cm×3cm或者3cm×4cm大小减压窗较为合适。该患者小脑扁桃体下疝畸形并脊髓空洞，有较明显的神经功能症状，需手术治疗。主要手术操作步骤：①枕颈部后正中入路，显露枕骨及寰椎后弓。②骨性减压，枕骨减压骨窗大小约3cm×3cm，避免骨窗减压范围过大，一般不超过4cm×4cm，以及部分或全部寰椎后弓。③处理小脑扁桃体，烧灼扁桃体使其上移至寰椎后弓上缘以上。当小脑扁桃体下疝严重时，可切除部分小脑扁桃体减压。④探查第四脑室出口，松解影响脑脊液循环的蛛网膜粘连，恢复脑脊液通畅。⑤取自体筋膜扩大修补缝合脑膜。

（黎天尊 陈 军 周 椿）

病例140 硬脊膜动静脉瘘

【病史简介】 患者男性，67岁。因双下肢无力伴行走困难1年入院。查体：双下肢肌力3级，深浅感觉减退，肌张力增高，病理征弱阳性。脊柱磁共振及脊髓血管造影提示：硬脊膜动静脉瘘，造影提示瘘口位于胸10椎体水平。

【术前影像】

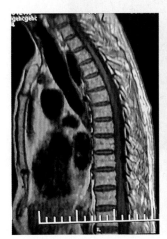 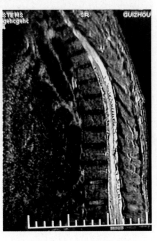 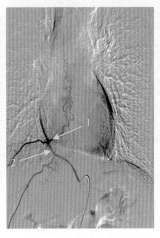 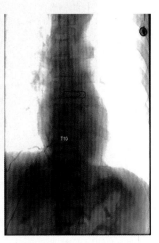

磁共振（T₁）示脊髓增粗　　磁共振（T₂）示脊髓多节段高密度影，脊髓周围纡曲血管流空　　造影示硬脊膜动静脉瘘瘘口（1）及供血根动脉（2）　　造影示硬脊膜动静脉瘘瘘口位于胸10水平

【术前诊断】 硬脊膜动静脉瘘（胸10）。

【麻醉方式】 气管插管全身麻醉。

【手术体位】 俯卧位。

【手术名称】 胸后中正入路硬脊膜动静脉瘘瘘口离断术。

【手术过程】

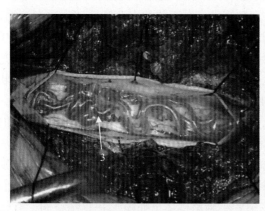

打开硬膜，显露脊髓表面纡曲扩张的静脉（3）

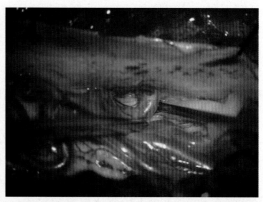

探查可见瘘口及供血动脉（4）位于胸10节段右侧
神经根硬膜出口表面

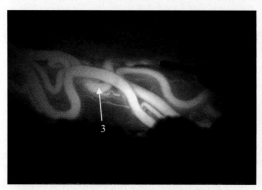

荧光造影，脊髓表面纡曲扩张静脉团显影（3）

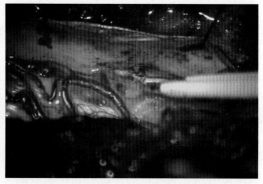

电凝并切断动脉与静脉之间的瘘口（4）

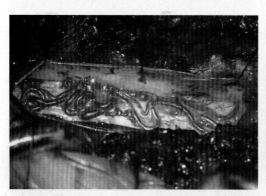

切断动脉与静脉之间的瘘口后，脊髓表面静脉张力
明显降低，颜色变为暗红

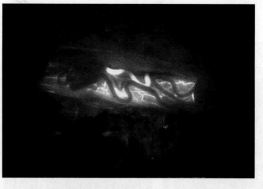

再次荧光造影，脊髓表面静脉动脉期不再显影

【术后影像】

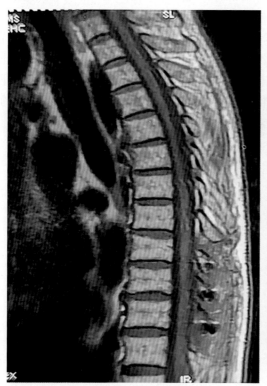 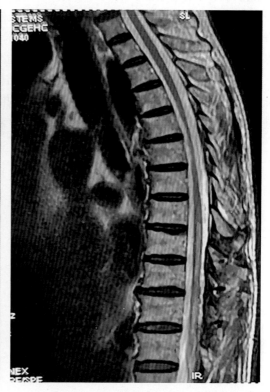

磁共振（T₁）示脊髓较术前变细　　　　　　　　磁共振（T₂）示脊髓周围纤曲血管流空消失

【点评】 硬脊膜动静脉瘘（spinal dural arteriovenous fistula，SDAVF）是一种少见病，1977年由Kendall和Logue首次报道，瘘口位于椎间孔附近的硬膜下方或外侧。年发病率为（0.5～1）/10万，也是血管畸形中一种常见类型，发病原因不明，多为自发起病，其早期症状多不典型，容易误诊为椎间盘退行性变、椎管狭窄、神经脱髓鞘疾病、脊髓炎等。由于硬脊膜动静脉瘘的存在，静脉压升高，使脊髓组织压力升高，自动调节能力进行性下降，局部出现水肿及缺血性变化使患者产生相应的神经系统症状，患者就诊时多数症状已较为严重，主要表现为肢体感觉减退、步态不稳、大小便功能障碍、性功能障碍、肌力下降、病变节段支配的肢体疼痛不适等，症状逐渐加重至影响患者正常生活质量。硬脊膜动静脉瘘的自然病程进行性加重，神经系统晚期出现不可逆性损害，故早诊断早治疗显得尤为重要，早期诊断主要依靠脊髓CT血管造影、脊髓磁共振及脊髓血管造影。磁共振可见相应节段的脊髓表面扩张纤曲的脊髓静脉，T₂加权像显示低信号血管流空影，T₁增强显示蛇形的增强影，MRA和CTA对于进一步明确病变的节段、供血动脉及瘘口位置具有重要参考价值，脊髓血管造影是公认的诊断此疾病的金标准，DSA可通过选择性置入肋间动脉、双侧椎动脉、颈深动脉、颈升动脉、髂内动脉等血管造影，不仅可以明确病变的节段范围，最关键是它可以定位供血动脉（瘘口）的具体位置以及完整的静脉引流情况，为制订手术方案提供关键的诊断信息。在诊断明确之前多数患者会采取内科治疗的方法，但需注意，激素类药物对本病无效甚至有加重症状的风险。一旦诊断明确，尽早治疗将终止病情的加重并有利于可逆性脊髓损伤的恢复。常见的治疗方法包括血管内介入治疗和显微外科手术治疗，不论哪种治疗方式，都以永久性闭塞瘘口为目的。血管内介入治疗将微导管放置在供血动脉末端，尽可能靠近瘘口，注射栓塞材料，以期达到完全闭塞瘘口的目的，受限于供血动脉纤曲或狭窄、SDAVF在硬膜上的供血支多细而小，微导管较难到达满意的位置，另外，供血动脉靠近脊髓前后动脉时栓塞剂误栓风险较大，故我科多采用显微手术治疗方法。手术治疗的目的是阻断动静脉之间的交通。切除（离断）瘘口，术中根据术前DSA的定位，直接找到显露硬脊膜瘘瘘口，分离硬膜下瘘口处供血动脉（紧贴神经根硬膜出口）与伴行静脉，显微镜下脊髓血管荧光造影，可明确清晰显示瘘口及异常纤曲增粗的脊髓静脉（蚯蚓状），用临时阻断夹夹闭供血动脉，镜下可见脊髓表面纤曲静脉稍变细、张力明显下降，再次荧光造影，瘘口及纡曲静脉显影变弱，放开临时阻断夹，瘘口及异常纡曲增粗的脊髓静脉立即明显增强。判断清楚瘘口，保留伴行静脉，电凝瘘口处供血动脉后将其剪断。本例硬脊膜动静脉瘘曲张静脉主要位于下胸段，瘘口经脊髓血管造影确定位于胸10椎体节段，术前诊断的关键在于通过脊髓血管造影明确瘘口的具体节段和部位。术中找到动静脉瘘瘘口（交通支），通过术中脊髓血管荧光造影确定瘘口位置后在靠近硬脊膜处烧灼此交通支后将其切断，切断交通支后再次行术中脊髓血管荧光造影，确保瘘口完全切断。椎板复位，恢复解剖结构。有术者认为此手术只用打开瘘口所在节段单个椎板或半椎板，这样手术创伤最小，此例手术打开3个椎板的目的是为了术中除了处理造影所明确的瘘口外，还可以进一步探查邻近节段脊髓两侧是否还存在造影未发现的瘘口。

（黎天尊　陈　军　周　椿）

第5章

功能神经外科

第一节　癫　痫

病例141　颞叶癫痫

【病史简介】　患者女性，21岁。14岁首发，小发作：先兆为"心里乱糟糟"愣神，双手自动，1次/（2～3）个月，发作逐渐增多。17岁，全身性强直阵挛发作（GTCS），先兆同前，1次/月，小发作多，4～5次/天至1次/（4～5）天，未正规服药，自诉服药后呕吐、过敏等，服用过丙戊酸钠近3个月后未再服药，记忆力下降明显。右利手，足月顺产，过去史（－），1哥1弟，体健。

MRI：左侧海马体积较右侧小，海马结构不清，Flair信号高，NAA/Cho双侧降低，左侧更显著。

间歇期：①PET：左颞低代谢。②EEG：慢活动及棘慢复合波，脑区性（左颞区）。

发作期：①症状。先兆（腹部不适感）伴自主神经症状（心率升高）口咽、手自动（左手为主）伴右上肢强直。②EEG。发作型，左颞区著。

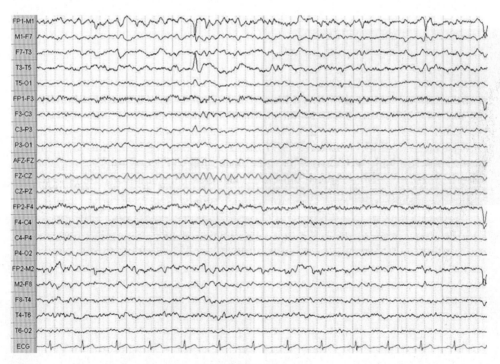

术前脑电图

【术前影像】

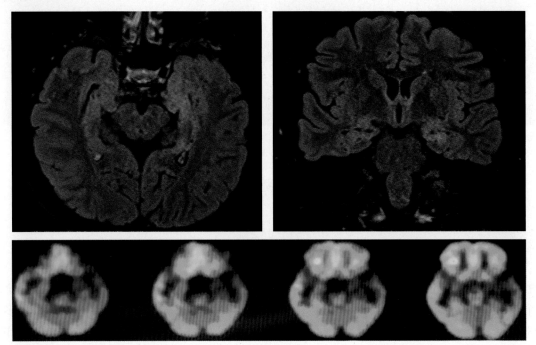

【**术前诊断**】 颞叶癫痫（左侧）。

【**麻醉方式**】 气管插管全身麻醉。

【**手术体位**】 仰卧位。

【**手术名称**】 左侧额颞入路左颞前叶、海马、杏仁核切除术。

【**手术过程**】 采用问号切口。头偏向对侧50°～70°，骨瓣主要显露颞叶，上方要显露侧裂，术中监测：左颞叶皮质放电明显。

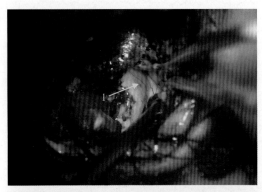

颞极皮质（包括颞上回）切除范围优势侧为3.5～4cm，非优势侧不超过5cm。垂直于颞叶长轴切除皮质，颞角是显露和切除颞叶内侧结构的关键标识。颞角位于颞中回覆盖的白质深处。进入脑室见脑脊液流出及脉络丛得以证实。1：颞角

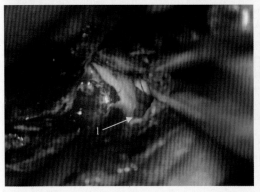

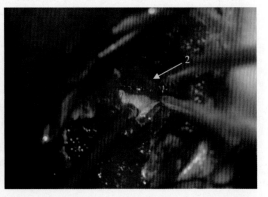

将大脑中动脉（MCA）上覆盖的一小部分颞中回内侧部在软膜下分离，以显露MCA的分叉或远端M1段，其剩余部分是由外侧裂的蛛网膜层所覆盖。MCA到下脉点（脉络膜前动脉进入颞角处）的连线即为杏仁核和苍白球的分界线。在切除杏仁核过程中，保持在此平面背外侧剥离至关重要，以避免伤及苍白球。1：脉络丛；2：中动脉

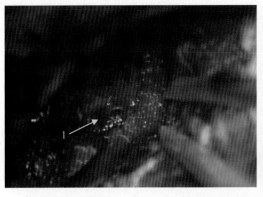
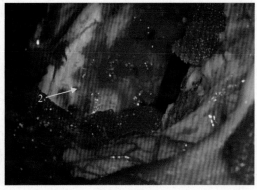

在整个切除过程中，注意保持蛛网膜层的完整以保护其下的动眼神经、大脑后动脉及脑干（软膜下切除技术）。通过其相应的蛛网膜识别动眼神经和小脑幕游离缘，以确保足够空间向内切除钩回。穿过钩束和边缘叶内侧的海马旁回直至整个海马。离断海马内侧部分时注意保留其侧面的脉络丛，避免损伤脉络膜前动脉。1：蛛网膜保留，可见深部血管、神经；2：保留的蛛网膜边缘

术后复查CT，术后随访已经2年，口服奥卡西平治疗，未见癫痫发作。

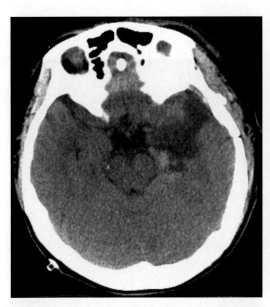
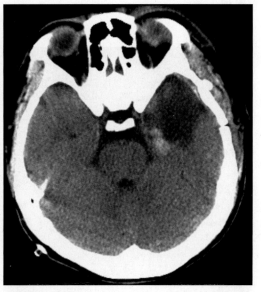

【点评】 颞叶及其内侧结构（海马和杏仁核）是主要的致痫区，因此，颞叶癫痫在成人和儿童均较为常见。药物干预是治疗癫痫的第一步。尽管目前已有多种抗癫痫药物，但对于多达1/3的患者仍然无法做到完全控制。最常见且最具特点的局灶性癫痫是颞叶癫痫，对于难治性颞叶癫痫患者来说，颞前叶内侧切除术能最大可能地控制癫痫不发作以减少对抗癫痫药物的依赖。颞叶癫痫最常见的原因是海马硬化。一般具有特征性电-临床表现，包括腹部异常感觉（发作先兆）、手/口自动症等。

海马硬化的MRI特征为海马体积缩小，T_2/Flair信号增加和海马内部结构模糊，可伴有同侧的侧脑室颞角扩大、颞叶萎缩等。一部分患者还伴随颞极灰白质异常（通常称为颞极模糊）。这部分患者起病年龄更早，癫痫持续时间更长，抽象推理及记忆功能等损伤更大，对侧的肌张力障碍姿势更为常见。头颅MRI、PET检查在术前评估中具有重要作用，尽管如此，仍有部分患者不能明确定位致痫灶或考虑致痫灶与功能区关系密切，尤其是MRI阴性的患者，需要进一步行SEEG定位致痫灶。

标准前颞叶切除术，一般开始从颞上回离侧裂静脉3～5mm开始电凝、分离，术者应尽早辨识颞角，谨防迷失方向。通过对蛛网膜层的细致保护和避免幕缘使用双极灼烧，可以避免第Ⅲ、Ⅳ对脑神经的短暂性障碍。海马切除的范围与术后癫痫发作的预后有关，海马切除要足够，甚至到四叠体水平。选择性杏仁核海马切除术，是治疗颞叶内侧癫痫的替代手术方案，主要切除颞叶内侧结构，保留颞叶外侧新皮质、颞

极及颞叶白质纤维束，但保留颞叶外侧是否可以改善患儿的神经心理学目前仍存在争议。

（任明亮　徐伦山　张承棻）

病例142　额叶局灶性皮质发育不良

【病史简介】　患儿男性，3岁4个月。2017-09（2岁7个月）首发，口角左歪，肢体有强直，右眼睑抖动，每日1次，时间不定，华西医院就诊，开浦兰口服液1ml每日2次（即100mg每日2次），服药后效果佳。2018-02-01来我院检查后下午返回途中再次发作，且发作多，开浦兰增至3ml每日2次，至今每天发作2～3次，出现新的症状：笑、抱人、拍打、蹬腿、站立时跳动，时间不定。2018-03-02重庆儿童医院就诊，德巴金5ml每日2次，发作逐渐改变，四肢伸直强直，每天2～3次，时间不定。2018-04-12北京大学人民医院就诊，奥卡西平3ml每日2次，1周后5ml每日2次，睡眠不发作，仅白天发作，每日2～3次。2018-05，重庆儿童医院，加氯硝西泮，家长诉走路不稳，睡眠差，于2018-06-01再次就诊华西医院，要求减氯硝西泮。2018-06-04再次来我院就诊，MRI提示右侧额叶病变，可见皮质增厚，灰质信号增高，考虑皮质发育不良（focal cortical dysplasia，FCD）。患病以来，运动协调能力下降，容易跌倒，智力有下降。

【术前影像】

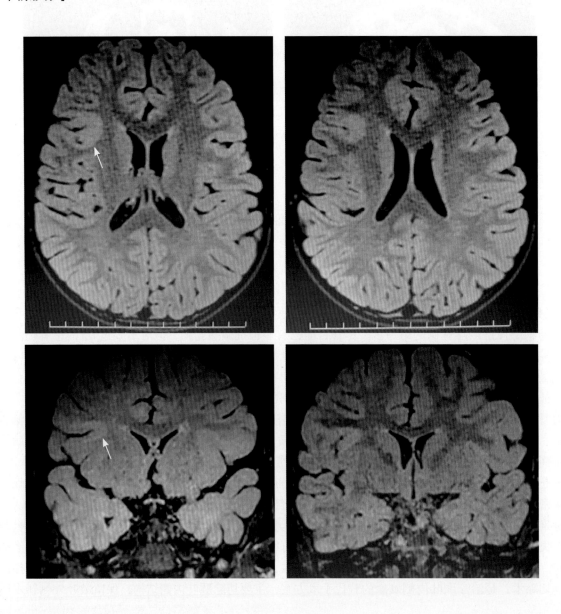

EEG提示：间歇期：棘慢复合波，脑区性（右额颞区，以右额区为著）。

发作期：①症状，过度运动发作；②EEG，发作型，弥漫性。

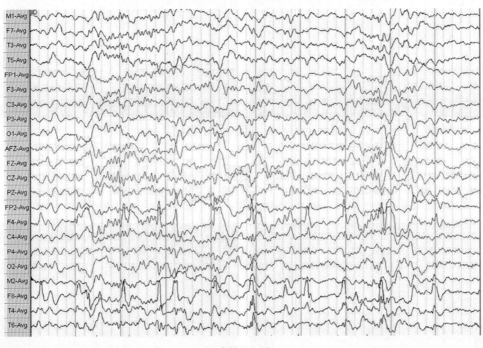

术前脑电图

【术前诊断】　右侧额叶局灶性皮质发育不良。

【麻醉方式】　气管插管全身麻醉。

【手术体位】　仰卧位。

【手术名称】　导航下右额癫痫病灶切除术。

【手术过程】

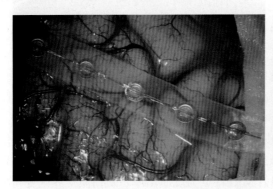
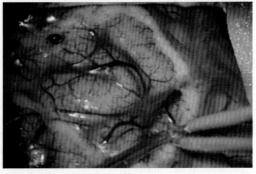

导航＋术中皮质脑电确定初步切除范围

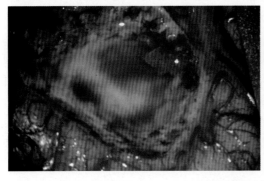
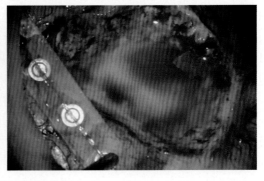

切除后再次监测发现仍有放电

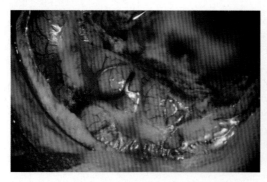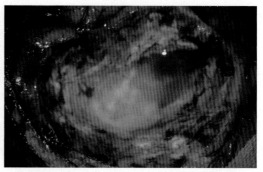

扩大切除范围后确定无异常放电

【术后病理】 局灶性皮质发育不良（FCD Ⅱ），术后随访1年无癫痫发作，EEG提示正常脑电图。

【术后影像】

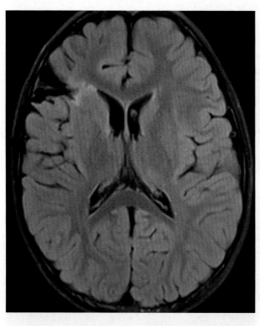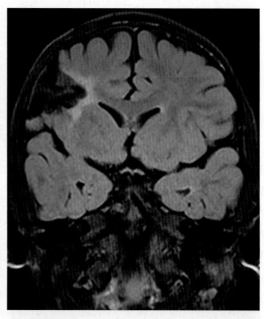

【点评】 局灶性皮质发育不良属于大脑皮质发育畸形的一种，手术治疗的局灶性难治性癫痫患者中，病理证实为局灶性皮质发育不良的患者占15% ～ 25%。术后短期疗效可达到52% ～ 67%，致痫灶的影像学完全切除是FCD所致难治性癫痫术后疗效的独立影响因素，完全切除组的癫痫完全缓解率最高。

典型FCD病灶的MRI特点包括异常脑回形态、皮质增厚、灰白质交界模糊、皮质信号异常增高（T_2和Flair）等，FCD Ⅰ型患者MRI特点为脑回发育不全或萎缩，灰白质交界区轻度模糊，T_2加权信号中度增加，Flair信号明显增加，而T_1信号降低。FCD Ⅱ型患者MRI特点为皮质增厚、灰白质交界区变得模糊、T_2加权像白质信号增加，且此种表现多见于颞叶外尤其是额区，此外，移行征是诊断FCD Ⅱ型的重要标志。尽管MRI检出率一般较高，但是微小病灶仍有可能逃避传统结构影像的检测。多模态神经影像还可以帮助识别复杂病例中异常区域，最大限度地减少切除范围，并减少有创操作和术后功能缺损。

MRI显示的病灶范围可能小于实际致痫灶的范围，在某些类型FCD显示的低代谢范围较MRI广泛，因此仅包含MR可见病变的切除，尚不能做到完整切除致痫灶。结构性异常、电生理技术监测到的癫痫发作起始区、术中皮质脑电图监测到的异常放电区均需被切除。对于弥漫性的PET低代谢，其范围多大于实际致痫灶的位置，尤其对于邻近功能区的FCD，应用颅内电极埋藏精准定位致痫灶和功能区的界线是保证手术疗效和减少手术并发症的关键。因此，SEEG、皮质脑电等侵入型检查非常有必要，能够反映皮质异常的程度及范围。

（任明亮 徐伦山 张承蓂）

第二节 脑神经疾病

病例143 基底动脉压迫所致的三叉神经痛

【病史简介】 患者男性，64岁。发作性右侧面部针刺样疼痛1年入院。疼痛剧烈，闪电样发作，疼痛范围包括右侧额外侧、面部、下颌皮肤。口服卡马西平有效，但维持时间较短。近期发作频繁，来我院就诊。查体：右侧面颊部及口内扳机点，触碰及饮水诱发疼痛发作。术前MRI显示：右侧基底动脉压迫三叉神经。

【术前影像】 头颅MRI为三叉神经痛术前常规检查，以明确三叉神经及其周围血管位置关系，以及鉴别肿瘤、血管畸形等疾病引起的继发性三叉神经痛。我科常规采用3D-TOF扫描序列，1mm层厚薄扫颅后窝，可清晰显示脑神经及其周围血管之间的关系。术前通过影像确定血管体量及走行方式，可作为制订、调整手术方案的依据。

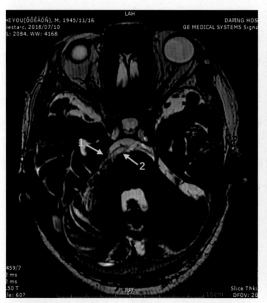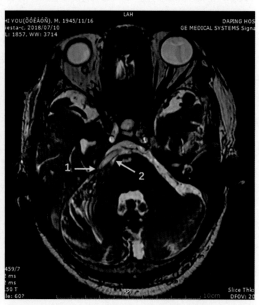

患者术前MRI 3D-TOF序列显示：纡曲、延长的基底动脉向右侧偏斜，压迫三叉神经，导致三叉神经扭曲变形。1：受压变形的三叉神经；2：纡曲偏向一侧的基底动脉

【术前诊断】 右侧三叉神经痛。
【麻醉方式】 气管插管全身麻醉。
【手术体位】 左侧卧位。
【手术名称】 右侧乙状窦后入路三叉神经显微血管减压术。
【手术过程】

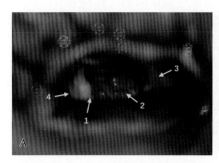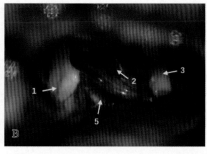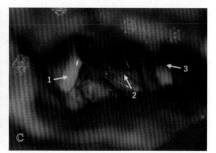

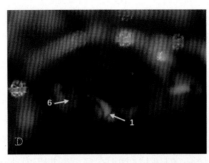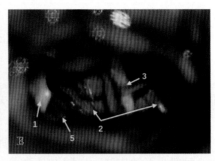

显微血管减压术中情况。1：受压变形的三叉神经；2：基底动脉；3：面、听神经复合体；4：岩上静脉；5：Teflon垫棉；6：小脑上动脉

该手术采用乙状窦后锁孔入路，常规神经电生理监测。骨窗较常规微血管减压切口稍大，直径2.5～3cm。前方及上方，分别需要显露乙状窦及横窦的边缘，以便获得较为平直的视角。广泛锐性分离桥小脑角蛛网膜，显露颅后窝上、中、下三组血管神经复合体。可见巨大的基底动脉向同侧纡曲，压迫三叉神经，致其变形。逐步于脑干和基底动脉之间置入Teflon垫棉，将椎动脉推向斜坡，使三叉神经获得减压空间。Teflon垫棉为逐步置入，逐渐推移基底动脉向斜坡移动，同时需要在面、听神经下方的基底动脉与脑干之间置入Teflon，以保证血管不能回弹。由于基底动脉推挤三叉神经及其上方小脑上动脉、岩静脉，将它们一同压迫在小脑幕上，形成类似"三明治"血管神经结构。故在三叉神经下方基底动脉减压后，需仔细分离、固定神经上方的小脑上动脉，以保证手术效果。减压完成后，可见基底动脉被推向斜坡，三叉神经获得减压。颅后窝空间狭小，椎动脉体量巨大，空间仍显得十分局促。术后患者面部疼痛即刻消失，无面部麻木、面瘫等并发症。

【点评】 原发性三叉神经痛病因多为颅后窝血管神经的交叉压迫，多见的责任血管为小脑上动脉、小脑前下动脉及周围静脉。其中约2%的患者责任血管为纡曲扩张的椎-基底动脉。对于此类三叉神经痛的外科治疗均为单中心零星报道，总体治疗效果逊于常规微血管减压，故对于其外科治疗方式及总体效果仍存在争议。我科近年为30余位此类患者行微血管减压手术治疗，积累了一定的经验。

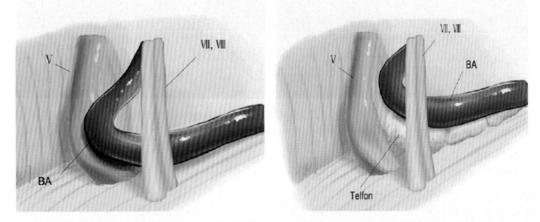

椎基底动脉显微血管减压示意图。BA.基底动脉；V.三叉神经；Ⅶ、Ⅷ.面听神经复合体；Teflon.垫棉

术前MRI可非常明确显示责任血管，以及受压变形的三叉神经。一般认为术前影像明确显示三叉神经受压的患者，接受微血管减压手术，多可获得良好疗效，故该类患者外科治疗指征明确。我科采用乙状窦后入路，广泛分离颅后窝蛛网膜后，逐步将Teflon垫棉置入脑干与责任血管之间，将巨大的责任血管"托起"，安全推向斜坡。本质上使动脉向前、下移动，以在三叉神经周围获得减压空间，达到三叉神经全程减压的手术目的。我们不推荐"插入法"，即将Teflon直接插入责任血管与神经之间，因此类减压方法将导致三叉神经周围空间更为狭小；而且后期Teflon导致的炎症及粘连可能是三叉神经痛复发的重要原因。由于椎-基底动脉体量大，可将三叉神经连同其上方的小脑上动脉、岩静脉一同压迫于小脑幕，形成"三明治"样结构。术中必须分离三叉神经上方血管及周围粘连组织，以保证手术疗效。

但是，对于某些基底动脉延长严重的患者，在脑干和基底动脉之间置入Teflon，只能使血管沿小脑幕向前"滑动"，可使神经出脑干区域（REZ区）获得减压，但神经入颅底段仍与动脉密切接触。此类可能需要采取其他减压方式，如生物胶（见后）、悬吊、材料支撑等。同时，我们可以看到此减压方法必须置入大量Teflon以支撑责任血管，使本来狭小的颅后窝空间更为局促，有导致广泛粘连、复发的风险。

（王旭辉　董　倩　徐伦山）

病例144　椎动脉压迫所致的三叉神经痛

【病史简介】　患者女性，63岁。既往高血压病史10年，长期口服降压药物。10年前因直肠癌行手术治疗。半个月前无明显诱因出现右侧面部闪电样剧烈疼痛，持续数秒，局限于下颌部位皮肤。说话、吃饭、刷牙均可诱发，发作频繁。查体：可探及面部下颌区域及口内扳机点。

MRI 3D-TOF 显示：三叉神经受压变形，责任血管为右侧椎动脉。

【术前影像】

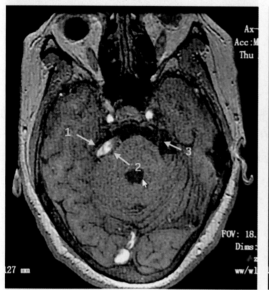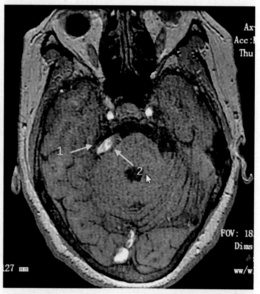

患者术前MRI 3D-TOF序列影像：椎动脉延长、扩张，向右侧移位，压迫三叉神经。导致三叉神经明显变细，严重变形。1：受压变形的三叉神经；2：纡曲偏向一侧的椎动脉；3：对侧三叉神经

【术前诊断】　右侧三叉神经痛。

【麻醉方式】　气管插管全身麻醉。

【手术体位】　左侧卧位。

【手术名称】　右侧乙状窦后入路三叉神经显微血管减压术。

【手术过程】　该病例手术指征明确，采用乙状窦后，较常规略大（如前述），常规神经电生理监测。充分显露桥小脑角结构。

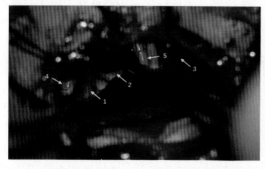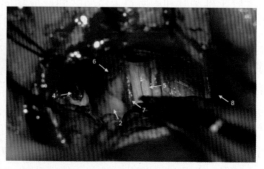

1.受压变形的三叉神经；2：椎动脉；3：椎动脉近端；4：岩上静脉；5：面、听神经复合体；6：内听道上结节；7：小脑弓状动脉；8：后组脑神经由于视角改变，三叉神经被岩上静脉遮挡

　　椎动脉严重延长、扩张，血管硬化，占据大部分桥小脑角空间，将三叉神经压迫于小脑幕。以剥离指向下推移椎动脉，上方可见被压迫变形的三叉神经。由于责任血管延长扩张严重，尝试以前述Teflon置入血管和脑干之间的方法实现减压，发现只能使椎动脉沿小脑幕向前"滑动"，不能使之与三叉神经脱离接触。充分分离椎动脉，将其推向前、下方，靠近斜坡。该患者内听道上结节发达，可提供稳定支撑，拟在此处注入生物胶，可将血管稳定固定于岩骨背面。并可在责任血管与小脑幕之间获得充分空间，以确保三叉神经全程充分减压。

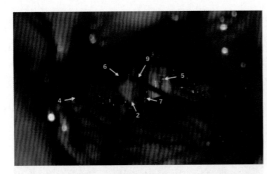
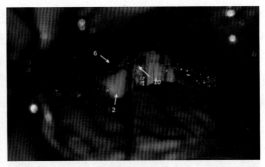

　　2.椎动脉；4：岩上静脉；5：面、听神经复合体；6：内听道上结节；7：小脑弓状动脉；9：注射器；10：由于注射器针头部分堵塞，耳脑胶将针头粘连于弓状动脉

　　以明胶海绵保护吸引器，以防生物胶将吸引器粘于椎动脉。针头指向内听道上结节与椎动脉之间，准备注射生物胶。由于针头过长，且推注注射器存在一定阻力，加之胶水流动性，故注胶存在一定不确定性风险。本例注射胶水时，针头部分堵塞，胶水向侧方溢出，将针头粘连于听神经及小血管上，情况棘手。

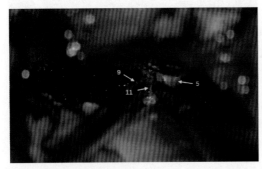
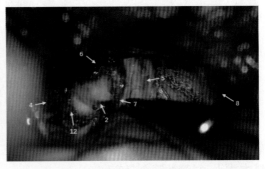

　　2.椎动脉；4：岩上静脉；5：面、听神经复合体；6：内听道上结节；7：小脑弓状动脉；8：后组脑神经；9：注射器针头；11：锐性切除耳脑胶，松解针头；12：明胶海绵

　　以明胶海绵隔离针头与椎动脉，防止剥离操作过程中刺破椎动脉。助手固定注射器，以显微剪刀沿注射器锐性分离针头与血管，最终成功分离，血管神经保存完好。更换注射装置，以明胶海绵保护周围组织，重新注胶于椎动脉和内听道上结节之间，成功固定椎动脉。然后以少量Teflon置于脑干与椎动脉之间提供一定支撑。椎动脉和小脑幕空间充裕，置入适量明胶海绵，隔离血管与三叉神经。术后患者疼痛症状缓解。

　　【点评】　如前所述，某些患者椎-基底动脉延长严重，并经常伴有大血管硬化。在脑干和椎-基底动脉之间置入Teflon，只能使血管沿小脑幕向前"滑动"，无法在三叉神经周围创造充分的减压空间，责任血管经常与三叉神经脑池段或进入中颅底处保持接触，难以达到充分全程减压。如果此时仍以Teflon支撑，或采用"插入法"——以Teflon隔离责任血管和三叉神经，势必置入大量Teflon，使三叉神经周围本已狭小的空间更为局促，遗留后期发生粘连、导致三叉神经复发的风险。对于此类病例，我科经常采用生物胶固定责任血管的减压方式。充分分离椎-基底动脉，并注意保护其脑干穿支，增加责任血管活动度。向前、下推移椎-基底动脉，至内听道上结节内下方。该骨性结节多可作为天然支点，于该处注射生物胶可牢固固定椎-基底动脉。该方法可确保获得内听道上结节与小脑幕之间的空间，保证三叉神经充分减压。减压后可在血管神经之间置入适量明胶海绵，因有证据显示明胶海绵可减少神经血管粘连。

使用生物胶固定责任血管，优点是牢固、植入物量明显少于使用Teflon的减压方法，可明显降低后期粘连、复发的风险。但是，目前并没有一种安全可靠的胶水注射工具，使用生物胶存在一定风险。常用的金属针头细长，天然存在一定幅度震动；且易被生物胶堵塞，导致注胶困难，增加抖动幅度。加之生物胶自身的流动性及高度黏性，注射欠精准、不易控制。如胶水将针头粘于神经血管，难于分离，非常棘手。本病例即由于针道部分堵塞，胶水从侧方流出，导致针头与面听神经及其周围血管粘连，所幸最后分离成功，并完好保留神经血管。故使用生物胶应重视其安全隐患，以明胶海绵保护周围结构，选择长度和刚性适宜的针头；注射前反复检查注射器及针头通常情况，以确保动作精准，减少针头与周围组织粘连风险。

（王旭辉　董　倩　徐伦山）

病例145　微血管减压术后复发三叉神经痛-1

【病史简介】　患者男性，77岁。于2014年因右侧面部疼痛4年来我院就诊，疼痛位置为下颌部面部皮肤，疼痛为阵发性，持续时间不定，疼痛程度不一，无明显扳机点，口服卡马西平有效。诊断为"三叉神经痛"，行微血管减压手术，术中发现责任血管为小脑上动脉，术后症状即刻消失，恢复出院。术后1年余患者逐渐出现面部阵发性疼痛，卡马西平可控制。随后半年，药物逐渐失效。于2017年再次来院就诊，面部疼痛严重，疼痛持续时间延长，性质、范围同前，口服奥卡西平有效，确认为"三叉神经痛复发"，再次接受神经松解手术。

【术前影像】

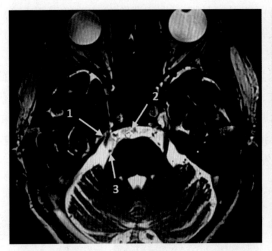 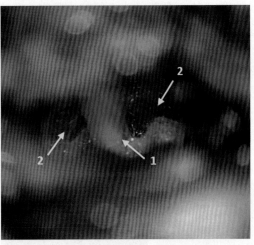

第二次手术前MRI与术中所见对比。术前MRI显示：可见右侧三叉神经周围首次手术置入的、混乱的Teflon影像，范围较大；可见前次责任血管小脑上动脉，未见与神经存在明显接触。对照术中，可见Teflon占据三叉神经周围空间，并与神经粘连，神经表面苍白。1：三叉神经；2：Teflon垫棉；3：小脑上动脉（前责任血管）

【术前诊断】　三叉神经痛微血管减压术后复发。
【麻醉方式】　气管插管全身麻醉。
【手术体位】　左侧卧位。
【手术名称】　右侧乙状窦后原切口入路三叉神经松解减压术。
【手术过程】　乙状窦后原切口入路，常规神经电生理监测，切开皮肤，适当扩大原骨窗。

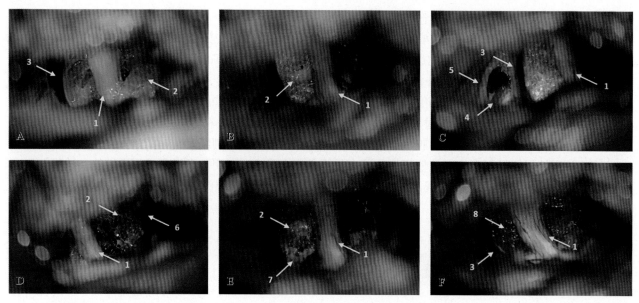

1：三叉神经；2：Teflon垫棉；3：岩静脉属支；4：小脑上动脉（前责任血管）；5：滑车神经；6：面、听神经复合体；7：脑干软膜损伤；8：明胶海绵

剪开硬膜，分离小脑与硬膜、颅底之间粘连，显露三叉神经及其周围空间。可见首次手术植入的Teflon材料占据三叉神经周围空间，并与周围结构粘连。三叉神经周围未见明显血管压迫及新生血管。逐步锐性分离、清除三叉神经周围Teflon，显露三叉神经出脑干区域（REZ区），仍未见明显血管压迫。清除Teflon过程中，显露小脑上动脉（前次三叉神经痛责任血管），该血管已通过Teflon棉粘连于脑干表面，难以移动，无回弹可能。并可见滑车神经与小脑上动脉伴行。手术技术要领为：锐性切断、清除Teflon，切断神经与周围结构粘连，达到神经松解的目的。对于牢固粘连于脑干软膜和血管上的Teflon，并不强求清除。Teflon与脑干表面软膜及小血管粘连紧密，分离可能导致软膜损伤。清除三叉神经周围Teflon后，达到松解三叉神经的手术目的。少量明胶海绵置于三叉神经周围，以减少后期粘连概率。患者术后疼痛随即消失，由于锐性分离良好保护神经表面束膜和小血管，术后没有出现面部麻木症状。

【点评】 目前认为原发性三叉神经痛的主要病因为，三叉神经与颅后窝血管的交叉压迫。据此，三叉神经显微血管减压已成为治疗三叉神经痛的主要方式，可使大部分患者获得良好的远期疗效。但仍有部分患者在微血管减压术后不同时间段疼痛复发，报道远期复发率为20%～30%。此前一般认为复发的原因主要为减压不全、垫片移位、新生血管，以及Teflon导致粘连和肉芽肿。但近期在微血管减压后再次手术的报道中，更多的学者认为Teflon导致的粘连是导致复发的主要原因。

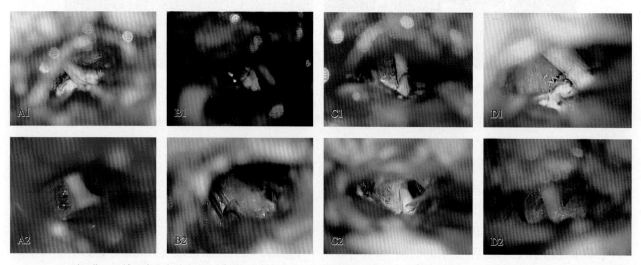

A1～D1为4位三叉神经痛患者首次微血管减压手术完成后，三叉神经及周围Teflon情况。A2～D2为此4位患者，因三叉神经痛复发，二次手术中所见：Teflon有明显膨胀趋势，填充三叉神经周围空间，并将三叉神经粘连于周围硬膜、血管、脑干组织

　　首先，Teflon有膨胀、并占据更多空间的倾向。但是三叉神经周围并未发现垫片移位，责任血管回弹及新生血管等情况。清除Teflon、松解神经后，患者三叉神经痛症状随即消失，故我们也认为Teflon造成的粘连是三叉神经痛复发的主要原因。我们分析Teflon导致三叉神经痛复发的原因可能为：Teflon将神经粘连、固定于周围结构上，导致神经张力升高、顺应性下降。故在首次微血管减压手术中，我们不推荐传统的"插入法"减压方式，即将垫片直接置入责任血管和三叉神经之间。而是应在充分分离责任血管的基础上，将一块或数块Teflon置于责任血管和脑干之间，将血管固定于远离神经的位置。不仅使血管与神经脱离接触，Teflon垫片亦不与神经接触。已有研究表明，首次减压中如使Teflon不接触三叉神经的减压方式，复发率明显低于常规的"插入法"。此外，随着显微外科技术普及，医师多能够准确辨认三叉神经及责任血管。但可能出于担心术后疗效不佳，下意识置入更多垫片，反而导致复发。尤其在开展微血管减压手术初期，或年轻医师更易如此。

　　此外，我们在二次手术中发现Teflon与周围不同组织粘连程度不同。Teflon与硬膜粘连紧密，其次为血管外膜，均难以分离；再次为脑干表面软膜及神经束膜，相对容易分离；与蛛网膜粘连疏松，易于分离，且较为安全。但由于脑干软膜表面往往存在小血管，导致Teflon仍难以从脑干表面安全分离。故我们采取部分清除Teflon的松解方式——锐性切除神经与周围结构之间的部分Teflon，切断神经与周围结构的联系，以达到使神经松解、减压目的。而且由于更好的保护了血管及神经，使手术更为安全，术后面部麻木并发症明显减少。松解完成后在三叉神经与残余Teflon之间置入适量明胶，可减少后期粘连机会。

（王旭辉 董 倩 徐伦山）

病例146　微血管减压术后复发三叉神经痛-2

　　【病史简介】　患者女性，68岁。2005年始出现发作性面部疼痛，口服药物控制，至2012年药物失效，就诊于我院。明确诊断三叉神经痛，接受微血管减压治疗，术中确认小脑上动脉为责任血管。术后疼痛消失，无并发症。术后3年开始再次出现面部疼痛，卡马西平可控制，至2016年药物难以控制疼痛，再次来院接受手术。

　　【术前诊断】　三叉神经痛微血管减压术后复发。

　　【麻醉方式】　气管插管全身麻醉。

　　【手术体位】　左侧卧位。

　　【手术名称】　右侧乙状窦后原切口入路三叉神经松解减压术。

　　【手术过程】

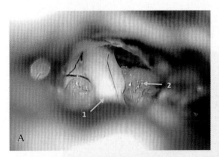
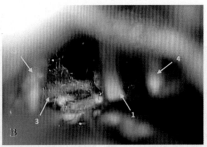
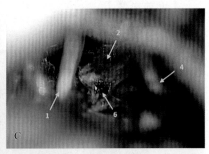
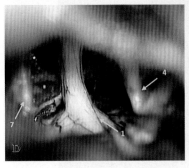
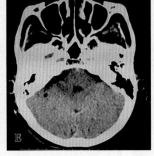
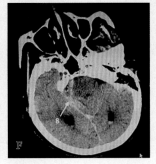
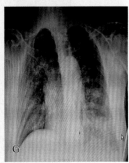

二次手术所见及处理即术后影像

1：三叉神经；2：Teflon垫棉；3：小脑上动脉（前责任血管）；4：面、听神经复合体；5：小脑幕；6：穿支损伤出血处；7：岩静脉；8：术后术区出血

　　仍采用乙状窦后原切口入路（如前所述），常规电生理监测。分离粘连，显露三叉神经及其周围空间。可见Teflon填充三叉神经周围空间，并与周围结构粘连。逐步清除Teflon过程中，可见首次三叉神经痛的责任血管——小脑上动脉被Teflon粘连固定于脑干，难以移动，未接触三叉神经。此为早期病例，手术积极清除粘连于脑干及血管上的Teflon，由于Teflon与血管外膜粘连紧密，分离导致小脑上动脉小穿支出血。由于Teflon为耐高温材料，电凝不能使其皱缩凝固，导致Teflon中的出血点止血困难。最终，彻底清除三叉神经周围Teflon及其粘连组织。

　　术后患者面部疼痛消失，但出现面部麻木。术后复查头部CT，未发现异常。术后2天患者意识水平下降，格拉斯哥评分（GCS评分）为9～12分。复查CT显示，术区出血。非手术治疗期间，出现肺部感染，转入重症监护室治疗，好转后出院。出院后1个月由于大面积脑梗死，遗留偏瘫。

　　【点评】 　本病例为早期病例，由于认为Teflon粘连为导致微血管减压术后三叉神经痛复发的原因。手术目的即为彻底清除三叉神经周围，乃至桥小脑角内的Teflon垫棉，防止粘连再次发生，预防复发。如前所述，Teflon与血管外膜粘连紧密，故从血管上分离Teflon是非常危险的。分离过程中，小脑上动脉脑干穿支断裂出血，耐高温的Teflon材料本身不能凝固皱缩封堵出血，又阻碍电凝达到血管破口有效止血，导致止血困难。虽最终彻底清除Teflon，但导致广泛软膜及小血管损伤，这可能是术后术区渗血，以及随后一系列并发症的重要原因。同时，神经束膜及表面血管的损伤，可能导致术后出现严重的面部感觉异常。此后，我科根据文献报道及自身实践，推荐部分清除Teflon的松解方式，既锐性切除神经与周围结构之间的部分Teflon，切断神经与周围结构的联系，以达到减压目的。而非强行切除紧密粘连于神经血管的Teflon材料。由于更好的保护了血管及神经，使手术更为安全，术后面部麻木并发症明显减少。

（王旭辉　徐伦山）

病例147　面肌痉挛

　　【病史简介】 　患者女性，41岁。左侧面部发作性抽搐8年，初期局限在眼轮匝肌，逐渐发展至口角。频率和持续时间逐渐延长，精神紧张时加剧。无耳鸣、面部疼痛。目前Cohen分级3级，查体无明显阳性体征。既往口服卡马西平治疗，无效。曾行一次肉毒素治疗，3个月后逐渐复发。MRI脑神经水成像提示左侧面听REZ受压，3D-TOF示责任血管为右侧粗大变异椎动脉及左侧小脑前小动脉。

　　【术前影像】

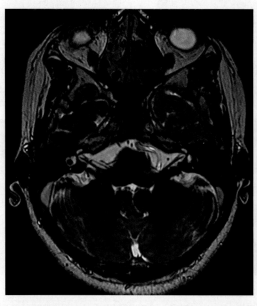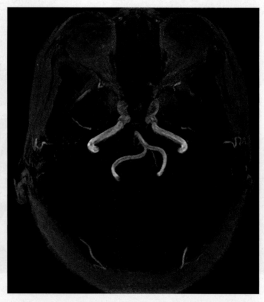

【**术前诊断**】　左侧面肌痉挛。

【**麻醉方式**】　气管插管全身麻醉。

【**手术体位**】　右侧侧卧位。

【**手术名称**】　常规乙状窦后入路经绒球下入路。

【**手术过程**】　直切口、骨窗开颅。

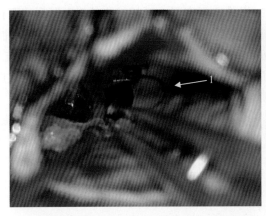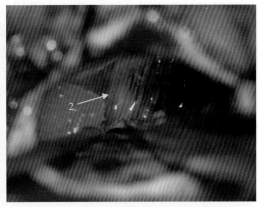

　　向头端及中线方向牵拉小脑，逐步深入释放脑脊液后，锐性分离后组脑神经与绒球和小脑之间蛛网膜。应避免平行于第Ⅶ/Ⅷ对脑神经牵开小脑，否则拉力会直接传导至神经。1：听神经；2：后组脑神经

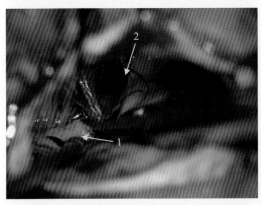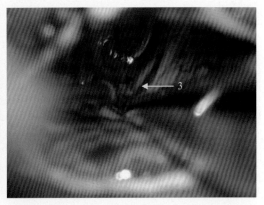

　　椎动脉及分支动脉压迫 REZ 区。1：绒球；2：椎动脉；3：面神经 REZ 区

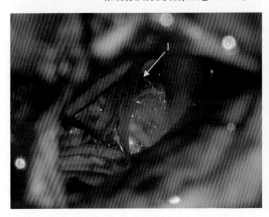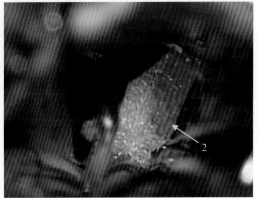

　　椎动脉近段开始，将椎动脉抬起。将撕碎的 Teflon 放置在责任血管与脑干之间，移开责任血管后 LSR 波消失。1：椎动脉；2：垫棉

【**点评**】　一些面部运动障碍疾病与面肌痉挛症状表现类似，如眼睑痉挛（双侧眼睑对称地同步收缩），口下颌肌张力障碍（不自主地口周及面下部肌肉抽搐），面神经抽搐症（复杂地、协调地、多焦点地面部肌肉运动），咀嚼肌痉挛，局灶性癫痫以及听神经瘤手术导致的面瘫后连带运动。如果伴发有神经损伤可

疑症状如听力丧失、面部麻木等都应排除桥小脑角区的占位性病变如神经鞘瘤、脑膜瘤、胆脂瘤等。另外，一些脑干原发病变如胶质瘤、多发性硬化、脑干卒中也会引起相似的症状，也应予以鉴别。

如果面肌痉挛诊断确定，即使术前MRI未发现责任血管，也建议进行手术探查。MRI的用处还在于术前可发现扭曲的椎动脉，由于扭曲的椎动脉在术中安全移动时难度往往较大，对此要有所准备。手术失败的原因还是没有正确减压。责任血管有可能深藏在桥延沟内，动态牵拉技术、通过调整床位或显微镜角度以充分暴露REZ区域。

部分患者存在颅后窝狭小，可造成术区显露困难，操作空间有限；延长扩张的椎动脉压迫面神经，或合并有一支到数支穿支血管供血脑干，可导致椎动脉活动度有限，抬离困难；责任血管穿行于脑神经之间，减压空间有限等。并非所有的减压都可以轻松完成，可能还需要使用"架桥""悬吊法"等技术。

应用脑干听觉诱发电位（BAER）来进行监测有助于保护听力。V峰的潜伏期是监测听力受损的常用的指标。LSR（侧方扩散反应）的持续消失提示术者责任血管已经被发现并被妥善地处理。

（任明亮　董　倩　徐伦山）

第6章

其他疾病

病例148　第三脑室底造瘘治疗梗阻性脑积水

【病史简介】　患者男性，31岁，已婚，因"头晕、头痛半个月，加重伴恶心、呕吐6天"入院，入院前2天症状重，呕吐胃内容物5～6次/天，伴视物模糊，无发热及感冒等病史，无消化系统疾病病史。入院查体：体温正常。精神食欲差，痛苦面容，步态欠稳，轻度醉酒样，意识清醒，视乳头水肿，无肢体活动障碍。入院后腰穿测颅内压410mmH$_2$O，明显升高，脑脊液常规生化均正常。术前头颅MRI检查：颅内无占位性病变，第三脑室、侧脑室系统扩大，第四脑室形态正常，中脑导水管下口粘连闭锁。

【术前影像】

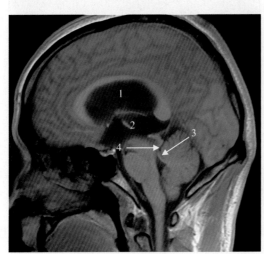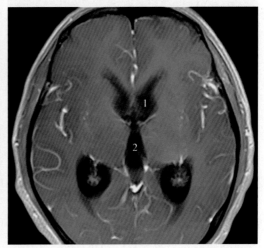

头颅MRI：侧脑室（1）、第三脑室（2）系统扩大，第四脑室（3）形态正常，中脑导水管下口粘连闭锁（4）

【术前讨论】　①诊断：梗阻性脑积水诊断明确，主要依据有头痛、呕吐、视盘水肿的高颅内压综合征；测颅内压力410mmH$_2$O，显著升高，头颅MRI显示第三脑室、侧脑室扩大，第四脑室形态正常，中脑导水管下口粘连闭锁。②治疗：手术是唯一选择，手术方式有侧脑室-腹腔分流，该手术方式需要终身遗留分流管于体内，存在异物相关性感染及分流管堵塞风险；其次是室脑室镜下第三脑室底造瘘，在颅内重新建立脑脊液循环通路，该方式最接近脑脊液循环的生理要求，无异物终身存留体内的相关风险，但存在造瘘口再闭锁的可能，可适当扩大造瘘口直径以减少闭锁风险。

【术前诊断】　梗阻性脑积水。

【麻醉方式】　气管插管全身麻醉。

【手术体位】　仰卧位。

【手术名称】　神经内镜下第三脑室底造瘘术。

【手术过程】

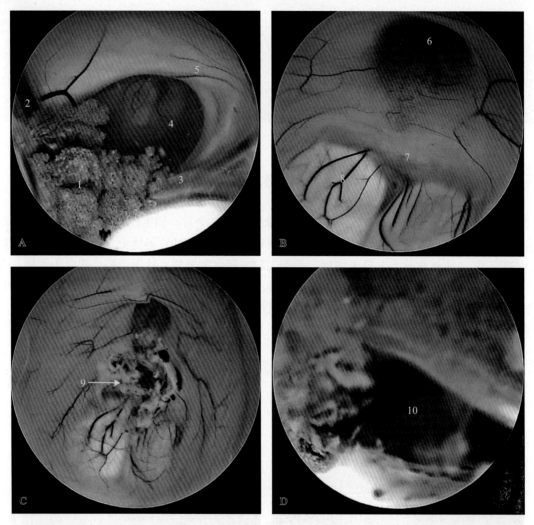

A.找到室间孔，辨清标志性结构。1：脉络丛；2：膈静脉；3：丘纹状静脉；4：室间孔；5：穹窿。B.定位第三脑室底。6：漏斗隐窝；7: liliequist膜区；8：乳头体。C.造瘘成功。9：大于5mm的造瘘口。D.再次确认liliequist膜完全切开。10：基底动脉

【术后情况】 患者术后常规防感染治疗，恢复顺利，术后6天拆线出院。头痛、口吐、视物模糊及行走不稳均完全缓解。术后复查CT、MRI结果如图示。

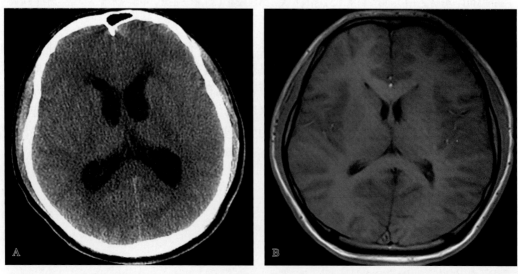

A.术后当天CT复查，术区无出血；B.3个月后MRI复查，第三脑室、侧脑室形态均正常

【点评】 内镜下第三脑室底造瘘术主要用于治疗导水管狭窄引起的梗阻性脑积水，是神经内镜技术的典型代表。本病例关键点有：①头皮穿刺点定位，通常在冠状缝前1～2cm，中线旁开2～3cm处钻孔，具体根据头颅MRI矢状位看，在冠状缝前方1cm，从MRI冠状位测量，在中线旁开2.5cm。②内镜下可显露并辨别以下重要结构：脉络丛、室间孔、丘纹静脉、隔静脉等。③造瘘点定位：在乳头体和漏斗隐窝之间最薄弱的无血管区，经室间孔进入第三脑室底后，要辨认清楚乳头体。④先用内镜活检钳在第三脑室底穿刺，再用活检钳扩大瘘口，造瘘口大小大于5mm，以避免术后瘘口粘连闭锁。⑤Liliequist膜必须完全打开，标志就是能清楚地看到基底动脉，确认瘘口通常并与脚间池能充分沟通。⑥造瘘结束后瘘口彻底止血，采取电凝烧灼、37℃生理盐水冲洗等，确认无活动性出血后拔出内镜及工作鞘，明胶海绵填塞皮质通道，严密缝合各层结构关颅。

（梁 鸿 贺绪智）

病例149 多术式联合治疗颅颈交界区畸形

【病史简介】 患者女性，49岁。因四肢乏力伴麻木1年，加重1个月入院。查体：四肢肌力4级，深、浅反射减退，肌张力增高，病理征阳性。颈椎CT示：寰枢椎脱位，颅底凹陷，双侧椎动脉高跨，寰椎与枕骨融合，颈2、3椎板和棘突融合。颈椎磁共振示：寰枢椎脱位、颅底凹陷、脊髓明显受压。

【术前影像】

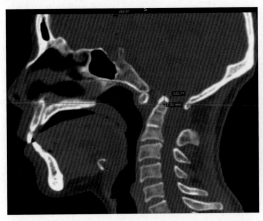
CT示寰枢椎脱位、颅底凹陷、斜坡枢椎角明显减小

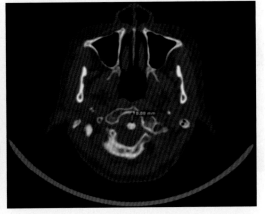
CT示寰齿间隙增大

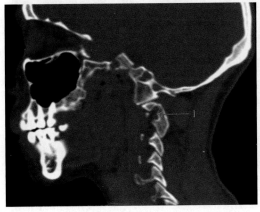
CT示右侧椎动脉（1）高跨

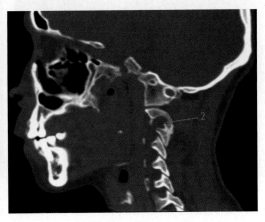
CT示左侧椎动脉（2）高跨

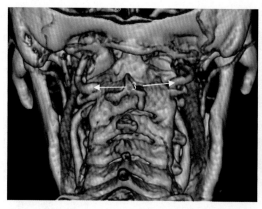
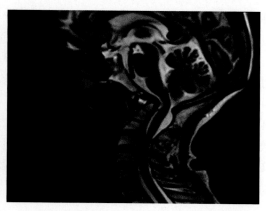

CT示寰枕融合、颈2、3椎板和棘突融合及双侧椎动脉（3）

磁共振示寰枢椎脱位、颅底凹陷、脊髓明显受压

【术前诊断】 颅颈交界区畸形（颅底凹陷，寰枢椎脱位，寰枕融合，颈2、3椎板棘突融合）。

【麻醉方式】 气管插管全身麻醉。

【手术体位】 俯卧位、头架固定。

【手术名称】 后路寰枢椎脱位复位术、枕下减压术、寰枢椎关节间植骨融合内固术。

【手术过程】

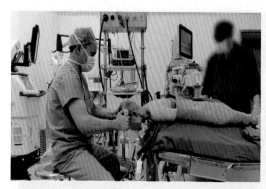
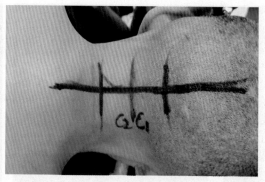

麻醉后，头架固定后，适度牵拉使之尽可能复位

枕颈部后正中直切口

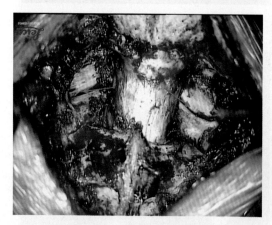
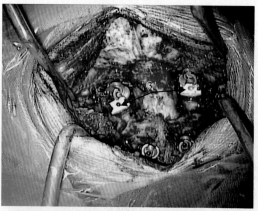

后正中分层切开，显露枕骨、枢椎棘突、椎板、椎弓根、寰椎侧块及寰枢椎关节（1）

植入寰椎侧块螺钉和枢椎侧块螺钉，在寰枢椎关节间进行融合器植骨融合（3），咬除与枕骨融合的寰椎后弓及部分枕骨大孔边缘骨质减压

【术后影像】

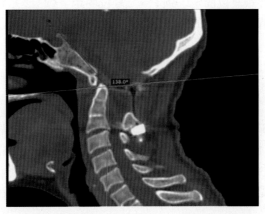

CT示脱位的寰枢椎解剖复位，斜坡枢椎角较术前明显增大

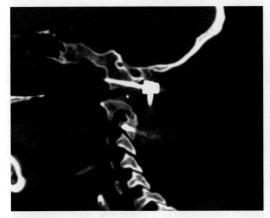

CT示左侧螺钉及融合器位置良好

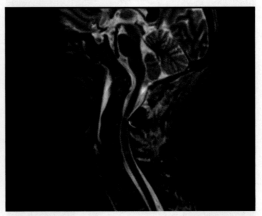

磁共振示寰枢椎脱位复位、脊髓受压解除

【点评】 颅颈交界区畸形（craniovertebral junction abnor-malities）的发生发展既有先天胚胎发育因素，又有后天病理生理学及生物力学改变的影响。往往多种畸形同时存在，错综复杂，如颅底凹陷、扁平颅底、寰枕融合、寰枢椎脱位等，有时还可同时合并小脑扁桃体下疝、脊髓空洞症等。颅颈交界区包括颅后窝下部、枕骨大孔、寰枢椎等骨性结构所围成的一个相对狭小的空间区域，此区域容纳延髓、颈髓上端、小脑扁桃体、双侧椎动脉、后组脑神经等重要组织结构，当发育异常或者骨性结构不稳（寰枢椎）等情况下，此空间将变得更加狭小或拥挤，相应神经结构将发生移位以致相互挤压，从而产生一系列的神经症状。手术的目的就在于尽量恢复正常的骨性结构及空间。诊断颅颈交界区畸形，主要检查包括X线、颅颈交界区三维CT重建、椎动脉（CTA）三维重建、MRI平扫等。常用影像学测量指标：①寰齿前间距，成人＞3 mm（＜13岁的儿童＞4～5 mm），考虑寰枢椎脱位。②钱氏线（Chamberlain line），高于此线3 mm考虑颅底凹陷。③麦氏线（McGregor line），高于此线5mm考虑颅底凹陷。④斜坡枢椎角等。颅颈交界区畸形的处理原则是解除对脑干脊髓及神经根的压迫，维持或重建颅颈区的稳定性及恢复正常的脑脊液循环，包括前路手术、后路手术或前后联合手术。本病例术前检查示寰枢椎脱位，寰齿间隙增大，颅底凹陷，斜坡枢椎角明显减小，寰枕融合，颈2、3椎板和棘突融合，双侧椎动脉明显高跨以及脊髓明显受压。手术的关键点：①利用医学软件（RadiAnt DICOM Viewer 和 Mimics Research）对手术区域进行三维重建，对手术过程进行术前模拟，了解走行变异的椎动脉具体位置以及寰枢椎螺钉植入过程。②寰枢椎脱位复位，充分松解寰枢椎关节周围韧带后C臂透视下及神经导航监测下，牵拉脱位的寰枢椎，使之复位。③螺钉植入，该患者枢椎椎动脉明显高跨，椎弓根螺钉无法植入，选择侧块螺钉植入，但要注意螺钉深度，以免伤及椎动脉。寰椎常规侧块螺钉置入。④处理寰枢椎关节，去除寰枢椎关节间软组织并逐级扩大关节间隙。选择合适高度的融合器，将填满自体骨的融合器置入寰枢椎关节间隙。然后钛棒塑形后加压固定螺

钉。术后脱位的寰枢椎解剖复位，斜坡枢椎角较术前明显增大，脊髓受压解除。此疾病目前并无标准的手术方式，常用的手术方式包括枕颈复位固定、颈1～2复位固定、颈1/2关节间融合加固定术、颅后窝骨性减压等，根据发育畸形的具体情况、术者的经验等因素采取不同的手术方式。

（黎天尊　周　椿）

病例150　多发脑脓肿

【病史简介】　患者男性，32岁。因"肢体无力、头痛1周"入院，患病以来，无发热、恶心、呕吐。查体：精神差，神志清楚，查体合作，对答切题，左侧肢体肌力4级，右侧正常。肌张力双侧正常。血常规提示白细胞$9.87×10^9$/L，中性粒细胞总数$7.32×10^9$/L。CT提示右侧丘脑、基底节及额颞顶叶片状低密度影，边界不清，双侧侧脑室受压变窄，中线移位明显，增强可见颅内多发环形增强灶。

【术前影像】

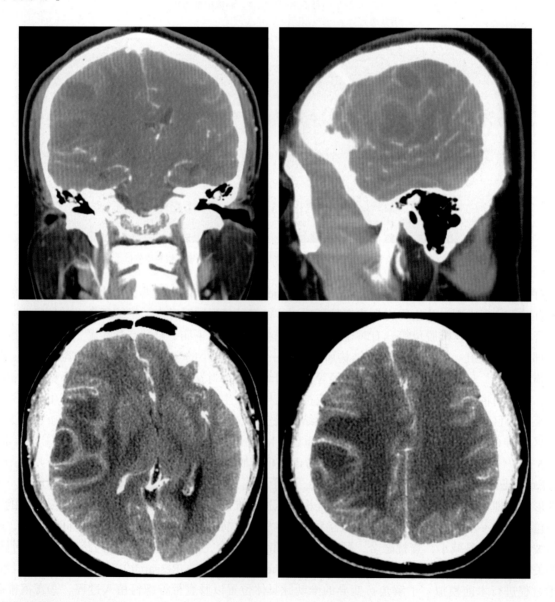

【术前诊断】　多发脓肿。

【麻醉方式】　气管插管全身麻醉。

【手术体位】　仰卧位。

【手术名称】　开颅探查、脓肿清除＋去骨瓣减压术。

【**手术过程**】 入院后立即予以万古霉素＋美罗培兰抗感染，病情进行加重，头痛明显，肌力下降，有脑疝危险，考虑患者年轻，一般状态较好，缓解机会大，第3天予以急诊手术。

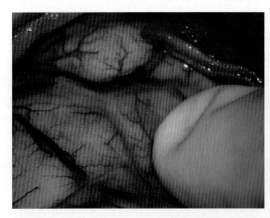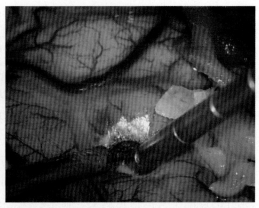

处于脓肿形成期，脑组织水肿，在波动感明显处穿刺

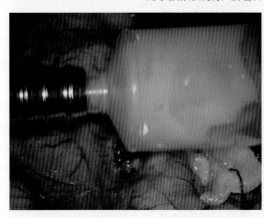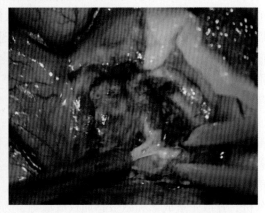

抽出脓液后，扩大穿刺口，进一步清除脓液，周围为薄层不明显且不规则的炎性肉芽组织，还未形成包膜

术后脓液培养示中间链球菌，对左氧氟沙星、氯霉素、万古霉素、头孢吡肟、美罗培兰、头孢噻肟等敏感，停用万古霉素，单用美罗培兰继续抗感染治疗。术后左上肢肌力4级，下肢肌力正常。术后经6周抗生素治疗，康复出院。出院时语言功能正常，左上肢肌力4级，余肢体肌力正常。

【**术后影像**】

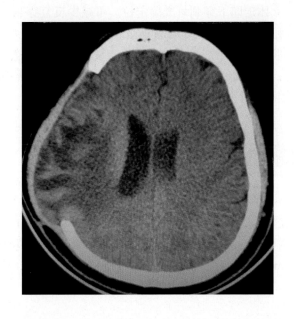

【点评】 1935—2012年，脑脓肿的发病率由2.7/10万降至0.3/10万，脑脓肿患者以男性为主，平均年龄为34岁。外伤、神经外科手术、耳及鼻窦感染等，菌栓经血行播散到脑，引起小血管栓塞、炎症和坏死而形成脑脓肿。1/3的患者为感染性心内膜炎、肺部或口腔感染等引起的血源性脑脓肿。来源于感染性心内膜的病原菌常为金葡菌及链球菌，而并发于口腔或鼻窦感染的则是梭杆菌、普氏菌、放线菌、类杆菌、嗜血杆菌等多种微生物感染。合并艾滋病的脑脓肿患者，病原体以弓形虫多见，其次是诺卡氏菌、结核分枝杆菌。接受器官移植或造血干细胞移植的患者则是真菌性脓肿的高危人群，病原菌包括曲霉菌、念珠菌等。

脑脓肿的临床表现为全身感染症状、颅内压增高症状和局灶性症状。典型的临床表现是头痛、发热及局灶性症状三联征。但最常见的临床表现不是发热而是头痛。局灶性症状，病灶所在部位不同，症状也不同。当脓肿病灶靠近脑室或脑表面时，由不恰当穿刺而引起脓肿突然破溃，而造成急性化脓性脑膜炎或脑炎。脑脓肿病灶破入脑室前常见症状是体温骤升、寒战、颈强直等，同时脑脊液内白细胞增多，甚至呈脓性。一旦出现明显脑膜刺激征、剧烈头痛及全身情况恶化，应高度警惕脓肿破入脑室。脑脓肿可出现癫痫发作，且随着脑脓肿的增大及周围水肿的加重而加重。

脑脓肿的诊断主要依据是病史、临床表现、实验室检查及影像学检查等。红细胞沉降率、白细胞数、CRP升高，伴发细菌性脑膜炎患者的脑脊液检查等感染指标可辅助诊断，但感染指标不升高不能排除脑脓肿的可能。超声心动图可识别感染性心内膜炎，X线胸片用于诊断胸部感染等。颅脑CT检查是快速检测脓肿病灶的大小、数量及部位的简便手段，影像表现因病情的阶段不同而不同。在急性脑炎阶段可见边缘模糊的低密度病灶，增强扫描低密度病灶不发生强化。随着病情的进展，增强扫描时低密度病灶的边缘先表现为不规则的环状强化，脓肿完全形成时可见完整、厚度均一的环状强化。

颅脑MRI是诊断脑脓肿最有价值的影像手段，因脓肿形成的时间不同而表现各异。脓肿病灶包膜未形成时，表现不规则的、边界不清的长T_1、T_2信号；在包膜形成完时，脓腔T_1为低信号，T_2为高信号；脓腔周围T_1为低信号、T_2为高信号的水肿区；增强后可见完整、均匀、光滑的环形脓腔壁。这些表现在诊断脑脓肿包膜期时具有特征性，但特异性差，因为这些表现与脑部胶质瘤、转移瘤相似。在未形成包膜期特异性更差，与脑部胶质瘤、转移瘤、巨大动脉瘤、脑梗死及机化期血肿更难鉴别。弥散加权成像（DWI）、波谱分析、弥散张量成像和磁敏感加权成像等，为脑脓肿的诊断及鉴别诊断提供很有价值的证据。

脑脓肿是一种非常严重的颅内感染性疾病，一旦确诊脑脓肿，应立即使用抗生素治疗。单纯药物治疗适用于脓肿早期，或脓肿较小、颅内压无明显增高或占位效应不明显的多发性脑脓肿。抗生素静脉应用6～8周，原则上体温正常后继续用2周。脑脓肿的手术方式为开颅脓肿病灶切除术、穿刺引流术。开颅脓肿病灶切除术一般在包膜形成后才能进行，包膜未形成时行病灶切除术，易导致感染扩散。开颅脓肿病灶切除术适用于多房性、位置比较浅且比较大、反复穿刺无效、颅后窝、术后的脓肿病灶，还有创伤引起的脓腔含有异物、污染的骨碎片、气质的脓肿病灶。脓肿病灶切除术创伤大，手术风险较大，容易导致感染扩散，脑组织损伤比较严重。立体定向下穿刺可准确定位、可减少反复穿刺、可降低感染播散风险，更适合较深的脓肿病灶、多发性脓肿病灶及功能区的脓肿病灶。

本病例入院后剧烈头痛，脱水药使用剂量大，症状不能缓解，且伴有意识模糊，CT表现严重脑水肿，中线结构移位明显，危及生命，在脓肿包膜尚未形成的情况下被迫急诊手术抽吸脓液及吸除部分坏死脑组织，同时行去骨瓣减压，术后继续抗感染等治疗以挽救患者生命。

（任明亮　许民辉）

病例151　免疫功能正常脑曲霉菌病

【病史简介】 患者男性，60岁。因"头痛2个月余"入院，无发热、恶心、呕吐。查体右眼仅有光感，余无明显阳性体征。既往体检，无特殊疾病史。血常规提示白细胞$12.46×10^9$/L，中性粒细胞总数$10.29×10^9$/L。MRI提示：左侧枕叶、顶叶及矢状窦可见多发大小不等结节状软组织影，最大者位于左侧顶叶，大小2.5cm×2cm×1.8cm，较均匀长T_1长T_2信号，Flair呈稍高信号，周围脑组织水肿明显。中线结构受压右移。

【术前影像】

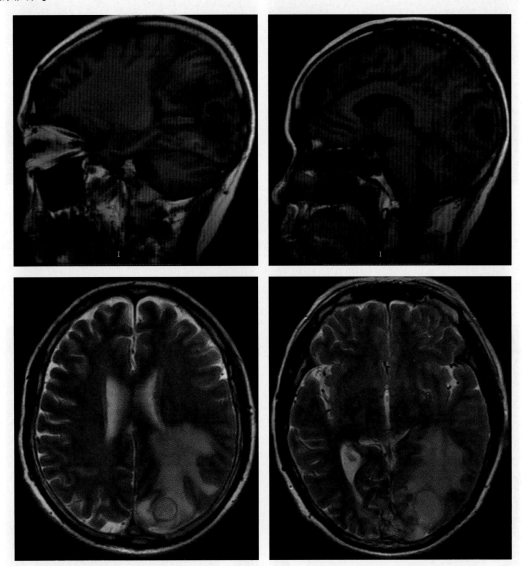

【术前诊断】 枕叶脑脓肿（左枕）。

【麻醉方式】 气管插管全身麻醉。

【手术体位】 俯卧位。

【手术名称】 左枕入路脓肿清除术。

【手术过程】

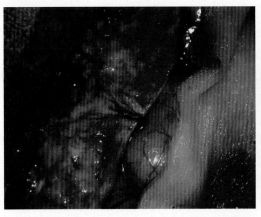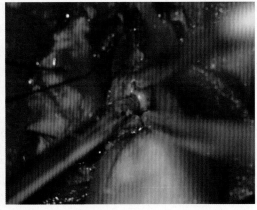

中线部分的肉芽肿和脑组织内的脓肿腔

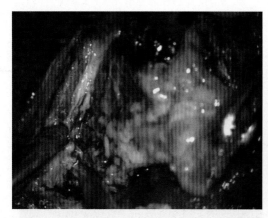
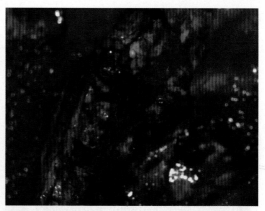

将肉芽肿和脓肿壁完全切除

术后病理提示脓肿伴肉芽肿反应，符合曲霉菌病特点，其旁胶质细胞轻度增生。予以伏立康唑抗真菌治疗。

【术后影像】

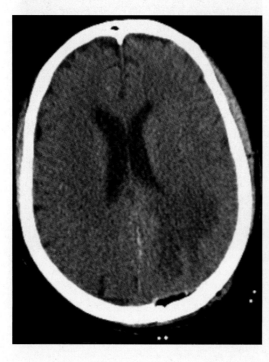
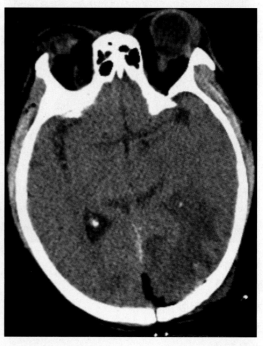

【点评】 中枢神经系统真菌感染包括广泛的表现形式，如脓肿、脑膜炎／脑膜脑炎、局灶性肿块、脑卒中／血管炎、脊髓病变等，以曲霉菌及隐球菌感染最为多见。曲霉菌是土壤和腐烂植被中最常见的腐生真菌之一，为机会性感染致病菌。在免疫功能正常的患者中，脑曲霉菌感染少见，可见于热带或亚热带地区，多由鼻旁窦通过硬膜播散引起。近几年，越来越多的免疫功能正常曲霉菌感染病例被报道，危险因素包括应用激素及抗结核药物，病程多为慢性或隐匿性，通常表现为肉芽肿性肿块或脑膜炎。

临床表现多无特异性，可表现为发热、头痛、精神状态变化、脑神经受损以及局灶性神经系统体征包括偏瘫和癫痫。鼻窦路径感染，可出现鼻塞、耳漏、眶周疼痛，也可继发眼球突出、眼肌麻痹、球结膜水肿和视力下降，免疫功能正常的脑部曲霉菌感染病例绝大数存在鼻窦感染或（无）局部骨质破坏，也有报道非鼻窦或肺部感染播散所致脑实质孤立性病灶病例。

肺部CT对肺曲霉病敏感性及特异性不是100%，但疑诊脑部曲霉菌感染时，无论免疫功能是否正常，仍需完善肺部CT以筛查肺源性播散可能。颅脑影像学检查只能作为脑部曲霉菌感染诊断的额外辅助手段，帮助病灶定位，而不能明确诊断。因个体免疫能力不同，颅脑MRI表现差异性大，可见环状强化病灶或脓肿形成，脑膜炎/脑膜脑炎，以及因血管炎引起的伴有或不伴有出血的小梗死。大多数肉芽肿性脑曲霉病病灶边缘呈明显强化。

明确诊断需通过组织活检培养和组织病理学，活检可以获得包括大脑、脑膜和脑脊液在内的标本，通过神经感染中常用的HE、PAS染色及免疫组化以明确诊断。对于曲霉病治疗，确定种类非常重要，因为某些种类耐药率高，治疗效果差，如土曲霉菌。伏立康唑具有很好的血脑屏障渗透性，是脑部曲霉菌感染的一线治疗药物，对多数曲霉菌有效。

绝大多数脑曲霉病的生存机会较小，对于临床疑诊患者，应尽快行病变组织活检明确并给予规范化抗真菌治疗，提高生存率，对于肉芽肿性脑曲霉病，建议手术切除后给予抗真菌治疗，建议疗程12～18个月，并密切随访。

（任明亮　许民辉）

病例152　中脑导水管Rosai-Dorfman病

【病史简介】　患者男性，47岁。因头晕1年，加重伴意识障碍19天入院。既往史：1年前即发现第三脑室占位，行γ-刀治疗后效果差。19天前出现意识障碍，于外院就诊，就诊过程中血压下降，自主呼吸微弱，气管插管，升压药维持血压。为行手术转入我院。入院查体：气管插管中，生命体征尚可维持，神志嗜睡，可唤醒，GCS评分E3 T M5。头颅MRI提示第三脑室后部团块状异常信号，大小约2.4cm×1.9cm，病灶呈混杂短T_1长T_2信号，Flair呈高信号，DWI可见点状高信号，DTI显示白质纤维束受压，向外侧推移，MRS显示Cho峰轻度增高，NAA稍降低。

【术前讨论】　①第三脑室占位性病变性质并不明确，胶质瘤、脑膜瘤均不能排除。②手术入路拟选择经纵裂胼胝体穹窿间入路到达第三脑室切除病变。此入路适用于鞍区、丘脑内侧、第三脑室、中脑顶、松果体区病变的切除。显露范围前可至视交叉后缘，后可至四叠体池，两侧的后部可至丘脑内侧面，底部可至垂体窝和脚间池。③Poppen入路也可到达此区域，与Poppen入路相比，胼胝体穹窿间入路更适合第三脑室前部肿瘤切除，Poppen入路更适用于第三脑室后部靠近四叠体池的肿瘤，针对此病例，Poppen入路需越过大脑大静脉处理肿瘤，胼胝体穹窿间入路遮挡相对较少。虽手术路径长度相似，但经纵裂胼胝体穹窿间入路更为适合。

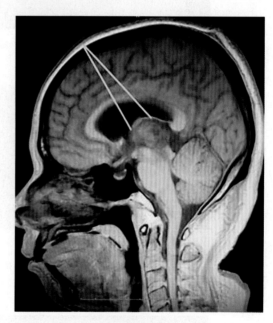

模拟手术入路

【术前诊断】　第三脑室肿瘤。

【麻醉方式】　气管插管全身麻醉。

【手术体位】　仰卧位。

【手术名称】　经纵裂胼胝体入路第三脑室肿瘤切除术。

【手术过程】

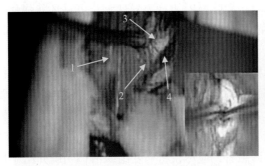

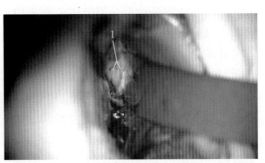

冠状缝直切口，显露矢状窦，硬膜翻向窦侧，沿大脑镰向下分离至胼胝体。1：大脑镰 2：下矢状窦 3：胼胝体 4：胼周动脉。切开胼胝体约1.5cm

沿透明隔间向下分离至穹窿体部，可见左、右穹窿及穹窿间粘连。1：左、右穹窿

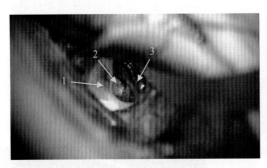

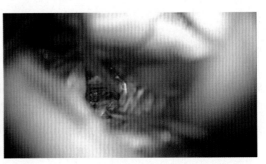

切开穹窿可见大脑内静脉，下方即为肿瘤。1：左侧穹窿体部；2：肿瘤；3：大脑内静脉

肿瘤质地坚韧，寻找肿瘤边界，严格沿肿瘤边界分离

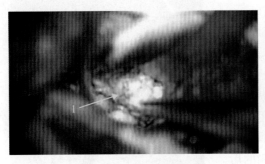

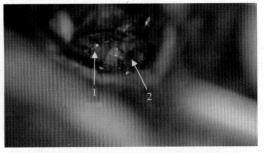

肿瘤整体切除。1：肿瘤

肿瘤全切后可见第三脑室底和中脑导水管。1：中脑导水管；2：第三脑室底

【术后影像】

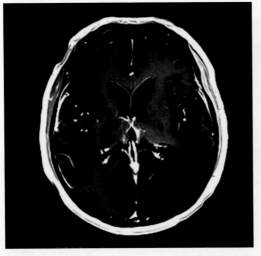

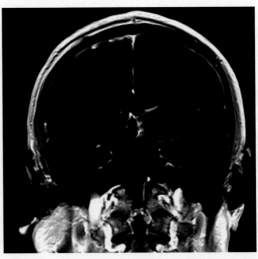

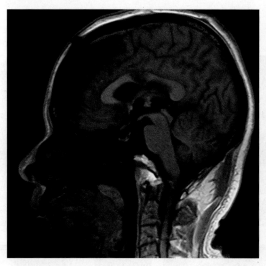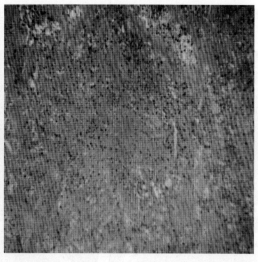

【点评】 本例术后病理：Rosai-Dorfman病。Rosai-Dorfman病也称窦组织细胞增生伴巨大淋巴结病，1966年被首次报道，1969年被Rosai和Dorfman命名。RDD是一种良性淋巴组织增生病，有自限性，多见于青少年及儿童，典型症状为双侧颈部淋巴结无痛性肿块伴发热。约40%的病例可累及结外器官，最常累及皮肤，但几乎可累及任何器官，累及中枢神经系统的病例少见。颅内RDD常基于脑膜生长，可有脑膜尾征，因此易被误诊为脑膜瘤。RDD在脑实质外，界线清楚，增强明显，可有分叶。对于颅内RDD，手术切除至关重要，是最有效的治愈手段。

手术选择经纵裂胼胝体穹窿间入路，此入路前可显露视交叉后缘、鞍上池，后可显露四叠体池，两侧可至后交通动脉、动眼神经及丘脑内侧面。底部可至垂体窝、角间池及中脑。此入路主要适用于第三脑室的肿瘤，丘脑内侧面肿瘤等。本例肿瘤完全位于第三脑室，是此入路最佳适用范围。

经胼胝体穹窿间入路的关键点是第三脑室顶壁两侧大脑内静脉的处理，大脑内静脉主要收集豆状核、尾状核、胼胝体、侧脑室、第三脑室脉络丛及丘脑等部位的血液，术中损伤大脑内静脉将造成严重的脑水肿，死亡率升高。因此保护此静脉显得尤为重要。从第三脑室偏前部起源的肿瘤常将大脑内静脉向后下方推挤，因此需切除肿瘤后才可见大脑内静脉，而从第三脑室偏后部起源的肿瘤常将大脑内静脉顶向上方，因此在暴露肿瘤前即可看到大脑内静脉。本例切开穹窿向下分离即见大脑内静脉，仅牵拉右侧大脑内静脉即可满足肿瘤显露，术中静脉保留完好，因此无相关术后并发症。

（张　楠　李　兵）

病例153 Klippel-Feil综合征并巨大皮样囊肿

【病史简介】 患者女性，32岁。5年前因头痛、头晕就医，在当地行CT和MRI检查提示颅后窝占位性病变，具体诊断不详，因症状较轻，患者放弃治疗。出院后头痛、头晕反复发作，近3个月来明显加重，伴不能行走及双眼视力下降入院。查体：神志清，站立不稳，无法独立行走，左侧肢体感觉减退，肌力为4级，右侧肌力、感觉正常；左眼眼前手动，右眼视力为0.25，双侧视盘苍白。无遗传病病史。

CT显示：颈椎广泛融合，符合Klippel-Feil综合征，伴颅后窝巨大占位病变，较5年前病灶明显增大，呈高密度影；病变向上发展至松果体区，向下经枕骨大孔抵达颈椎椎管内，向前挤压脑干和延髓，伴有梗阻性脑积水。MRI显示：病灶大部分呈等T_1、短T_2信号影，其内可见小点片状长T_1、长T_2及短T_1、长T_2信号影；增强显示病灶内少许片状强化。术前诊断为颅后窝皮样囊肿伴Klippel-Feil综合征。

【术前影像】

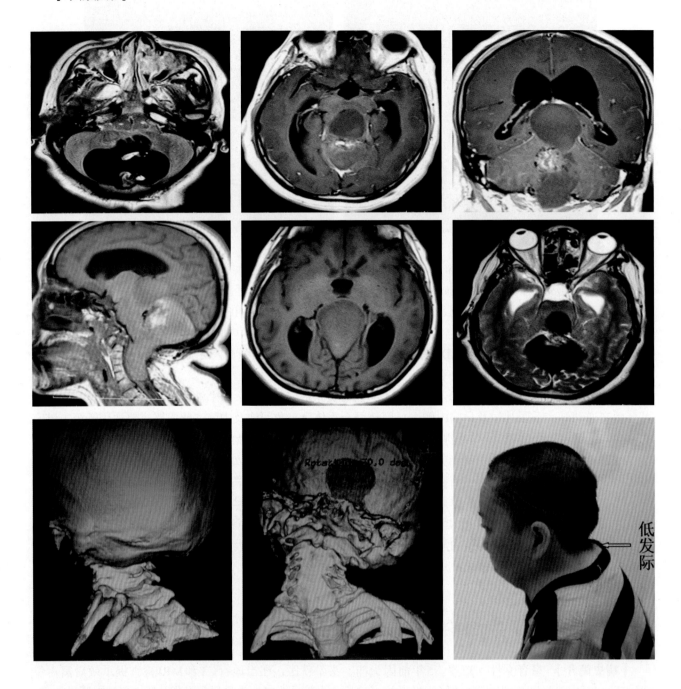

【术前诊断】　患者颈短，低后发际，颈部活动受限，再结合颈椎CT发现有颈椎融合，故诊断了Klippel-Feil综合征合并皮样囊肿。

【麻醉方式】　纤维支气管镜引导下经鼻气管插管全身麻醉。

【手术体位】　俯卧位。

【手术名称】　右侧枕部开颅经小脑幕入路，可以不改变颅颈交接区原有的稳定性，无须固定，能达到清除颅后窝及顶到中脑导水管内的肿瘤，但是可能难以切除枕骨大孔区及颈椎管内的肿瘤。

【手术过程】

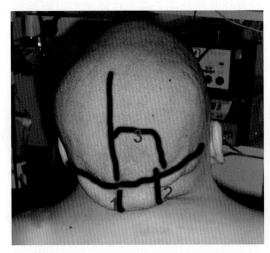

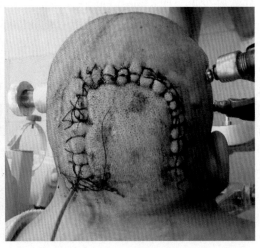

　　常规枕下入路。1：将影响颅颈交接区的稳定性，固定困难。旁正中切口。2号切口对稳定性的影响小，但是对侧肿瘤难以切除。幕上下联合切口（1＋3），创伤大、固定困难

　　肿瘤的CT值，仅少许是1000HU左右的骨结构，绝大部分是100HU左右，估计经幕上能切除绝大部分肿瘤。右枕部"马蹄形"切口

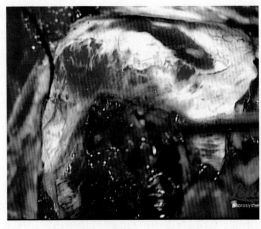

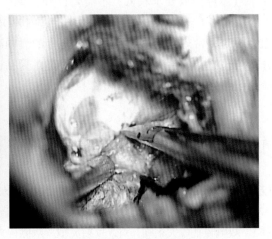

　　切开小脑幕显露肿瘤，显示有完整包膜，内容物含褐色黏稠液态、黑褐色固态脂类物，未发现牙齿、骨骼。1：直窦

　　锐性分离粘连较紧的钙化灶

术后头晕、头痛缓解，行走不稳较术前好转，双眼视力无明显恢复。

【术后影像】

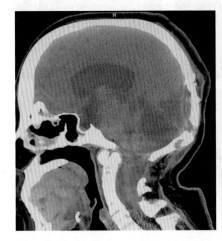

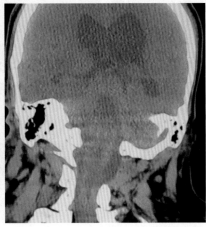

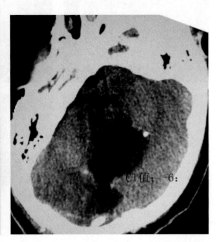

【点评】 表皮样囊肿是神经管闭合期间外胚层细胞移行异常所致，以小脑脑桥角区多见。颅后窝中线部位表皮样囊肿少见，而 Klippel-Feil 综合征也是胚胎发育异常的结果，两者在胚胎源层面可能具有相关性。Klippel-Fell 综合征典型的临床表现为三联征，即短颈、后发际低和颈椎融合导致的活动受限，但是只有不足50%的患者具有典型的三联征表现。大多数患者伴有其他器官系统的异常表现，最常见的是先天性脊柱侧凸，其次是泌尿生殖系统的异常，其他还有耳聋、颈肋、心血管系统异常等。

表皮样囊肿的典型 CT 表现为均匀低密度、形态不规则、边界清楚，囊壁可有钙化，增强一般无强化，周围有肉芽肿时可表现为环形强化。典型的 MRI 表现为：①T_1WI 呈均匀低信号，T_2WI 呈均匀高信号，若其内伴有钙化、出血时则呈混杂信号；②增强病灶无强化，或仅囊内部分呈不均匀强化；③病灶边界清楚，周围无明显水肿。而类似本例 CT 呈稍高密度的患者较少，可能与内容物蛋白浓度较高、囊内出血、角化上皮和胆固醇类物质的皂化及钙化、脂类物质以及蛋白混合为高密度复合物等有关；MRI 表现也不典型，但 T_2WI 呈低信号较有特征性，有助于术前明确诊断。

Klippel-Feil 综合征患者的畸形情况不同，其合并颅后窝囊肿的部位、性质也有区别。本病手术入路的选择极为关键，常规行枕下后正中入路，有利于显露并彻底切除肿瘤。但该患者颈椎融合、短颈、颅颈交界区稳定性较差，手术体位摆放和术后内固定的难度较大；而内镜下开窗操作所需的时间较长，钙化和较硬的内容物可能难以切除。本例患者囊肿体积较大，向上扩展至松果体区，整体呈"倒锥形"，难以切除的钙化位置较靠上，而囊内非钙化的内容物切除相对容易。采用枕部经小脑幕入路同样能获得足够的显露和手术通道，其优势在于对体位摆放要求较低，不需要打开寰椎后弓，能够尽可能地保护颅颈交界区的稳定性。但是，枕部经小脑幕入路显露枕骨大孔区和上颈段椎管内肿瘤可能较困难，术前需要做好使用内镜辅助的准备。

切除囊肿时，常规先处理囊内容物，充分的囊内减压使受压的脑组织、血管松弛。切除囊壁时，剥离子钝性分离与显微剪锐性分离相结合，与穿支血管粘连紧密的囊壁可保留。前方囊壁与脑干关系密切，尤其是囊壁钙化部分，切除时切勿过度牵拉。

（任明亮　董　倩　许民辉）

病例154　颅眶沟通朗格汉斯细胞肉芽肿

【病史简介】 患者男性，13岁。右眼肿胀、流泪13天入院，伴有流泪，无畏寒发热。局部皮温升高，皮肤表面正常。本地医院治疗无效，为求进一步诊治来我院。查体：右眼肿胀，上睑明显，眼睑闭合不全。眼球活动正常，不受限。双侧瞳孔等大正圆，对光反射灵敏。双侧视力正常。CT 检查提示：右侧眶外侧壁占位，颅眶沟通。

【术前影像】

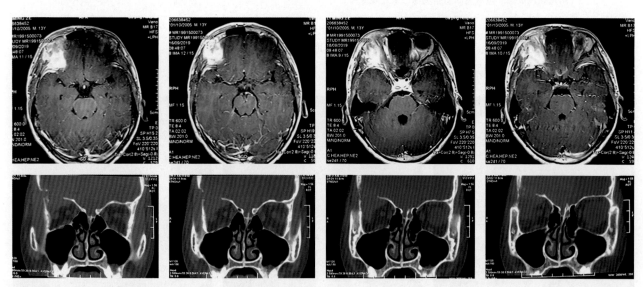

术前 MRI 可见占位主要位于眶上、外侧，沟通颅眶，压迫眼球，致其突出；向上突入颅内，并压迫脑组织；颞肌部分侵犯。CT 显示：眶上、外侧壁及上、外侧缘均被病变侵蚀破坏，可见溶骨性改变

【术前诊断】 颅眶沟通肿瘤。

【麻醉方式】 气管插管全身麻醉。

【手术体位】 平卧位，头对侧偏转45°，略后仰。

【手术名称】 右侧额颞眶颧入路颅眶沟通肿瘤切除术，眶壁重建术。

【手术过程】

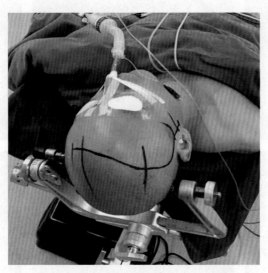

额颞眶颧入路

采用经额颞-眶颧入路保证充分显露眼眶上、外侧壁，以获得宽阔的手术空间，确保彻底清除病变。

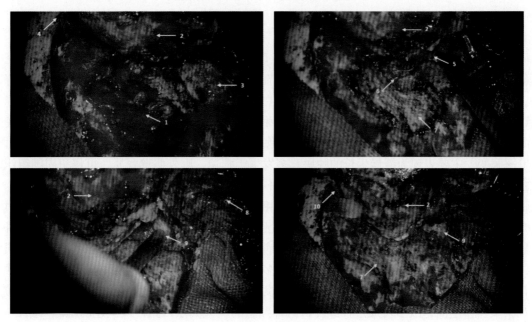

术中情况

1：肿瘤；2：眼球；3：额颞硬膜；4：眶上缘（已切断）；5：蝶骨大翼；6：眶脑膜韧带；7：肿瘤基底硬膜；
8：颞肌；9：磨除增生的蝶骨大翼；10：眶上壁（前颅底）

额颞-眶颧开颅，肿瘤已完全侵蚀眶上、外侧壁及部分眶外侧缘。切除部分肿瘤，并尽量保留眶缘，已备术后重建。肿瘤与眶筋膜及额颞硬脑膜粘连，关系密切，所幸并未穿透。切断眶脑膜韧带，充分显露肿瘤边界，切除肿瘤，直至正常硬膜及眶筋膜，并电凝肿瘤基底。可见右侧蝶骨大翼近眶外壁处骨质异常增生增厚。磨除异常骨质，直至正常骨质，骨蜡及生物蛋白胶压迫止血。彻底切除肿瘤直至正常组织，可见硬脑膜及眶筋膜完整。泪腺为肿瘤侵犯，切除。术区以双氧水多次冲洗，减少肿瘤细胞定植的可能。

眼眶及颅底重建和术后影像。

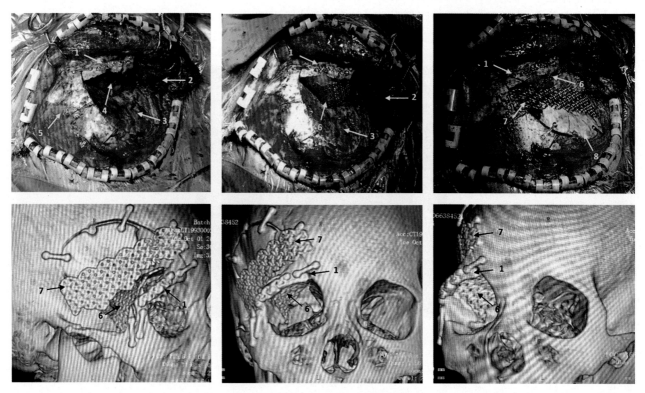

眼眶、颅骨重建及与术后三维影像对照

1：眼眶重建；2：颞肌；3：额颞硬膜；4：缺损的眶外侧壁；5：额骨；6：眶外侧壁重建；7：额颞骨缺损重建；8：额颞骨瓣复位

术后给予眶缘、眶壁及缺损颅骨的修复重建，以保证术后患者的正常外貌。少量颞肌填充中颅底缺损，其余颞肌缝合复位，并给予加压包扎和皮下引流，减轻术区渗血及水肿。患者术后恢复良好，视力未受影响。术后病理检查结果：朗格汉斯组织细胞增生症。

【点评】 朗格汉斯细胞增生症，又称嗜酸性肉芽肿，发病原因不明，多认为是一种原发性免疫缺陷疾病。是由朗格汉斯细胞为主的细胞在单核-巨噬细胞系统广泛增生浸润为基本病理特征的疾病。眼眶部EG通常为单一病变，主要表现为缓慢生长的肿块，多发生于眶顶、眶外侧壁骨质，可侵犯周围组织。肿瘤质地软，血供一般，充分处理颅底基础上，切除难度不大。但须仔细检查，以免有所遗漏。

眼眶与颅腔、颞窝、颞下窝、翼腭窝毗邻，且相互沟通。原发于颅内及颅外的病变均可通过天然孔道蔓延，亦可侵蚀颅骨，连通各腔隙形成颅内外沟通性病变。其中部分病变起源于硬膜和眶筋膜外，常规开颅即可显露、切除肿瘤；起源于硬膜及眶筋膜内的病变，须切开硬膜或眶筋膜，进入颅内或眼肌间隙内切除肿瘤，术后需要严密缝合修补。该区域肿瘤来源多样，可为原发于颅内的肿瘤向下蔓延进入颞下窝、翼腭窝，其中神经鞘瘤、脑膜瘤较为常见。此类多为良性肿瘤，存在清晰的边界，多可通过囊内减压以获得更多的观察及操作空间，故多可通过神经外科医师熟悉的扩大翼点入路，或上述的眶颧入路，安全切除。此外，该区域也存在原发于颅外的颞下窝、翼腭窝、上颌窦、鼻腔、鼻咽、颞、颧骨等部位的病变，向上破坏中颅底骨板，形成颅内、外沟通病变。其中恶性肿瘤多见，如腺样囊性癌、鳞癌、皮脂腺癌、恶性淋巴瘤等。恶性肿瘤多侵犯正常组织结构，无明显边界，难以分离，多需遵循边界"无瘤原则"，连同周边部分正常组织整块切除，以保证获得良好的预后。且恶性肿瘤多质地坚硬，难以通过压缩或囊内减压获得操作空间，这些均与神经外科医师切除颅内肿瘤的习惯不同，需要多学科联合手术。故建议术前取得活检，明确病变性质，为多学科联合制订手术方案提供重要依据。

（王旭辉　徐伦山）

病例155 视神经管孤立性纤维瘤

【病史简介】 患者男性，36岁。左眼视力下降2周。患者2周前无明显诱因出现视物模糊，未给予重视。随后视力急剧下降，至入院前1日，仅有光感。无头晕头痛、恶心呕吐等症状。查体：神志清楚，查体合作。双眼对称，眼球无突出，眼球活动正常。左侧瞳孔直径3mm，对光反射迟钝。左眼仅有光感，近距离亦不能数指；右眼瞳孔直径2mm，反射灵敏，视力正常。患者手术前1天，视力完全丧失。门诊磁共振检查显示：左眼眶尖、鞍区异常信号影，考虑脑膜瘤。

【术前影像】

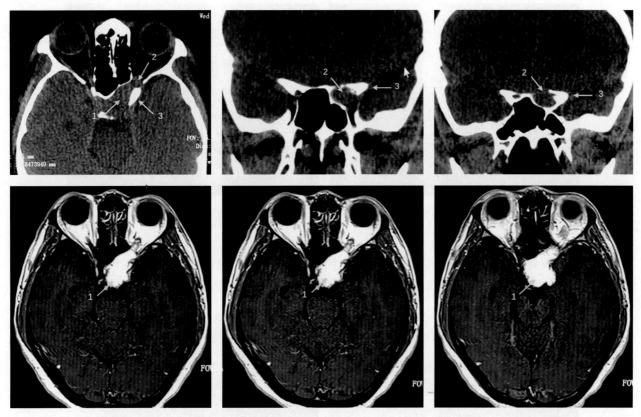

CT显示：鞍上及右侧视神经管软组织影，视神经管扩大，骨性管壁侵蚀消失。磁共振显示：肿瘤强化均匀，明显，进入视神经管。视神经显示不清，周围脑组织未见明显受压，无脑组织水肿。1：肿瘤鞍区部分；2：视神经管内肿瘤及扩大的视神经管；3：前床突

【术前诊断】 视神经管-鞍区肿瘤。

【麻醉方式】 气管插管全身麻醉。

【手术体位】 平卧，头转向对侧约45°，略后仰。

【手术名称】 左侧翼点入路视神经管-鞍区肿瘤切除术。

【手术过程】 手术采用常规翼点入路，额颞开颅，后分离额颞部颅底硬膜。

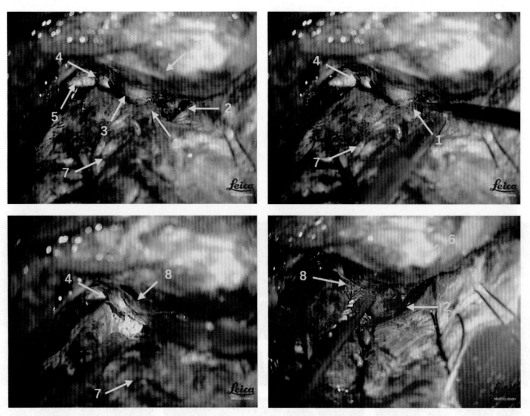

1：眶脑膜韧带；2：前床突；3：眼眶筋膜；4：三叉神经第二支；5：蝶骨大翼；6：眶外侧壁；7：颞部硬膜；8：海绵窦外侧壁

　　磨除部分蝶骨大翼，开放眶上裂，显露眶脑膜韧带。锐性剪开眶脑膜韧带，并锐性沿眶上裂外侧壁分离，抬起颞部硬脑膜，注意保护眶上裂内脑神经。颞部硬膜分离后，充分显露前床突。

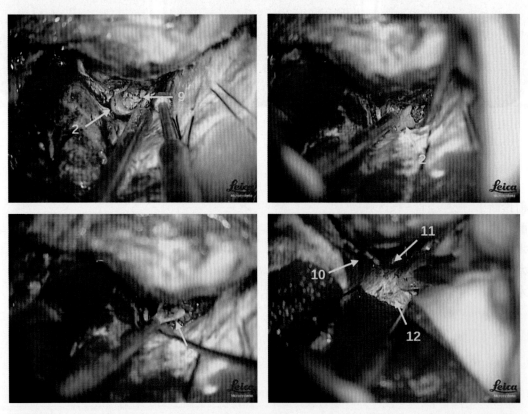

2：前床突；9：肿瘤侵蚀前床突；10：沿蝶骨嵴剪开的颞部硬膜；11：视神经管硬膜外段；12：突入视神经管的肿瘤

　　磨除前床突内部骨质，使之蛋壳化，可见肿瘤已侵蚀前床突。将前床突充分蛋壳化，并确认切断前床突与颅底连接，充分分离后，安全取出。沿蝶骨嵴方向切开硬膜，并切开视神经管顶壁硬膜，开放视神经管，切除管内肿瘤。

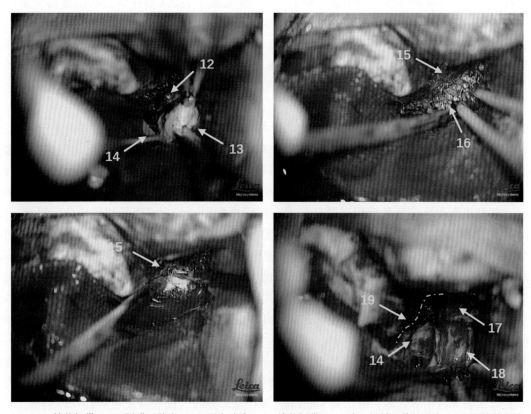

　　12：镰状韧带；13：硬膜下肿瘤；14：颈内动脉；15：镰状韧带；16：突入视神经管的肿瘤；17：硬膜外视神
经管内菲薄的视神经；18：受压菲薄的颅内段视神经；19：颈内动脉远环

　　沿肿瘤边界分离，切除肿瘤颅内部分。切除后可见肿瘤生长进入颈内动脉远环，与颈内动脉关系密切。切开远环，切除颈内动脉周围肿瘤。全切肿瘤，可见视神经受压严重，菲薄，神经表面膜性结构破坏。自体肌肉封闭床突三角空间，生物蛋白胶封闭。硬膜内人工硬膜封闭缺损后，严密缝合硬膜，常规关颅。病理结果显示为：孤立性纤维瘤（WHO Ⅰ级），但患者视力未能恢复，考虑因视神经受压严重所致。

【术后影像】

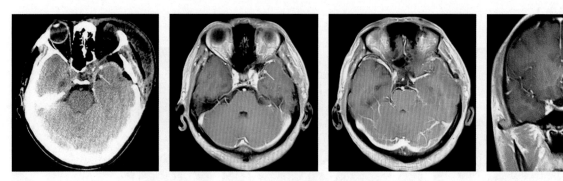

术后复查可见肿瘤切除满意，可见左侧前床突及部分蝶骨大翼已被磨除（黄色箭头所示）

　　【点评】　本例患者因快速视力丧失入院，结合影像术前考虑诊断为：前床突脑膜瘤（3型，起源于视神经管）。如前所述，采用扩大翼点入路，磨除前床突，开放视神经管，早期实现视神经减压。保证切除视神经管内肿瘤，同时避免在肿瘤切除过程中，对视神经的过度牵拉，为患者视力恢复创造最大可能性。

一般情况下，脑膜瘤应位于硬膜下或视神经束膜内。但本例在磨除前床突过程中即已发现肿瘤侵蚀前床突，肿瘤部分位于视神经束膜外，侵蚀硬膜进入硬膜下。切除肿瘤后可见压迫严重变形的视神经，术后患者视力无改善，病理诊断为孤立性纤维瘤。

孤立性纤维瘤（solitary fibrous tumor，SFT）是一种起源于表达CD34树突状细胞的少见梭形细胞肿瘤，既往多称为局限性间皮瘤、纤维性间皮瘤、局限性纤维间皮瘤，可发生于全身结缔组织，良性及中间型多见，恶性少见。2016年世界卫生组织（WHO）将脑组织血管外皮瘤及孤立性纤维瘤归为同一类。头颈部常见，原发于眼眶的孤立性纤维瘤影像多表现为：单发、边界清楚的等密度软组织肿块。与脑皮质比较T_1呈等信号，T_2可见低、等与间杂囊变坏死的高信号，T_1、T_2可见流空血管；邻近眼眶壁骨质压迫吸收。

无论肿瘤何种性质，侵犯视神经管肿瘤手术策略类似：开放视神经管，切除管内肿瘤，保护视神经。开放视神经管可以大致从两个方向：外上和内下。蝶骨嵴、前床突及累及视神经管上壁病变，多从外上开放视神经管，其重点是处理前床突相关结构。如前所述，前床突为该区域重要的解剖结构，与视神经、颈内动脉、海绵窦、动眼神经、眶上裂等结构关系密切。前床突主要通过蝶骨小翼、视神经管上壁及视柱锚定于颅底。部分患者中床突延长形成动脉环，术前需严格鉴别，其为硬膜外切除前床突禁忌。Dolence在探索眼动脉瘤手术的过程中开创了硬膜外磨除前床突技术，经过多年不断打磨，已臻完善。通过实验室训练均可掌握：①切断眶脑膜韧带；②将眶外侧壁打磨平整；③锐性分离抬起中颅底硬膜外层，部分显露眶上裂、海绵窦外侧壁；④确认前床突基底部；⑤将前床突基底膜蛋壳化；⑥磨除前床突基底内侧及视神经管上壁；⑦磨除前床突基底外侧（动眼神经侧）；⑧向深部磨断视柱；⑨除去前段部分；⑩继续磨除视柱残端。通过磨除前床突可充分开放视神经管，如切开颈内动脉远环，可控制床突段颈内动脉，该技术目前已广泛应用于该区域血管病和肿瘤外科中。

此外，随着内镜技术发展，可实现从下方经鼻-经筛和直接经筛入路实现开放视神经管。该技术主要应用于外伤性神经管减压和侵犯视神经管的鞍结节脑膜瘤。尤其是鞍结节脑膜瘤易从视神经内侧侵犯进入，磨除肿瘤基底部鞍结节骨质，可达到Simpson1级切除。同时，彻底开放视神经管内侧壁，实现视神经管内控制，优势独特。

（王旭辉　徐伦山）

病例156　经鼻钩突入路神经内镜下右侧海绵窦区骨软骨肉瘤切除

【病史简介】　患者男性，19岁。因"右眼活动障碍、复视10个月余"入院。入院查体：神志清楚，语言清晰，右眼眼球活动受限，外展不能，四肢肌力肌张力正常。术前影像检查：头颅CT见右侧鞍旁海绵窦区约1.9cm×2.1cm占位性病变，钙化明显；头颅MRI见右侧颈内动脉被推向外侧，病变不均匀强化。

【术前影像】

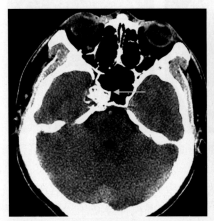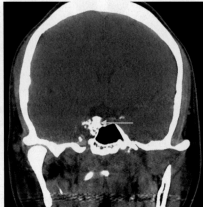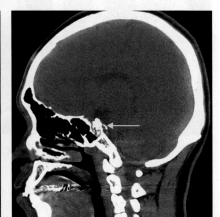

头颅CT：右侧鞍旁海绵窦区占位病变，钙化明显（箭头所示），CT值为150～450HU（正常颅骨CT值在1000HU）

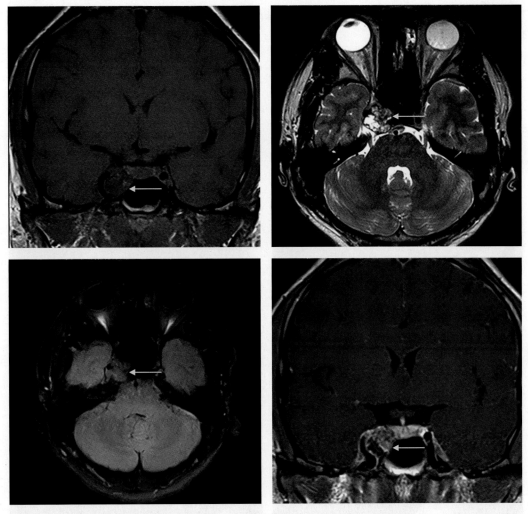

头颅MRI：病变位于右侧鞍旁（箭头所示），T₁稍低信号，T₂混杂高信号，Flair等信号，不均匀强化，右侧颈内动脉被推向外侧

【术前讨论】 ①诊断：从CT特征看，是骨源性肿瘤，具体什么性质不清。第一，考虑脊索瘤，但脊索瘤一般在中线部位，有骨质破坏，而该病例在鞍旁，对斜坡骨质无侵犯，脊索瘤的CT密度以低密度为主，伴瘤中高密度钙化区，而该病以普遍高密度为主，CT值最高达到450HU，所以，脊索瘤的可能性不大。第二，是骨巨细胞肿瘤，该肿瘤也常在中线部位，在颅底，常向蝶窦内生长，本例在鞍旁海绵窦区，所以，不支持骨巨细胞肿瘤。第三，良性骨肿瘤，该肿瘤的病理接近正常骨组织，所以，CT值也应该在1000HU左右，而该患者CT值最大450 HU，所以，可排除良性骨肿瘤。第四，骨软骨肉瘤，该肿瘤在颅内罕见，常在鞍旁，其典型表现是头晕及复视，MRI上T₁低信号，T₂混杂高信号，不均匀强化，该病例的症状及MRI检查与此病高度符合，所以诊断考虑骨软骨肉瘤。②治疗：首先，患者目前有复视及眼球活动障碍症状，需要治疗。手术是第一选择，手术入路有开颅及经鼻内镜，开颅适合颈内动脉外侧，就是在颈内动脉外侧的海绵窦内肿瘤，开颅的创伤也大，对海绵窦外侧壁的动眼神经、滑车神经、展神经、三叉神经第一支等神经不好保护，所以，在目前条件下，神经内镜下经鼻切除为最佳方式，因肿瘤在右侧海绵窦区，颈内动脉内侧，经鼻右侧钩突侧颅底入路，可直接到达病变，因病变钙化明显，术中要做好磨钻及咬骨钳联合应用切除肿瘤的准备，最大的手术风险就是术中骨性肿瘤刺破颈内动脉，应做好颈内动脉破裂后的介入急救预案。术后根据病检结果再确定下一步治疗方案。

【术前诊断】 右侧海绵窦区骨源性肿瘤。

【麻醉方式】 气管插管全身麻醉。

【手术体位】 仰卧位。

【手术名称】 神经内镜下经鼻-钩突入路右侧海绵窦区骨源性肿瘤切除术。

【手术过程】

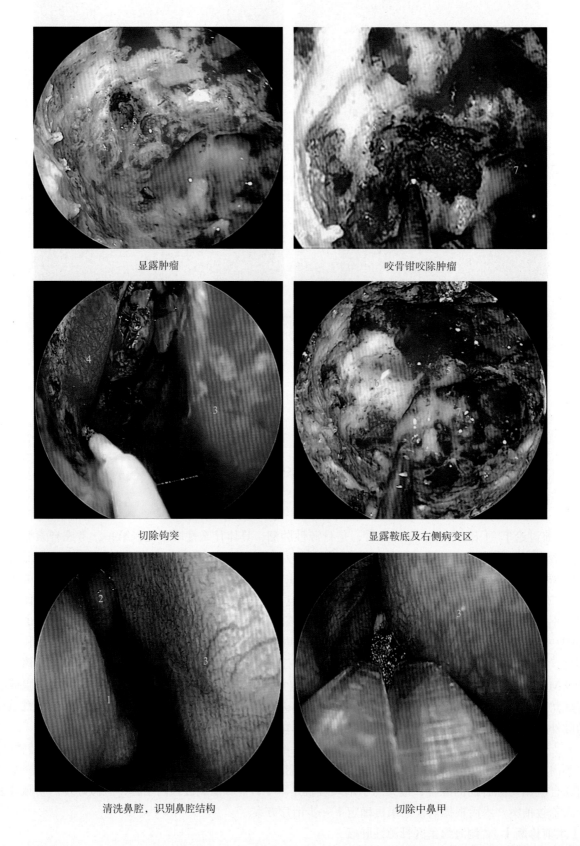

显露肿瘤

咬骨钳咬除肿瘤

切除钩突

显露鞍底及右侧病变区

清洗鼻腔，识别鼻腔结构

切除中鼻甲

【术后情况】 术后常规防感染等治疗，恢复顺利，术后6天出院，出院时自觉复视有好转，无脑脊液鼻漏，无手术相关后遗症。病检：骨软骨肉瘤，1级。复查头颅CT、MRI如下。

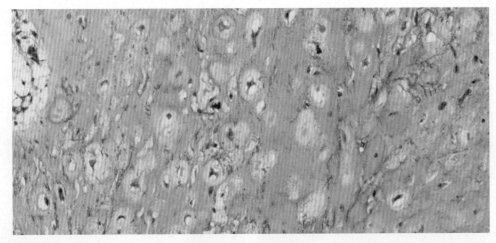

病理检查：骨软骨肉瘤1级

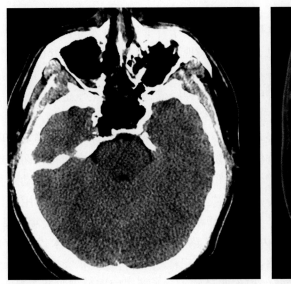
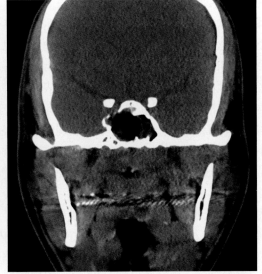

术后6小时CT复查，肿瘤切除满意，术区无出血

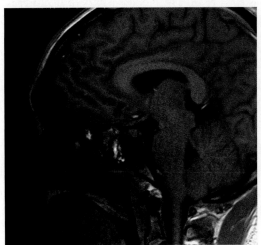
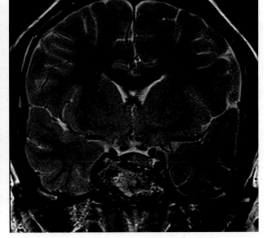

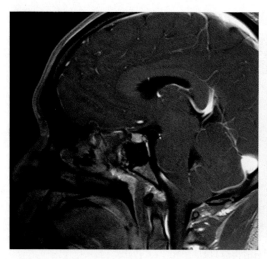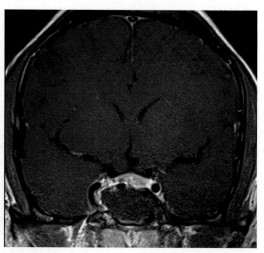

术后2天磁共振复查见肿瘤切除满意

【点评】　软骨肉瘤是一种起源于软骨细胞的恶性肿瘤，常发生于青少年，好发部位为四肢长管骨，以股骨、胫骨和肱骨多见。原发于颅内的软骨肉瘤罕见，其临床表现不典型，主要与肿瘤起源的部位及大小密切相关。临床诊断较困难，与脊索瘤和颅咽管瘤等不易鉴别，需要依据病理确诊。该病的首发症状多表现为头痛和与颅内压增高相关的症状，还可表现为肿瘤对周围脑神经或脑组织产生压迫或侵犯而引起的症状。该病首选的治疗方案是通过手术尽可能将肿瘤全部切除，术后辅以放疗可取得较好的疗效。

本例肿瘤位于海绵窦区，患者主要表现为展神经功能障碍。海绵窦肿瘤是指原发于海绵窦腔内或由海绵窦腔外向海绵窦侵犯的肿瘤。海绵窦位于蝶鞍、垂体及蝶窦的两侧，是两层硬膜之间宽大而不规则的腔隙。海绵窦壁可分为上壁、后壁、内壁、外壁和下壁。海绵窦内走行有颈内动脉及其分支、动眼神经、展神经、滑车神经、三叉神经的分支眼神经、上颌神经及下颌神经等。针对海绵窦区肿瘤，常用的经颅入路有：到达海绵窦上壁的经额颞（翼点）硬膜下入路、经额颞眶颧硬膜内外联合入路、扩大额下基底入路；到达海绵窦侧壁的经颞下入路、经扩大中颅底硬膜内外联合入路。各种经颅海绵窦手术均具有手术创伤大、手术时间长、术后并发症多的缺点。经颅外入路：常用颅外手术入路（经蝶及扩大经蝶入路、经面入路、经颞下窝入路）。相对于经颅入路，经颅外入路的损伤明显减小，并适于同期处理起源于鼻窦、鼻咽、咽旁间隙、颞下窝、翼腭窝及垂体区域的病变。特别是近年来随着神经内镜技术的进步和内镜手术技术的推广，为海绵窦病变的微创治疗提供了新的方法和思路。神经内镜下经海绵窦入路分为3种：①内镜经鼻-蝶入路，可显示海绵窦内侧壁；②经鼻-筛窦入路，可通过磨除筛窦显露海绵窦中部区域，必要时切除中鼻甲增加显露；③经鼻-上颌窦入路，可以显露海绵窦外侧壁。

该病例病变比较特殊，从CT看，密度较高，但CT值远小于正常颅骨CT值，从MRI看，病变在海绵窦区，在颈内动脉内侧，颈内动脉受压外移，归侧颅底病变，术前肿瘤性质不清，考虑骨源性肿瘤可能性大，治疗上可采取手术切除，根据术后病理诊断行下一步治疗，或者随访观察，但患者年轻、展神经麻痹进行性加重，不适合继续观察，需尽快手术为宜。手术入路采取神经内镜下经鼻，是唯一选择，经翼突右侧颅底入路，关键点就是要磨除翼突，才能有效显露并切除肿瘤。另外，术前通过影像学检查判断肿瘤有骨组织成分，质地硬，又紧贴颈内动脉，所以，术中有必要借助导航、微型多普勒超声定位颈内动脉位置，避免造成颈内动脉损伤，且术前介入团队也做好介入手术预案。考虑到肿瘤质地，术中需要高效磨钻及咬骨钳，本例也是咬磨并举完成。术后病理诊断为软骨肉瘤。

（梁　鸿　贺绪智）

病例157　中颅底-颅内沟通巨大骨巨细胞瘤

【病史简介】　患者男性，54岁。左耳听力障碍10余年。患者10年前无明显诱因出现左耳听力下降，伴耳鸣。于当地医院诊治，发现耳内肿瘤，行活检考虑为良性肿瘤（具体不详），未行任何治疗。后症状逐渐加重，约7年前左耳听力完全丧失；1个月前出现头晕，行走不稳。行头部MRI检查发现：左侧颞部颅内外沟通肿瘤。查体：神清语利，查体合作。粗侧右耳听力正常，左耳听力完全丧失。其余未见明显异常。

外院MRI显示：左侧中颅底颅内外沟通肿瘤，考虑骨源性肿瘤。

【术前影像】

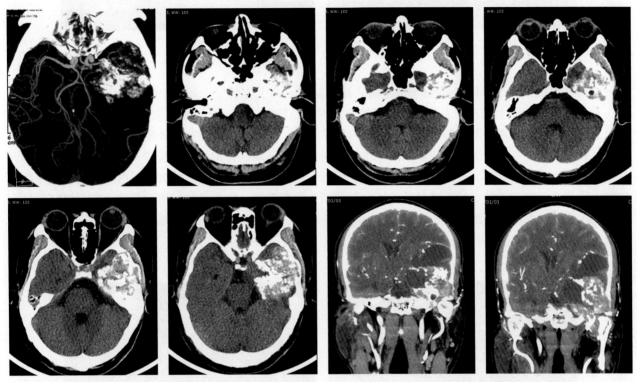

患者术前CT可见颞骨中颅底巨大肿瘤，侵犯颞骨大部，尤其是岩部及乳突部，填塞外耳道。肿瘤向上突破中颅底进入颅内，压迫颞叶，致颞叶囊变。肿瘤质地不均，多钙化，囊变，空泡样变，强化明显。考虑为颞骨源性肿瘤，骨巨细胞瘤可能性大

【术前诊断】 左侧颞骨-颅内沟通骨巨细胞瘤。

【麻醉方式】 气管插管全身麻醉。

【手术体位】 平位，垫高头侧肩部。头对侧偏转70°，头顶略下垂。

【手术名称】 左侧扩大中颅底、联合乳突入路颞骨颅内沟通肿瘤切除术。

【手术过程】

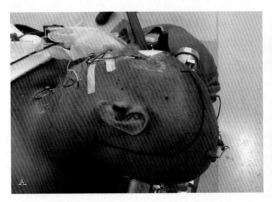
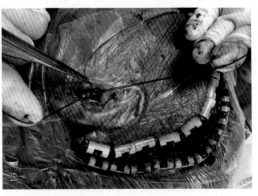

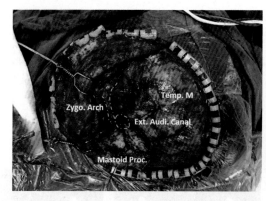
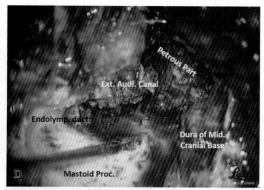

体位、切口及开颅情况（B. 盲袋式封闭外耳道）

根据肿瘤范围，手术以 Fisch B 型颞下窝入路为基础，向上方延展，兼顾中颅底上方及颅内颞叶等部位。手术切口起于颞上线水平发迹，向后延伸至耳屏后，转而向下，止于乳突尖下方。沿标记切开皮肤，沿皮下组织向前方分离。断离外耳道，外耳道内可见肿瘤。分离外耳道皮肤，外翻缝合。内部以筋膜瓣修补，盲袋式封闭外耳道。继续颞浅筋膜深、浅层之间分离，分离制备带血管筋膜瓣，用于颅底修补。切开乳突表面筋膜，显露乳突。扩大乳突根治清除病变组织，电钻自外耳道后上嵴磨入，磨除乳突骨质及病变气房。外耳道后壁，上鼓室外侧壁骨质破坏。颞下颌关节囊破坏，为大量肿瘤组织包绕。鼓室破坏，鼓室天盖骨质破坏，大量肿瘤组织生长进入颅内。听骨链缺失，耳蜗破坏，颈内动脉表面包绕肿瘤。逐步磨除骨质，根据解剖标志切除肿瘤，保护颈内动脉、下颌关节头等结构。

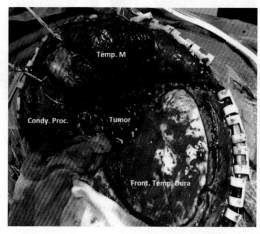
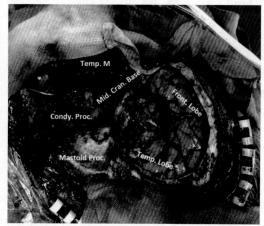

肿瘤显露及切除情况

颞浅筋膜下向前分离（见翼点或眶颧入路），显露颧弓，沿前后两端切断，咬肌下翻，充分显露颞部及中颅底骨质。可见肿瘤颅外部分，灰褐色，质地坚硬，多钙化，血供一般。额颞开颅，显露硬膜，可见肿瘤破坏硬膜进入颅内。切开硬膜，显露肿瘤边界范围。肿瘤坚硬，咬切钳分块咬除肿瘤，创造条件沿边界分离切除颅内肿瘤。肿瘤包裹下颌头，与咽旁间隙段颈内动脉关系密切。下颌头周围肿瘤予以彻底清除，但由于颈内动脉没有充分显露，不能实现近端控制及可缝合的条件，如意外破裂，后果严重。故其周围肿瘤未能彻底给予清理。

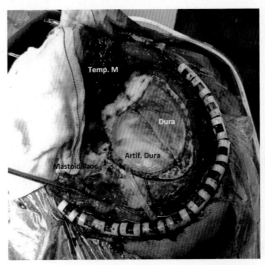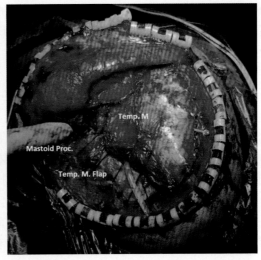

硬膜修补及颅底重建情况

　　由于肿瘤破坏，大片硬膜缺损。给予缝合部分硬膜，剩余以人工硬膜减张缝合，硬膜下留置引流管。颞肌瓣修补中颅底及乳突骨质缺损。还纳骨瓣，缝合颞肌，留置皮下引流管。可见颞肌后部向下翻转，填塞乳突骨质缺损。术后患者ICU监护3天，神清语利，轻度面瘫2～3级。术后出现皮下积液，给予腰椎穿刺和局部压迫，积液消失，顺利出院。病理结果为巨细胞性病变，间质细胞较为密集，轻度异型性。局部巨细胞丰富，分布均匀，局部可见红染骨样基质。伴血管扩张、充血及含铁血黄色沉积。结合影像，符合骨巨细胞瘤。肿瘤科建议：由于肿瘤侵犯脑组织，建议术后放射治疗。

【术后影像】

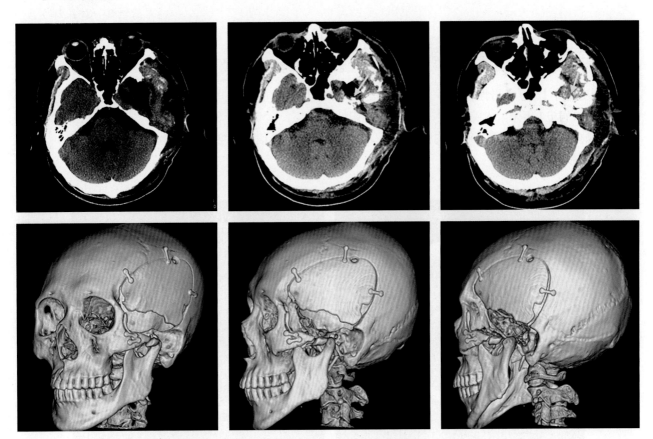

术后三维影像显示肿瘤切除及颅骨缺损情况

　　术后复查可见手术磨除骨质范围，岩骨颈内动脉管前方可见少量钙化（黄色箭头所示），考虑为肿瘤残余。颅内情况良好，颞叶囊变消失，脑组织复张良好

【点评】 发生于颞骨的病理上主要包含巨细胞的病变主要有两类：巨细胞修复性肉芽肿和骨巨细胞瘤，两者无论在临床上和病理上均难以区分。两者均为骨源性，有溶骨及骨质破坏表现，可广泛破坏颅底，累及诸多深部结构，尤其是颈内动脉，导致切除困难。而且，此二类肿瘤均有较高的复发率，彻底切除为其主要治疗方式。

颞下窝及翼腭窝为头颈部位解剖结构最为复杂的区域之一，且同时位于颅腔与头颈的交界部位，为神经外科、头颈外科、颌面外科共同关注的区域。各专业从各自的角度出发，发展出多种手术入路。最经典的颞下窝手术入路莫过于Fisch教授在切除颞骨基础上发展而来的颞下窝A、B、C型入路，后外向前内依次可处理颞骨乳突、咽旁间隙、颞下窝、翼腭窝，甚至鼻腔、鼻咽、斜坡病变。Fisch教授的颞下窝入路体系被神经外科、耳鼻喉头颈外科医师广泛接受，用于处理中颅底直至颈部各种病变。颅底神经外科大师Sekher和Al-mefty将其中乳突切除部分省去，发展出神经外科常用的耳前-颞下-经颧弓入路（类似耳鼻喉头颈外科的"D型颞下窝入路"）。从进路方向上，此入路仍然是秉承Fisch教授颞下窝入路体系由外侧进入颞下窝-中颅底的思想，需要牵开或者切断下颌骨髁突，沿中颅底骨板下方逐步深入处理颞下窝、翼腭窝病变。

该肿瘤累及颞骨乳突、岩部、鼓部、鳞部、颞下颌关节、咽旁间隙、中颅底、三叉神经半月结及颞叶脑组织，尤其与咽旁间隙段和岩骨段颈内动脉关系密切。根据肿瘤范围，手术以Fisch B型颞下窝入路为基础最为合适，此入路在颞骨次全切除的基础上，切断颧弓、牵开下颌头，进入颞下窝，以自下而上的视角显露、移位岩骨段颈内动脉，进而进入中颅底切除病变。虽然B型颞下窝入路是Fisch教授20世纪70年代开创的，但由于对颈内动脉及颅内血管并发症的敬畏，至今国内仅少数高级医学中心耳鼻喉头颈外科专家能够熟练掌握该套技术体系。该手术既因未能充分显露、控制颈内动脉，故未能彻底清理肿瘤。处理侵犯颞叶肿瘤，仅需在Fisch B型颞下窝入路基础上，向颞部扩大显露，即可充分显露，安全处理。故该手术关键仍在于侧颅底及颈内动脉的显露控制，一经实现，肿瘤切除难度将大大降低。

（王旭辉　许民辉）

病例158　内镜下切除第三脑室胶样囊肿

【病史简介】 患者男性，43岁。因"反复头晕3个月，加重1周"入院。无发热及"感冒"等病史。既往有糖尿病史1年余。入院查体：无神经系统阳性体征。

头颅CT、磁共振示第三脑室内占位性病变，T_1低信号T_2高信号，增强无明显强化。

【术前影像】

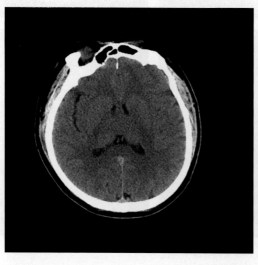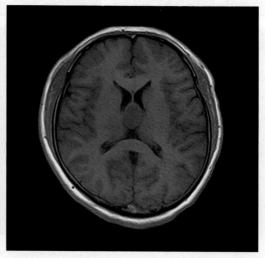

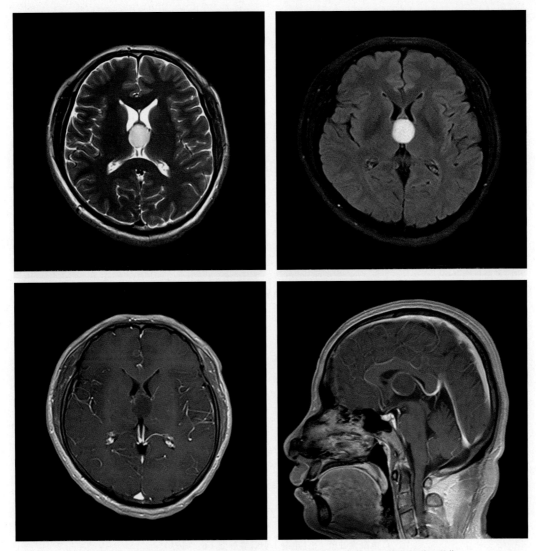

头颅CT、磁共振示第三脑室内占位性病变，T_1低信号T_2高信号，增强无明显强化

【术前讨论】 ①诊断和鉴别诊断：定位及形态学诊断明确，第三脑室内近室间孔处囊性病变，定性不清，首先考虑胶样囊肿，该病少见。依据如下：病变在第三脑室，符合胶样囊肿在颅内的发病部位；头颅CT病变低密度，头颅MRI T_1稍低信号，T_2高信号，病变无明显强化或周边轻微强化，符合胶样囊肿影像学特点。鉴别诊断：a.颅咽管瘤，起源于垂体柄，成人常在50～70岁发病，常因视力障碍就诊，影像学检查可为囊性或囊实性，CT上有钙化，而病例与垂体柄及下丘脑没有关系，年龄43岁，也不是颅咽管瘤的常见年龄，可排除；b.蛛网膜囊肿，囊液是脑脊液性质，囊壁不强化，故影像学也应该是脑脊液特征，而该病例囊内容物及囊壁都不具备蛛网膜囊肿特征，所以排除；c.脑脓肿，一般位于脑实质内，有感染因素，影像学上厚壁强化多见，而该患者的病情不具备这些特点，故可排除。②治疗：没有确切的药物治疗措施，而囊肿将逐渐增大并引起梗阻性脑积水，将危及生命，所以手术治疗是最佳选择，手术方式有开颅经侧脑室入路，常经额中回造瘘，显微镜下切除，病变位置深，在第三脑室，所以，手术对第三脑室周围结构有一定创伤，可能引起术后较重的并发症；另一方法是在脑室镜下进行，经右额钻孔，脑组织损伤仅脑室镜镜鞘隧道损伤，远小于显微镜下的额中回造瘘损伤，手术在脑室镜下进行，抵近病变观察切除，视野更加清晰，对第三脑室周围结构损伤小。所以，权衡利弊后，选择脑室镜下第三脑室胶样囊肿切除术。

【术前诊断】 第三脑室胶样囊肿。

【麻醉方式】 气管插管全身麻醉。

【手术体位】 仰卧位。

【手术名称】 脑室镜下第三脑室胶样囊肿切除术。

【手术过程】

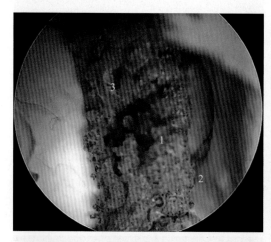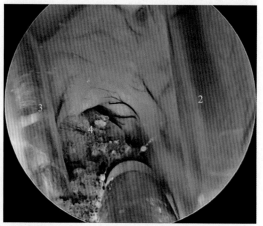

找室间孔，识别标志结构。1：脉络丛；电凝脉络丛，显露囊肿；2：丘纹静脉；3：隔静脉；4：囊肿

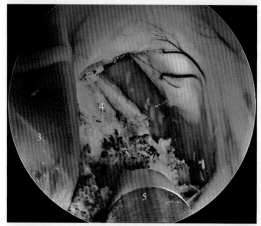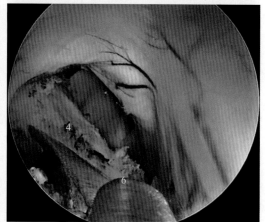

电凝囊肿壁（5：电凝）剪开囊肿壁（6：剪刀）

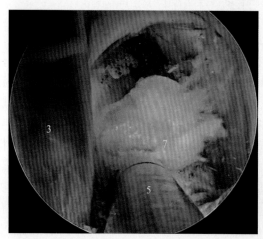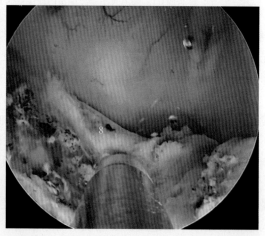

显示囊内容物，黄色黏稠胶冻样可以被水电凝囊肿壁，配合剪刀逐步切除囊肿壁

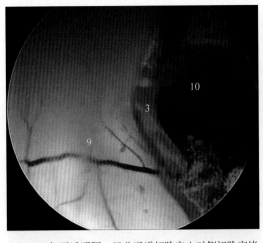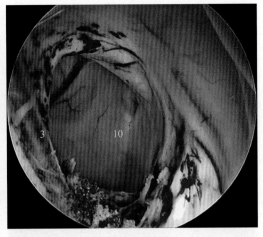

切开透明隔，经此通道切除突入对侧切除完毕，手术结束的囊肿壁。9：透明隔；10：第三脑室

【术后情况】 患者术后常规防感染治疗，恢复顺利，术后5天拆线出院。头晕缓解。术后复查CT、MRI结果如下。

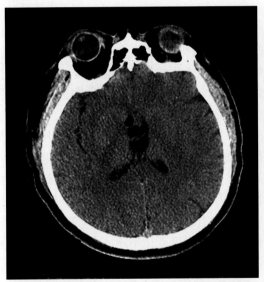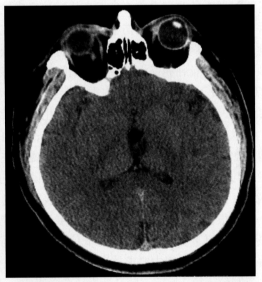

术后4小时CT复查术区未见出血

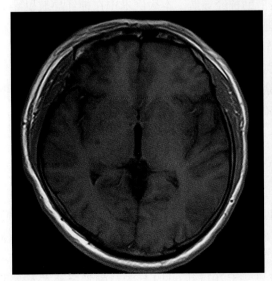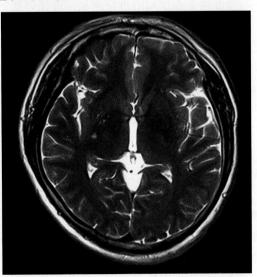

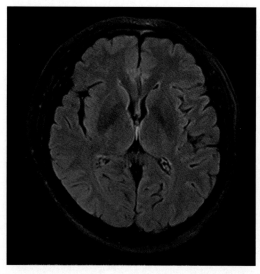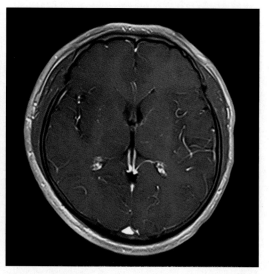

术后3个月MRI复查，第三脑室内没有占位病变

【点评】 第三脑室内胶样囊肿由原始神经上皮组织在形成第三脑室室管膜、脉络丛、脑上突体过程中变异而成，呈球形或卵圆形，内含黄绿色胶冻状浓稠高蛋白液体，临床表现取决于囊肿大小及脑室阻塞的程度，可引起严重的脑积水或终身无症状。神经内镜经脑室入路目前是治疗第三脑室胶样囊肿的首选，与显微镜手术比较，内镜具有创伤小、并发症少、住院时间短、感染率低等特点。鉴别诊断：①颅内蛛网膜囊肿。颅内蛛网膜囊肿常见于颅中窝、颅后窝、大脑凸面、四叠体池等，鞍上及鞍内等部位蛛网膜囊肿也可见。颅内蛛网膜囊肿囊壁由扁平上皮细胞构成，多数囊液与脑脊液相似，部分囊液呈黄白色且蛋白含量较高。CT或MRI上主要表现为脑内类圆形或不规则囊性占位性病变，与脑脊液密度或信号一致，与周围组织边界清楚，周边无水肿，增强扫描无强化。临床症状主要与囊肿的大小和位置相关，部分患者可终身无症状，手术指征如下：明显的颅内高压表现；囊内出血；脑积水；明确由蛛网膜囊肿引起的局灶性神经功能障碍：如偏瘫、失语等；囊肿诱发癫痫；囊肿进行性增大等。无症状患者，一般不考虑手术。手术目的是让囊肿与蛛网膜下腔广泛沟通，解除囊肿的占位效应，无须全部切囊壁。②表皮样囊肿。表皮样囊肿常见于脑池，桥小脑角、鞍旁，脑室少见。表皮样囊肿最外层是一薄层纤维结缔组织，其内为复层鳞状表皮细胞，可见很多角化细胞，中心部分大多为细胞碎屑，常含有脂肪胆固醇结晶。CT可见囊肿呈低密度，一般无强化。MRI上T_1为边界锐利的低信号，T_2为高信号，信号强度变化不定。由于表皮样囊肿囊壁是生长最为活跃的部分，手术中要求尽可能将囊肿囊壁完全切除。

本例囊肿位于第三脑室，脑脊液循环未受影响，无脑积水，脑室系统无扩大，故脑室穿刺定位就成为一个难点，一个办法是根据MRI进行测量，最佳办法是借助神经导航。本病例术中在神经导航引导下进行精准穿刺，注意穿刺时不要偏外，以免损伤丘脑，内镜进入侧脑室后根据脉络丛、丘纹静脉、隔静脉定位室间孔，并观察肿瘤。另外，脑室镜有一个缺点，单手操作，通道小，不适合实质性病变的手术，所以，通过术前影像学检查判断病变是否为囊性尤为重要。本例术前影像特征为囊性病变，术中证实也是囊性。切除肿瘤过程中，电凝视野内尽可能多的囊壁，分离囊壁后吸除胶样内容物，排空囊肿，对于粘连紧密的囊壁不可勉强牵拉，残留部分囊肿用电凝反复烧灼，切勿过度牵拉室间孔周围结构。术后病理诊断为胶样囊肿。

（梁 鸿 贺绪智）

病例159 颅骨修补术后恶性弥漫性脑肿胀

【病史简介】 患者男性，29岁。2017年2月28日因交通伤就诊当地医院，诊断创伤性重型颅脑损伤：①双侧额颞叶挫裂伤伴血肿；②外伤性蛛网膜下腔出血；③枕骨骨折。入院体检：意识浅昏迷，GCS评分7分，双侧瞳孔2mm，对光反射迟钝，四肢刺痛定位。于当地医院行双侧额颞顶部去骨瓣减压术。术后癫痫大发作一次，口服丙戊酸钠治疗。术后病情缓慢恢复，于2017年6月1日为行颅骨修补术入住我院。入院体检：意识清楚，言语缓慢，记忆力减退，生活自理。双侧去骨瓣减压窗直径均约13cm×15cm，减压窗塌陷明显，伤口甲级愈合。

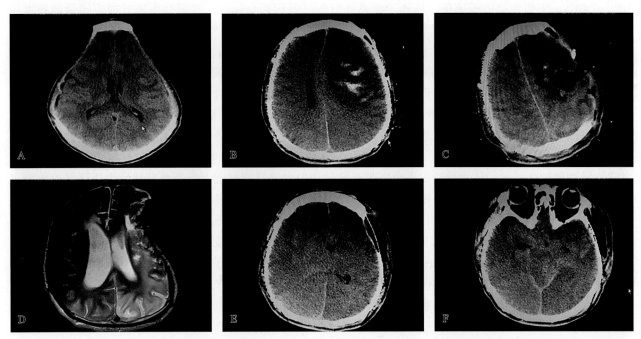

A.第一次颅骨修补术前，CT示双侧减压窗塌陷明显；B.第一次双侧颅骨修补术后32小时，CT示左侧额叶肿胀伴散在出血；C.再次手术取出钛网并清除血肿术后；D.3个月后第二次颅骨修补术前MRI示左侧半球脑组织明显软化萎缩，减压窗塌陷明显；E.第二次左侧颅骨修补术后3小时，CT示双侧大脑半球弥漫性肿胀，右侧重于左侧，中线向左移位，脑沟脑回消失；F.第二次左侧颅骨修补术后3小时，CT示环池消失、双瞳散大、自主呼吸停止

【治疗过程】 第一次颅骨修补术：于2017年6月9日在全身麻醉下行双侧颅骨修补术，使用三维塑形钛网修补。麻醉及手术过程顺利，术中轻柔牵拉皮瓣，分离过程中脑脑膜无破损，修补完后硬脑膜与钛网贴服好，无明显间隙，未悬吊硬脑膜，先修补右侧后修补左侧。手术时间约3小时，术中出血约400 ml。双侧均留置帽状腱膜下引流，未行负压吸引。术后于复苏室癫痫大发作一次，意识朦胧，双侧瞳孔2 mm，对光反射迟钝。CT提示左侧额叶少许散在出血、中线居中、环池清晰。回病房后仍反复间断癫痫发作，给予呼吸机辅助呼吸、镇静、抗癫痫（丙戊酸钠静脉泵入）、降颅内压、抗炎、止血、补液对症治疗。术后32小时患者左侧瞳孔散大固定，GCS评分5分，急查CT提示左侧额叶脑肿胀，额叶散在出血增多，中线向右侧移位1 cm。予以全身麻醉下行左侧钛网取出＋左侧额叶血肿清除术。术后复查CT中线基本居中。术后患者仍昏迷，无癫痫发作。3天后行气管切开，并继续脱水、抗炎、对症治疗。约1个月后意识清醒，失语，右上肢肌力3级，右下肢肌力4级。继续行高压氧治疗及康复理疗锻炼。术后2个月患者减压窗明显塌陷，行头颅MRI提示减压窗下脑组织软化萎缩。康复至术后3个月患者生活基本可自理。

第二次颅骨修补术：鉴于第一次颅骨修补术后出现术区脑肿胀，不建议再次行颅骨修补，但因患者年轻，减压窗明显塌陷影响美观，家属强烈要求再次行颅骨修补。于2017年9月13日再次全身麻醉下行左侧颅骨修补术，使用第一次术后取下的三维塑形钛网，术中轻柔牵拉皮瓣，分离过程中脑膜无破损，修补完后硬脑膜与钛网仍存在较大间隙，未悬吊硬膜。术后放置帽状腱膜下引流管。麻醉及手术过程顺利。手术时间90分钟，术中出血100 ml。术后患者意识朦胧，双侧瞳孔2 mm，对光反射迟钝，自主睁眼，但无法遵嘱活动，生命体征正常。术后立即复查CT示术区无出血，脑组织无水肿，中线居中。术后3小时，患者昏迷，右侧瞳孔为4 mm椭圆形，左侧瞳孔为3 mm圆形，对光反射均消失，氧饱和度下降，立即气管插管呼吸机辅助呼吸。急查头颅CT示双侧大脑半球弥漫性脑肿胀（右侧明显），中线向左侧明显移位，环池消失。术后约3.5小时发现双侧瞳孔散大固定，自主呼吸停止。准备急诊行双侧钛网取出术，家属拒绝再次手术，5天后患者死亡。

【讨论】 去骨瓣减压术是治疗神经外科重症患者难治性颅高压采取的挽救生命的最后手段。一般

2～3个月脑水肿控制后行颅骨修补术，颅骨修补术能保护患者脑组织、增加局部脑血流量、改善美观，并提高患者的心理和认知功能。尽管颅骨修补手术为硬膜外操作，但术后并发症发生率仍可高达30%～40%，主要包括皮瓣感染、坏死、硬膜外出血、癫痫甚至死亡。然而近年来有报道颅骨修补术后发生急性恶性脑肿胀，因其严重危害性越来越受到重视。截至目前国外文献共报道20例颅骨修补术后恶性脑肿胀，发生率为2.2%～7%，这些患者原发病包括重型颅脑损伤、急性脑梗死、动脉瘤性蛛网膜下腔出血等，均行单侧或双侧去骨瓣减压术。颅骨修补时间基本在去骨瓣减压术后2～3个月，麻醉及手术过程均顺利，其表现大多为术后早期复苏过程中意识无法恢复，甚至自主呼吸无法恢复，多伴有癫痫大发作。头颅CT表现大多数为双侧大脑半球弥漫性脑肿胀或手术对侧脑肿胀，仅1例为手术同侧脑肿胀。目前其病理生理机制仍不明确，大多数学者认为与脑血管自动调节功能障碍、脑积水后脑组织顺应性改变、帽状腱膜下引流后颅内压的突然降低、颅内血管损伤等有关。Van Roost等在2003年首次报道开颅术后大脑半球弥漫性脑肿胀，他们认为持续皮下负压吸引导致切口处脑脊液过度引流及继发性颅内压降低可能是主要原因。本例患者两次手术后均在帽状腱膜下放置引流，但未行负压吸引，到患者病情变化时引流液量均＜20ml，应该不存在脑脊液过度引流继发颅内压过低的可能。Honeybul于2011年报道3例重型颅脑外伤行颅骨修补后出现恶性脑肿胀，术后早期死亡。这3例患者均在颅骨修补前因脑积水行分流手术。他认为颅脑外伤后脑血管自动调节功能障碍为主要原因。有研究表明脑血管自动调节功能主要依靠直径＜40μm的小血管，在大脑高灌注或低灌注时，通过这些微小血管的收缩或舒张来维持脑血容量的稳定。而重型颅脑外伤患者脑血管自动调节功能严重受损，并可持续很长时间。而当血压急剧升高如癫痫发作时，脑血管无法代偿收缩，可导致急性弥漫性脑充血肿胀。本例患者第一次颅骨修补术后在复苏室发生癫痫大发作一次，回病房后仍反复癫痫发作，至术后32小时再次复查CT提示左侧额叶脑肿胀明显加重，笔者认为第一次颅骨修补术后左侧额叶挫裂伤导致的反复癫痫发作及外伤后脑血管自动调节功能障碍可能是术后左侧额叶脑肿胀的主要原因。Sviri于2015年报道4例重型颅脑外伤患者颅骨修补术后发生早期弥漫性脑肿胀，均为手术对侧脑肿胀，最终均死亡。他们认为去骨瓣后大气压长期直接压迫骨瓣下方脑组织，而颅骨修补后大气压的压迫迅速解除，骨瓣下凹陷处的颅内负压消失，加上帽状腱膜下的负压吸引共同导致脑组织迅速向修补处移位并引发强烈的血管舒缩反应，最终导致致命性弥漫性脑肿胀。之后他们改变负压引流方式，待患者完全清醒后再打开引流管，恶性脑肿胀的发生率从7%降到2.3%。本例患者第二次颅骨修补前不论站立或平躺时减压窗处均明显塌陷，术前MRI提示左侧骨瓣下方脑组织明显软化、萎缩，术中颅骨修补完后硬脑膜与钛网仍存在较大间隙，术后3小时头颅CT提示双侧大脑半球弥漫性肿胀，主要为手术侧对侧（右侧）脑肿胀，中线向左侧移位。但此时帽状腱膜下引流管引流量＜20ml。因此，笔者认为第二次颅骨修补术后脑肿胀与颅骨修补后大气压的压迫迅速解除，骨瓣下凹陷处的颅内负压消失，即"缩窄脑"强行回复到"正常颅腔体积"，导致脑组织迅速向修补处移位，脑干及脑内血管损伤并引发强烈的血管舒缩反应有关。Wang等于2017年报道1例颅脑损伤行颅骨修补术后发生手术同侧脑组织弥漫性肿胀，经及时取出钛网并扩大骨瓣后患者病情好转，术后行磁共振动脉、静脉造影（MRA、MRV）检查发现左侧颈内动脉、大脑中动脉纤细显影淡，左侧大脑中动脉分支显示不清，左侧横窦及乙状窦纤细。他们认为外伤后颅内血管损伤也可能是恶性脑肿胀的诱发因素。本例患者在第一次颅骨修补术后出现手术同侧脑肿胀，与上述病例报道有相似之处，但未进行颅内血管方面的相关影像检查，值得反思总结。

总之，结合文献复习，笔者认为颅脑损伤后脑血管自动调节功能障碍、颅骨修补后颅内负压消失导致脑组织迅速移位、脑干及脑内血管损伤，术后癫痫等因素都可能共同导致了颅骨修补术后恶性脑肿胀的发生。术前减压窗塌陷明显，影像学检查脑组织明显软化、萎缩患者出现这种并发症的概率可能较高。本例患者第一次行颅骨修补术后左侧额叶挫伤出血可能与修补对侧时头位左偏导致左侧额叶脑组织受挤压有关，而第二次颅骨修补术前MRI已经发现左侧大脑组织明显萎缩软化但未进一步行颅内血管及灌注方面检查，值得不断反思总结。因此笔者认为，对于双侧颅骨修补患者体位摆放时应注意避免脑组织受压，术中应注意轻柔牵拉皮瓣，避免硬脑膜破损。对于骨窗塌陷明显患者，在颅骨修补前几天应尽量平躺，同时加强补液促进脑膨胀，让脑组织有一个充血预适应过程。另外，应待患者清醒后再打开帽状腱膜下引流管，并控制引流管高度，避免颅内压过低。颅骨修补术虽然是神经外科手术中操作较简单的一种手术，但同样可导致严重并发症，术前应注意与患者及其家属进行充分交代沟通。颅骨修补术后恶性脑肿胀一般无明显征兆且进展迅速，术后早期应密切观察，必要时应尽快行去骨瓣减压。

（欧阳庆　许明伟　梁　鸿）

参 考 文 献

［1］Yoshida K，Furuse M，Izawa A，et al. Dynamics of cerebral blood flow and metabolism in patients with cranioplasty as evaluated by 133Xe CT and 31P magnetic resonance spectroscopy. Neurol Neurosurg Psychiatry，1996，61（2）：166-171.

［2］Zanaty M，Chalouhi N，Starke RM，et al，Complications following cranioplasty：incidence and predictors in 348 cases. Neurosurg，2015，123（1）：182-188. DOI 10.3171/2014.9.JNS14405.

［3］Honeybul，S.，Sudden death following cranioplasty. Korean Neurosurg Soc，2016.59（2）：182-184. DOI 10.3340/jkns.2016.59.2.182.

［4］Honeybul，S. et al. Malignant cerebral swelling following cranioplasty. Clin Neurosci，2016.29：3-6. DOI 10.1016/j.jocn. 2016，1.14.

［5］Lee GS，Park SQ，Kim R，et al. Unexpected severe cerebral edema after cranioplasty：case report and literature review. Korean Neurosurg Soc，2015，58（1）：76-78. DOI 10.3340/jkns.2015.58.1.76.

［6］Van Roost D，Thees C，Brenke C，et al. Pseudohypoxic brain swelling：a newly defined complication after uneventful brain surgery，probably related to suction drainage. Neurosurgery，2003.53（6）：1315-1326；discussion 1326-1327.

［7］Kontos HA，Wei EP，Navari RM，et al. Responses of cerebral arteries and arterioles to acute hypotension and hypertension. Am J Physiol，1978.234（4）：H371-383.

［8］Sviri，G.E.，Massive cerebral swelling immediately after cranioplasty，a fatal and unpredictable complication：report of 4 cases. Neurosurg，2015，123（5）：1188-1193. DOI 10.3171/2014.11.JNS141152.

［9］Wang H，Li W，Zhou L，et al. Malignant cerebral swelling after cranioplasty due to ipsilateral intracranial vasculopathy：case report and literature review. World Neurosurg，2017. DOI 10.1016/j.wneu.2017.07.125.

病例160　眶内球后海绵状血管瘤的内镜经鼻手术治疗

【病史简介】　患者女性，56岁。因"右眼突出伴视力下降3个月"入院。双眼视力检查：右眼0.6，左眼1.0。术前眼眶MRI检查提示：右侧眼球稍向外突出，右侧眶尖部肌锥外侧可见类圆形长T_1长T_2信号影，大小约1.8cm×3.0cm，边界清楚，并沿眶尖向颅内生长。增强扫描呈不均匀强化，右侧视神经受压向右移位，下直肌及内直肌受压移位。完善术前检查，在全身麻醉下行内镜经右侧单鼻孔-筛-眶内肿瘤切除术，术后病理结果为海绵状血管瘤。随访患者右眼突出症状消失，视力好转。

【术前影像】

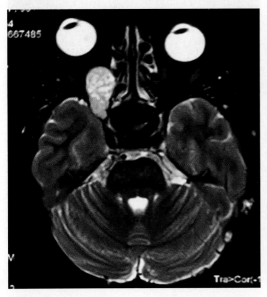
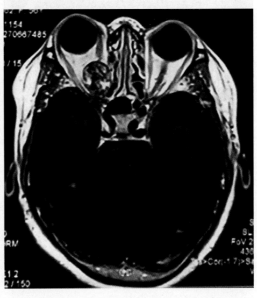

【术前诊断】　眶内海绵状血管瘤。

【麻醉方式】　气管插管全身麻醉。

【手术体位】　仰卧位，轻度右旋，头高30°，左偏15°，使用Mayfield头架固定头位。

【手术名称】　内镜经右侧单鼻孔－筛－眶内肿瘤切除术。

【手术过程】

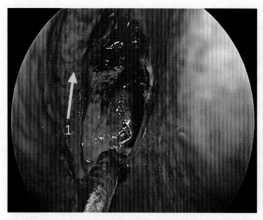

制作游离黏膜瓣。1：右侧中鼻甲

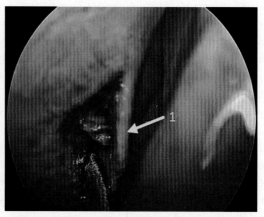

切除钩突和筛泡。1：右侧钩突

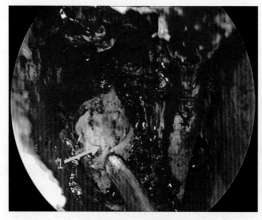

显露肿瘤（硬膜）

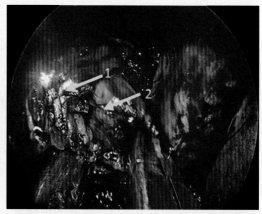

分离肿瘤。1：眶内脂肪；2：内直肌

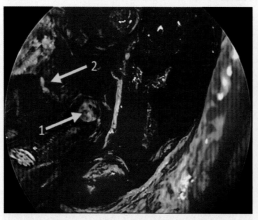

全切肿瘤。1：眶尖部；2：内直肌、下直肌

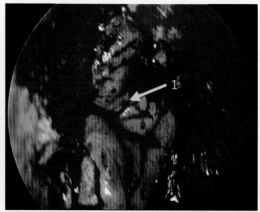

重建。1：游离黏膜瓣

【术后影像】

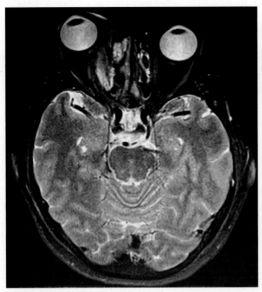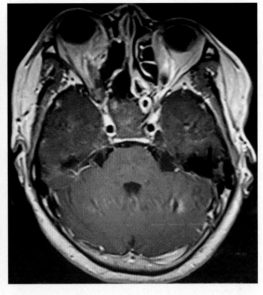

【点评】　眼眶球后区域位置深在且空间狭窄，内含神经、血管及肌肉等许多重要结构，眶内球后病变一经发现，须积极进行诊治，否则可能进一步引起眼球突出、眼球活动受限、视力下降甚至失明的严重后果。眶内球后的占位性病变常见的有炎性假瘤、血肿、血管瘤、皮样囊肿和恶性肿瘤等，其中以血管瘤较为常见，包括海绵状血管瘤和毛细血管瘤。切除球后病变的传统手术入路主要包括眼耳鼻喉科和神经外科的眶外侧入路、眶额入路、眶内侧入路、经颅入路等。由于球后部位的手术位置较深且空间较狭小，上述传统开眶手术的组织损伤较大，容易出现相关并发症，近30年来，随着鼻内镜技术的不断拓展，已经从最初的鼻窦外科手术延伸到鼻颅底外科和鼻眼相关外科手术。均经鼻内镜手术可以切除病变中心位于球后视神经鼻侧的所有病变（包括鼻侧肌锥内的病变），其病变的范围可以扩大至视神经正上方或正下方，此时视神经被病变向颞侧推移。根据肿瘤的中心位置与内直肌及视神经所在平面的关系，可分别选择两种不同的经鼻手术入路，即内直肌-下直肌间隙入路或内直肌-上直肌间隙入路。内直肌-下直肌间隙入路是一种最常用的手术入路，适用于瘤体中心在内直肌及视神经平面以下的病变，该入路是目前最常用的一种经鼻眶内病变切除手术入路，本例患者即采取该入路，术中要求术者熟练掌握鼻内镜技术和颅底解剖，在切开眶筋膜后即有眶内脂肪脱出，会影响手术野，同时眼内直肌的遮挡会增加手术难度。术中了解病变和内直肌、下直肌的关系，在对该区域肿瘤切除的过程中，视神经和内直肌均不易受到过度牵拉；而内直肌-上直肌间隙入路方便显露视神经鼻侧内上方的解剖区域，包括上睑提肌、上直肌及动眼神经上直肌，这对于术后眼球功能的恢复至关重要。

（张溢华）